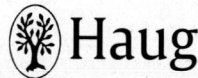

Leitsymptome in der homöopathischen Therapie

Von Eugene B. Nash

Aus dem Amerikanischen neu übersetzt
von Rainer Wilbrand

Karl F. Haug Verlag · Stuttgart

Bibliografische Information der Deutschen Bibliothek

Die Deutsche Bibliothek verzeichnet diese Publikation in der Deutschen Nationalbibliografie; detaillierte bibliografische Daten sind im Internet über http://dnb.ddb.de abrufbar.

Titel der Originalausgabe:
Leaders in Homoeopathic Therapeutics.
4. Aufl. Philadelphia: Boericke & Tafel; 1913.

© 2004 Karl F. Haug Verlag in
MVS Medizinverlage Stuttgart GmbH & Co. KG
Oswald-Hesse-Str. 50, 70469 Stuttgart

Unsere Homepage: www.haug-verlag.de

Das Werk ist urheberrechtlich geschützt. Nachdruck, Übersetzung, Entnahme von Abbildungen, Wiedergabe auf fotomechanischem oder ähnlichem Wege, Speicherung in DV-Systemen oder auf elektronischen Datenträgern sowie die Bereitstellung der Inhalte im Internet oder anderen Kommunikationsdiensten ist ohne vorherige schriftliche Genehmigung des Verlags auch bei nur auszugsweiser Verwertung strafbar.
Die Ratschläge und Empfehlungen dieses Buches wurden von Autor und Verlag nach bestem Wissen und Gewissen erarbeitet und sorgfältig geprüft. Dennoch kann eine Garantie nicht übernommen werden. Eine Haftung des Autors, des Verlages oder seiner Beauftragten für Personen-, Sach- oder Vermögensschäden ist ausgeschlossen.
Sofern in diesem Buch eingetragene Warenzeichen, Handelsnamen und Gebrauchsnamen verwendet werden, auch wenn diese nicht als solche gekennzeichnet sind, gelten die entsprechenden Schutzbestimmungen.

Umschlaggestaltung: Thieme Verlagsgruppe
Umschlagfoto: Corel
Satz: Strassner ComputerSatz, Leimen
Druck: Gulde-Druck, Tübingen

ISBN 3-8304-7122-X   1 2 3 4 5 6

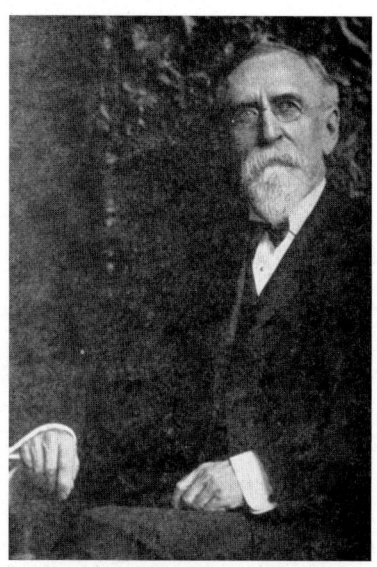

Eugene Beauharnais Nash, MD
8.3.1838 – 8.11.1917

Quelle: Homeopathic Recorder, August 1938

*Meiner Frau,
meiner liebevollen und treuen Mitarbeiterin,
die mit mir stets Freud und Leid geteilt,
widme ich in Dankbarkeit
dieses Buch.*

E. Brash

Inhalt

Einleitung des Übersetzers	XI
Biographische Skizze von Dr. Eugene B. Nash	XV
Vorwort	XVII
Vorwort zur zweiten Auflage	XIX
Vorwort zur dritten Auflage	XIX
Vorwort zur vierten Auflage	XX
Einleitung	XXI

Nux vomica	1	Kalium carbonicum	119
Pulsatilla	10	Kalium bichromicum	124
Bryonia	17	Kalium jodatum	129
Antimonium crudum	24	Kalium muriaticum	135
Mercurius	28	Apis mellifica	136
Mercurius corrosivus	32	Cantharis	140
Mercurius cyanatus	34	Tarantula hispanica	145
Mercurius jodatus flavus	35	Tarantula cubensis	146
China	36	Mygale lasiodora	147
Carbo vegetabilis	42	Aranea diadema	147
Lycopodium	47	Theridion	148
Sulfur	54	Coccus cacti	149
Calcarea carbonica	61	Cimex lectularius	150
Calcarea phosphorica	67	Chamomilla	151
Silicea	68	Coffea cruda	156
Aconitum napellus	73	Ignatia	159
Arsenicum album	78	Cocculus indicus	166
Rhus toxicodendron	85	Conium maculatum	172
Belladonna	91	Aesculus hippocastanum	177
Hyoscyamus niger	97	Zincum metallicum	179
Stramonium	101	Stannum	184
Lachesis	104	Platinum	186
Naja tripudians	117	Selenium	189
Crotalus horridus	118	Phosphorus	190

Sepia	199
Murex purpurea	207
Lilium tigrinum	208
Viburnum opulus	210
Secale cornutum	211
Caulophyllum thalictroides	214
Cimicifuga	215
Sabina	217
Helonias dioica	219
Erigeron, Trillium, Millefolium	220
Digitalis purpurea	223
Cactus grandiflorus	226
Spigelia	228
Kalmia latifolia	229
Ipecacuanha	231
Antimonium tartaricum	238
Iris versicolor	240
Sanguinaria canadensis	242
Phosphoricum acidum	244
Muriaticum acidum	248
Nitricum acidum	251
Sulfuricum acidum	253
Picricum acidum	255
Carbo animalis	256
Gelsemium	257
Baptisia tinctoria	262
Ferrum phosphoricum	264
Veratrum viride	265
Veratrum album	267
Helleborus niger	270
Cuprum	271
Cicuta virosa	273
Causticum	274
Hepar sulfuris	282
Calcarea sulfurica	288
Calcarea hypophosphorica	289
Graphites	290
Psorinum	293
Aurum	298
Argentum nitricum	300
Ferrum	306
Plumbum	312
Chelidonium majus	314
Aurum muriaticum natronatum	316
Leptandra virginica	317
Berberis vulgaris	318
Terebinthina	320
Cannabis sativa	321
Benzoicum acidum	322
Sarsaparilla	323
Podophyllum	325
Aloe	328
Croton tiglium	331
Natrium sulfuricum	332
Natrium muriaticum	334
Natrium carbonicum	345
Magnesia carbonica	347
Magnesia muriatica	349
Magnesia phosphorica	351
Opium	354
Nux moschata	359
Baryta carbonica	362
Jodum	365
Bromum	367
Cina	368
Dulcamara	371
Rhododendron	374

Inhalt

Ruta graveolens	375	Ammonium muriaticum	453
Ledum palustre	376	Aethusa cynapium	455
Bismutum	380	Jalapa	456
Kreosotum	382	Rheum	457
Lac caninum	384	Collinsonia canadensis	457
Kalium sulfuricum	387	Corallium rubrum	458
Anacardium orientale	388	Coccus cacti	459
Alumina	392	Clematis erecta	460
Alumen	394	Copaiva	461
Sticta pulmonaria	394	Cubeba	462
Rumex crispus	397	Petroselinum	463
Arum triphyllum	399	Allium cepa	463
Arnica montana	400	Euphrasia	465
Hamamelis virginica	405	Phytolacca	466
Colocynthis	406	Glonoinum	470
Petroleum	410	Amylenum nitrosum	474
Hydrastis canadensis	412	Melilotus	474
Camphora	413	Kalium bromatum	476
Thuja occidentalis	415	Moschus, Castoreum, Asa foetida, Valeriana, Ambra grisea	478
Staphisagria	418		
Colchicum autumnale	422		
Crocus sativus	426	Cannabis indica	480
Borax	428	Agaricus	481
Eupatorium perfoliatum	430	Lithium carbonicum	482
Eupatorium purpureum	433	Sambucus nigra	482
Capsicum	434	Squilla	483
Spongia tosta	435	Verbascum thapsus	484
Chimaphila umbellata	438	Senega	484
Equisetum hiemale	439	Myrtus communis	485
Lapis albus	440	Drosera rotundifolia	486
Medorrhinum	441	Gambogia (Gummi Gutti)	486
Tuberculinum	443	Gratiola officinalis	487
Pyrogenium	448	Oleander	487
Chenopodium	450	Convallaria majalis	488
Ammonium carbonicum	452	Bovista	488

Ustilago maydis	489
Carduus marianus	489
Ptelea trifoliata	490
Teucrium marum verum	491
Mezereum	492
Tellurium	493
Epiphegus virginiana	493
Laurocerasus	494
Lacticum acidum	495
Oxalicum acidum	495
Hypericum	495
Abies nigra	496
Manganum aceticum	496
Apocynum cannabinum	496
Apomorphinum muriaticum	497
Dioscorea villosa	497
Dolichos pruriens	497
Kalium nitricum	497
Lachnanthes tinctoria	498
Gnaphalium	498
Guajacum	498
Grindelia	498
Lobelia inflata	499
Ocimum canum	499
Menyanthes	499
Pareira brava	499
Abrotanum	500
Robinia	500
Aralia racemosa	500
Calcarea fluorica	500
Natrium phosphoricum	501
Ranunculus bulbosus	501
Viola tricolor	501
Zingiber	501
Mercurius dulcis	502
Cyclamen	502
Stillingia sylvatica	502
Asarum europaeum	502
Taraxacum	503
Badiaga	503
Fluoricum acidum	503
Carbolicum acidum	503
Cedron	504
Ceanothus americanus	504
Phellandrium	504
Raphanus	504

Verzeichnis der Quellen und Chiffren	505
Index der Arzneiquerverweise	513

Einleitung des Übersetzers

Seit der deutschen Übersetzung der 3. Auflage (1907) von Eugene Beauharnais Nashs „Leaders in Homoeopathic Therapeutics" durch Dr. Paul Klien aus Leipzig, die von 1917–1919 unter dem Titel „Leitsymptome in der homöopathischen Therapie" als Beilage in der *Allgemeinen Homöopathischen Zeitung* erschien, ist dies die erste unabhängige Neuübersetzung dieser lebendigen Einführung in die Welt der Materia medica aus der Blütezeit der amerikanischen Homöopathie, die sich zudem erstmals auf die von Nash erweiterte 4. Auflage von 1913 stützt. Von allen amerikanischen Auflagen (1899, 1900, 1907, 1913) hat gerade diese letzte 4. Auflage die meisten Ergänzungen erfahren. Umso merkwürdiger erscheint es, dass die erste deutsche Buchausgabe von 1923 und selbst deren 2. Auflage von 1935 noch auf der alten Übersetzung Kliens beruhte, obwohl die amerikanische 4. Auflage bereits seit vielen Jahren auf dem Markt war. So unterscheidet sich die vorliegende Neuübersetzung zunächst rein äußerlich darin, dass sie die zusammenfassenden Symptomenübersichten, die Nash in der 4. Auflage den meisten Kapiteln vorangestellt hat, berücksichtigt, desgleichen mehrere Seiten am Ende des Buches, auf denen Nash Kurzinformationen zu etlichen ‚kleineren' Mitteln hinzugefügt hat.

Ein weiterer wesentlicher Unterschied zu der alten Übersetzung besteht darin, dass alle Symptome so weit wie möglich auf ihre primären Quellen zurückgeführt und mit entsprechenden Chiffren gekennzeichnet wurden. Dass ein solches Vorgehen unerlässlich und heute glücklicherweise auch weitgehend Standard ist, bedarf sicherlich keiner näheren Erörterung mehr. Gleichwohl verwundert es immer wieder, mit welcher Unbekümmertheit deutsche Homöopathen noch weit bis ins vergangene Jahrhundert hinein die wichtigen Werke der amerikanischen Homöopathieliteratur ins Deutsche übertragen haben – so als hätte Hahnemann seine *Reine Arzneimittellehre* und *Chronischen Krankheiten* in englischer Sprache verfasst. Selbst bei ausgewiesenen Hahnemann-Zitaten hielt man es nicht der Mühe wert, einmal ins Original zu schauen.

Doch man ließ nicht nur die Quellen vollkommen unberücksichtigt, die gleiche Nonchalance herrschte auch hinsichtlich der Genauigkeit der Übersetzungen selbst, ganz abgesehen von dem eklatanten Desinteresse an einem auch nur einigermaßen ansprechenden Sprachstil.

All dies gilt auch und besonders für die „Leitsymptome" Nashs. Nach der ungenügenden Übersetzung durch Dr. Klien machten sich auf Veranlassung Dr. Ernst Bastaniers (ungenannt gebliebene) Mitarbeiter des Dr. Willmar Schwabe Verlages, in dem damals auch die *AHZ* erschien, für die 2. deutsche Auflage von 1935 daran, die gröbsten Schnitzer und sprachlichen Ungereimtheiten auszubügeln. Diese Korrekturen blieben aber sehr sporadisch, keineswegs wurde der Text durchgängig mit dem Original verglichen. So blieben die meisten Übersetzungsfehler Kliens unentdeckt. Wird beispielsweise von Nash als Wirkung von *Nux moschata* auf das Gehirn „sleepiness and dulness" angeführt (S. 349), so wird daraus bei Klien „Schlaflosigkeit und Schwäche", und die Bearbeiter hatten daran nichts auszusetzen. Andererseits fanden sie es wegen der Wortähnlichkeit plausibler, „gums" mit „Gaumen" zu übersetzen, als es bei *Zahnfleisch* zu belassen, wie es von Klien bereits richtig übersetzt worden war. Zu allem Überfluss wähnten sie den Gaumen auch noch im Plural vorhanden (im *Podophyllum*-Kapitel).

Solche Beispiele könnten zu Hunderten fortgeführt werden, hier nur noch drei besonders augenfällige Irrtümer: 1. *Corallium rubrum* hat sich nicht „bei ‚Krebs' dienlich erwiesen", sondern bei *Schanker (chancre)*. 2. *Small intestines* sind nicht die „kleinen Eingeweide", sondern der *Dünndarm* (bei *Colocynthis*). 3. Gleich zweimal wurde im *Arnica*-Kapitel (S. 389), als Indikation für *Rhus* und *Ruta*) *strain of the muscles* bzw. *muscular strain* mit „Muskelverrenkung" übersetzt (was es nicht gibt) statt richtig mit *Überanstrengung der Muskeln*.

Nash benutzte bei der Abfassung seines Textes als Hauptquelle naturgemäß Herings *Guiding Symptoms* und T. F. Allens *Encyclopedia*, daneben auch des Öfteren H. C. Allens *Keynotes*. Die Rückführung der daraus bezogenen Symptome auf ihre im Wesentlichen deutschsprachigen Wurzeln brachte es mit sich, dass auch in dieser Hinsicht viele

Fehler behoben werden konnten. Auf sie habe ich in gravierenden Fällen jeweils in einer Fußnote hingewiesen.

Sehr hilfreich war in unklaren Fällen auch der Vergleich des Textes mit den entsprechenden Passagen aus früheren Auflagen. (Die Übersetzung erfolgte aus dem indischen Reprint der 4. Auflage, und zum Vergleich standen mir die 1. und 3. amerikanische Auflage zur Verfügung.) Zwei Beispiele für Fehler in der 4. Auflage (vielleicht auch nur im Reprint), die in der 3. Auflage noch nicht vorhanden waren: Auf S. 145, Zeile 4, muss es (im Kapitel *Apis*) statt „vulva" *uvula* heißen, und auf derselben Seite, Zeile 18, statt „fair" *fear*.

Bei der Kennzeichnung der Quellen im fortlaufenden Text habe ich mich derselben Chiffren bedient, die ich auch schon bei der Übersetzung der Kent'schen *Arzneimittelbilder* verwendet habe. Ihre Bedeutung ist dem Verzeichnis am Ende des Buches zu entnehmen.

Auf eine Übernahme und Übersetzung des „Therapeutischen Index" am Ende des Werks habe ich bewusst verzichtet. Nash ordnet darin bestimmte Erkrankungen jenen mit Seitenangaben versehenen Arzneimitteln zu, die im Text als dabei hilfreich erwähnt wurden. Im Vergleich zu unseren heutigen Repertorien sind diese Angaben aber zwangsläufig so lückenhaft, dass sie keinen Nutzen mehr bringen; sie engen im Gegenteil das Blickfeld unnötig ein. So findet man beispielsweise bei Heuschnupfen lediglich zwei Mittel angegeben, *Lachesis* und *Sticta*; im Kent-Repertorium sind es 31 Mittel! Nash selber macht in einem kleinen Vorwort zu diesem Index seine Vorbehalte mehr als deutlich, und er beschließt seine Mahnung mit folgenden Worten: „Wenn Krankheitsnamen erwähnt werden, muss stets bedacht werden, dass der Name *nichts* zählt, solange nicht die *Symptome* durch die Arznei gedeckt werden. Wenn es keine Namen gäbe, gäbe es auch kein *routinemäßiges Handeln*, welches so oft einer guten *Verschreibung* vorgezogen wird."

Auf eine Redensart Nashs möchte ich hier noch kurz eingehen, die im Text immer wieder vorkommt, aber keineswegs wörtlich genommen werden darf. Ich meine seine Neigung zu Redewendungen wie: Die Arznei X ist eines der besten (?) Mittel bei den Beschwerden Y. Zum Beispiel Seite 51: „*China* is one of the best remedies in chronic liver troubles." Es gibt aber in der Homöopathie keine guten und weniger guten Mittel, sondern nur (das eine) passende und nicht passende. Einen Absatz zuvor gibt Nash selbst die gleiche Antwort, wenn er sagt: „Now what are the best remedies for what is called the Quinine cachexia? *Here, as ever, we must answer, the **indicated** one.*" (Kursive Hervorhebung durch den Übers.) Ich habe mich in diesen Fällen aus der Affäre gezogen, indem ich „one of the best remedies" mit „eines der Hauptmittel", „eines der wichtigsten Mittel" o. Ä. übersetzt habe, also so, wie Nash es eigentlich nur gemeint haben kann.

Dieses Buch ist – zu meinem Leidwesen, muss ich gestehen – in der neuen Rechtschreibung geschrieben, aber ich nehme an, dass die nachwachsenden Lesergenerationen dies nicht mehr als Mangel empfinden werden. Nur bei der Interpunktion habe ich weiterhin die alten Regeln befolgt, da mir diese sehr viel sinnvoller erscheinen. Symptome aus den Werken Hahnemanns und den anderen alten deutschen Quellen wurden, wenn sie in Anführungszeichen gesetzt sind, wörtlich und in der alten Orthographie wiedergegeben, ansonsten sind sie unserer heutigen Rechtschreibung angepasst. Kürzere Erläuterungen in eckigen Klammern stammen vom Übersetzer, desgleichen sämtliche Fußnoten, sodass deren Herkunft nicht extra gekennzeichnet wurde. Quellenchiffren, die am Ende eines Satzes oder Symptoms nach dem Punkt oder nach dem Anführungszeichen erscheinen, beziehen sich auf den ganzen Satz bzw. auf das ganze Zitat. Chiffren innerhalb eines Satzes gelten dagegen entweder nur für die mit ihnen versehenen Wörter oder auch für die davor gelegenen Satzteile; ihre Gültigkeit erlischt mit dem Auftauchen einer anderen Chiffre oder eines Semikolons, spätestens aber mit dem Satzanfang.

Mein Dank gilt an dieser Stelle allen Beteiligten des Verlages und insbesondere Frau Gabriele Müller für die gute Zusammenarbeit. Und mein Wunsch ist es, dass sich die Investition des Verlages in diese objektiv notwendige, da quellenorientierte Neuübersetzung eines bereits seit Jahrzehnten eingeführten und in vielen Auflagen am Markt sich behauptenden Klassikers auch bezahlt machen möge.

Niebüll, im September 2003 *Rainer Wilbrand*

Biographische Skizze von Dr. Eugene B. Nash [1]

Geboren am 8. März 1838 in Hillsdale, New York, als Sohn von Dennison und Laura Pearson Nash.

Im Alter von 7 Jahren Umzug nach Binghamton, N. Y., wo er seine Kindheit und Jugend verbrachte und wo er von 1858–1861 auch sein Medizinstudium absolvierte.

Beginn einer Praxis 1861 in Binghamton, 1862–1866 in Triangle, N. Y., dann für 3 Jahre in Harpersville, N. Y., schließlich seit 1869 in Cortland, N. Y., wo er am 8. November 1917 starb.

1874 Abschluss am Cleveland Homoeopathic Medical College.

1866 Heirat mit Euretta A. Johnson, aus welcher Ehe zwei Mädchen hervorgingen.

Anlass oder Bestätigung für den Entschluss, Homöopath zu werden, war wahrscheinlich die erfolgreiche Behandlung eines Augenleidens durch Dr. Adolf zur Lippe in Philadelphia; gegen Ende seines Lebens holte ihn das Leiden aber doch wieder ein und führte zur Blindheit.

Weiten Kreisen der medizinischen Fachwelt wurde Nash im Jahr 1899 bekannt durch das Erscheinen seines ersten und erfolgreichsten Buches *Leaders in Homoeopathic Therapeutics*, das zu seinen Lebzeiten drei weitere Auflagen erfuhr (1900, 1907, 1913).

Neben zahlreichen Beiträgen in homöopathischen Zeitschriften folgende weitere Buchveröffentlichungen:

1900 *Leaders in Typhoid.*
1901 *Regional Leaders* (2. Aufl. 1908).
  (1. *Repetitorium der homöopathischen Leitsymptome.* Übersetzt von G.-J. Neumann. Heidelberg: Karl F. Haug; 1998.
  2. *Lokale Leitsymptome. Ein homöopathisches Studienbuch.* Völlig neu bearbeitet von Jochen Schleimer. Regensburg: Sonntag; 1983.)
1906 *Leaders for the Use of Sulphur with Comparisons.*
  (*Sulfur. Leitsymptome und Beziehungen zu anderen Arzneimit-*

---

[1] Nachfolgende Daten sind das Konzentrat aus mehreren Artikeln und Nachrufen in zeitgenössischen amerikanischen Periodika, zusammengestellt vom Übersetzer.

telbildern. Hrsg. von Werner Bühler. Stuttgart: Sonntag; 2000.)

1907 *How to Take the Case And to Find the Simillimum* (2. Aufl. 1914).

1909 *Leaders in Respiratory Organs.*

1911 *Testimony of the Clinic.*
(*100 Fälle aus der homöopathischen Praxis. Zeugnisse homöopathischen Heilens.* Übersetzt von G.-J. Neumann; unter Mitarbeit von Thomas Schreier. Stuttgart: Karl F. Haug; 2002.)

Von 1903–1910 war Dr. Nash Professor für Materia medica am New York Homoeopathic Medical College, wo er sich als freundlicher, gutmütiger und humorvoller alter Herr großer Beliebtheit bei den Studenten erfreute. 1905 wurde er zu einer Reihe von Gastvorlesungen an das London Homoeopathic Hospital eingeladen.

Nash war Mitglied resp. Ehrenmitglied mehrerer homöopathischer Gesellschaften. Die *International Hahnemann Association*, deren Präsident er 1903 war, beschließt ihren Nekrolog mit den Worten: „Mit seinem Dahinscheiden hat die Sache der Homöopathie einen ihrer fähigsten Exponenten verloren."

Vorwort

Dieses Buch meiner Kollegenschaft vorzulegen, bedarf es keiner Rechtfertigung; das Recht dazu nehme ich für mich in Anspruch. Und sollte jemand Ungenauigkeiten oder Fehler darin entdecken, möge er bedenken, dass ich nicht behaupte, perfekt zu sein. Ich bin mir selbst ein strenger Richter.

Lassen Sie mich trotzdem kurz die Ziele umreißen, die ich beim Verfassen dieses Buches verfolgt habe:

Erstens, dem Leser die wichtigsten Merkmale der hier beschriebenen Arzneien fest einzuprägen. In einfachen, unkomplizierten Fällen können gute Verordnungen nur dann aus dem Stegreif getroffen werden, wenn die *charakteristischen* Symptome jederzeit abrufbereit im Gehirn gespeichert sind. Der ältere Lippe zeichnete sich in besonderem Maße durch diese Fähigkeit aus.

Zweitens, zu versuchen, den immer wieder aufflammenden Streit über Symptomatologie und Pathologie zu schlichten. Auf keine dieser beiden Säulen kann verzichtet werden, und es wäre töricht, wollte sich unsere Schule über einen solchen Zankapfel entzweien. Jedes Symptom hat seine pathologische Bedeutung, aber wir können diese nicht immer in Worte fassen; doch allein die Tatsache, dass es eine solche Bedeutung *hat*, ist ein hinreichender Grund dafür, dass wir auf der Basis der *Symptome* verschreiben, ohne eine Erklärung für diese zu suchen oder zu geben.

Drittens, nachdrücklich auf die Tatsache hinzuweisen, dass die Frage der Dosierung unserer Arzneien noch immer offen ist. Ich habe mich deshalb bemüht, die Potenzen anzugeben, die ich als die wirksamsten gefunden habe, natürlich ohne dass sich dadurch irgendjemand gebunden fühlen soll. Wenn der Betreffende allerdings eine andere Potenz wählt und keinen Erfolg damit hat, muss er sich dies selber zuschreiben, nicht mir.

Viertens, den Missbrauch von Arzneien zu verurteilen, sei es in der alten Schule oder in der unsrigen. Wenn es einen Punkt gibt, der das System der homöopathischen Therapie vor dem der alten Schule auszeichnet, dann ist es der, dass wir ein Gesetz haben, das es uns ermöglich, unsere Arzneien zu Heilungszwecken einzusetzen, ohne dem Kranken gleichzeitig Nebenwirkungen aufzubürden, die oft ernster sind als das ursprüngliche Leiden. Kein rechtschaffener Arzt, gleich welcher Schule, sollte sich gegenüber einem solchen Fortschritt in der Wissenschaft der Therapie verschließen.

Fünftens hoffe ich auf eine Weise geschrieben zu haben, dass jeder Schulmediziner, der in der Lage war, über seinen Schatten zu springen und das Buch ganz oder teilweise zu lesen, dadurch angeregt wird, selber im Rahmen des hier skizzierten therapeutischen Spektrums mit der Homöopathie zu experimentieren. Ich bin überzeugt, dass dann jeder dieser Ärzte, wenn er reinen Herzens und bei klarem Verstand ist, unweigerlich dazu gebracht wird, der Homöopathie einen breiten Raum und schließlich vielleicht auch den größten Platz in seinen Überzeugungen wie in seiner Praxis einzuräumen.

Schließlich möchte ich, nach fast 40 Jahren gewissenhaften Forschens und Experimentierens, mit diesem Buch meinen festen und immer wieder bestätigten Glauben an das Simillimum, die Heilkraft des Einzelmittels und die minimale Dosierung zum Ausdruck bringen.

Für die mir zuteil gewordene Hilfe seitens der Homöopathenschaft möchte ich mich bedanken und dadurch revanchieren, dass ich der bereits bestehenden wertvollen Literatur diesen meinen bescheidenen Beitrag hinzufüge.

Cortland, N. Y., 5. November 1898 *E. B. Nash*

Vorwort zur zweiten Auflage

Die Nachfrage nach einer zweiten Auflage dieses Werkes so kurz nach seinem ersten Erscheinen ist für mich sehr befriedigend, und ich habe mich bemüht, seinen Wert gegenüber der Erstauflage durch nützliche Ergänzungen noch zu erhöhen, insbesondere in Form von neuen Arzneien und weiteren Mittelvergleichen. Ich habe es zu vermeiden versucht, den Umfang des Werkes auf Kosten seiner Verlässlichkeit zu vergrößern, ein Fehler, in den viele Autoren verfallen.
Wir leben in einer Zeit der Spekulation, und Modeerscheinungen aller Art sind an der Tagesordnung, doch Enttäuschung und Misserfolg sind bei ihnen allen vorprogrammiert. Ich glaube an die Homöopathie, wie sie von Hahnemann gelehrt wurde, und das ist es, was ich zu vermitteln beabsichtige.
Für ihre Wertschätzung der ersten Auflage, wovon die vielen Briefe und der rasche Verkauf derselben zeugen, möchte ich meinen Kollegen danken und mit wachsender Zuversicht die zweite Auflage das Licht der Welt erblicken lassen.

Cortland, N. Y., Juli 1900 *E. B. Nash*

Vorwort zur dritten Auflage

Für diese dritte Auflage der *Leitsymptome* bedarf es keines langen Vorworts. Die anhaltende Nachfrage zeigt, dass das Buch seinen festen Platz neben anderen populären Werken gefunden hat. Dass dies für den Autor sehr erfreulich ist, ist verständlich, spiegelt es doch die Wertschätzung seiner Bemühungen durch die Kollegenschaft.

Cortland, N. Y., Juli 1907 *E. B. Nash*

Vorwort zur vierten Auflage

Der Ruf nach einer vierten Auflage dieses Werks bedeutet für den Verfasser eine große Freude und Befriedigung.

Viele Glückwunschbriefe von Ärzten aus aller Welt haben mich inzwischen erreicht. All den Kollegen, die die Frucht meiner Bemühungen so freundlich aufgenommen haben, sei hiermit aufrichtig gedankt.

Ich habe diese Auflage zu verbessern versucht, indem ich jedem Mittel einige der im Text behandelten Leitsymptome vorangestellt habe, worauf dann der Text der früheren Auflagen gewissermaßen als Kommentar dazu mit eingestreuten Arzneimittelvergleichen folgt. Durch dieses doppelte Arrangement sollen sich die Arzneien noch besser dem Gedächtnis einprägen, damit uns die Verordnungen noch leichter von der Hand gehen.

Ich vermute, dass mir dies manche als Wiederholung ankreiden werden. Meine Antwort darauf ist, dass es nur die ständige Wiederholung ist, die es einer Durchschnittsbegabung ermöglicht, sich die Hauptmerkmale in unserer riesigen Materia medica so zu merken, dass sie jederzeit abrufbereit sind.

Ich glaube nicht, dass dieses Arrangement den Nutzen meiner bei den Studenten sehr beliebten *Lokalen Leitsymptome* schmälern wird, die über 2000 Charakteristika im Quizstil vereinigen. Großes Lob gebührt meiner lieben Frau, die aufgrund meiner Blindheit das von mir Diktierte niedergeschrieben hat. Da ich dem Ende meiner irdischen Laufbahn entgegensehe, möchte ich meiner Hoffnung Ausdruck verleihen, dass mein Werk für viele Jahre einen positiven Einfluss auf die Homöopathie ausüben wird.

Möge der Geist der reinen Homöopathie, wie ihn der Meister mit den Worten „Similia similibus curentur" trefflich formuliert hat, von all denen Besitz ergreifen, die glauben, dass diese Worte das einzige Gesetz einer wahrhaft wissenschaftlichen medizinischen Therapie darstellen.

Cortland, N. Y., Juli 1913 *E. B. Nash*

Einleitung

An meine Kollegen, junge wie alte:

In der Form dieses Buches möchte ich meine Erfahrungen niederlegen, die ich im Laufe einer über 30-jährigen homöopathischen Praxis gesammelt habe.

Am Anfang meiner Laufbahn las ich mit großer Freude und reichem Gewinn die Schriften von Hering, Dunham, Wells, Lippe und anderen, die nun alle schon verstummt sind und ihre wohlverdiente Ruhe gefunden haben.

Ich habe ihre Lehren sorgfältig geprüft, und jetzt, da mein eigenes Haar zu ergrauen beginnt, erwacht in mir das Bedürfnis, ein Zeugnis für die Wahrheit dieser Lehren zu hinterlassen. Dabei ist es weder mein Ziel, eine vollständige Arzneimittellehre zu verfassen, noch soll es sich um ein ausschließlich praxisbezogenes Buch handeln, wenngleich es von beidem etwas an sich hat. Vielmehr soll es Fakten und Beobachtungen aus der Praxis widerspiegeln sowie Prinzipien vermitteln, die für wahr und verlässlich zu halten ich reichlich Gründe habe.

Auch wenn ich nicht erwarten kann, jenen meiner Kollegen, die Zeitgenossen sind und hinsichtlich Fachkenntnissen und Erfahrung ähnlich fortgeschritten wie ich, stets etwas Neues und Lehrreiches mitzuteilen, hoffe ich doch, sie wenigstens nicht zu langweilen, sondern sie vielmehr, zumindest streckenweise, gut zu unterhalten; noch mehr aber hoffe ich, dem Anfänger eine wirkliche Hilfe zu sein, genau wie auch mir selbst geholfen worden ist.

Ich werde bei diesem Buch nicht den üblichen Weg gehen und mit *Aconitum* beginnen und mit *Zincum* enden, sondern vielmehr meinen Neigungen folgen oder auch meiner Inspiration. Mögen mir auf diesem Weg die unsterblichen Geister Hahnemanns, Bönninghausens und der ganzen Schar glänzender Namen, die die schöne Seite der Homöopathiegeschichte zieren, zu Hilfe kommen.

Schließlich habe ich den Wunsch, in jedem Kapitel etwas zu schreiben, was sich für wenigstens einen Menschen als hilfreich erweist;

und wenn ich in irgendeinem Teil dieses Buches etwas Falsches schreiben sollte, möchte ich an dieser Stelle herzlich um Verzeihung bitten.

Cortland, N. Y. *E. B. Nash*

Nux vomica

Strychnos nux vomica; Brechnuss

Passt für Menschen, „welche sehr sorgfältigen, eifrigen, feurigen, hitzigen Temperamentes sind, oder tückischen, boshaften, zornigen Gemüths" [RA]; oft handelt es sich um Geistesarbeiter oder um Personen mit überwiegend sitzender Beschäftigung [SK259].

Überempfindlichkeit gegen sinnliche Eindrücke [RA1271]; leicht beleidigt, nimmt alles übel [RA1262]; jedes kleine Geräusch erschreckt ihn [GS]; verträgt nicht die geringste Arznei, selbst wenn sie passend ist [CM]; Neigung zu Ohnmachtsanfällen [RA1033], selbst durch Gerüche [GS] etc.

Zuckungen [RA983], Krämpfe, Konvulsionen, < durch die geringste Berührung [MA4,629].

Fröstlen, selbst bei hohem Fieber [RA1149]; jedes Entblößen erneuert den Frost [SK263]; sehr rotes Gesicht [RA110].

Menschen, die Missbrauch treiben mit Stimulanzien [Kaffee, Wein und sonstige Spirituosen [SK259]], Schlafmitteln [SK259], Geheimmitteln oder Spezialrezepten, mit Neigung zu Schlemmerei und ausschweifendem Lebenswandel [GS].

Häufiger, vergeblicher Stuhldrang [RA506f], oder es geht jedes Mal nur ganz wenig ab; Besserung des Drangs nach dem Stuhl.

Modalitäten: < Entblößen, geistige Arbeit, nach dem Essen, kalte Luft, trockenes Wetter, Stimulanzien, 9 Uhr morgens; > feuchtes Wetter, in einem warmen Raum, Zudecken, nach dem Stuhlgang.

Krämpfe (von einfachen Zuckungen bis hin zu klonischen Krämpfen), *nervöse Empfindlichkeit* und *Frösteligkeit* sind drei allgemeine Charakteristika dieser Arznei.

Angst mit Reizbarkeit und mit Selbstmordneigung [RA1239], zugleich aber Furcht zu sterben. [GS]

Abends große Schläfrigkeit, Stunden vor der Schlafenszeit; nach Mitternacht, gegen 3 oder 4 Uhr, Erwachen und stundenlanges Wachliegen, um dann bei Tagesanbruch wieder einzuschlafen und erst am späten Morgen aufzuwachen. [RA:RA1060]

Erwacht müde[RA] und ermattet, mit vielen Beschwerden und schlechterem Allgemeinbefinden.

Druck im Magen, wie von einem Stein[RA376], *ein oder zwei Stunden nach dem Essen*[GS] (sofort danach: *Kalium bichromicum, Nux moschata*).

Konvulsionen, mit Bewusstsein[GS] *(Strychninum);* die Krämpfe verschlimmern oder erneuern sich durch die geringste Gemütsbewegung[SK260], z. B. Zorn, desgleichen durch Bewegung oder die leiseste Berührung[GS].

Obstipation im Wechsel mit Diarrhoe.[GS] *(Antimonium crudum.)*

Menses: zu früh[RA604ff], zu reichlich[GY40] und zu lange anhaltend[SK277], mit Verschlimmerung sämtlicher Beschwerden während ihres Bestehens.

Nux vomica wirkt am besten abends[RA], wenn Geist und Körper zur Ruhe kommen; *Sulfur* am Morgen.

ʾ~ ~ʿ

Unter den als charakteristisch bezeichneten Symptomen von Nux vomica findet sich in Herings *Guiding Symptoms* auch folgende Indikation: „Nach Genuss von Gewürzen, sei es in Speisen oder als Arznei, namentlich Ingwer, Pfeffer und dergleichen, ferner nach fast jeder Art der so genannten ‚hitzigen' Arzneien." Auch soll das Mittel denjenigen helfen, „die mit Mixturen, Bittermitteln, Kräutern, so genannten pflanzlichen Pillen etc. behandelt worden sind."[KN]

Dies ist zu allgemein betrachtet! Richtig wäre es, wenn es hieße, Nux vomica würde *häufig* in solchen Fällen helfen. Tatsache ist, dass das Mittel in den Fällen von Nutzen ist, in denen der Gebrauch von Medikamenten, Gewürzen, Kräuterpillen etc. einen Zustand herbeigeführt hat, der den in den Nux-vomica-Prüfungen erzeugten Symptomen ähnelt, oder anders gesagt, in den Fällen, wo es homöopathisch ist, aber in keinem anderen Fall. Wahr ist allerdings auch, dass all diese Substanzen häufig tatsächlich einen solchen Zustand hervorrufen, und das ist der Grund, warum so viele Ärzte in Fällen, die allopathisch vorbehandelt sind, fast ohne Ausnahme zuerst Nux vomica verordnen, ohne den Fall überhaupt je untersucht zu haben. Doch das ist unwissenschaftlich. Wir haben ein Heilungsgesetz, und es gibt durchaus auch Fälle, wo der Nux-vomica-Zustand *nicht* vorhanden ist und stattdessen ein anderes, ähnlicheres Mittel gegeben werden muss. Die Sache wird auch nicht dadurch besser, dass man sagt: „Ich wusste ja nicht, was vorher verabreicht wurde", denn weder wird Nux vomica die medikamentöse Wirkung aufheben noch den Krankheitszustand heilen, wenn es nicht homöopathisch indiziert ist, zumal wenn es in der dynamisierten Form verabreicht wird.

Hier zwei weitere von Herings Charakteristika, in denen sich die Gemütsart widerspiegelt, die für die Nux-vomica-Wirkung am empfänglichsten ist:

„Überempfindlich ...; jedes harmlose Wort verletzt; jedes kleine Geräusch erschreckt; vor Angst ganz außer sich; verträgt nicht die geringste Arznei, selbst wenn sie passend ist."[GS] „Passt für sehr penible, skrupulöse, sich schnell ereifernde Personen, die sich leicht aufregen oder wütend werden, oder auch für solche von tückischem, boshaftem Gemüt."[GS]

Dies ist ein anschauliches Bild der so genannten „nervösen Veranlagung", und die Praxis bestätigt den Wert dieser gemütsbezogenen Indikationen für Nux vomica; doch es gibt noch eine Reihe weiterer Arzneien, denen diese „nervöse Veranlagung" in ähnlicher Ausprägung eigen ist, wie z. B. *Chamomilla*, *Ignatia*, *Staphisagria* und andere. Daher wäre es für keinen Arzt gerechtfertigt, Nux vomica nur aufgrund der Gemütsverfassung zu verschreiben, auch wenn das Mittel noch so angezeigt erscheint; der *ganze Fall* muss berücksichtigt werden.

Es scheint noch eine andere Art von Zustand zur Gruppe der nervösen Symptome zu gehören, bei dem aber die Erregbarkeit nicht so hervortritt: „Hypochondrie bei Gelehrten, die zuviel am Schreibtisch hocken und an Bauchbeschwerden und Stuhlverstopfung leiden."[GS]

Betrachten Sie diese Fälle aber genauer, so werden Sie feststellen, dass schon die kleinste Unannehmlichkeit diesen Patiententyp aus seiner gedrückten, hypochondrischen Stimmung herausreißt und ihn gereizt und zornig reagieren lässt, ähnlich dem ersten Zustand, sodass sich im Großen und Ganzen dieser erste, reizbare Zustand als der eigentlich zugrunde liegende erweist.

Wenn der gedrückte oder hypochondrische Gemütszustand bestehen bleibt, müssen wir uns eher an Mittel wie *Aurum, Natrium muriaticum* etc. halten, um das wahre Simillimum zu finden. Diese nervösen Symptome des Geistes und des Körpers sind vorzügliche Wegweiser zur Bestimmung des richtigen Mittels.

„Häufiger, vergeblicher Stuhldrang, oder es gehen bei jedem Versuch nur geringe Mengen Stuhl ab."

Dieses Symptom ist Gold wert. Es gibt noch einige andere Mittel, die es haben, aber keines hat es in solcher Ausprägung und mit solcher Beständigkeit. Es ist das Leitsymptom der Stuhlverstopfung, für die Nux vomica homöopathisch ist, und nach meiner Erfahrung wird Nux vomica nur dann bei Obstipation helfen, wenn es vorhanden ist. Carroll Dunham schrieb vor über 25 Jahren über dieses Symptom. Dem Sinn nach sagte er Folgendes: Auch wenn Nux vomica und *Bryonia* gleichermaßen Heilmittel von Stuhlverstopfung sein können, kann man die beiden Arzneien doch niemals verwechseln und auch nicht alternierend verabreichen, weil sie zu verschieden sind. Die Nux-vomica-Verstopfung wird hervorgerufen durch eine irreguläre Peristaltik des Intestinums, was den häufigen, vergeblichen Drang erklärt. Die *Bryonia*-Verstopfung dagegen hat ihre Ursache in einem Sekretionsmangel in den Därmen; es besteht keinerlei Drang, und der Kot ist trocken und hart, wie verbrannt.

Besagtes Leitsymptom von Nux vomica findet sich nicht nur bei der Obstipation, es ist z. B. auch stets bei Dysenterie vorhanden. Obwohl die Stühle dabei häufig nur aus Schleim und Blut bestehen, sind sie nur geringfügig und werden als nicht ausreichend empfunden [RA511].

Dr. P. P. Wells machte auf ein weiteres, sehr verlässliches Symptom bei Dysenterie aufmerksam, nämlich dass *die Schmerzen nach jedem Stuhlgang für kurze Zeit deutlich gelindert werden* [GS]. Dies ist anders als bei *Mercurius*, wo die Schmerzen und der Tenesmus nach dem Stuhlgang anhalten; es ist ein Gefühl des „Niemals-fertig-Werdens", wie es bisweilen von Patienten treffend ausgedrückt wird. Insgesamt macht es keinen großen Unterschied, ob ein Patient an Verstopfung,

Durchfall, Ruhr oder anderen Krankheiten leidet – wenn dieser häufige, vergebliche Stuhldrang vorhanden ist, denken wir stets zuerst an Nux vomica und verabreichen es, wenn ihm nicht andere Symptome entgegenstehen.

„Menses einige Tage vor der Zeit und eher zu stark oder zu lange anhaltend, mit Beschwerden seit dem Beginn der Blutung und bis zum Ende anhaltend."

Dies ist ebenfalls ein häufig bestätigtes Symptom von Nux vomica. Natürlich gibt es noch viele andere Mittel mit zu früher und zu starker Menstruation. *Calcarea carbonica* ist eines von ihnen, doch das Temperament der *Calcarea*-Patienten gleicht in keiner Weise dem von Nux vomica. Ich habe festgestellt, dass Patientinnen, die für dieses Leiden Nux vomica benötigten, kaum je einmal *Pulsatilla* für irgendeine Beschwerde nehmen konnten. Wenn z. B. einer solchen Patientin wegen einer grünlichen, blanden, dickflüssigen Leukorrhoe *Pulsatilla* verabreicht wurde, pflegte dadurch sehr oft die zu frühe und profuse Regelblutung wiederzukehren. Stattdessen war in solchen Fällen *Sepia* vonnöten, das hervorragend auf den Ausfluss wirkte, ohne die Menses zu verschlimmern.

Diese nach Nux vomica verlangenden Fälle von Menorrhagie treten oft bei jungen Mädchen oder bei Frauen im Klimakterium auf. Häufig sind dabei die charakteristischen rektalen Beschwerden ebenfalls vorhanden. (*Lilium tigrinum.*) Herabdrängende Uterusschmerzen, die das Rektum und manchmal auch den Blasenhals mit einbeziehen. Frustrane *Wehen*, die sich bis zum Mastdarm ausbreiten, mit Stuhldrang und häufigem Harnabgang, werden nach einer Gabe Nux vomica C 200 rasch gebessert und in effiziente Wehen verwandelt.

Wenn Ihre Menorrhagie-Patientin darüber hinaus zu Verstopfung neigt, an Magenbeschwerden leidet und es ihr insbesondere am Morgen allgemein schlechter geht, haben Sie in Nux vomica ein fast sicheres Heilmittel.

„Fühlt sich schlechter morgens, bald nach dem Erwachen (Lachesis, Natrium muriaticum), ebenso nach geistiger Anstrengung (Calcarea, Natrium carbonicum: Schwindel; Silicea: im Hinterkopf beginnender

Schwindel), *nach dem Essen (Anacardium:* bisweilen auch Besserung danach) *sowie in kalter Luft (Pulsatilla:* Besserung)." Wenn Bönninghausen nichts anderes als sein unvergleichliches Kapitel über die Verschlimmerungen und Besserungen[1] hervorgebracht hätte, so hätte ihn schon dies allein unsterblich gemacht.

Nachdem ich in meiner Praxis seit über 30 Jahren Nutzen daraus gezogen habe, scheint es mir unmöglich zu sein, diese Modalitäten zu überschätzen.

Man könnte allerdings einwenden, dass in Allens späterer Bearbeitung des Werkes 28 Arzneien mit Großbuchstaben in der Rubrik „Verschlimmerung morgens" verzeichnet sind. Damit scheint man der Wahl des passenden Einzelmittels nicht gerade näher gekommen zu sein.

Wenn wir uns aber z.B. die Mittel ansehen, die „Verschlimmerung abends" im höchsten Grad haben, so kommen wir auf 38 Mittel, und nur acht von ihnen finden sich *sowohl* bei der abendlichen *als auch* bei der morgendlichen Verschlimmerung; zudem haben diese acht die Verschlimmerungen nicht *allgemein*, sondern eher im Hinblick auf einige *spezielle* Symptome. So ist beispielsweise bei *Rhus toxicodendron* der lockere Husten schlimmer am Morgen, der quälende trockene Husten aber schlimmer am Abend.

All dies zeigt, dass man doch in der Lage ist, dem passenden Mittel auf die Spur zu kommen. Nehmen wir nun all die Verschlimmerungen von Nux vomica in Bezug auf Zeit, Gemüt, Magensymptome, Temperatur etc. zusammen: Bei welchem anderen Mittel finden wir diese Kombination von Modalitäten in so ausgeprägter Weise? Natürlich können jene Ärzte, die nichts anderes als pathologische Symptome wertzuschätzen wissen, mit diesen Modalitäten nicht viel anfangen. Doch eines ist sicher: Ohne sie können die Kollegen keine so gute Homöopathie betreiben wie mit ihnen.

„Starke Fieberhitze, der ganze Körper innerlich brennend heiß[RA1194], *besonders das Gesicht rot und heiß; dennoch kann sich der Patient nicht bewegen oder im geringsten entblößen, ohne zu frösteln."*[KN] Diese Art

---

[1] Gemeint ist die VI. Abteilung seines *Therapeutischen Taschenbuchs*.

von Fieberzustand kommt häufig vor – und verschwindet nach Nux vomica mit einer Promptheit, die einen Lippe entzücken würde. Es spielt keine Rolle, welchen Namen das Fieber hat, ob es sich um ein entzündliches oder ein remittierendes Fieber handelt, um ein Fieber, das eine Halsentzündung, einen Rheumatismus oder ein anderes lokales Leiden begleitet; wenn diese Indikationen vorliegen, können wir mit Zuversicht Nux vomica verabreichen und werden nur selten vom Ergebnis enttäuscht sein. Ich habe Jahre gebraucht, um den Wert dieses Symptoms zu erkennen, weil ich in meiner Praxis eher routinemäßig verschrieb und dachte, dass in allen Fällen von hohem Fieber *Aconitum, Belladonna* oder beide im Wechsel zu geben wären. Deshalb habe ich ein wenig Mitgefühl für die jungen Ärzte heute, die durch falsche Lehren zu demselben Irrtum verleitet worden sind. Zum Nutzen all dieser Kollegen möchte ich hier aber feststellen, dass es einen weitaus besseren Weg gibt, nämlich 1. streng zu individualisieren, was nicht immer schwierig sein muss, 2. nur Einzelmittel in höher potenzierter Form zu verabreichen und 3. diesem Einzelmittel genügend Zeit zu geben, damit es seine Wirkung entfalten kann, und die Reaktion des Organismus abzuwarten, bevor man es wiederholt. Natürlich werden auch niedrige Potenzen häufig heilen, und das sogar trotz Alternierens mit anderen Mitteln, trotz Überdosierung und häufiger Wiederholung. Doch oft versagen sie eben auch, und in der großen Mehrzahl der Fälle leisten sie nicht annähernd das, was den zufrieden stellenden Resultaten des wahren Simillimums, des Einzelmittels und der Minimaldosis gleichkäme.

„Nach dem Essen:[2] *saurer Mundgeschmack*[RA264]*; Drücken im Magen ein oder zwei Stunden nach einer Mahlzeit*[KE1,647] *(sofort danach: Kalium bichromicum, Nux moschata), mit hypochondrischer Stimmung*[RA1275]*; Sodbrennen*[RA250]*; Enge in der Taille, muss die Kleidung lockern (Lachesis, Calcarea und Lycopodium); Benommenheit*[RA26]*, kann nicht denken;*

---

[2] Nash schreibt (was keinen Sinn ergibt): „After eating: *(Kalium bichromicum, Nux moschata)* sour taste ..." Gemeint ist wahrscheinlich das Symptom „Stomach: Pressure an hour or two after eating as from a stone (immediately after: *Kali-bi., Nux m.*)", das bereits in der Symptomenliste am Anfang des Kapitels auftaucht.

zwei oder drei Stunden nach einer Mahlzeit[3] *ist das Epigastrium aufgebläht*[CM]*, mit Druck wie von einem Stein im Magen*[RA376]*."*[GS]

Dies ist eine Gruppe von Symptomen, wie sie in den *Guiding Symptoms* aufgeführt ist. Die Vielzahl an Verdauungssymptomen dort zeigt, dass Nux vomica tatsächlich einen sehr breiten Wirkungskreis bei gastrischen Störungen besitzt. Doch es gibt keine nennenswerten charakteristischen und eigentümlichen Symptome, wenn man einmal von der sonderbaren Verschlimmerung der Magenbeschwerden *„ein oder zwei Stunden nach dem Essen"* absieht (statt sofort danach, wie es bei *Nux moschata* und *Kalium bichromicum* der Fall ist). Der Druck wie von einem Stein kommt auch bei *Bryonia* und *Pulsatilla* vor. Größeres Gewicht ist wohl den *Ursachen* der Magen-, Leber- und Bauchbeschwerden beizumessen, die in Nux vomica ihr Heilmittel finden, namentlich Kaffee, alkoholische Getränke, Völlerei, Medikamentenmissbrauch, geschäftliche Sorgen, sitzende Lebensweise, Schlafmangel durch zu langes Aufbleiben *(Cocculus, Cuprum metallicum, Nitricum acidum),* ausschweifender Lebenswandel etc. Und in der Tat bestätigt die Praxis immer wieder, dass Nux vomica bei Beschwerden, die aus diesen Ursachen resultieren, bestens geeignet ist.

Eines ist mit großer Wahrscheinlichkeit in all diesen Fällen anzutreffen, nämlich die bereits erwähnten, höchst charakteristischen rektalen Beschwerden.

Wir sollten Nux vomica nicht verlassen, ohne auf seine große Wirksamkeit bei Kopf- und Rückenschmerzen eingegangen zu sein.

Die Kopfschmerzen treten häufig in Verbindung mit den gastrischen, hepatischen, abdominalen und hämorrhoidalen Affektionen auf. Und auch hier sind es statt des Schmerzcharakters mehr die Modalitäten, die bei der Wahl des Mittels den Ausschlag geben. Die typischen Verschlimmerungen treten auf: durch geistige Anstrengung; durch Ärger oder Zorn; in freier Luft (im Gegensatz zu *Pulsatilla*); beim Erwachen am Morgen; nach dem Essen; durch Kaffee- oder Alkohol-

---

[3] Nash verbindet dieses und das vorangehende Symptom auf unzulässige Weise, indem er schreibt: „Confused, cannot use mind two or three hours after a meal …"

abusus; infolge Hyperazidität; im Sonnenlicht; beim Bücken; durch Licht und Geräusche; beim Bewegen oder Öffnen der Augen *(Bryonia)*; durch Husten; durch Schlemmerei und stark gewürzte Speisen; bei stürmischem Wetter; nach Medikamentenmissbrauch; durch Masturbation; durch Stuhlverstopfung oder Hämorrhoiden.[GS]

Diese Kopfschmerzen können sich in jedem beliebigen Teil des Kopfes manifestieren, sie können aber auch den ganzen Kopf einnehmen. Die Patienten geben ebenso oft den einen wie den anderen Teil des Kopfes als Sitz des Schmerzes an, und häufig können sie den Schmerz auch gar nicht lokalisieren: „Der Kopf fühlt sich schrecklich an und tut überall weh."

Die Schmerzen im Rücken sind charakteristischer. Der Patient neigt dazu, Rückenschmerzen im Bett zu bekommen, die ihn daran hindern, sich im Liegen umzudrehen[RA760]; er muss sich aufrichten, wenn er sich auf die andere Seite legen will[GS]; ebenso verschlimmert Seitwärtsdrehen des Oberkörpers im Stehen[RA758] *(Sulfur)*. Aber auch Sitzen kann sehr schmerzhaft sein[RA777] *(Cobaltum, Pulsatilla, Rhus toxicodendron, Zincum)*. Der Schmerz sitzt hauptsächlich im Kreuz[RA765ff] bzw. in den Lenden[RA770ff], kann aber auch die Brustwirbelsäule befallen[RA787ff]; häufig tritt er (wie bei *Aesculus*) im Verein mit Hämorrhoiden auf. *Aesculus* hat eine besondere Verschlimmerung beim Gehen und beim Bücken. Rückenschmerzen, die durch Masturbation verursacht werden, finden eines ihrer besten Heilmittel in Nux vomica; ferner kommen hier *Cobaltum* (< im Sitzen) und *Staphisagria* (< nachts im Liegen) in Betracht. Ich könnte hier eine Beschreibung der Nux-vomica-Wirkung auf das Rückenmark mit seinen motorischen und sensiblen Neuronen etc. folgen lassen, aber das kann alles auch in anderen Werken nachgelesen werden. Darum will ich nun das Kapitel Nux vomica beschließen, werde aber später bei der Darstellung anderer Mittel gelegentlich vergleichend darauf Bezug nehmen. Im Rückblick auf das bisher Geschriebene habe ich den Eindruck, dass manche Leser der Ansicht sein könnten, ich hätte den Wirkungskreis dieses wahrhaft großen Mittels allzu begrenzt dargestellt. Erlauben Sie mir daher an dieser Stelle die Bemerkung, dass es in diesem Werk nicht mein Ziel ist, die Arzneien erschöpfend abzuhandeln, sondern vielmehr auf einige der wesentlichen Heilkräfte und Charakteristika aufmerksam zu machen, um die sich der ganze Rest dreht. Erschöpfend über die Mittel zu schreiben wäre gleichbedeutend mit dem Verfassen einer vollständigen Materia medica.

In der täglichen Praxis bekommt es der homöopathische Arzt mit zwei Arten von Fällen zu tun. Zum einen sind es Fälle, für die mit großer Zuversicht aufgrund jener Symptome verschrieben werden kann, die Hahnemann als *charakteristisch* und *eigenheitlich* bezeichnet hat (*Organon*, § 153). Zum anderen sind es Fälle, die keinerlei derartige Symptome aufweisen; hier besteht nur die Möglichkeit, dasjenige Mittel aufzusuchen, das in seiner Pathogenese die so genannte *Totalität der Symptome* des betreffenden Falles enthält. Die Mehrzahl der Fälle jedoch hat, herausstechend wie Leuchtfeuer, einige charakteristische Symptome oder Keynotes, die dann zum Studium jenes Mittels veranlassen, das in seiner Pathogenese den gesamten Fall widerspiegelt.

Pulsatilla

Pulsatilla pratensis; Wiesenkuhschelle

Passt für Menschen von mildem, sanftem, nachgiebigem Gemüt, die zu Weinerlichkeit und innerlicher Kränkung neigen [RA], oft auch zu Traurigkeit und Schwermut [SK403]; blondes Haar, blaue Augen und blasses Gesicht [SK398]; Muskeln weich und schlaff.

Veränderlichkeit: Schmerzen ziehen von einem Gelenk zum anderen; die Menstruationsblutungen fließen, kommen zum Stillstand und fließen wieder; keine zwei Stühle gleichen einander, und auch die Fieberfröste bieten immer wieder ein anderes Bild dar; Fälle, aus denen man nicht schlau wird, mit sehr buntem Symptomenbild.

Übler Mundgeschmack, besonders früh morgens [RA260ff], mit großer Trockenheit des Mundes [RA248], aber *ohne Durst* [GS].

Neigung zu Magenverderbnis, besonders durch Kuchen [RA326], fettes Backwerk oder andere fette Speisen [SK410].

Dicke, milde Absonderungen von allen Schleimhäuten.

Menses zu spät [RA] und zu spärlich [GS], bisweilen auch ganz ausbleibend, besonders nach Nasswerden der Füße [GY41].

Modalitäten: < in einem warmen Raum [GS], durch warme Anwendungen, durch Eisenmissbrauch [GS]; Frost oder Frostigkeit bei den Schmerzen [RA1011]; > an der *kühlen, freien Luft*, durch langsames Umhergehen, durch kalte Speisen und Getränke; festes Zusammenbinden des Kopfes > die Kopfschmerzen.

Die meisten Schmerzen gehen mit beständigem Frösteln einher, und je größer die Schmerzen, desto heftiger der Frost. (Schmerzen mit profusen Schweißen: *Chamomilla;* mit Ohnmachtsanwandlungen: *Hepar sulfuris;* mit häufigem Urinieren: *Thuja;* mit Delirium: *Veratrum album.*)

                        ಞ ೃ

Die Wesensart der Pulsatilla-Patientin ist der des *Nux-vomica*-Patienten in fast jeder Beziehung entgegengesetzt. *Nux vomica* wird als typisches Männermittel angesehen, während Pulsatilla vor allem als Frauenmittel gilt [GS]. Dies bedeutet einfach nur, dass die Beschwerden des einen Mittels häufiger bei Männern und die Beschwerden des anderen Mittels häufiger bei Frauen anzutreffen sind.

Ich möchte Ihre Aufmerksamkeit nun auf einige Pulsatilla-Charakteristika lenken, die Hering treffend wie folgt zusammengefasst hat: *„Mildes, sanftes, schüchternes und nachgiebiges Gemüt." „Weinerlich* [RA1133]*: weint wegen jeder Kleinigkeit; kann vor Tränen kaum ihre Symptome schildern; ist traurig und verzagt* [RA1129]*."* Und ferner: *„Blondes Haar, blaue Augen und blasses Gesicht; neigt zu Demut und zu stillem Kummer."* (*Silicea* ist sein „chronisches" Mittcl.) Dies ist eine Beschreibung des Pulsatilla-Temperaments, wie es mit Worten trefflicher kaum auszudrücken ist, und wenn Sie diese Gemütsverfassung bei einer Patientin wiederfinden, wird Pulsatilla, egal um welchen pathologischen Zustand es sich handelt, fast mit Sicherheit helfen. Nur in wenigen Ausnahmefällen bedarf es hier einer anderen Arznei. Wir können aus dieser Tatsache erkennen, dass wir – unter Vernachlässigung der Symptomatologie – pathologischen Zuständen kein allzu großes Gewicht beimessen dürfen.

Pulsatilla ist ein Mittel mit sehr breitem Wirkungskreis. Farrington berichtet von seiner Anwendung in 73 verschiedenen Krankheitszuständen – und hat den Nutzen des Mittels damit bei weitem noch nicht erschöpft. Und wenn Sie Pulsatilla in Hughes' *Pharmacodynamics* studieren, werden Sie bemerken, dass er, obwohl er das Mittel bei vielen Krankheiten empfiehlt, nicht so häufig, wie er es bei vielen anderen Mitteln tut, von einem (besonders auf den Arzneiprüfungen basierenden) pathologischen Standpunkt aus spricht und dies offensichtlich auch nicht kann. Es erscheint mir töricht, sich ausschließlich entweder als Pathologe oder als Symptomatologe gerieren zu wollen. Pathologie und Symptomatologie sind gleichermaßen wertvoll und voneinander nicht zu trennen; auf keine von beiden kann verzichtet werden. Unter Pathologie ist das zu verstehen, was in einem Krankheitsfall der *Arzt* (manchmal) sagen kann, unter Symptomatologie das, was der *Patient* sagen kann.

Eine weitere Eigenart von Pulsatilla, die man, obwohl sie von Hering nicht erwähnt wird, als charakteristisch ansehen kann, ist die *Veränderlichkeit der Symptome (Ignatia, Nux moschata).*[4] Alles was Hering [in der Rubrik *Limbs in General*] schreibt, ist: *„Wandernde Schmerzen, verlagern sich rasch von einem Körperteil zum anderen, z. T. auch mit Schwellung und Rötung der Gelenke."* Wenn dieses Symptom bei Rheumatismus vorkommt *(Manganum aceticum, Lac caninum, Kalium bichromicum, Kalmia latifolia)*, können wir, zumal wenn das typische Naturell vorliegt, mit Pulsatilla wahre Wunder bewirken. Diese Veränderlichkeit (bzw. das Umherwandern) ist aber nicht nur auf die (rheumatischen oder neuralgischen) Schmerzen beschränkt, sie prägt auch die gesamte Konstitution, namentlich die psychische Verfassung der Patientin. Die Kranke kann mal reizbar, mal weinerlich, mal sanft und freundlich sein; doch selbst in ihrem gereizten

---

[4] Das Symptom gibt es in den *Guiding Symptoms* durchaus (S. 639, in der Rubrik *Attacks, Periodicity*): „Symptoms ever changing."

Zustand kann sie leicht zum Weinen gebracht werden. Die Menstruationsblutungen fließen, sistieren und fließen erneut, sind ständig in Veränderung begriffen. Bei Diarrhoe wechseln die Stühle fortwährend Farbe und Beschaffenheit, sie können grün, gelb oder weiß sein, wässrig oder schleimig; wie Guernsey es ausgedrückt hat: „Keine zwei Stühle gleichen einander." *(Sanicula.)* Dies beobachtet man oft bei der so genannten Cholera infantum, der akuten Enterokolitis der Kleinkinder an heißen Sommertagen.

Mitunter kommen Patientinnen in unsere Praxis, aus denen wir bei der Fallaufnahme nicht recht schlau werden, so verwirrend ist das Symptombild. Die Beschwerden und die Schmerzen sitzen mal hier, mal da, und bisweilen sind die Symptome auch widersprüchlich. Ein solcher Zustand sollte unsere Aufmerksamkeit stets auf Pulsatilla lenken, und oft wird dieses Mittel wieder Ordnung in den Fall bringen und schließlich heilen. *Ignatia* hat ebenfalls diese ständig wechselnden, hysterischen und widersprüchlichen Symptome; beides sind in erster Linie Frauenmittel.

Pulsatilla ist wie *Nux vomica* ein wichtiges Mittel bei Verdauungsstörungen. Symptome: *„Übler Mundgeschmack, besonders früh morgens; oder nichts schmeckt wirklich gut; oder völlige Geschmacklosigkeit der Speisen* RA310*."* GS (*Bryonia* hat üblen Mundgeschmack mit belegter Zunge und Durst; Pulsatilla ist dagegen durstlos.)

„Große Trockenheit des Mundes am Morgen, ohne Durst." GS *„Verdorbener Magen durch Kuchen, Torten und andere fette Speisen, insbesondere fettes Schweinefleisch* RA*."* GS (Ich würde sagen: durch fettes Fleisch allgemein.) Dies sind verlässliche Symptome, überliefert von Hering, und sie haben nur wenig Ähnlichkeit mit den Beschwerden des *Nux-vomica*-Patienten, der durch fette Speisen nicht beeinträchtigt wird, sondern im Gegenteil danach verlangt und sie gut verträgt. Dem *Nux-vomica*-Patienten bekommen am besten warme, der Pulsatilla-Patientin kalte Speisen.

Der schlechte Geschmack im Mund ist bei Pulsatilla ständig vorhanden, und der *Verlust* des Geschmacks kommt häufig vor, desgleichen der Verlust des Geruchs. Wie seltsam, dass Pulsatilla trotz des trockenen Mundes keinen Durst hat, während *Mercurius* typischerweise bei feuchtem Mund sehr durstig ist. Eine befriedigende pathologische Erklärung hierfür wüsste ich nicht zu geben, doch glücklicherweise können wir solche Symptome auch dann zur Heilung unserer Patienten heranziehen, wenn wir sie pathologisch nicht erklären können. Sicher gibt es immer irgendwelche Gründe für diese Dinge, doch wir brauchen sie nicht zu kennen, um das Symptom verwerten können.

Selbst einem blutigen Anfänger würde es schwerfallen, die Symptome von Pulsatilla mit denen von *Nux vomica* zu verwechseln, und doch habe ich Ärzte getroffen, die diese Arzneien alternierend in Abständen von zwei, drei Stunden verordnet haben.

Nachdem ich auf die Wirkung von Pulsatilla auf die Verdauungsorgane, die von Schleimhaut überzogen sind, aufmerksam gemacht habe, möchte ich nun darauf hinweisen, dass das Mittel auch auf die Schleimhäute insgesamt eine besondere Wirkung hat. Diese Besonderheit besteht im Charakter der *Absonderungen* von den Schleimhäuten: sie sind *dick*, *mild* und gelblichgrün. Wir finden sie in Form von Nasensekret, vaginalem Fluor, Gonorrhoe, Auswurf, Geschwürssekret oder als Absonderung aus Augen und Ohren; kurz, überall dort, wo Schleimhäute an die Körperoberfläche treten.

Der Hustenauswurf von Pulsatilla ist typischerweise dick, grünlich [SK415], blande und von bitterem Geschmack [RA630ff], während der Auswurf von *Stannum* süßlich und der von *Kalium jodatum* und *Sepia* salzig schmeckt. Eines der Schüßler'schen Gewebemittel, *Kalium sulfuricum*, ähnelt Pulsatilla sehr hinsichtlich des Charakters seiner Absonderungen, und nicht nur das, es hat außerdem die wandernden Schmerzen, die charakteristische Verschlimmerung am Abend [RA] sowie die Besserung an der kühlen, freien Luft. *Kalium jodatum* wird ebenfalls im Freien gebessert und in warmen Räumen verschlimmert. Was die grünlichen Absonderungen, besonders den grünlichen Auswurf betrifft, so wären ferner *Carbo vegetabilis, Lycopodium, Paris quadrifolia, Phosphorus* und *Sulfur* zu nennen. Natürlich muss die Wahl zwischen mehreren Mitteln, die ein Symptom gemeinsam haben, durch die übrigen Symptome entschieden werden.

Ein homöopathischer Arzt in Albany, N.Y., wurde bei einem Fall von fraglicher Lungenschwindsucht zur Konsultation hinzugezogen. Der Fall lag in allopathischen Händen. Nachdem er den Kranken sorgfältig untersucht hatte, wurde er gefragt: „Nun, was ist Ihre Diagnose, Herr Kollege?" *„Stannum"*, sagte der Arzt. „Wie bitte?" *„Stannum"*, erwiderte er. *Stannum* war die Diagnose des *Arzneimittels*, nicht der Krankheit. Es wurde verabreicht, und *der Patient wurde gesund*.

Wir kommen zur Heilwirkung von Pulsatilla bei Affektionen der weiblichen Geschlechtsorgane. Die Tatsache, dass das Mittel eine so ausgesprochene Wirkung auf diese hat, ist neben der weiblichen Gemütsart ein weiterer Grund dafür, dass Pulsatilla als Frauenmittel bezeichnet wird, wie ich eingangs bereits erwähnte, als ich über das Temperament von Pulsatilla schrieb. *„Menses zu spät und zu spärlich, bisweilen auch ganz ausbleibend, besonders nach Nasswerden der Füße."* Und: *„Schmerzhafte Regel, mit großer Unruhe und Umherwälzen in jede nur mögliche Richtung."* GS Auf die Veränderlichkeit der Regelblutung bin ich ja bereits eingegangen, d.h. auf das abwechselnde Fließen und Stocken derselben, und Gleiches gilt auch für menorrhagische Zustände.

Bei den Menstruationsstörungen von Pulsatilla ist das Nasswerden oder Kaltwerden der Füße von allergrößter Bedeutung, und Sie können, wenn Sie entsprechend handeln, Ihre Patientin vor der Schwindsucht bewahren, die sich als Folge einer solchen Kälteeinwirkung und Schweißsuppression häufig einstellt. Verfallen Sie nun aber nicht darauf, Zehntropfendosen von Pulsatilla-Urtinktur zu verabfolgen, wie es die Manier jener ist, die nicht an potenzierte Arzneien glauben. Sie können Pulsatilla in hohen, höheren und höchsten Potenzen geben und zuversichtlich die besten Ergebnisse erwarten. Ich habe oft die verzögerte Regel junger Pulsatilla-Mädchen prompt und auf natürliche Weise erscheinen sehen unter der MM-Potenz Swans oder der CM-Potenz Finckes (Entsprechendes habe ich mit *Kalium carbonicum, Tuberculinum* und anderen Mitteln erlebt). Durch die gleichen Hochpotenzen konnten auch unterdrückte Menses wiederhergestellt werden. Wenn Sie nun aber eine dieser sehr hohen Potenzen bei Menstruationsbeschwerden versuchen und keinen Erfolg damit haben, ziehen Sie daraus nicht den voreiligen Schluss, dass ich mich geirrt habe; schließlich ist Pulsatilla nicht das einzige Mittel in solchen Fällen. Nur allzu oft wird bei einem therapeutischen Versagen die Homöopathie verantwortlich gemacht, wo die Schuld einzig und allein im Unvermögen des Behandelnden zu suchen wäre. So lindert beispielsweise *Magnesia phosphorica* deutlich mehr Fälle von Dysmenorrhoe als Pulsatilla, und auch das ist keineswegs ein Allheilmittel. *Sie müssen Ihre Fälle immer erst gründlich studieren.*

Trotz alledem liegt das Hauptcharakteristikum dieses wunderbaren Mittels in seiner Modalität *„Besser in kalter Luft und durch kalte Anwendungen".* Der Patientin geht es nicht nur allgemein in kühler, freier Luft besser und in warmen, geschlossenen Räumen schlechter, sondern Gleiches gilt auch für lokale Affektionen, z. B. für Schwindel [RA14(Fußn.)], Kopfschmerzen [UE], Augenbeschwerden [GS], wie etwa Jucken der Lider [GS], für Ohrenschmerzen, Ohrensausen [GS], Schnupfen [PM3,11], Gesichtsneuralgien [JB1,157], Zahnschmerzen [UE], Bauchschmerzen, Wehen [GS], Ischias oder Geschwürsbeschwerden. All diese Leiden, die in kalter Luft gebessert werden, werden besonders auch dadurch gelindert, dass sich die Patientin in freier oder kühler Luft langsam umherbewegt *(Ferrum).* Vergessen Sie nicht, dass Pulsatilla wie *Rhus toxicodendron* durch Bewegung gebessert wird; doch braucht die Pulsatilla-Patientin Bewegung in kalter oder kühler, freier Luft, während sich der *Rhus-tox.*-Patient am liebsten in warmer, trockener Luft Bewegung verschafft.

Bei Pulsatilla haben warme oder heiße Anwendungen verschlimmernde Wirkung, und warme Räume werden als beengend empfunden; Bettwärme verschlimmert etwaigen Juckreiz *(Mercurius)* sowie Beschwerden von Frostbeulen. Kalte Getränke kann die Patientin bei sich behalten, während sie heiße wieder erbricht.

Auch andere Mittel haben Verschlimmerung durch Wärme oder Hitze, doch Pulsatilla führt sie alle an. Die Linderung durch Kälte und kühle, freie Luft ist so eindeutig wie die durch Wärme oder Hitze bei *Arsenicum.*

An den Schluss meiner Ausführungen über Pulsatilla möchte ich einige ausgewählte Symptome stellen, ohne sie noch extra zu kommentieren.

„Affektionen als Folge des Missbrauchs von *Eisenpräparaten*." „Chronische Leiden im Gefolge schlecht behandelter Masern."[SK399] „Druck oder festes Zusammenbinden bessert die Kopfschmerzen." *(Argentum nitricum, Apis.)* „Vermehrter Harndrang[RA490], < *beim Liegen auf dem Rücken*[RA502]."[5] „Metastasis der Gonorrhoe auf die Hoden" [nach Unterdrückung des urethralen Trippersekrets[GS]]. „Stetes Frösteln bei Schmerzen, hält sich dennoch lieber in einem kühlen Raum auf." „Halbseitige Schweiße."[RA1095ff] „Entzündete Teile bläulich." *(Lachesis, Tarantula cubensis.)* „Beschwerliches Klopfen der Schlagadern durch den ganzen Körper …"[RA924]. „Metastasis von Mumps auf Mammae oder Hoden."[GS] Bei jeder dieser lokalen Affektionen sollten die Psyche und die Modalitäten von Pulsatilla zu finden sein, andernfalls dürften wir von diesem Mittel keine großartige Heilung erwarten.

Bryonia

Bryonia alba aut dioica; Zaunrübe

Alle Beschwerden < *bei Bewegung.*[UE]
Trockenheit der *Schleimhäute* allgemein (Lippen[ÖZ3,1,22]; Mund[RA207]; Magen, trinkt immer viel auf einmal[RA733], in großen Abständen[UE]; Intestinum, sehr harter[RA352], trockener Stuhl[UE], wie verbrannt[SK191]).
Ergüsse im Bereich der *serösen Häute* (Meningen, Pleura[GS], Peritoneum[UE] etc.).
Anhaltende Stuhlverstopfung[ÖZ3,1,20], ohne den geringsten Drang[ÖZ3,1,67]; Diarrhoe, < morgens bei Beginn der Bewegung[GS].

---

[5] Nash schreibt nur „< when lying". Bei Hahnemann heißt es hingegen: „Blos wenn er auf dem Rücken liegt, drückt ihn das Wasser, und er muß bald harnen; auf der Seite liegend aber nicht." (*RA502*)

Stiche in den leidenden Teilen [SK184], besonders den serösen Häuten [GS] und den Gelenken [UE].

Aufrichten, Aufsetzen oder Aufstehen erregt Übelkeit [GY10] oder Ohnmachtsanwandlung [RA643].

Modalitäten: < durch Bewegung, durch Einsetzen warmen Wetters nach kalten Tagen [HC1,58]; > in der Ruhe [SK184], durch Liegen auf der schmerzhaften Seite.

Geeignet für trockene, magere, nervöse Konstitutionen von reizbar-cholerischem Temperament [(SK184)]; Neigung zu rheumatischen Affektionen [SK184].

Beschwerden bei heißem Wetter, durch trockene Kälte [SK184] oder auch bei feuchtem Wetter *(Rhus toxicodendron)*.

Trockener [RA397], harter, quälender Husten, oder Husten mit nur geringem Auswurf; dabei Gefühl, als wollte der Kopf zerspringen [UE].

Delirierendes Schwatzen von zu verrichtenden Geschäften [RA691], z. B. im Typhus [KE4,719].

Kopfschmerzen, < beim Bücken [RA55], beim Bügeln [HC1,58], bei heißem Wetter, beim Husten [RA423], bei der geringsten Bewegung [GS].

„Schwindlich, wie drehend, wenn sie sich im Bette aufsetzt, und übelig in der Mitte der Brust, als wenn eine Ohnmacht kommen sollte." [RA11]

Drücken im Magen wie von einem Stein [RA298], > durch Aufstoßen. [GS]

Vikariierende Menstruation: Die Nase blutet, wenn die Regel erscheinen sollte [SK189]. *(Phosphorus.)*

Brüste geschwollen und steinhart [HY13,142]; blass, aber hart [GY29]; oder heiß, schwach gerötet und sehr schmerzhaft [HY6,104].

Akuter Gelenkrheumatismus, mit blassroter Schwellung und Schmerzen, die sich schon bei leichter Bewegung und selbst Berührung stark erhöhen. [GS]

❧ ☙

Wie bei *Pulsatilla* liegt auch bei Bryonia das Hauptcharakteristikum in seiner „Modalität" begründet. Sie lässt sich in drei Worte fassen: *Verschlimmerung durch Bewegung.*

Was wird durch Bewegung verschlimmert? Leiden und Beschwerden fast aller Art. Ich kann und will sie hier nicht alle aufzählen. Nur ein Symptom Herings sei hier im Original angeführt, als ein Beispiel von vielen anderen Beschwerden, die durch Bewegung verstärkt werden: *„Gelenke rot, geschwollen, glänzend, steif, mit stechenden Schmerzen durch die geringste Bewegung."*[GS]

Schauen Sie sich in den *Guiding Symptoms*, im Kapitel „Bewegung" (S. 41), die lange Liste von Symptomen an, die durch Bewegung verschlimmert werden; und selbst diese Liste ist alles andere als vollständig. Jetzt beginnen wir, den Wert dieser Modalität zu erahnen.

Es spielt keine Rolle, welchen Namen die Krankheit hat: Wenn der Patient durch ruhiges Liegen große Erleichterung erfährt und durch die geringste Bewegung stark leidet – und dies umso mehr, je mehr und je länger er sich bewegt –, dann ist Bryonia das erste Mittel, an das man denken muss, und es müssten schon starke Kontraindikationen in anderer Hinsicht vorhanden sein, um von dieser Arznei abzukommen.

Es macht auch keinen großen Unterschied, welches Organ oder Gewebe von der Krankheit betroffen ist – Schleimhäute, seröse Häute oder Muskeln –, für sie alle gilt die gleiche Regel.

Eine weitere sehr wertvolle Modalität von Bryonia ist die *Besserung durch Druck*. Sie ist der Grund dafür, dass der Patient, zum großen Erstaunen der Krankenschwester, wünscht, auf der *schmerzhaften Seite oder Stelle zu liegen*. (Entgegengesetzt: *Belladonna, Kalium carbonicum.*)

Den Wert dieser beiden Modalitäten kann nur richtig ermessen, wer ihnen am Krankenbett häufig begegnet ist und die prompte Linderung durch Bryonia immer wieder miterlebt hat.

Im *Pulsatilla*-Kapitel erwähnte ich die charakteristische Wirkung jener Arznei auf die Schleimhäute. Die Wirkung von Bryonia ist hier nicht weniger charakteristisch, aber auf ganz andere Weise. Bei Bryonia herrscht *extreme Trockenheit* der Schleimhäute vor bzw. Mangel an Sekretionstätigkeit derselben. Es fängt an mit den Lippen, die wie *ausgedörrt* aussehen[GS], *trocken*[SK189] und *rissig*[RA165], und endet erst mit dem Rektum und den Stühlen, die *hart* sind und *trocken, wie ver-*

brannt. Der gleiche Zustand besteht zweifellos auch im Magen, was der heftige Durst[RA213] beweist, der nur durch *viel Wassertrinken in großen Schlucken* gestillt werden kann; kleine Mengen reichen nicht aus.

An den Lungen und Bronchien führt die Trockenheit der Schleimhäute zu *hartem, trockenem Husten* mit wenig oder keinem Auswurf sowie *Wundheit und Schmerzen in der Brust* bei jedem Hustenstoß. (*Natrium sulfuricum* hat lockeren Husten mit Wundheit.) Der Urin ist bei Bryonia spärlich[ÖZ3,1,41] und nur ausnahmsweise (oder besser gesagt reaktiv) kopiös. Wir müssen uns immer bewusst sein, dass jedes Mittel eine zweifache Wirkung hat. Diese beiden Wirkungen werden als primär und sekundär bezeichnet. Ich meine, dass die so genannte sekundäre Wirkung nur die Reaktion des Organismus gegen die so genannte Primärwirkung der Arznei darstellt. Zum Beispiel: Die eigentliche Wirkung von *Opium* ist die Herbeiführung von Schlaf oder Sopor, und die Reaktion darauf ist Schlaflosigkeit; die eigentliche Wirkung von *Podophyllum, Aloe* etc. ist abführend, die Reaktion darauf Verstopfung. Nach meiner Überzeugung muss das wahrhaft homöopathische Heilmittel stets aufgrund seiner Primärwirkung verordnet werden, um eine wirkliche, radikale Heilung zu erzielen. Wenn das Mittel aber einem Patienten für (so genannte) sekundäre Symptome gegeben werden soll, weil die ursprünglichen vorübergegangen sind, müssen wir sorgfältig nach all den Symptomen fahnden, die den gegenwärtigen vorangegangen sind. Vergangene wie gegenwärtige Symptome müssen in das Krankheitsbild einfließen, dessen Pendant dann in der Pathogenese jener Arznei zu finden sein muss, die am Ende heilen soll. Jede andere Methode ist nur von palliativer und nicht kurativer Wirkung.

Bryonia hat ferner eine entschiedene Wirkung auf die *serösen Häute*. Es ist von großem Nutzen im zweiten Stadium der Entzündung, nach Einsetzen der serösen Exsudation. In den meisten dieser Fälle ist das erste Stadium von Symptomen begleitet gewesen, die das Verschreiben von Mitteln wie *Aconitum, Belladonna, Ferrum phosphoricum* etc. erforderlich gemacht haben, aber eben durchaus nicht immer. Und genau hier möchte ich auf die höchst charakteristischen Schmerzen von Bryonia hinweisen: Es handelt sich um *stechende Schmerzen*. Wenn Sie nun bedenken, dass die typischen Schmerzen bei Entzündungen der serösen Häute ebenfalls von *stechendem Charakter* sind, so ist dies der Grund, warum Bryonia zu einem so königlichen Mittel bei Pleuritis, Meningitis, Peritonitis, Perikarditis etc. geworden ist. Unter der Einwirkung von Bryonia müssen zunächst die dem Mittel entsprechenden subjektiven Symptome nachlassen, und dann folgen mit Sicherheit auch die objektiven. Es gibt nur ein Mittel, das Bryonia bei stechenden Schmerzen gleichkommt, und das ist *Kalium carbonicum*. (Stechende Schmerzen in der Brust finden sich insbesondere unter Bryonia, *Kalium carbonicum, Natrium muriaticum, Squilla* und *Mercurius vivus*.) Die beiden Mittel unterscheiden sich wie folgt: Die Bryonia-Stiche entstehen oder werden verschlimmert durch die geringste Bewegung, während die von *Kalium carbonicum* völlig unabhängig von Bewegung auftreten. (Bryonia ist außerdem > durch Druck, *Kalium carbonicum* nicht.) Bei beiden Mitteln schreien die Patienten vor Schmerz laut auf, ähnlich wie bei *Apis*, doch bei *Apis* handelt es sich um *feinstechende* Schmerzen, vergleichbar einem *Bienenstich*. Alle drei sind großartige Mittel bei Ergüssen in serösen Körperhöhlen, und jedem von ihnen kann *Sulfur* gleichermaßen gut vorangehen wie folgen.

An dieser Stelle ein Wort über *Sulfur* als Zwischenmittel, wenn, wie wir es ausdrücken, „das scheinbar angezeigte Mittel nicht wirkt". Manche werden vielleicht darüber stolpern und fragen – was ihr gutes Recht ist –, wie sich eine solche Verwendungsart von *Sulfur* denn mit dem Ähnlichkeitsgesetz vereinbaren lässt. Meine Antwort: *Sulfur* ist ein Mittel mit ungewöhnlich breitem Wirkungsspektrum und deckt jene Krankheitszustände und Symptome, die sich aus der Psora speisen, besser ab als jede andere Arznei. In der Tat passt es sehr häufig auf durch Psora komplizierte Fälle, und entweder heilt es diese, oder es beseitigt die Komplikation, sodass nun die anderen Mittel erstmals greifen können. Bedenken Sie aber, dass *Sulfur* nicht immer so wirkt und dass dann ein anderes Antipsorikum gewählt werden muss. Es muss schon das Simillimum für den betreffenden psorischen Zustand sein.

Bryonia steht bei Störungen im Bereich des Verdauungstrakts neben *Nux vomica* und *Pulsatilla*. Alle drei Mittel haben ein Gefühl wie von einem Stein im Magen, Bryonia und *Nux vomica* mehr noch als *Pulsatilla*. Bryonia hat am meisten Durst, *Nux vomica* weniger und *Pulsatilla* wenig oder gar keinen. Alle haben schlechten Geschmack im Mund, *Pulsatilla* und Bryonia bitteren [RA226ff], *Nux vomica* sauren. Alle neigen zu Übelkeit und Erbrechen: Bryonia besonders bei Bewegung, z. B. beim Aufstehen, *Nux vomica* am Vormittag und nach dem Essen, *Pulsatilla* am Abend und ebenso nach dem Essen.

Die Magenverstimmungen von Bryonia treten oft als Folge von Diätfehlern auf, besonders bei warmem Wetter nach vorangegangener Kälte. Die gastrischen Störungen von *Nux vomica* entstehen mehr durch fortgesetztes Überessen und Bewegungsarmut, außerdem durch den Missbrauch von Medikamenten, Kaffee, Tabak oder Alkohol. *Pulsatilla* leidet vor allem durch zu gehaltvolle Speisen, etwa Torten, Fettes oder auch Eiscreme, wenn sie im Übermaß genossen wird; ein wenig Eis tut dem *Pulsatilla*-Magen gut, doch größere Portionen sind dem Befinden abträglich, da *zu gehaltvoll*.

Alle drei Mittel können anfallsweise Durchfall haben, wenngleich Verstopfung für Bryonia und *Nux vomica* am charakteristischsten ist; *Pulsatilla* ist nur ausnahmsweise obstipiert.

Die Bryonia-Diarrhoe ist schlimmer morgens, besonders beim Bewegen nach dem Aufstehen, und sie tritt häufig als Folge von Überessen[6] in der Sommerhitze auf. Die *Nux-vomica*-Diarrhoe ist ebenfalls schlimmer am Morgen, wird meist durch Überessen verursacht und neigt dazu, einen ruhrartigen Charakter anzunehmen. Die *Pulsatilla*-Diarrhoe tritt eher in der Nacht auf, infolge der oben genannten Ursachen, und sie geht mit lauten Darmgeräuschen einher.

Bryonia hat eine weiß[RA220], manchmal auch dick weiß belegte Zunge[ÖZ3,1,52], ebenso wie die beiden anderen Mittel. Berücksichtigt man aber die *Ursachen* für die dahinterstehenden Magen-Darm-Stö-

---

6 In der 1. bis 3. Auflage heißt es fälschlich „over-heating" statt *over-eating*.

rungen, die Gemütsverfassung und die Modalitäten, so dürfte es im konkreten Fall nicht schwer sein, das passende Mittel zu finden.

Was das Gemüt angeht, hat Bryonia viel Ähnlichkeit mit *Nux vomica*, doch Bryonia neigt weit stärker zu rheumatischen Beschwerden. Beide reagieren schnell gereizt, ärgerlich oder zornig [RA771f], und beide entsprechen am häufigsten mageren Personen mit eher dunklem Teint und dunklen Haaren [SK184]. Beide werden allgemein durch Bewegung verschlimmert, Bryonia jedoch bei weitem ausgeprägter. *Pulsatilla* erfährt demgegenüber, wie *Rhus toxicodendron*, durch Bewegung manchmal Linderung.

Hier noch ein paar spezielle Indikationen für Bryonia, bevor wir das Mittel verlassen:

Auseinanderpressender Kopfschmerz [RA60], als wollte der Schädel zerspringen [SK188]; < beim Bücken, Husten, Bügeln, Öffnen oder Bewegen der Augen [RA36] wie überhaupt durch jede Bewegung, bei heißem Wetter.

Schwindel beim Aufrichten vom Liegen, mit Übelkeit und Ohnmachtsanwandlung [RA11], > bei ruhigem Liegen.

„Bluten der Nase bei unterdrückter Regel" [SK189] (vikariierende Menstruation), ebenso Bluthusten anstelle der Regel.

Mastitis [KE2,416]: Brüste schwer, hart, heiß, schmerzhaft, nicht sehr rot; blass, aber hart. [GY29]

Unterdrückung der Lochien mit berstendem Kopfschmerz. [GY25]

Unterdrückung der Milchsekretion [Stocken der Milch [SK192]], der Menses; Zurücktreten des Masern- oder Scharlachexanthems [GS]. Bryonia kommt auch in Betracht, wo all diese Dinge nur langsam erscheinen oder in Gang kommen; natürlich müssen noch andere Bryonia-Symptome vorhanden sein.

Häufiges Bedürfnis, tief einzuatmen [„Schnell hintereinander wiederholtes tiefes Aufseufzen" [ÖZ3,1,62]]; *muss die Lungen ausdehnen.* *(Cactus, Ignatia, Natrium sulfuricum.)*

Trockener Krampfhusten, < *nach Essen und Trinken, manchmal auch mit Erbrechen des Genossenen* [SK192]; < durch Bewegung [GS]; < *beim Eintritt aus dem Freien in ein warmes Zimmer (Natrium carbonicum).*

Husten verursacht Schmerzen in Kopf und Brust; muss diese fest mit den Händen halten, wie zur Unterstützung. GS *(Eupatorium perfoliatum, Natrium sulfuricum.)*

Dies sind einige eigentümliche Symptome, die unter irgendeiner allgemeinen Überschrift nicht einzuordnen sind. Sie alle deuten stark auf Bryonia hin, und man wird jedes von ihnen mit den allgemeineren Charakteristika verbunden finden, wie ich sie hier niedergelegt habe.

Die Schulmedizin ahnt nicht, was ihr durch die Unkenntnis dieser Arzneikräfte entgeht, wie sie sich durch unsere Prüfungen und durch die klinische Anwendung herauskristallisiert haben; doch wir wissen, was wir gewonnen haben.

Antimonium crudum

Schwefelspießglanz

Dicker, milchig weißer Belag auf der Zunge [GS(RA117)] (bei vielen Beschwerden).

„Beschwerden von Verderbniß des Magens durch Ueberladung" [SK83], besonders durch fette Speisen; Übelkeit [CK].

Gequetschte Fingernägel wachsen gespalten und warzenähnlich [HC1.46], mit hornartigen Auswüchsen unter dem Nagel [CK].

Hühneraugen [CK] und hornartige Verhärtungen [AZ5.22] an den Fußsohlen, höchst empfindlich; kann nur unter Schmerzen gehen.

Abwechselnde Diarrhoe und Verstopfung älterer Personen [CK], besonders wenn die charakteristische Zunge vorhanden ist.

Kinder mögen nicht angefasst und angesehen zu werden [CK], sind quengelig und verdrießlich ohne Ursache [CK13].

Nächtliche Fieberzustände. [CK465]

Kopfschmerzen: nach Baden im Fluss [CK25]; durch Erkältung; nach alkoholischen Getränken; infolge Magenverstimmung; durch

Antimonium crudum 25

Genuss von Obst, Saurem oder Fettem; nach Unterdrückung von Hautausschlägen. [GS]

Stete Absonderung weißgelblichen Schleims aus dem After [CK]; Hämorrhoiden mit Abfluss von Schleim aus dem After, der gelbe Flecke in die Wäsche macht [CH273;GS]; bisweilen auch Heraussickern von Jauche [GS].

Erhöhung der Beschwerden schon bei leichter körperlicher Anstrengung in warmer Luft (Erschöpfung [GS]) und besonders in der Sonnenhitze. [CK409]

                        ❧   ❧ *Nux-vomica + Bryonia*

Antimonium crudum hat, wie die drei zuvor beschriebenen Mittel, eine starke Affinität zum Verdauungstrakt. Sein Hauptkennzeichen ist die *dick belegte, weiße Zunge, die so weiß wie Milch erscheint*. Viele Mittel haben eine weiße Zunge, doch Antimonium crudum führt sie alle an. Es ist auch ein wichtiges Magenmittel, und bei den Störungen dieses Organs, die von Überessen herrühren, verbunden mit viel Übelkeit, Unwohlsein und besonders der charakteristischen Zunge, muss Antimonium crudum vor jedem der drei anderen, die wir besprochen haben, in Betracht gezogen werden. Insbesondere muss es dann erwogen werden, wenn die Magenverstimmung noch ganz akut ist. Der Verdauungsprozess kommt nicht recht in Gang; selbst geraume Zeit nach dem Essen schmeckt Aufgestoßenes immer noch nach der genossenen Speise, und der Patient hat das Gefühl, nur durch das Herbeiführen von Erbrechen Erleichterung bekommen zu können. In einem solchen Fall werden ein paar Kügelchen Antimonium crudum, auf die Zunge gelegt, die Sache wieder in Ordnung bringen und dem Patienten den Verlust einer Mahlzeit wie auch alles weitere Leiden ersparen.

Häufig kommt es im Gefolge derartiger Diätfehler zu Durchfall, namentlich während sommerlicher Hitzeperioden, und dann zeichnen sich die flüssigen Stühle dadurch aus, dass sie mit festen oder harten Klumpen vermengt sind [GY10]; dies zeigt, dass die Verdauung in der ganzen Länge des Darmkanals nur teilweise stattgefunden hat. In manchen Fällen von Sommerdiarrhoe stehen Antimonium crudum und *Bryonia* gleichberechtigt nebeneinander; hier muss dann der Fall in seiner Gesamtheit die Wahl entscheiden.

Eine Sonderform des Durchfalls wechselt mit Verstopfung ab und findet sich überwiegend bei älteren Menschen; hier ist Antimonium crudum fast das einzige Mittel, das in Frage kommt. Ferner ist es eines der besten Mittel bei Schleimhämorrhoiden; hierbei besteht ein *anhaltendes Heraussickern* von Schleim aus dem After, das die Wäsche beschmutzt und für den Patienten höchst unangenehm ist.

Es gibt ein paar sehr eigentümliche Gemütssymptome: „Größte Traurigkeit und Betrübtheit bei Wechselfieber." [HC1,17] „Sentimentale Stimmung im Mondschein, besonders überspannte Liebe." [HC2,212] Und: „*Das Kind mag weder angefasst noch angesehen werden*".

Zu den ersten beiden Symptomen kann ich aus Erfahrung oder eigener Beobachtung nichts sagen, zu dem letzten aber, dass es ein wahres Juwel ist. Viele Male hat mich in Fällen von gastrischem oder remittierendem Fieber, für die Antimonium crudum oft hervorragend geeignet ist, eben dieser Gemütszustand auf das Mittel gebracht: Das Kind ist verdrießlich, möchte aber nicht wie das *Chamomilla*-Kind umhergetragen und beruhigt werden, sondern schreit und weint und reagiert wütend, sobald man ihm nur ein wenig Aufmerksamkeit schenkt. Ein anderer Punkt, den ich in vielen dieser Fälle beobachtet habe, ist, dass das Fieber nachts stark ansteigt und mit großem Durst einhergeht; die weiße Zunge ist dabei fast immer vorhanden. Solche Kinder neigen dazu, auch wenn sie sonst wohlauf sind, *wunde* [CK75], *aufgesprungene und verkrustete* [CK78] *Nasenlöcher und Mundwinkel* [CK97] zu entwickeln; umso mehr ist dies der Fall, wenn sie krank sind.

Manche Menschen zeigen eine konstitutionsbedingte Eigentümlichkeit, welche nach dieser Arznei verlangt, und zwar an den Extremitäten: *Fingernägel wachsen gespalten* und warzenähnlich, mit hornartigen Auswüchsen unter dem Nagel. (*Silicea* hat verkrüppelte Nägel an Fingern und Zehen; *Graphites*-Nägel sind *verdickt* und deformiert; *Thuja*-Nägel sind spröde, bröckelig und deformiert.) Wenn bei Antimonium crudum ein Fingernagel verletzt, eingerissen oder gespalten wird, regeneriert er sich nicht richtig, sondern wächst aus der Form. Die Zehennägel sind bei dieser Arznei spröde und verformen sich ebenfalls, sie können aber auch ihr Wachstum einstellen oder gar schrumpfen. Die Fußsohlen sind von *Hühneraugen und harten Schwielen* bedeckt, *die ungemein empfindlich sind*, sodass der Patient kaum auf ihnen laufen kann. Einige der schlimmsten Fälle von chronischem Rheumatismus sind durch Antimonium crudum geheilt worden, nachdem man durch die extreme Empfindlichkeit der Fußsohlen auf das Mittel aufmerksam geworden war. (Bei *Baryta carbonica* werden die Sohlen wund durch Fußschweiß; *Pulsatilla*: Sohlen schmerzhaft und empfindlich; *Ledum*: Fersen und Sohlen empfindlich beim Gehen; der *Medorrhinum*-Patient kann sich vor Empfindlichkeit der Sohlen manchmal nur noch auf den Knien fortbewegen; *Lycopodium*-Sohlen sind geschwollen und schmerzhaft.) Hornartige Wucherungen an beliebigen Stellen der Haut müssen einen stets an Antimonium crudum denken lassen. Das Mittel ist am häufigsten am Anfang und am Ende des Lebens angezeigt, bei Kindern und alten Leuten.

Die charakteristischen Modalitäten, die eine besondere Erwähnung verdienen, sind die folgenden: Erstens, die Beschwerden werden häufig durch Hitze hervorgerufen oder verschlimmert, namentlich durch *Sonnenhitze (Bryonia, Glonoinum, Gelsemium, Natrium carbonicum)*. Der Patient fühlt sich bei warmem Wetter außerordentlich erschöpft; besonders kommt es bei warmem Wetter zu gastrischen Störungen (oder zur Verschlimmerung derselben), wie etwa zu Übelkeit, Erbrechen und Durchfall. Auch Husten wird dann schlimmer, außerdem (wie bei *Bryonia*) beim Betreten eines warmen Raums, wenn man aus der freien, kalten Luft kommt. Vor allem werden diese Affektionen durch Sonnenschein verschlechtert, ebenso aber auch durch die Strahlungswärme eines Feuers oder Kamins. Insgesamt gehört Antimonium crudum zu den Hauptmitteln bei Beschwerden infolge heißen Wetters. Zweitens, *kaltes Baden verschlimmert oder verursacht Beschwerden.*[GS] *(Rhus toxicodendron, Sulfur.)* „Das Kind schreit, wenn es mit kaltem Wasser gewaschen oder gebadet wird."[GS] Kaltbaden verursacht heftige Kopfschmerzen, Erkältung im Kopfbereich, Magenkatarrh, Durchfall oder Ausbleiben der Menses [GS]; Zahnschmerzen < durch kaltes Wasser [CK101]. Wenn wir ein bereits seit langem bestehendes Leiden zu behandeln haben und der Patient dieses Leiden darauf zurückführt, dass er schwimmen gegangen oder ins Wasser gefallen ist, müssen wir an Antimonium crudum denken und nach weiteren Hinweisen auf das Mittel fahnden.

Zum Schluss noch einige verstreute Symptome, die ihr Heilmittel in Antimonium crudum gefunden haben: „Starke Blutung aus dem Darm, vermischt mit festen Kotballen." [GS] Chronische Röte der Augenlider. [(CK)] „Zahnschmerz in einem *hohlen Zahne*, ärger die Nacht …" [CK100] Magen-Darm-Beschwerden nach Saurem, besonders Essig oder saurem Wein. [GS]

Mercurius

Mercurius vivus aut solubilis;
Quecksilber bzw. Schwarzes Quecksilberoxyd

Geschwollene [RA290], schlaffe [GS] Zunge, an den Rändern Zahneindrücke aufweisend [RA300]; Zahnfleisch ebenfalls geschwollen [RA246], schwammig und blutend [EN205]; fauliger Gestank aus dem Mund [RA356].

Reichliche Schweiße Tag und Nacht [RA1198], ohne Erleichterung der Beschwerden [SK125].

Überlaufende Kälte [RA1148] oder Frostschauer [RA488] zu Beginn einer Erkältung oder bei drohender Eiterung.

Übermäßige Schleimabsonderung der Schleimhäute.

Feuchte Zunge, mit heftigem Durst [GS].

Kalte Drüsenanschwellungen [= ohne Entzündung [SK123]] mit Neigung zur Eiterung; Geschwüre mit speckigem Grund [GS].

Modalitäten: < abends [CK1019] und besonders nachts [SK121], in der Bettwärme (nachts) [SK121], beim Schwitzen, beim Liegen auf der rechten Seite [RA1064].

„Knochenkrankheiten, besonders entzündliche, nächtliche Schmerzen." [SK120]

Dysenterie: scharfe, blutig-schleimige Stühle [UE], mit Leibschneiden und Ohnmachtsanwandlungen; heftiger Tenesmus während und nach dem Stuhlgang, gefolgt von Frösteln und einem Gefühl des „Niemals-fertig-Werdens".

Je mehr Blut und Schmerzen beim Stuhlgang, desto eher ist Mercurius angezeigt.

Affiziert besonders den rechten unteren Lungenlappen; Stiche in der Brust, bis zum Rücken hindurch [RA742] *(Chelidonium, Kalium carbonicum)*.

Heftiger Durst [RA1141], obwohl die Zunge feucht aussieht und starker Speichelfluss besteht.

In niedrigen Potenzen beschleunigt es die Eiterbildung, in hohen verhindert es sie, z. B. bei Mandelentzündung.

ও৯ ৎ৯

Wie bei *Antimonium crudum* findet sich auch bei Mercurius das führende Charakteristikum im Mund. Vielleicht sollte ich aber auch besser sagen: die führenden Charakteristika; denn zum einen ist das *Zahnfleisch geschwollen, schwammig und bisweilen blutend*, zum anderen die *Zunge geschwollen, schlaff und an den Rändern Zahneindrücke aufweisend (Arsenicum, Chelidonium, Podophyllum, Rhus toxicodendron* und *Stramonium)*. Obwohl die Zunge gewöhnlich feucht ist, besteht dennoch heftiger Durst; die ganze Mundhöhle ist feucht vom Zusammenfluss eines seifenartigen oder fadenziehenden Speichels [RA355], und der Gestank aus dem Mund ist *ekelerregend* und im ganzen Zimmer wahrzunehmen. Bei keinem anderen Mittel sind diese Mundsymptome derart ausgeprägt. Sie kommen bei zahlreichen Beschwerden vor, und sollte es überhaupt noch irgendeiner Bestätigung des Ähnlichkeitsprinzips bedürfen, so dürfte die Heilkraft von Mercurius, wo es durch diese Symptome angezeigt ist, dem Zweck vollauf genügen. Viele Male habe ich Patienten große Erleichterung verschafft und der Homöopathie zu einigem Ansehen verholfen, indem ich, gestützt auf diese Symptome, bemerkenswerte Heilungen einer sehr schmerzhaften Erkrankung erzielt habe, nämlich der Mandelentzündung. Natürlich waren in diesen Fällen zusätzlich zu den oben genannten Symptomen die Tonsillen stark angeschwollen und häufig auch, wie es schien, kurz davor zu eitern. Lassen Sie mich an dieser Stelle davor warnen, Mercurius *in zu tiefer Potenz* zu verabreichen, denn wenn Sie das tun, werden Sie damit die Eiterung fördern, statt sie zu verhindern. Sollte jemand in Bezug auf die Wirksamkeit höchster Potenzen skeptisch sein, so möchte ich ihn zu einem Versuch gerade in einem solchen Fall ermuntern. Geben Sie eine Einzeldosis Mercurius trocken auf die Zunge oder lösen Sie, wenn Sie den Anschein erwecken müssen, mehr zu tun, ein Pulver des Mittels in einem halben Glas Wasser auf und lassen Sie davon halbstündlich etwas einnehmen. Danach *warten* Sie. Ich habe oft so gehandelt und bin von der Methode überzeugt. Wenn der Patient noch dazu das andere große Charakteristikum von Mercurius darbietet, nämlich *reichliche Schweiße ohne Erleichterung* der Beschwerden, dann ist der Erfolg umso sicherer. (Schweiß erleichtert: *Arsenicum, Natrium muriaticum, Psorinum.*)

Dies ist vielleicht der geeignetste Ort, um einmal deutlich festzustellen, dass ich kein ausschließlicher Hochpotenzler bin. Die Frage der Dosierung ist – und muss es meines Erachtens auch bleiben – eine offene Frage, solange bei den verschiedenen Krankheiten und Personen unterschiedliche Grade der Empfänglichkeit bestehen. Ich habe die ganze Skala der Potenzen durchprobiert und weiß, dass, von Fall zu Fall verschieden, sowohl die hohen als auch die niedrigen Potenzen wirksam sind. Die Beweislage spricht allerdings deutlich zu Gunsten der hohen und höchsten Potenzen. Dies ist meine Meinung; Sie mögen davon abweichen, das ist Ihnen unbenommen.

Die Fiebersymptome von Mercurius sind bemerkenswert, insbesondere im Hinblick auf die Schweiße. Auch der Frost ist eigentümlich, wie ich beobachtet habe. Es ist kein Schüttelfrost, sondern lediglich ein über die Haut *kriechendes oder überlaufendes Frösteln*. Häufig ist dieses überlaufende Frösteln das erste Symptom einer gerade in Gang gekommenen Erkältung, auf die dann, wenn man nichts unternimmt, ein Schnupfen, eine Halsentzündung, eine Bronchitis oder gar eine Pneumonie folgen kann. Eine Dosis Mercurius jedoch, frühzeitig gegeben, vermag all diese Übel abzuwenden. Das Frösteln wird in aller Regel am Abend wahrgenommen und verstärkt sich zur Nacht hin, wenn es nicht durch Mercurius beseitigt wird. Es kann auch mit Hitzewallungen abwechseln: erst fröstelig, dann heiß, dann wieder fröstelig usw., wie bei *Arsenicum*. Nicht selten wird das Frösteln nur an einzelnen Körperteilen empfunden [besonders an den Händen[RA1148] oder im Rücken[RA1150]]. Es kann aber auch nur im Bereich von Abszessen verspürt werden, oder es ist der Vorbote einer Eiterbildung. Wenn sich bereits reichlich Eiter gebildet hat, so ist das einzige, was Mercurius leisten kann, seine Absonderung zu beschleunigen. Hat sich aber nur wenig oder gar kein Eiter gebildet, wird eine Hochpotenz Mercurius den Prozess häufig noch zum Stillstand bringen: Starkes Schwitzen setzt ein, die Schwellung geht zurück, und die Krankheit wird umgehend geheilt.

Nun zu den Schweißen. Sie sind sehr kopiös und lindern überhaupt nicht, wie es die Schweiße bei entzündlichen Erkrankungen normalerweise tun; im Gegenteil, die Beschwerden *nehmen mit der Schweißsekretion sogar noch zu (Tilia europaea)*. Bei welchen Krankheiten finden wir nun dieses Phänomen? Es ist bei fast jeder Krankheit anzutreffen: bei Halsentzündung, Bronchitis, Pneumonie, Pleuritis, Peritonitis, Abszessen, Rheumatismus und unzähligen anderen. Kurz, bei jeder Krankheit, die dieses profuse und anhaltende Schwitzen ohne Erleichterung aufweist, ist Mercurius das erste Mittel, an das man denken muss.

Verschlimmerung nachts und besonders in der *Bettwärme* ist ein weiteres herausragendes Charakteristikum von Mercurius. *(Ledum.)* Es gibt eine lange Reihe von Arzneien mit nächtlicher Verschlimmerung, aber nicht so viele mit Verschlimmerung in der Bettwärme. Ich habe schon oft Hautkrankheiten der verschiedensten Art mit Mercurius geheilt, indem ich mich durch diese Modalität habe leiten lassen. Die Drüsen und Knochen werden von Mercurius in besonderem Maße in Mitleidenschaft gezogen. Die Drüsenanschwellungen sind kalt [nicht entzündet[SK123]] und neigen zur Eiterung, einhergehend mit dem erwähnten lokalen Frösteln. Auch dieses Frösteln wird, ebenso wie Knochenschmerzen bei Exostosen und Knochenkaries, nachts in der Bettwärme schlimmer.

Die Schleimhäute sind allenthalben affiziert; ihre Absonderungen sind zuerst dünn und wundmachend, vom Nasenkatarrh bis zur Diarrhoe oder Dysenterie. Anschließend werden sie dicker und auch blander, wie die *Pulsatilla*-Sekrete. Auch die Absonderungen und selbst die Leukorrhoe verschlimmern sich in der Nacht.

Für Hahnemann war Mercurius das wichtigste Mittel bei Syphilis, ähnlich wie *Sulfur* bei Psora und *Thuja* bei Sykosis; und er hat ohne Zweifel Recht damit, denn Mercurius deckt mit seinen diversen Verbindungen symptomatologisch mehr Fälle dieser Krankheit ab als jedes andere Mittel. Gleichwohl muss daran erinnert werden, dass Mercurius ebenso wenig ein Allheilmittel bei Syphilis ist wie *Sulfur* bei Psora oder *Thuja* bei Sykosis, andernfalls läge keine Wahrheit im Ähnlichkeitsprinzip. Der vorliegende Fall muss schon Mercurius ähnlich sein, sonst hat das Mittel für diesen keine Relevanz, sondern irgendeine andere Arznei. Die Erfahrung bestätigt dies überreichlich und beweist damit einmal mehr die Wahrheit des *Similia similibus curentur*.

Mercurius corrosivus

Hydrargyrum bichloratum; Sublimat

Höchst langwieriger, unerträglicher Tenesmus vor, während und nach dem Stuhlgang; Stühle nur gering und mit blutigem Schleim vermischt. [RA24f;GS]

Tenesmus der Blase [GS] und des Mastdarms zur gleichen Zeit; häufiges Wasserlassen, wobei der Urin nur tropfenweise und unter starken Schmerzen abgeht [EN710].

Schlund stark entzündet und bis zur Erstickungsgefahr angeschwollen [AH1(B)29], mit heftigem Brennen [MA1,573]; Zahnfleisch geschwollen und schwammig [EN176], leicht blutend [AH1(B)79].

Wo wir uns gerade mit Quecksilber beschäftigen, können wir auch gleich die verschiedenen Verbindungen dieses Elements abhandeln. *Mercurius solubilis* und *Mercurius vivus* sind einander so ähnlich, dass bei denselben Indikationen manche das eine und manche das andere Präparat benutzen. Einige Kollegen behaupten, dass das *Vivus* besser zu Männern und das *Solubilis* besser zu Frauen passe. Ich habe das nicht beobachtet, glaube allerdings, dass das *Solubilis* besser bei Hauterkrankungen wirkt. Von Mercurius corrosivus wäre festzustellen, dass es alle anderen Mittel bei *Tenesmus des Rektums* anführt. Dieser Stuhlzwang ist unaufhörlich. Stuhlgang lindert den Tenesmus in keiner Weise, und dieser Umstand ist es auch, der bei Ruhr zwischen Mercurius corrosivus und *Nux vomica* entscheidet. Die Arznei hat ferner heftigen Blasentenesmus und steht hier, namentlich bei Ruhr, in Konkurrenz zu Mitteln wie *Cantharis*, *Capsicum* und *Nux vomica*. Andere Symptome müssen dann den Ausschlag geben.

Dieser heftige Tenesmus kann im Rektum beginnen und dann auf die Blase übergehen oder auch umgekehrt.

Mercurius corrosivus ist ein sehr effizientes Mittel bei Gonorrhoe [RA30], und zwar im zweiten Stadium, wenn der grünliche Ausfluss [GS] beginnt und das Brennen in der Harnröhre [AH1(B)90] und der Blasentenesmus *fortbestehen*. Das Mittel scheint auch einigen Ruf bei der Bright'schen Krankheit [Z5,46] erworben zu haben. Ich habe in dieser Beziehung keine Erfahrung, würde aber erwarten, dass es hierbei sehr nützlich sein kann, *wenn es angezeigt ist*.

Mercurius corrosivus scheint nach den Berichten anderer Autoren auch bei katarrhalischen Affektionen der Augen [GS] und der Nase [RA33;GS] von Nutzen zu sein. Auch dies kann ich nicht persönlich bezeugen, möchte aber nicht etwa deshalb Zweifel daran hegen. Ich möchte meine eigenen Erfahrungen nicht über die von anderen stellen. Wir arbeiten alle zusammen. Möge ein jeder zum allgemeinen medizinischen Wissensschatz beitragen, sodass jedermann frei und nach Bedarf daraus schöpfen kann.

Mercurius cyanatus

Quecksilbercyanid

Dr. Beck aus Monthey in der Schweiz machte als erster auf den großen Wert dieses Mittels bei der so gefürchteten Diphtherie aufmerksam [AZ88,93]. Und Dr. von Villers behauptete, mit Mercurius cyanatus großen Erfolg in Deutschland gehabt zu haben [AZ88,91ff], wobei er (wenn ich mich recht entsinne) nur zwei Prozent der damit behandelten Diphtheriefälle verlor. Er empfahl die 30. Potenz; andere haben die 6. Potenz angewandt und berichten von ähnlich guten Ergebnissen.[7] Es gibt, soweit ich es erkennen kann, keine besonders ausgeprägten Charakteristika, anhand derer wir das Mittel verabreichen könnten. Mercurius cyanatus scheint seine Wirkung hauptsächlich auf die gesamte Mund- und Rachenschleimhaut zu konzentrieren. Dr. T. F. Allen veröffentlichte einen durch die Arznei geheilten Fall und behauptete dann, dass er dieses Merkurpräparat wegen der *außerordentlichen Prostration* [EN97] gewählt habe, welche er dem Zyan-Bestandteil zuschrieb. Das klingt vernünftig, dennoch glaube ich, dass wir bei Mercurius cyanatus weiterforschen müssen, um seine wahren Charakteristika herauszuarbeiten. Es gibt ein chronisches Halsleiden, bei dem ich es äußerst wirksam gefunden habe, und zwar bei Menschen, die viel öffentlich auftreten und reden müssen. Der Hals fühlt sich wund und roh an, und bei der Untersuchung erscheint die Schleimhaut stark in Mitleidenschaft gezogen, wie kurz vor dem geschwürigen Zerfall. Sie ist nicht granuliert, sondern sieht

---

[7] Von Villers selbst steigerte die Potenzierung allmählich von der 6. bis zur 30. Centesimale; er warnte nachdrücklich davor, unter die 6. oder 12. Dezimalverdünnung hinabzusteigen. (*AZ*88,92)

Mercurius jodatus flavus

Mercurius protojodatus; Gelbes Quecksilberjodür

Hinterer Teil der Zunge von einem dicken, schmutziggelben Belag überzogen [EN148]; Zungenspitze und Ränder rot [EN146] oder blassrot; Zahneindrücke an den Zungenrändern.

Entzündliche Geschwulst des Rachens; fängt auf der rechten Seite [bzw. der rechten Tonsille [EN183]] an, z. B. bei Diphtherie [GS] (links: *Lachesis*).

Indurierter oder Hunter'scher Schanker. [ST2,662]

Dies ist ein Präparat, dem ein sehr verlässliches und hervorstechendes Charakteristikum eigen ist, nämlich *„dicker, gelber Belag auf dem Zungengrund"* [GS]. Spitze und Ränder der Zunge sind dagegen rot oder blass und weisen Zahneindrücke auf, wie wir dies auch von den anderen Quecksilberpräparaten kennen. Natürlich haben auch noch andere Mittel einen gelb belegten Zungengrund, wie etwa *Kalium bichromicum*, *Natrium phosphoricum* oder *Chelidonium*, sodass dieses Symptom keineswegs nur Mercurius jodatus flavus anzeigen und alle anderen Mittel ausschließen würde; nur hat nach meiner festen Überzeugung Mercurius jodatus flavus dieses Symptom im allerhöchsten Grade.

Bei Diphtherie beginnt, wenn diese Arznei indiziert ist, die Anschwellung des Rachens und die Membranbildung auf der rechten

Seite, wie bei *Lycopodium*, und gewöhnlich sind auch der [für alle Merkurpräparate typische] fötide Atem und die schlaffe, Zahneindrücke aufweisende Zunge vorhanden. Wenn darüber hinaus der dicke, gelbe Belag auf dem Zungengrund zugegen ist, brauchen Sie mit der Gabe von Mercurius jodatus flavus nicht länger zu zögern. Was die Dosierung angeht, so habe ich gute Resultate von der 3. Verreibung bis zur CM-Potenz gesehen. Ich hatte reichlich Gelegenheit, all die verschiedenen Potenzen zu testen, ziehe aber heute die hohen vor. Wenn Sie so voreingenommen sein sollten, dass Sie nicht über die 12. Potenz hinausgehen mögen, weil Sie das Mittel dann unter dem Mikroskop nicht mehr entdecken können, geben Sie es nicht zu lange; hören Sie nach ein paar Gaben damit auf, und geben Sie den reaktiven Kräften des Organismus eine Chance.

Die Diphtherie ist keineswegs die einzige Krankheit, bei der ein gelber Zungengrund die Indikation für diese Arznei liefert. Auch Magen- und Leberleiden gehen häufig damit einher. Mercurius jodatus flavus ist außerdem ein gutes Mittel beim indurierten oder Hunter-Schanker. Seiner richtigen Anwendung folgen keine sekundären Symptome nach; es muss aber in hoher Potenz verabfolgt werden.

China

Cinchona officinalis; Chinarinde

Schwäche und andere Beschwerden von Säfteverlust (Aderlass etc.). [RA]

Profuse Blutungen, mit Ohnmachtsanwandlungen, vorübergehendem Verlust des Sehvermögens und Klingen in den Ohren.

Große Flatulenz [RA172], mit Vollheitsgefühl im Unterleib [RA(264)], als wäre dieser voller blähender Speisen [RA(270)]; weder > durch Aufstoßen [GY10] noch durch reichlichen Windabgang [GY15].

Schmerzlose, sehr ermattende Durchfälle [UE] (gelb und wässrig [UE]; bräunlich; unverdaut [RA178]).

Periodische Beschwerden, besonders jeden zweiten Tag auftretende. [GS]

Extreme Empfindlichkeit [RA310], besonders gegenüber leiser Berührung [UE], Schmerzen [GS] sowie Zugluft [RA330]; starker Druck hingegen lindert häufig [GS].

„Sein Gefühl des ganzen Nervensystems ist gleichsam krankhaft erhöhet, gespannt und aufgereizt." [RA325]

Modalitäten: < durch leise Berührung, die geringste Zugluft sowie jeden 2. Tag; > durch starkes Drücken des schmerzenden Körperteils.

Ödeme [RA(534)] im Gefolge starker Flüssigkeitsverluste. [GS]

Zitternde Kraftlosigkeit [RA334]; Abneigung gegen jegliche Arbeit [RA426].

Unruhiger, unerquicklicher Schlaf [UE;RA(595)]; nach 3 Uhr ist der Schlaf am schlechtesten [GS].

Gesicht blass [RA30], hippokratisch, mit spitzer Nase und hohlen, blaurandigen Augen [RA33]; bleiches, krankhaftes Aussehen, wie nach Ausschweifungen [RA(78)].

Blutungen aus allen Körperöffnungen [GS] *(Crotalus, Sulfuricum acidum, Ferrum, Phosphorus)*; Blut dunkel, zuweilen geronnen; nach dem Blutverlust ohnmachtsähnliche Schwäche, Ohrenklingen, leichtes Schwarzwerden vor den Augen, kalte Haut, nicht tastbarer Puls, kalter Schweiß, manchmal auch Krämpfe [GS] *(Ferrum, Phosphorus)*[8].

„Schauder und Schüttelfrost über den ganzen Körper." [RA(624)]

Während des Schweißes starker Durst. [GS] Schwitzen im Schlaf [RA367] und allein schon vom Zudecken [RA365f].

☙ ❧

Dieses Mittel wird von beiden medizinischen Schulen in Fällen großer Schwäche und Mattigkeit [RA541f] eingesetzt. Die alte Schule verschreibt es, wie sie es immer tut, nach allgemeinen Grundsätzen als so genanntes Tonikum bei allen Schwächezuständen. Es blieb der Homöopathie vorbehalten, der Chinarinde hier ihren genau passenden Platz zuzuweisen. Nach Hahnemann ist es angezeigt bei *Schwä-*

---

8 Bei Nash heißt es irrtümlich „Fer. phos."

che und anderen Beschwerden nach Verlust von Blut oder anderen Säften, namentlich durch starken Milchverlust bei Stillenden, durch Speichelverlust, durch Aderlass, Schröpfkuren etc., ferner durch reichlichen Ausfluss, häufigen Samenverlust etc.[9] Auch starke Eiterungen und lang anhaltende Diarrhoen können eine Ursache der Schwäche sein. Wenn der Flüssigkeitsverlust plötzlich erfolgt ist, wie z. B. durch eine Blutung aus der Gebärmutter, den Lungen, dem Darm oder der Nase, kommt es zu *ohnmachtsähnlicher Schwäche, Schwarzwerden vor den Augen, Ohrenklingen* etc. Bei diesem Sachverhalt haben wir in China einen „wahren Freund", und es sollte in häufig wiederholten, nicht zu niedrig potenzierten Gaben verabreicht werden, bis eine Reaktion eintritt, später dann in größeren Abständen, wie es die Situation jeweils erfordert. Wenn die Schwäche Folge eines langsamen und kontinuierlichen Säfteschwundes ist, müssen die Symptome, die das Mittel indizieren könnten, in der Materia medica gesucht werden. Aus Platzgründen können sie hier nicht alle aufgeführt werden, doch stechen die folgenden besonders hervor: *blasses, bleiches Gesicht, eingefallene Augen mit dunklen Ringen, klopfende Kopfschmerzen*[GS]*, häufige Nachtschweiße*[SK299]*, Schwitzen bei der geringsten Bewegung*[RA261] *oder Arbeit*. Wenn ein Patient in sehr entkräftetem Zustand zu uns kommt, sollten wir immer auch an China denken und sorgfältig nach einer schwächenden Ursache fahnden. Denn wenn es eine Frau ist, leidet sie möglicherweise an profuser Leukorrhoe, die sie aus Schamgefühl zunächst verschweigt; und ein junger oder gar verheirateter Mann mag an Samenverlusten leiden, die er ohne spezielle Ermunterung nicht erwähnen würde.

Eine weitere Nutzanwendung dieses Mittels sind Störungen seitens des Verdauungstrakts. Es hat zwar auch Appetitlosigkeit[RA109], charakteristischer aber ist *Heißhunger*[RA111ff]. Es ist ein wichtiges Mittel bei Flatulenz, und man hat am Ende oft die Wahl zwischen ihm, *Carbo vegetabilis* und *Lycopodium*. H. N. Guernsey drückt es ziemlich treffend so aus: „*Unbehagliche Auftreibung des Bauches, mit einem Verlangen aufzustoßen sowie einem Gefühl, als wäre der Unterleib vollge-*

---

9 Vgl. Hahnemanns Vorwort in der *RAML* (S. 108) sowie die Fußnote zum Symptom Nr. 299.

stopft, durch Aufstoßen aber nicht im geringsten erleichtert."[GY14] Solche Patienten leiden unter einer langsamen Verdauung, und es scheint ihnen, „als würden sich sämtliche Speisen im Leib in Gas umwandeln". Sie fühlen sich so voll und beklommen, dass sie kaum atmen können – und doch haben sie bei der nächsten Essenszeit schon wieder Hunger.

Dass die Verdauung bei China ernstlich gestört ist, zeigt die Neigung zu Diarrhoe, insbesondere nach Genuss von Obst[UE]. Die Stühle sind gelb und wässrig, bräunlich oder sehr hell, mitunter auch *lienterisch*, und, was bei anderen Mitteln keineswegs immer so ist, sie sind *schmerzlos*. Die Stühle gehen außerdem, entsprechend der generellen Neigung zu Meteorismus, mit viel Abgang von *Blähungen* einher. *(Calcarea phosphorica.)* Diese Bauchauftreibung in Verbindung mit Durchfällen findet man oft bei Kindern; die Kinder sind darüber hinaus schwach und blass und haben dunkle Ringe unter den Augen. Hier heißt das Heilmittel China und nicht, weil sie wie Wurmkinder aussehen, *Cina*, und es ist erstaunlich zu sehen, welche Besserung sich binnen kürzester Zeit einstellt.

Nun zum Einsatz von China als Mittel gegen periodische Fieberanfälle. Sein diesbezüglich verbreiteter Gebrauch seitens der Schulmedizin und, durch diese angeleitet, auch vieler Laien sowie seine Anwendung als Universalmittel bei allen so genannten Malaria-Erkrankungen ist ein regelrechter Fluch für die Menschheit. Dass China, wenn es durch die Symptome angezeigt ist, ein großartiges Heilmittel bei periodisch wiederkehrenden Affektionen ist, seien sie „malarialen" Ursprungs oder nicht, ist wahr, aber Gleiches gilt auch für *Eupatorium perfoliatum, Ipecacuanha, Natrium muriaticum, Arsenicum album* und eine Vielzahl anderer Mittel. Auch Beschwerden, die nichts mit Malaria zu tun haben, sollten, wenn sie *jeden zweiten Tag schlimmer* werden, an China denken lassen.

Ich erinnere mich an einen schlimmen Fall von entzündlichem Gelenkrheumatismus, der von einem eklektischen Arzt mit lokalen Einreibungen behandelt worden war, bis sich die Krankheit aufs Herz verlagert hatte. Ich konnte dem Patienten mit China rasche Erleichterung verschaffen, zur Wahl der Arznei geleitet durch diese zweitägliche Verschlimmerung der Symptome. Natürlich gab es auch noch andere Indikationen für das Mittel, doch diese Modalität war der Schlüssel zur Lösung des Falles.

Diejenigen, die sich auf China oder sein Alkaloid als Universalmittel bei intermittierenden Fiebern verlassen, werden immer wieder enttäuscht werden; denn obschon es in vielen Fällen die Kraft hat, die Fieberschübe zu unterdrücken, ist es doch nur in verhältnismäßig wenigen Fällen in der Lage zu *heilen*. Ich habe einen Malariafall, der wieder und wieder mit China unterdrückt worden war, über mehr als anderthalb Jahre ebenso oft rezidivieren sehen, bis ich ihn schließlich mit einer Einzeldosis *Eupatorium perfoliatum* heilen konnte. Ähnliches habe ich mit *Natrium muriaticum* und *Arsenicum album* erlebt. Trotz seiner vielgepriesenen Macht über Malaria-Erkrankungen, insbesondere intermittierende Fieber, sind die Indikationen zu seiner Anwendung doch bei weitem nicht so scharf umrissen, wie sie es bei anderen Arzneien sind.

Ich hatte einst drei Fälle von intermittierendem Fieber bei einer Familie zu behandeln, die im selben Haus lebte und denselben äußeren Einflüssen ausgesetzt war. Chinin versagte bei jedem von ihnen, und in jedem dieser Fälle war ein anderes Mittel gemäß dem homöopathischen Heilgesetz durch die Symptome angezeigt und heilte dann auch prompt. Die jeweiligen Mittel waren *Eupatorium perfoliatum, Ignatia und Capsicum*. Die Leitsymptome aller drei Mittel kann Ihnen jeder gute Homöopath sofort aus dem Ärmel schütteln.

Das ist Wissenschaft.

Chinin in den Händen des durchschnittlichen Schulmediziners führt uns Homöopathen viele Patienten zu. Wir haben in unseren Praxen mehr Patienten zu behandeln, die durch dessen Missbrauch krank geworden sind, als solche, die *Chininum* oder China wirklich als Heilmittel benötigen. Was sind nun die besten Mittel für diese so genannte Chininkachexie? Hier muss, wie immer, unsere Antwort lauten: das jeweils *indizierte. Ipecacuanha, Arsenicum, Natrium muriaticum, Pulsatilla* und *Ferrum* sind zwar häufig angezeigt, doch decken sie keineswegs alle Fälle von Chininmissbrauch ab, genauso wenig wie *Hepar sulfuris, Nitricum acidum* und *Kalium jodatum* alle

Fälle von chronischer Quecksilbervergiftung zu heilen imstande sind. Es ist Unsinn – schlimmer als Unsinn –, es ist schulmedizinisches Denken zu sagen: Ich gab *Nux vomica*, weil der Patient Pfefferminztee getrunken hatte, oder *Pulsatilla* wegen Chininmissbrauchs oder *Kalium jodatum* wegen Quecksilberabusus. Wir verschreiben nicht *Aconitum*, weil der Patient Fieber hat (wie es die alte Schule tut), sondern weil der Patient bei dem Fieber noch andere Symptome aufweist, die es uns ermöglichen, zwischen *Aconitum* und vielen anderen Arzneien, die ebenfalls Fieber haben, zu wählen und dabei all diese anderen Arzneien auszuschließen. *Auch dies ist Wissenschaft.*

China ist eines unserer Hauptmittel bei chronischen Leberbeschwerden. Es bestehen Schmerzen im rechten Hypochondrium [RA(256f)], und oft ist die Leber unter dem Rippenbogen tastbar: vergrößert [RA259], verhärtet [UE] und besonders bei leichter Berührung schmerzhaft [UE;RA(258)]. Die Haut [RA(538f)] und die Skleren [UE] sind gelb, der Urin dunkelfarbig [RA(348)] und die Stühle hell bis weiß [RA181] mangels ausreichender Gallensekretion. Wenn wir nun zusätzlich die für das Mittel so typischen Bauchsymptome ganz oder teilweise vorfinden, wird China ausgezeichnete Dienste leisten. Gleichermaßen hilfreich ist es bei Milzleiden [SK304], welche den aus dem Chininmissbrauch resultierenden Milzbeschwerden sehr ähneln. Bei all diesen Übeln habe ich von der 200. Potenz bessere Ergebnisse gesehen als von niedrigeren Potenzen.

In Ergänzung zu dem, was bereits über den Nutzen von China bei Blutungen bzw. Blutverlusten gesagt wurde, möchte ich noch anmerken, dass die Blutungen aus jeder beliebigen Körperöffnung oder auch aus allen Körperöffnungen gleichzeitig kommen können. *Carbo vegetabilis, Ferrum, Crotalus horridus, Phosphorus* und *Sulfuricum acidum* sind hier ebenfalls besonders zu beachten.

China zeichnet sich durch eine ungeheure Empfindlichkeit des Nervensystems aus. Alle Sinneseindrücke sind übermäßig stark, und auch die Psyche ist stark in Mitleidenschaft gezogen; doch nichts ist charakteristischer für das Mittel als seine extreme *Berührungsempfindlichkeit (Asa foetida, Hepar sulfuris* und *Lachesis).* Es affiziert die Haut des ganzen Körpers, und selbst die Haare tun weh (wie die Patienten sagen), denn das Bewegen der Haare schmerzt die empfindlichen Haarwurzeln und die Kopfhaut [RA(65)]. Eigentümlich ist ferner, dass die *Schmerzen von erkrankten Körperteilen durch starken Druck gemindert werden, während sie durch leise Berührung in extremem Maße zunehmen*. Dies scheint ein Ding der Unmöglichkeit zu sein, ist aber dennoch wahr. Die Empfindlichkeit ist so außerordentlich, dass ein über den Körperteil hinwegstreichender Luftzug große Schmerzen und Leiden verursacht.

Auch *Plumbum* hat diese extreme Hyperästhesie, und geleitet durch dieses hervorstechende Symptom heilte ich damit einmal einen sehr hartnäckigen Fall von postdiphtherischer Lähmung. *Capsicum* zeigt die gleiche Überempfindlichkeit; der Patient kann es deshalb kaum ertragen, rasiert zu werden.

Carbo vegetabilis

Holzkohle

Lebenskraft nahezu erschöpft [CM]; Kreislaufkollaps [GS].

Das Blut stagniert in den Kapillaren [GS]; venöse Blutstauung; Körperoberfläche kalt und blau.

Hämorrhagien (aus Nase [CK232], Zahnfleisch [CK300], Magen [Bluterbrechen [UE]], Darm [After [CK574]], Blase [CK625] und jeder anderen Schleimhaut), mit unbeschreiblicher, fast weißer *Blässe* der Haut [GS].

Die Schleimhäute degenerieren, werden schwammig, bluten leicht, ulzerieren und verfaulen.

Starke Flatulenz und Auftreibung des Magens [GS] und Abdomens [CK517], nach oben drängend.

Starkes Verlangen nach Sauerstoff, nach kohlensäureärmerem Blut, mit Bedürfnis, heftig angefächelt zu werden.

Anämie [GS], besonders nach akuten Krankheiten, die die Patienten sehr erschöpft haben; chronische Folgen davon.

Menschen, die sich nie ganz von den erschöpfenden Folgen einer vorangegangenen Krankheit erholt haben, z. B. von Gelbfieber oder Bauchtyphus, mit Verdauungsschwäche und Unverträglichkeit selbst der leichtesten Kost; Aufstoßen verschafft kurzfristige Erleichterung.

Üble Folgen von Verletzung; von Unterdrückung durch *China* [UE] oder andere Arzneien.

„Nachtheilige Folgen von Säfteverlust" [UE] *(Causticum)*; Blutungen aus degenerierten Schleimhäuten. [KN]

Langwierige Lockerheit der Zähne; leichtes Bluten des Zahnfleisches. [CK]

In den letzten Stadien einer Krankheit, die mit reichlichem kalten Schweiß, kaltem Atem, kalter Zunge und Stimmlosigkeit einhergehen, kann Carbo vegetabilis das Leben retten.

Kälte der Knie, besonders nachts [GS] und selbst noch im Bett *(Apis)*; „Kälte im linken Arme und linken Beine" [CK1165]; eiskalte Hände [CK912] und Füße [CK1129], besonders abends; blaue Fingernägel.

China ist eines der wichtigsten Komplementärmittel.

~ ~

Bei meinen Bemerkungen zu *China* sagte ich, dass man bei Blähungsbeschwerden oft die Wahl habe zwischen diesem, Carbo vegetabilis und *Lycopodium*. Carbo vegetabilis ist auch bei großen Schwächezuständen neben *China* einzuordnen. Die Schwäche von Carbo vegetabilis wird von keinem anderen Mittel übertroffen. Zusammen mit *Arsenicum* und *Muriaticum acidum* bildet es eine Trias von Mitteln, die entsprechend den bekannten Indikationen so manchen Patienten noch den Klauen des Todes entrissen hat. Hier ein typisches Carbovegetabilis-Bild: *Lebenskraft nahezu erschöpft, Körperoberfläche kalt, besonders von den Knien bis zu den Füßen; liegt reglos da, wie tot; Atem kühl; Puls aussetzend, fadenförmig; Glieder von kaltem Schweiß bedeckt.* [CM] Dies ist fürwahr ein desperater Zustand. Hinzu kommt: *Das Blut stagniert in den Kapillaren, Zyanose, Kälte und Ekchymosen verursachend.* [GS] Der Patient ist so schwach, dass er ohne ständiges

Zufächeln nicht genügend Luft bekommt. Er keucht: „Weiterfächeln! Weiterfächeln!" Carbo vegetabilis hat solche Fälle oftmals gerettet. Dies ist das Bild eines Typhuskranken, und in einem Fall sah ich darüber hinaus auch noch Hämorrhagien von dunklem, zersetztem, nicht gerinnendem Blut; das Blut konnte wegen seines hämolytischen Zustandes nicht gerinnen, es sickerte aus Zahnfleisch und Nase hervor, und es bestand eine unbeschreibliche *Blässe*, nicht nur des hippokratischen Gesichts, sondern der ganzen Haut; gleichwohl stellte Carbo vegetabilis die Patientin, die auch noch recht betagt war, wieder her. Ich habe hier die wunderbare Macht dieser Arznei anhand eines scheinbar hoffnungslosen Falls so getreu wie möglich geschildert. Natürlich ist kein Mittel in der Lage, Tote wieder zum Leben zu erwecken, wie stark die Indikationen dafür vor dem Tod auch gewesen sein mögen. Doch kein Mittel kommt dieser Macht näher als Carbo vegetabilis, und die dominierende Schule weiß wenig oder nichts darüber – und sie wird es auch niemals wissen können, solange sie sich nicht bereit erklärt, das Mittel in homöopathischer Form und gemäß homöopathischen Indikationen anzuwenden.

Der Wirkungskreis von Carbo vegetabilis ist keineswegs auf Schwächezustände im Zusammenhang mit akuten Krankheiten beschränkt. Um Ihnen einen Eindruck von seinem Nutzen bei chronischen Leiden zu vermitteln, wenn es durch seine Symptome angezeigt ist, kann ich wohl nichts Besseres tun, als Henry N. Guernsey zu zitieren: „Nie wurde ein richtigerer Satz geschrieben als der, dass Carbo vegetabilis vorzüglich geeignet ist für ‚herabgekommene, kachektische Individuen'[HB449], deren Lebenskraft stark geschwächt worden ist. Diese Bemerkung wird besonders verständlich im Lichte jener Fälle, bei denen der Keim der Krankheit durch den negativen Einfluss einer früheren Störung in den Organismus eingepflanzt worden ist. *(Psorinum.)* So erzählt uns der Patient z. B., dass er seit seinem Keuchhusten in der Kindheit ständig an Asthma gelitten habe; oder er klagt über Verdauungsstörungen seit einem Trinkgelage vor etlichen Jahren; oder er berichtet, dass er sich seit einer starken Überanstrengung nie mehr richtig wohlgefühlt habe *(Rhus toxicodendron, Calca-*

rea) – von der Anstrengung selbst spüre er gegenwärtig nichts mehr, doch seien all seine jetzigen Beschwerden in der Zeit nach dieser Überanstrengung entstanden; oder er hat vor Jahren eine erhebliche Verletzung erlitten, von der jetzt zwar keine Spuren mehr vorhanden seien, doch all seine gegenwärtigen Beschwerden datierten seit jenem Unfall; oder er gibt an, er sei einmal sehr feuchter, heißer Luft ausgesetzt gewesen, und seine jetzigen Beschwerden seien die Folge davon. Der Arzt wird gut daran tun, in ähnlichen Fällen – sie sind zahlreich und können die unterschiedlichsten Erscheinungen darbieten – an Carbo vegetabilis zu denken, da solche Umstände auf das Mittel hinweisen und dieses sich daher aller Wahrscheinlichkeit nach als das passende erweisen wird, was durch die Übereinstimmung der übrigen Symptome des Falles mit denen des Mittels zu untermauern sein wird." Dieses Zitat stammt aus der Feder eines der besten Homöopathen, die je gelebt haben, darum fühle ich mich berechtigt, es hier zur Gänze wiedergegeben zu haben.

Carbo vegetabilis scheint den gesamten Verdauungstrakt stark in Mitleidenschaft zu ziehen; auch dieser kommt mehr und mehr herunter und wird geschwächt. *Das Zahnfleisch degeneriert, wird schwammig, blutet bei bloßer Berührung oder beim daran Saugen* [CK301ff]; *es zieht sich von den Zähnen zurück* [CK299], *besonders den (unteren* [CK296]*) Schneidezähnen* [CK297f]; es schmerzt empfindlich beim Kauen [CK290] oder bei starkem Aufeinanderbeißen der Zähne. Der Magen wird ebenfalls schwach; Übersäuerung und Sodbrennen [CK410] kommen häufig vor; die leichteste Kost macht Beschwerden [SK253], besonders aber Fettes [GS]. Hier ist Carbo vegetabilis hilfreich, wenn *Pulsatilla* versagt.

Der wichtigste und wertvollste Anwendungsbereich dieses Mittels beruht auf seiner Fähigkeit, Beschwerden infolge *extremer Luftauftreibung des Magens* zu lindern. „Starke Ansammlung von Blähungen im Magen." [GS] „Der Magen ist wie gespannt und voll [CK429], bei Flatulenz." [GS] Blähungsbedingte heftige Magenschmerzen, die sich besonders *im Liegen* verschlimmern, sollten stets die Aufmerksamkeit auf Carbo vegetabilis lenken. All dies kann bei den verschiedensten Magenaffektionen auftreten, von der einfachen Dyspepsie bis zum unheilbaren Magenkrebs. Im letzteren Fall und selbst bei nicht so ernsten Krankheiten kann zusätzlich *Brennen im Magen* CK449 auftreten. Diese Blähungen entstehen auch im Abdomen, doch am beschwerlichsten sind sie in Carbo-vegetabilis-Fällen im Bereich des Epigastriums CK437; dennoch können sie sich im Bauchbereich so sehr ausdehnen, dass es zu meteoristischer Auftreibung kommt, namentlich bei Typhus, Ruhr etc.

Carbo vegetabilis ist von unschätzbarem Wert bei Blutungen aus degenerierten, aufgelockerten Schleimhäuten. Diese Wirkung auf die Schleimhäute ist nicht allein auf den Verdauungstrakt beschränkt, sondern betrifft beispielsweise auch jene der Atemwege. Beginnend mit dem Kehlkopf, erzeugt und heilt das Mittel große Heiserkeit, welche sich charakteristischerweise *in feuchter Luft verschlimmert* GS, *besonders in der feuchten Abendluft*. CK715. Sie kann zwar auch morgens sehr schlimm sein (wenn die Luft feucht ist), doch wird morgendliche Heiserkeit häufiger durch *Causticum* beherrscht. Dieser entzündliche Zustand kann sich bis in die Bronchien ausdehnen, hauptsächlich bei älteren Menschen mit schlechter und vorherrschend venöser Konstitution. Es ist ein wichtiges Mittel bei Bronchitis alter Leute GS; auch bei Asthma derselben kann es angezeigt sein GS, und zwar in jenen verzweifelten Fällen, die dem Tode nahe zu sein scheinen. Hier muss die Wahl manchmal zwischen dieser Arznei und *China* getroffen werden.

In der Brust besteht bisweilen *Brennen wie von glühenden Kohlen* CK811 und ferner ein „Gefühl von Schwäche und Angegriffenheit" CK803, wobei die Wahl neben Carbo vegetabilis auch auf *Phosphoricum acidum, Stannum* und *Sulfur* fallen kann. Das Mittel hat sich in desperaten Pneumoniefällen als sehr wirksam erwiesen; es kommt natürlicherweise in Betracht, wenn *Antimonium tartaricum* es nicht vermocht hat, die Lungen von den großen Mengen losen Schleims zu befreien, und wenn außerdem schwächebedingt Zyanose und Lähmung drohen. Der Auswurf ist in solchen Fällen gewöhnlich übel riechend GS, verbunden mit kaltem Schweiß und kaltem Atem sowie dem charakteristischen *Bedürfnis des Kranken, angefächelt zu werden*. Bevor wir Carbo vegetabilis verlassen, möchte ich noch einmal seine Macht über Blutungen der Schleimhäute betonen, besonders im

Bereich der Lungen, der Nase, des Magens, des Intestinums und der Blase. Kein Mittel kann es bei heruntergekommenen, stark geschwächten Individuen ersetzen, deren affizierte Schleimhäute zu schwach und schwammig erscheinen, um das Blut bei sich behalten zu können. Mit der Lebenskraft des Patienten scheint auch die Vitalität der Schleimhäute geschwunden zu sein. Antlitz und Haut des Patienten sind *außergewöhnlich blass*, selbst vor dem Einsetzen irgendwelcher Blutungen. *China* und Carbo vegetabilis sind ausgesprochene Komplementärmittel.

Lycopodium

Lycopodium clavatum; Bärlappsporen

Geistestätigkeit erschwert [CK], Sensorium getrübt; „starke Eingenommenheit des Kopfes" [CK88]; Herunterhängen des Unterkiefers [bei Typhus [GS]]; chronische Einschränkung des Bewusstseins, mit großer Vergesslichkeit [CK74]; wählt falsche Worte [CK84], verspricht sich mit Worten und Silben [CK83]; Geist wie erstarrt, mit Stillstehen der Gedanken [CK81].

Rechtsseitige Beschwerden, oder die Beschwerden fangen auf der rechten Seite an und gehen dann auf die linke über, z. B. im Bereich des Halses, der Ovarien, des Uterus, der Nieren oder der Haut, ebenso etwa bei Leistenbrüchen [SK42;CK704f].

Ständige Sattheit [CK523], oder wenn Hunger besteht, vergeht der Appetit beim ersten Bissen. [CK]

Außerordentliche Flatulenz [CK720] mit lauten Darmgeräuschen, besonders im Unterbauch; die Blähungen drücken nach unten auf Rektum und Blase [GS].

Harnsaure Diathese [GS]; roter Sand in hellem Urin [CK806]; nach Abgang eines solchen Urins Besserung von Schmerzen im Rücken bzw. in der Nierengegend.

Personen von eher dunklem Teint; Gesicht und obere Körperhälfte abgemagert, untere dagegen aufgedunsen oder geschwollen [GS]; Menschen von scharfem Verstand, aber schwacher muskulärer Entwicklung [GS].

Modalitäten: < 16–20 Uhr [CK1361], nach dem Essen [CK544ff], in warmen Räumen [CK1362]; > in kühler, freier Luft [CK1363], bei Bewegung.

Sehr reizbar [CK44]; mürrisch und verdrießlich beim Erwachen [GS]; Kinder sind garstig und unfolgsam [CK51], treten und schreien; leichte Erregbarkeit zu Ärger und Zorn [CK57]; verträgt nicht die mindeste Widerrede und gerät darüber gleich außer sich [CK55]; streitsüchtig [CK60].

Antlitz: blasse, elende Gesichtsfarbe [CK335]; erdfahles Gesicht, mit tiefen Falten [SK36], sieht älter aus, als er ist.

Ein Fuß heiß, der andere kalt. [GS]

Großer Durst nach dem Schweißstadium. [CK1583]

„Frost auf der linken Seite des Körpers." [CK1576] *(Causticum, Carbo vegetabilis.)*

Saures Erbrechen zwischen Fieberfrost und Fieberhitze. [GS;CK]

Während der Hitze Neigung, sich zu entblößen. [GS] *(Lachesis.)*

Schweiß direkt nach dem Frost (ohne vorgängige Hitze). [CK1594]

Lycopodium passt bei intermittierenden Fiebern, wenn die Flatulenz vorhanden ist, saures Aufstoßen, saurer Geschmack, saurer Schweiß und saures Erbrechen.

☙ ❦

Lycopodium bildet zusammen mit *Sulfur* und *Calcarea* die führende Trias unter Hahnemanns Antipsorika. Sie alle haben eine sehr tief greifende Wirkung. Jedes von ihnen hat seine eigene Affinität zu bestimmten Gruppen von Menschen oder zu bestimmten Konstitutionen. Lycopodium kann in jedem Lebensalter hilfreich sein, besonders aber wird es von alten Leuten und Kindern benötigt. Es sind vor allem Personen von scharfem Verstand, aber schwacher Muskulatur, die seiner Wirkung unterliegen; abgemagerte Menschen [SK28], die zu Lungen- und Leberleiden disponiert sind. Mit ihrer harnsauren Diathese neigen sie zu gichtischen Affektionen, bei denen Lycopodium ebenfalls ein wichtiges Mittel ist. Lycopodium-Patienten haben typischerweise ein blassgelbes, eingefallenes [SK36], faltiges Gesicht, mit dem sie älter aussehen, als sie in Wirklichkeit sind. Lycopodium-Kinder sind schwächlich mit wohlgeformten Köpfen, aber unterentwickelten, kränklichen Körpern. Sie sind reizbar, und wenn sie krank sind, verhalten sie sich beim Erwachen aus dem Schlaf abscheulich – sie treten mit den Füßen, schreien und stoßen ihre Angehörigen von sich. Diese stark das Gemüt beeinflussenden Konstitutionsmittel werden von denen, die in das Wesen unserer Heilkunst noch nicht so tief eingedrungen sind, nicht immer ganz verstanden; doch der erfahrene Homöopath, der sie richtig einzuschätzen weiß, kann als geübter Beobachter das Bild des passenden Mittels oft schon im Gesicht und im Körperbau des Patienten erkennen, bevor dieser auch nur ein Wort gesagt hat. Ein homöopathisches Arzneimittel muss nicht nur gut geprüft sein, es bedarf auch einer breiten klinischen Anwendung und Beobachtung, um seinen Nutzen zu mehren und den wahren Umfang seines Wirkungskreises festzustellen. Ich habe Menschen kennen gelernt, deren Naturell so sehr von *Aconitum* oder *Belladonna* geprägt war, dass sie diese Mittel nur in hohen und höchsten Potenzen einnehmen konnten, und das auch nur in Einzeldosen und in großen Abständen. Warum sollte das so unwahrscheinlich sein? Carpenter berichtet in seiner *Physiology* von einer Frau, die so empfindlich auf Quecksilber war, dass sie Speichelfluss bekam, wenn sie neben ihrem mit Quecksilber behandelten Ehemann schlief.

Lycopodium gehört zur führenden Trias der Blähungsmittel, die anderen beiden sind *Carbo vegetabilis* und *China*. Bei Lycopodium scheint im Darm ein fast beständiger, mit Gasbildung einhergehender Gärungsprozess stattzufinden, wodurch es zu lautem Knurren [CK724] und Poltern [CK727] im Bauch kommt. Merken Sie sich: Während *China* das gesamte Abdomen gleichmäßig aufbläht, zieht *Carbo vegetabilis* mehr den Oberbauch und Lycopodium mehr den Unterbauch vor. Bei Lycopodium tritt die Flatulenz zudem mit großer Wahrscheinlichkeit in Verbindung mit chronischen Leberbeschwerden auf. Darüber hinaus entstehen die Darmgeräusche bei Lycopodium oft verstärkt im Bereich des linken Hypochondriums[CK725] bzw. der linken Kolonflexur.

Typisch für die Arznei ist das abwechselnde Auftreten eines ausgeprägten Sättigungsgefühls mit einer besonderen Art von Hunger: Der Patient setzt sich *heißhungrig* an den Tisch, doch schon nach wenigen Bissen vergeht ihm der Appetit, und er fühlt sich „*voll bis oben hin*". Dieses Alternieren von Hunger und Sattheit findet sich in dieser Ausprägung bei keinem anderen Mittel.

Stuhlverstopfung[CK] herrscht bei Lycopodium vor, und wie bei *Nux vomica* kann häufiger, vergeblicher Stuhldrang bestehen; doch während die Verstopfung von *Nux vomica* durch eine irreguläre Peristaltik hervorgerufen wird, scheint die Lycopodium-Obstipation von einer krampfhaften Verengerung des Mastdarms und Afters[CK731f] herzurühren, welche den Stuhlgang verhindert und große Schmerzen verursacht.

An Lycopodium muss man denken bei Analbeschwerden, die mit chronischen Leberstörungen einhergehen, besonders wenn zudem starke Flatulenz besteht.

Das Mittel ist von großem Nutzen bei rechtsseitigen Leistenbrüchen. Es hat hartnäckige Fälle ohne Zuhilfenahme eines Bruchbandes geheilt.

Die Leberleiden von Lycopodium sind eher von atrophischer Art, während die von *China* hypertrophischer Natur sind; beide Mittel sind innerhalb ihrer Wirkungssphäre gleichermaßen hilfreich.

Die Wirkung auf die Harnwegsorgane ist bei Lycopodium fast genauso, wenn nicht gleich ausgeprägt wie die auf die Leber. Es ist das Hauptmittel bei *rotem Sand im Urin*[CK805]. Dies ist nicht einfach nur das rötliche Sediment, das gemeinhin als „Ziegelmehlsediment" bezeichnet und bei vielen Arzneien gefunden wird, sondern es ist tatsächlich ein grießig-sandiges Sediment, das sich am Grund des ansonsten vollkommen klaren Harns absetzt. Wenn dieser Zustand nicht behoben wird, kommt es früher oder später zur Bildung von Nierensteinen und zu entsprechenden fürchterlichen Koliken. Bei Kleinkindern findet man diesen Sand bisweilen nach heftigen Schreianfällen in der Windel; Erwachsene leiden unter starken Schmerzen in der Nierengegend, die dann nach Abgang eines solchen sandhaltigen Harns gelindert werden. (Vgl. *Borax, Sarsaparilla* und *Sanicula.*) Kein anderes Mittel hilft in diesen Fällen prompter und nachhaltiger als Lycopodium.

Lycopodium ist auch eines unserer Hauptmittel bei Impotenz. [CK] *(Agnus castus.)* Ein alter Mann heiratet ein zweites oder drittes Mal und zeigt sich „der Lage nicht gewachsen", was für die Familie eine ziemliche Belastung darstellt. Eine Gabe Lycopodium bringt die Sache wieder in Ordnung und macht den Doktor für beide Seiten zu einem guten Freund des Hauses.

Junge Männer werden mitunter durch Onanie oder sexuelle Ausschweifungen impotent. Der Penis wird klein, kalt und schlaff. [CK846] Der Geschlechtstrieb ist zwar so stark wie immer, vielleicht sogar erhöht [CK847], aber das Vermögen ist stark eingeschränkt [CK844]. *(Selenium, Caladium.)* Ich habe scheinbar hoffnungslose Fälle dieser Art mittels Lycopodium geheilt, und zwar durch den Gebrauch von hochpotenzierten Einzeldosen in wöchentlichen oder längeren Abständen. Sie können das Mittel auch in niedrigen Potenzen geben, doch geben Sie dann nicht mir die Schuld, wenn Sie damit keinen Erfolg haben.

Lycopodium affiziert hauptsächlich die rechte Körperseite, oder zumindest beginnen die Beschwerden oft auf der rechten Seite. [Rechtsseitige] Geschwulst und Eiterung der Tonsillen habe ich häufig durch die frühzeitige Gabe dieser Arznei zum Verschwinden gebracht. Insgesamt habe ich mit *Lachesis*, Lycopodium, *Lac caninum* und *Phytolacca* bei Anginen so viel Erfolg gehabt, dass manche, die meine Hilfe für nichts anderes in Anspruch nehmen, nur wegen dieser Pülverchen zu mir kommen, „die *Mandelentzündungen* so schnell beseitigen". Auch bei Diphtherie müssen Sie, wenn die Krankheit in der Nase oder an der rechten Tonsille beginnt und sich dann nach links ausbreitet, Lycopodium in Betracht ziehen, doch denken Sie daran, dass auch *Mercurius jodatus flavus* auf der rechten Seite anfängt; freilich lassen sich die beiden Mittel leicht unterscheiden. (Die *Bromum*-Diphtherie fängt im Gegensatz zu Lycopodium tiefer an und zieht dann nach oben.) Schmerzen im Abdomen, in der Ovarial- und Uterusgegend beginnen ebenfalls auf der rechten Seite bzw. *strahlen von rechts nach links aus*. Der rechte Fuß wird kalt, während der andere warm bleibt. [CK1319f] Hautausschläge betreffen vor allem die rechte Seite oder breiten sich von rechts nach links aus. Bei Ischias ist es dasselbe. Jede Beschwerde, die rechts beginnt und sich nach links ausbreitet, lässt mich an Lycopodium denken. Das Thema „Körperseiten" ist von größerer Bedeutung, als manche sich das vorstellen. Arzneien haben oft eine besondere Affinität zu bestimmten Teilen, Organen oder sogar Seiten des Körpers.

Auch auf die Atemwegsorgane übt Lycopodium einen starken Einfluss aus. Es ist eines unserer wichtigsten Mittel bei chronischem trockenen Nasenkatarrh, wobei die Nase ganz verstopft ist, sodass der Patient nur durch den Mund atmen kann [CK904], besonders nachts. Hier hat man oft die Wahl zwischen dieser Arznei, *Ammonium carbonicum* und *Hepar sulfuris*, und natürlich geben dann andere Symptome den Ausschlag. Bei Kleinkindern muss zusätzlich auch noch *Sambucus* berücksichtigt werden.

Lycopodium hat oftmals vernachlässigte [GS], *unzureichend behandelte oder unvollkommen geheilte Fälle von Pneumonie* davor bewahrt, in Schwindsucht [CK] überzugehen. Es kann sogar in den späteren Stadien der akuten Pneumonie angezeigt sein, und auch hier hat die Krankheit gewöhnlich ihren Sitz in der rechten Lunge [GS], besonders bei gleichzeitig auftretenden Leberkomplikationen. Die Krankheit hat das erste oder Anschoppungsstadium und in der Regel auch das Hepatisationsstadium zurückgelegt oder befindet sich im letzten Abschnitt dieses Stadiums [= gelbe Hepatisation], und nun ist der Organismus heftig bemüht, eine günstige Wendung zum letzten Stadium, dem der Resolution, herbeizuführen. Dies ist der Zeitpunkt, wo viele Fälle zu Tode kommen, weil weder genügend Exsudat abgehustet noch ausreichend Material resorbiert werden kann. Es besteht extreme Dyspnoe, der Husten klingt, als wäre das gesamte Lungenparenchym erweicht; selbst das Auswerfen ganzer Mundvoll von Schleim verschafft keine Erleichterung; der Atem ist kurz, und die Nasenflügel weiten sich unter fächerartiger Bewegung auf das äußerste. In dieser Situation vermag Lycopodium wahre Wunder zu bewirken. Doch auch wenn der Patient dieses Stadium mehr schlecht als recht überstanden hat und weiterhin hustet und unter lauten Rasselgeräuschen Mengen eines salzig schmeckenden, dicken, gelben oder gräulichgelben (zuweilen fötiden) Eiters expektoriert, ist Lycopodium unverzichtbar. Hier kann die Wahl zwischen diesem Mittel und *Sulfur, Kalium jodatum* oder *Silicea* zu treffen sein. Die charakteristische Verschlimmerung von Lycopodium in Bezug auf die Zeit ist von *16 bis 20 Uhr. Colocynthis* hat eine Verschlimmerung von 16 bis 21 Uhr hinsichtlich seiner Bauchschmerzen und *Helleborus niger* von 16 bis 20 Uhr bei Kopfschmerzen, die mit Schnupfen einhergehen. Doch die 16–20-Uhr-Verschlimmerung von Lycopodium ist von allgemeiner Art, sie beschränkt sich nicht auf ein einzelnes Symptom oder eine Symptomengruppe.

Lycopodium wirkt sich massiv auf Geist und Sensorium des Menschen aus, und zwar, wie das Studium der Pathogenese ergibt, in einer die Funktionen *herabsetzenden* Weise. Dies zeigt sich besonders extrem beim Typhus: Der Patient liegt wie betäubt da; die Pupillen reagieren nicht auf Licht, der Unterkiefer hängt herunter – augenscheinlich eine beginnende Gehirnlähmung.[SK32] Dieser Zustand kann in den fortgeschrittenen Stadien vieler akuter Krankheiten vorkommen, neben dem Abdominaltyphus etwa bei Zerebrospinalmeningitis, Lungenentzündung etc. Wenn Sie in solchen Fällen die 16–20-Uhr-Verschlimmerung beobachten, ist Lycopodium mit großer Wahrscheinlichkeit das passende Mittel. Doch diese Depression des Sensoriums bzw. des Bewusstseins kann auch als chronischer Zustand bestehen. Sie werden noch in Erinnerung haben, was über dieses Mittel bei Impotenz alter Männer gesagt wurde. Wenn Sie ein entsprechendes Versagen bezüglich der Geisteskräfte alter Männer finden – Gedächtnisschwäche, Benutzen falscher Ausdrücke, Sich-Versprechen, Rechtschreibfehler bis hin zur Unfähigkeit zu jeglicher geistiger Arbeit –, so müssen Sie ebenfalls Lycopodium in Betracht ziehen, darüber hinaus aber auch Mittel wie *Anacardium, Phosphorus, Baryta carbonica, Opium, Picricum acidum* oder *Agnus castus.*

Noch vieles mehr könnte über dieses wunderbare Polychrest geschrieben werden, doch ich habe hier nur das Wichtigste niedergelegt. Seine größten Heilkräfte entfaltet es nur oberhalb der 12. Potenz, daher wissen weder die alte Schule noch die Homöopathen, die sich ausschließlich an die Tiefpotenzen halten, viel über das Mittel. Wie bei *Carbo vegetabilis, Silicea* und *Sulfur* werden seine besten Kräfte nur durch Hahnemanns Prozess der Potenzierung ans Tageslicht befördert. „Prüft alles und behaltet, was gut ist."

Sulfur

Schwefel

Hahnemanns König der Antipsorika; das Mittel richtet sich gegen alle psorischen Manifestationen, wie sie in Hahnemanns *Chronischen Krankheiten* beschrieben werden.

Juckende Hautausschläge allenthalben, die nach Kratzen anfangen zu brennen. [CK]

Brennen überall, allgemein oder lokal, besonders in den Füßen [ZÖ1,430]; muss sie aus dem Bett strecken, um sie abzukühlen [CK1856].

Röte sämtlicher Körperöffnungen, wie voller Blut (Lippen, Ohren, Nasenlöcher, Augenlider, After, Harnröhre etc.).

Exsudationen in seröse Körperhöhlen im Gefolge akuter Entzündungen.

Ohnmachtsähnliche Schwäche bei oder nach Hitzewallungen, gefolgt von Schweißausbrüchen [GS], besonders gegen 11 Uhr.

Modalitäten: < 5 Uhr morgens (Diarrhoe [GS]) sowie um 11 Uhr, im Stehen, in geschlossenen Räumen, im Freien, durch *Baden*, bei feuchtkaltem Wetter; > bei offenen Fenstern und Türen, im Sitzen und im Liegen.

෴

Lassen Sie mich nun versuchen, Ihnen etwas über den Wirkungskreis von Sulfur, Hahnemanns König der Antipsorika, zu vermitteln. Ich sehe es hier nicht als meine Aufgabe an, Hahnemanns Psoratheorie gegen jene zu verteidigen, die sie verwerfen, weil sie sie nicht verstehen. Denn diejenigen, die sie verstehen und Nutzen aus ihr ziehen, verspüren nicht die Notwendigkeit einer solchen Verteidigung. Es steht fest (zumindest für die, die Hahnemanns Regeln zum Gebrauch von Sulfur geprüft haben), dass das Mittel die Macht hat, bestimmten Hindernissen für die normale Wirkung von Arzneien, welche durch die Symptome angezeigt sind bzw. angezeigt scheinen, entgegenzutreten und sie aus dem Weg zu räumen. Das ist der Grund, warum in den Büchern folgende Indikation für Sulfur zu lesen ist: „Wenn scheinbar angezeigte Mittel nicht wirken, verwende Sulfur", denn hier ist mit großer Wahrscheinlichkeit Psora das zu überwindende Hindernis. Wenn Sie mich nun fragen: Was ist Psora?, antworte ich in echter Yankee-Manier: Was ist Skrofulose? Vielleicht ist Psora Skrofulose, oder Skrofulose ist Psora. Nennen Sie es, wie Sie wollen. Es ist jedenfalls vorhanden, ein namenloses oder mit Namen versehenes Etwas, das man erkennen muss und das viele so genannte akute Krankheiten kompliziert. Nun ist dieser Umstand aber auch nicht allzu ungewöhnlich. Von der Syphilis kennen wir dasselbe Phänomen: Hat sie der Patient einmal erworben oder ererbt, sind wir beim Auftreten irgendwelcher akuten Krankheiten nicht selten genötigt, von deren Behandlung vorerst abzusehen, um zunächst dem alten Feind den Todesstoß zu versetzen; erst danach können wir das akute Leiden bezwingen. So ist es auch mit Sulfur und der Psora. Theorien und Philosophien, wie gescheit sie auch klingen mögen, fallen in sich zusammen, sobald ihnen Tatsachen entgegenstehen. (Vgl. den Fall von Gastralgie unter *Arsenicum* und von Neuralgie unter *Causticum*.)

In Bezug auf die Indikation „Wenn sorgfältig gewählte Arzneien ohne positive Wirkung bleiben"[GS] müssen wir, wie bei einer vergleichbaren Symptomengruppe im *Nux-vomica*-Kapitel, feststellen: Dies ist zu allgemein betrachtet! Niemand möge dies so verstehen, dass Sulfur das einzige Mittel ist, das psorische Komplikationen zu beheben vermag; es ist lediglich so, dass Sulfur dabei häufiger indiziert ist, weil es in seiner Pathogenese die typischen Zeichen der Psora häufiger aufweist als jede andere Arznei.

Es gibt eine ganze Reihe von Antipsorika, wie etwa *Psorinum, Causticum* oder *Graphites*, die unter Umständen anstelle von Sulfur herangezogen werden müssen. Und nach demselben Gesetz, das uns auch sonst bei der Wahl des passenden Mittels leitet, wissen wir auch, welches. Wir dürfen einen weiteren Punkt nicht vergessen: Alle Antipsorika haben außer ihren antipsorischen Kräften auch ihren eigenen, individuellen Wirkungskreis; und oft ergibt das nähere Studium eines Falles, bei dem andere Arzneien – aufgrund psorischer Komplikationen, wie wir dachten – versagt hatten, dass das daraufhin gegebene antipsorische Mittel von Beginn an das wahre Simillimum gewesen wäre, und zwar unabhängig von irgendwelchen psorischen Elementen.

Wollten wir den ganzen Wirkungskreis von Sulfur abhandeln, müssten wir die komplette Symptomatologie des Mittels wiedergeben. Das ist aber nicht das Ziel dieser Aufzeichnungen, wir können hier nur auf die *Hauptindikationen* hinweisen, die den gründlichen Praktiker dann veranlassen, die Arznei anhand der Materia medica weiter zu erforschen.

Eines der Hauptcharakteristika von Sulfur findet sich [in den *Guiding Symptoms*] unter der Rubrik „Empfindungen", nämlich **Brennen**. Brennen am Scheitel [ZÖ2,110+120] (außen oder auch innen); Brennen [CK250], Schründen [CK245] oder Beißen [CK238] in den Augen; Fließschnupfen brennenden Wassers [CK1090]; Brennen im Gesicht und am Hals ohne Röte [CK385]; Brennschmerz auf der Zunge [CK506]; brennend schmerzende Bläschen im Mund [CK478]; Halsentzündung mit starkem Brennen und Trockenheit, erst rechts, dann links [GS]; Brennen im Magen [CK742]; Brennen [ZÖ2,102] und Drücken [CK920] im Mastdarm; Brennen [ZÖ2,13] und Jucken von Hämorrhoiden; arges Brennen am After [CK925]; Brennen in der Harnröhre [CK987]; Brennen in der Scheide, dass sie kaum sitzen [CK1031] oder sich ruhig verhalten kann [GS]; Brustwarzen rissig, die Ränder der Risse bluten und brennen wie Feuer [AR8,3,148]; Brennen in der Brust, bis zum Gesichte heran [SK647(CK1220)]; Brennen zwischen den Schulterblättern [CK1301] *(Phosphorus* und *Lycopodium)*; Brennen in den Händen [CK1391]; Brennen in den Füßen (in den Fußsohlen [CK1590]), streckt sie aus dem Bett, um sie abzukühlen; Hitzewallungen und Brennen

überall CK1713f; Brennen in der ganzen Körperhaut CK1658; juckende Hautausschläge fangen nach Kratzen an zu brennen CK1676.
Angesichts einer so langen Liste von brennenden Beschwerden bei den geheilten und charakteristischen Sulfursymptomen verwundert es nicht, dass die Hölle so dargestellt wird, als würde sie von diesem Stoff erhitzt, zumal auch die ganze Pathogenese den Eindruck *ewigen Brennens* vermittelt. *Arsenicum album*, *Phosphorus* und *Sulfur* stehen an der Spitze der „Brennmittel" in unserer Materia medica. Diese brennenden Empfindungen finden sich sowohl bei akuten wie auch bei chronischen Krankheiten. Natürlich gibt es noch viele andere Arzneien, die das Symptom in hohem Grad haben, und sie müssen gewählt werden, wenn die übrigen Symptome das Ähnlichkeitsbild vervollständigen. Von diesen Arzneien wären in erster Linie zu nennen: *Aconitum, Agaricus, Apis, Belladonna, Cantharis, Capsicum, Carbo animalis* und *Phosphoricum acidum*. Ich halte *Arsenicum* für das führende Mittel bei allen akuten Krankheiten mit brennenden Beschwerden, während Sulfur die chronischen Krankheiten anführt. Den Wert der *Empfindungen* wissen wir als Homöopathen noch nicht genügend zu schätzen.
Die Wirkung von Sulfur auf den Kreislauf besteht vor allem darin, dass es lokale Kongestionen sowie eine chronische Neigung dazu verursacht und heilt. Mit anderen Worten, es scheint die Fähigkeit zu haben, die Blutzirkulation bei Personen, die mit solchen lokalen Kongestionen und Entzündungen behaftet sind, auszugleichen bzw. gleichmäßig zu machen. Diese akuten oder chronischen Hyperämien können sich in Form von Furunkeln, Panaritien oder anderen entzündlichen Geschwülsten manifestieren, aber auch als abdominale oder portale Kongestionen oder Entzündungen. Bei letzteren ist Sulfur besonders dann indiziert, wenn sie durch Unterdrückung von Hämorrhoiden hervorgerufen worden sind. Blutandrang zum Kopf kann die gleiche Ursache haben, ebenso kann der Thorax kongestionieren, was starke Atembeschwerden zur Folge hat. *So eng auf der Brust* CK1178, *dass er zu ersticken glaubt; möchte Türen und Fenster weit geöffnet haben.* GS Dieser Blutandrang scheint die ganze Brust zu

füllen; das Herz fühlt sich wie „zu voll" an, es klopft und arbeitet schwer, als versuchte es, sich von einer Last zu befreien.

Die Körperöffnungen sind stark gerötet, als wären sie prall mit Blut gefüllt. *Die Lippen sind rot wie Zinnober, die Ohren sehr rot, die Augenlider rot, der After rot, die Harnröhrenöffnung rot.* All dies sind deutliche Hinweise auf Sulfur, besonders dann, wenn diese Symptome nach der Unterdrückung oder dem Zurücktreten eines Hautausschlags erscheinen bzw. die Folge davon sind. Wenn innere Leiden an die Oberfläche treten, besteht gewöhnlich kein Grund zur Beunruhigung; doch wenn die andere Richtung eingeschlagen wird, dann ist Gefahr im Verzug. Niemand kann mir erzählen, dass es keine Verbindung zwischen der Haut und inneren Störungen gibt. Ich habe dies unzählige Male beobachtet und auch viele solcher Fälle geheilt, wo eine Wiederherstellung der Hautkrankheit das innere Übel beschwichtigt hat, das nach deren Unterdrückung oder Verschwinden entstanden war.

Es gibt eine Eigenschaft von Sulfur, die von den Kollegen oft unterschätzt wird, nämlich seine Fähigkeit zur Resorption. Sie wird benötigt, wenn ein Erguss im Entstehen begriffen ist, oder auch später, wenn das Exsudationsstadium vorüber ist und die Folgen des entzündlichen Prozesses beseitigt werden sollen, wie z. B. *Hydrozephalus*, die Gelenkschwellungen bei Rheumatismus oder die *Ergüsse in serösen Körperhöhlen* (*Pleura,* Peritoneum etc.). *Bryonia* ist eines der ersten Mittel, die hier in Betracht kommen; ein weiteres, das hier seine ganz eigenen Verdienste hat, ist *Kalium muriaticum*; doch wenn der Fall durch Psora kompliziert ist und insbesondere das charakteristische *Brennen* hervorsticht, ist vor einer endgültigen Genesung fast mit Sicherheit Sulfur erforderlich. *Bryonia* und Sulfur ergänzen einander, doch welches Mittel letztlich zu wählen ist, darüber entscheiden nur die Symptome. Es kann aber auch passieren, dass keines von beiden deutlich durch die Symptome angezeigt wird. Hier erscheint es mir sinnvoll, auf die Sulfur innewohnende Kraft einzugehen, die mangelhafte Reaktion eines Organismus wachzurütteln oder anzufachen. Nehmen wir an, das von Ihnen ursprünglich verabreichte Mittel war gut gewählt und schien dem Patienten in mancher Hinsicht auch zu helfen; aber die Beschwerden *rezidivieren*, der Fall stagniert oder macht nur sehr zögerliche Fortschritte. Der Grund dafür ist ein Darniederliegen der *Lebenskraft*, wie Hahnemann sich ausdrücken würde, sei es psorisch bedingt oder auch nicht. Verabreichen Sie in einem solchen Fall Sulfur, und lassen Sie es einige Stunden wirken, wenn es ein akutes Geschehen ist, oder ein paar Tage, wenn es sich um ein chronisches Leiden handelt. Dann kehren Sie vielleicht zu Ihrem ursprünglichen Mittel zurück, und plötzlich erzielen Sie damit Ergebnisse, die vor der Sulfurgabe nicht möglich gewesen sind. Das Mittel bereinigt den Fall und verhindert, dass er chronisch wird oder dass eine nur unbefriedigende, sich hinschleppende Rekonvaleszenz beginnt.

Kein Mittel hat eine so umfassende, deutliche und anhaltende Wirkung auf die Haut wie Sulfur. Jucken und *Brennen* sind, ob mit oder ohne Ausschlag, die charakteristischen Empfindungen, die die Hautsymptome begleiten. Falls jemand die Fähigkeit von Sulfur bezweifelt, krätzeähnliche Symptome zu erzeugen, lassen Sie ihn ein oder zwei Tage im Bleichraum einer Besenfabrik arbeiten. Ich habe das Experiment gemacht; und wir alle erinnern uns wahrscheinlich daran, dass unsere Mütter und Großmütter die Krätze mit Schwefelsalben zu vertreiben pflegten.

Die Affinität von Sulfur zur Haut ist so stark, dass es bestrebt zu sein scheint, alle inneren Übel an die Oberfläche zu bringen. Dies trifft besonders dann zu, wenn es sich um etwas handelt, was natürlicherweise auf die Haut gehört. Vor über 25 Jahren hatte ich einen Fall, der dieses gut illustriert. Eine unverheiratete junge Frau hatte seit 14 Jahren ein Gebrechen, das sich auf den Magen zu konzentrieren schien. Während dieser ganzen Zeit konnte sie nichts anderes zu sich nehmen als ein wenig Grahambrot und Milch, kaum ausreichend, um sie am Leben zu erhalten; und in der ersten Phase ihrer Krankheit konnte sie lange Zeit die Milch nur teelöffelweise herunterbekommen. Sie war fast buchstäblich ein wandelndes Skelett. Schließlich fand ich heraus, nach vielen Befragungen und mehreren Fehlschlägen, ihren Zustand merklich zu verbessern, dass sie vor etwa 15 Jahren mit einer Salbe ein Ekzem am Nacken und Hinterkopf unterdrückt hatte; und sie war stolz darauf, dass sich seitdem nie wieder eine Spur des Ekzems gezeigt hatte. Ich verabreichte der Dame Sulfur C 200, und binnen drei Wochen war jener Ausschlag vollständig wiederhergestellt und ihr Magenleiden restlos verschwunden. Der Diakon ihrer (presbyterianischen) Gemeinde rief, als er sie zum Gottesdienst den Hügel heraufspazieren sah: „Oh, da kommt Susan F., die in den letzten 14 Jahren immer mehr dahingeschwunden ist, und siehe da, nun ist sie die kräftigste und beleibteste unter uns!" – Nun, wie steht es mit der Beziehung der Haut zu inneren Krankheiten? Ich könnte aus meiner Praxis über eine ganze Reihe von ähnlich überzeugenden Fällen berichten, die mit Sulfur, *Arsenicum*, *Causticum* oder anderen Mitteln geheilt worden sind. Eines müssen wir erkennen und stets im Auge behalten: *Symptome haben ihren Wert*, egal, ob wir sie pathologisch erklären können oder nicht. Hier sind einige Symptome dieser Art aus der Pathogenese von Sulfur:

„Besonders wirksam bei hageren, hängeschultrigen Personen, die gebeugt gehen oder sitzen; Stehen ist die unbequemste Position von allen." [GS]

„Schmutzige, unreinliche Menschen, die zu Hauterkrankungen neigen." [GS]

„Sulfur-Kinder mögen es nicht, gewaschen oder gebadet zu werden." [GS]

„Wollüstiges Jucken, das durch Kratzen sofort aufhört und anschließend in Brennen übergeht." [GS;CK]

„Ständig rezidivierende Beschwerden." [GS]

„Kongestion einzelner Körperteile." [GS]

„Herzschmerzen, die sich bis in den Rücken erstrecken." [(GS)]

„Skrofulöse (psorische), chronische Krankheiten, die auf unterdrückte Hautausschläge zurückgehen." [GS]

„Absonderungen aus jedweder Körperöffnung scharf, wundmachend [GS] und rötend."

„Übler Körpergeruch, auch wenn sich der Patient häufig wäscht, wogegen aber eine Abneigung besteht [SK622]." [GS]

„Hitzewallungen mit Ohnmachtsanwandlungen, bisweilen auch endend mit etwas Schweiß und ohnmachtsähnlicher Schwäche." [GS;CM]

„Häufiges ohnmachtsähnliches Schwinden der Kräfte während des Tages ..." [GS;CK1738]

„Brennen in den Füßen, sucht einen kühlen Platz für sie, streckt sie aus dem Bett, um sie abzukühlen." [GS] *(Chamomilla, Medorrhinum, Sanicula.)*

„Nächtliche Erstickungsanfälle [CK]; möchte Türen und Fenster weit geöffnet haben." [CM;GS]

„Diarrhoe: nach Mitternacht; schmerzlos [CK878], früh morgens aus dem Bett treibend; als ob die Därme zu schwach wären, ihren Inhalt zurückzuhalten." [GS]

„Schwaches, flaues, leeres Gefühl im Magen gegen 11 Uhr vormittags." [GS]

„Weiße Zunge mit sehr roter Spitze und roten Rändern." [GS]

„Leuchtend rote Lippen [GS], als wenn das Blut nach außen treten wollte." *(Tuberculinum.)*

„Hitzegefühl am Scheitel; kalte Füße; häufige Hitze und Röte im Gesicht." [GS]

Jeder wahre Homöopath kennt den Wert dieser und vieler weiterer Sulfur-Symptome. Niemand sonst weiß sie zu schätzen. Auch wird niemand außer denen, die Sulfur in potenzierter Form benutzen, jemals erfahren, welche Heilkräfte sich hinter dem Mittel verbergen.

Calcarea carbonica

Calcium carbonicum Hahnemanni; Austernschalenkalk

Mangelhafte oder ungleichmäßige Knochenentwicklung. (Fontanellen offen, verkrümmte Wirbelsäule, deformierte Extremitäten.)
Leukophlegmatische Veranlagung. [GS]
Blond, hellhäutig, fettleibig [CK], schlaff. [GS]

Kälte, allgemein und lokal, subjektiv und objektiv; besonders an den Füßen und Unterschenkeln ein Gefühl, als hätte er kalte, feuchte Strümpfe an [GS]. Beschwerden von Arbeiten in kaltem Wasser. [SK196]

Neigung zu allgemeinen Schweißen (bei Anstrengung bzw. der geringsten Bewegung [CK1616], Nachtschweiße [CK1617]). Lokal: Kopf [CK] (bei Kindern), Achselhöhlen [GS], Hände [CK], Füße [CK] etc.

Verdauungstrakt sauer (saurer Geschmack [CK559], saures Aufstoßen [CK620], saures Erbrechen [SK207] geronnener Milch [GS], sauer riechender Durchfall [SK208]).

Große Schwäche [SK197]; kann vor Kurzatmigkeit weder weit gehen noch Treppen steigen [CK1072]; schnelle Ermüdung von körperlicher Anstrengung [CK1438].

Modalitäten: < in kalter Luft, durch *Steigen* oder sonstige Anstrengung, besonders durch *Heben*.

ಇ ೋ

Dies ist ein weiteres Konstitutionsmittel Hahnemanns, das, wie Farrington sagt, „bei fast jeder Krankheitsform zur Anwendung kommen kann".

Das Wesen von Calcarea ist ganz und gar verschieden von dem von *Sulfur*. Im Gegensatz zu dem hageren, hängeschultrigen *Sulfur*-Typ weist der Calcarea-Patient, wie es Henry N. Guernsey treffend ausgedrückt hat, eine **leukophlegmatische Veranlagung** auf.

Der Calcarea-Patient ist von seiner Konstitution her fettleibig oder neigt zumindest sehr dazu. Die Farbe der Haut ist weiß, wässrig-blass oder kreidebleich. Große Schwerfälligkeit (besonders bei Kindern), träge und langsam in seinen Bewegungen. Der *Sulfur*-Patient ist fast das genaue Gegenteil: schnell, drahtig, leicht erregbar, aktiv. Auch hat Calcarea nichts von dem biliösen, gelblichen bis dunkelhäutigen Erscheinungsbild, wie wir es bei *Lycopodium* sehen. Diese Arzneien der Trias Calcarea, *Sulfur* und *Lycopodium* finden überall auf der Welt in vielen Menschen ihr Pendant. Natürlich sehen wir die Neigung zur Adipositas auch bei anderen Mitteln, etwa bei *Graphites*, doch geht dort die Fettsucht fast immer mit den charakteristischen Hautveränderungen von *Graphites* einher. Mitunter treffen wir auf einen Zustand, der jedem dieser Mittel in irgendeinem Einzelmerkmal zu entsprechen scheint; so kann z. B. die Veranlagung zur Korpulenz von Calcarea mit der Neigung zu Hautausschlägen von *Sulfur* zusammenfallen. Diese beiden Symptome können sich in einer Person so zusammenfügen, dass der Fall am besten durch *Hepar sulfuris* abgedeckt wird. In solchen Fällen ist es schwieriger, das perfekte Simillimum zu finden. Wenn wir es dagegen mit einem reinen Calcarea-, *Sulfur*- oder *Lycopodium*-Typ zu tun haben, ist diese Tatsache sehr hilfreich, um in vielen Fällen einen glänzenden Erfolg zu erzielen.

Mangelernährung[GS] gehört zu den Störungen, die häufig nach Calcarea verlangen.

„Verzögerte Entwicklung der Knochengewebe, mit Vergrößerung des lymphatischen Apparats."

„Knochenverkrümmungen[SK196], besonders der Wirbelsäule und der langen Röhrenknochen."

„Extremitäten deformiert, krumm."

„Knochenerweichung[SK196]; *die Fontanellen bleiben zu lange offen*, bei sehr großem Schädel."

Diese Symptome sind aus Herings *Guiding Symptoms* und zeigen eine mangelhafte oder unvollkommene Ernährung der Knochen an; sie werden ungleichmäßig ernährt. Ein Teil eines Knochens, z. B. eines Wirbels, erhält ausreichend Nährstoffe, während der andere „hungern" muss. Gleichzeitig mit dieser gestörten Knochenentwicklung leiden die Weichteile an Überernährung. Daher heißt es in der Pathogenese:

„Neigung zu Fettleibigkeit, besonders bei Kindern und jungen Leuten."[GS]

„Ernährung gestört, mit Neigung zu Drüsenschwellungen."[GS]

„Adenoide Vegetationen; Polypen (Nase, Ohren, Blase, Uterus)."[GS]

Dies vermittelt ein ungefähres Bild vom allgemeinen oder konstitutionellen Gebrauch dieser Arznei; bleibt noch, einige der charakteristischen oder eigentümlichen Symptome aufzulisten, die zur Wahl von Calcarea führen können.

Im Kapitel über *Sulfur* haben wir besonders das Gefühl des Brennens hervorgehoben – Calcarea hat typischerweise das Gegenteil, nämlich **Kälte** oder Kältegefühl *(Cistus)*.

„Kalte, feuchte Füße." GS

„Gefühl an den Füßen und Unterschenkeln, als hätte er kalte, feuchte Strümpfe an." GS

„Kälte der Unterschenkel, mit Nachtschweißen." GS

„Inneres und äußeres Kältegefühl an verschiedenen Stellen des Kopfes (CK206), als würde ein Stück Eis dort lagern; dabei ein blasses, aufgedunsenes Gesicht." GS

„Sie fühlt eine Art innerlicher Kälte." GS

„Abneigung gegen freie Luft; der geringste kalte Luftzug geht ihr durch und durch." GS

All dies steht so unmittelbar im Gegensatz zu *Sulfur*, dass jede Verwechslungsmöglichkeit ausgeschlossen erscheint.

Kälteempfindungen in einzelnen Körperteilen sollten stets an Calcarea denken lassen, ebenso wie allgemeines Frieren und allgemeine Kälte. *(Cistus, Heloderma.)*

Wenn Calcarea ein Symptom hat, das nicht nur im Vergleich zu seinen übrigen Symptomen, sondern auch im Vergleich mit allen anderen Arzneien führend ist, so ist es dies: **profuse Kopfschweiße bei Kindern mit großem Kopf und offenen Fontanellen**. GS;SK202 Der Schweiß ist so reichlich, dass er während des Schlafs den Kopf und das Gesicht herunterrinnt und das Kissen rundherum in großem Umkreis nass macht. So manches Kleinkind konnte davor bewahrt werden, an Hydrozephalus, Zahnungsleiden, Rachitis, Marasmus, Eklampsiefolgen, Cholera infantum etc. zugrunde zu gehen, wo diese Art von Schwitzen als Leitsymptom für die Anwendung von Calcarea erkannt wurde. Das Mittel eignet sich aber auch besonders – sofern die übrigen Symptome passen – bei *partiellen Schweißen* an den männlichen Geschlechtsorganen, im Nacken, auf der Brust, in den Achselhöhlen, an den Händen, Knien, Füßen etc. Es ist ebenfalls ein Heilmittel bei generalisierten Nachtschweißen CK, wenn diese in Verbindung mit Schwindsucht oder anderen auszehrenden Krankheiten auftreten. Bei all diesen Schweißen ist die Hautoberfläche typischerweise gleichzeitig kalt, und besonders sind es die Beine, die sich kalt anfühlen.

Calcarea hat charakteristische Symptome im Bereich des Verdauungstrakts. Besonders typisch ist, dass über die ganze Länge des Verdauungskanals alles **sauer** erscheint: das Aufstoßen ist sauer; saures Erbrechen großer Klumpen geronnener Milch *(Aethusa)*; saurer Durchfall. Auch der ganze Körper verbreitet einen sauren Geruch. Es ist ein ganz anderer Geruch als der üble Geruch, der vom *Sulfur*-Patienten ausgeht.

Dann gibt es ein eigentümliches Symptom in Bezug auf den Appetit, das häufig bestätigt worden ist: „Verlangen nach Eiern, besonders bei kranken oder genesenden Kindern, selbst wenn sie noch gar nicht in der Lage sind, Festes zu schlucken." [GS] Die Magengrube ist geschwollen oder aufgetrieben und tritt wie eine umgedrehte Untertasse hervor. [GY14] Auch das Abdomen wirkt bei Kindern verdickt und verhärtet [CK] durch die geschwollenen Mesenteriallymphknoten [SK208], selbst wenn der übrige Körper abgemagert ist.

Die Calcarea-Durchfälle, die hinsichtlich Farbe und Konsistenz stark variieren können, verschlimmern sich statt am frühen Morgen, wie bei *Sulfur*, vermehrt im Laufe des *Nachmittags* und zum Abend hin. [GS] Der Patient fühlt sich **allgemein besser**, *wenn er verstopft ist.* [GS]

Calcarea hat keine so deutliche und gleichbleibende Wirkung auf die Haut wie *Sulfur*, ist aber bei Hautleiden unentbehrlich, die von einer bestimmten konstitutionellen Dyskrasie abzuhängen scheinen, welche zur Allgemeinwirkung des Mittels gehört, etwa bei Eczema capitis [GS] oder Milchschorf der Kinder vom Calcarea-Typ. In diesen Fällen kann Calcarea natürlich von keiner anderen Arznei ersetzt werden. Tatsächlich verschwinden alle Hautaffektionen bei Calcarea-Patienten, wenn der Organismus durch die Wirkung des Mittels ins Gleichgewicht gebracht worden ist, was zeigt, dass die Hautleiden letztlich nur sekundärer Natur waren. Die Haut des Calcarea-Patienten ist typischerweise kalt, weich und schlaff.

Wir dürfen die Wirkung des Mittels auf die Atmungsorgane nicht vergessen, denn es ist von großer Bedeutung bei der gefürchteten Lungentuberkulose. Ob diese Krankheit, wie Prof. Bennet meint, im

Wesentlichen auf mangelhafte Ernährung zurückzuführen ist, ob sie, wie Virchow glaubt, mit Entzündungsprozessen zusammenhängt, ob sie, nach Prof. Rindfleschs Theorie, zu den Infektionskrankheiten gehört oder was immer ihre primäre Ursache sein mag, wir wissen, dass Calcarea, wenn es durch Konstitution und Symptomatik angezeigt ist, eines der wirksamsten Heilmittel dieser Krankheit ist, sofern es in einem Stadium zum Einsatz kommt, wo überhaupt noch eine Heilung möglich ist.

In sehr vielen Tb-Fällen kommen im Anfangsstadium *Sulfur* und Calcarea in Betracht. Da ich Ihnen die wichtigsten Indikationen für *Sulfur* schon genannt habe, folgen hier nur noch einige für Calcarea:

„Leukophlegmatische Veranlagung."

„Wirkt vor allem bei Tb. des oberen und mittleren rechten Lungenflügels."[GS] (*Sulfur*: oberer rechter Lungenflügel.)

„Die ganze Brust ist bei Berührung und beim Einathmen schmerzhaft empfindlich."[CK1084]

„Kurzatmigkeit beim Gehen[10] und geringsten Steigen[CK1072]."[GS]

„Schmerzlose Heiserkeit, dass sie vorzüglich früh gar nicht sprechen kann."[CK1018]

„Angezeigt besonders bei Frauen, die immer eine zu frühe und zu starke Regelblutung gehabt haben und die ständig unter kalten Füßen und Unterschenkeln leiden."

„Durchfallneigung, besonders zum Abend hin."[GS]

„Fehlender Appetit und fortschreitende Abmagerung."

Dies sind einige der hervorstechenden Indikationen, und auf sie hin konnte so mancher Tuberkulosefall geheilt werden. Natürlich ist gewöhnlich Husten vorhanden, und er mag locker oder festsitzend sein; gleichwohl stützt sich der Fall hauptsächlich auf andere Symptome als die des Hustens. Der Erfolg von Calcarea bei dieser Krankheit illustriert einmal mehr die Richtigkeit von Herings Ratschlag: „Behandelt den Patienten, nicht die Krankheit."

---

10 In den *Guiding Symptoms* heißt es allerdings „nach Gehen", vielleicht aufgrund des Hahnemann-Symptoms: „Kurzäthmigkeit, schlimmer im Sitzen als bei Bewegung." (*CK1071*)

Calcarea phosphorica

Calciumhydrogenphosphat; Phosphorsaurer Kalk

Verzögertes Schließen oder Sich-wieder-Öffnen der Fontanellen[GS] bei schlanken, abgemagerten Kindern mit schweißigen Köpfen.
Diarrhoe oder Enterokolitis; die Stühle gehen mit viel Blähungen unter sprudelnden Geräuschen ab.
Rheumatische Beschwerden, die sich im Herbst und Frühling verschlimmern, wenn die Luft von schmelzendem Schnee erfüllt ist.[(GS)]

Wo wir uns gerade mit *Calcarea* beschäftigen, können wir gleich auch noch diese andere Kalzium-Verbindung abhandeln.
Das Phosphor-Element in diesem Präparat scheint eine Veränderung der Konstitution mit sich zu bringen, denn während es auch weiterhin wunderbare Heilkräfte bei verlangsamter Knochenentwicklung besitzt, wirkt es nun am besten bei mageren Kindern statt bei dicken. Wenn wir es also mit einem kränklichen Kind zu tun haben, bei dem die Fontanellen zu lange offen bleiben[AT36] oder sich wieder öffnen, nachdem sie bereits einmal geschlossen waren, und das Kind zudem mager und anämisch ist, denken wir an Calcarea phosphorica.
Wir würden bei einem solchen armen Geschöpf auch *Silicea* in Betracht ziehen; doch hat *Silicea* einen ausgeprägt schweißigen Kopf, während dies bei Calcarea phosphorica nicht so deutlich hervortritt. Calcarea phosphorica hat außerdem ein höchst eigentümliches Verlangen: Der kleine Patient möchte statt Eiern [wie *Calcarea-* und *Silicea*-Kinder] am liebsten Schinkenspeck essen – ein ziemlich absonderliches, aber echtes Symptom. (*Magnesia carbonica* hat Verlangen nach Fleisch bei skrofulösen Kindern.)
Durchfälle[SK214] stehen bei Calcarea phosphorica stark im Vordergrund, und die Stühle sind häufig grün[GS] und spritzen „sprudelnd" heraus, d. h., die mit den Fäzes abgehenden Blähungen (die reichlich

vorhanden sind ^SK214^) verursachen beim Heraustreten ein lautes, stotterndes, sprudelndes Geräusch. Ich habe in solchen Fällen einige sehr schöne Heilungen mit Calcarea phosphorica erzielt, wo wenig Hoffnung für das Kind bestand und Hydrozephaloid^AT36 [11] zu drohen schien. Die kleinen Patienten sind eingefallen, abgemagert und stark anämisch^GS. *Marasmus.*

Calcarea phosphorica ist ein ausgezeichnetes Mittel bei rheumatischen Beschwerden, die sich im Herbst und Frühling verschlimmern, besonders wenn die Luft feuchtkalt ist durch *schmelzenden Schnee.*

Calcarea phosphorica eignet sich auch hervorragend bei Knochenbrüchen, wenn die Knochenenden nicht zusammenwachsen wollen. ^GS (Auch *Symphytum.*)

Ich habe Calcarea phosphorica sehr hilfreich gefunden bei den Kopfschmerzen anämischer Schulmädchen. Hier müssen wir manchmal zwischen diesem Mittel und *Natrium muriaticum* wählen.

Der Patient fühlt seine Beschwerden mehr, wenn er an sie denkt. *(Oxalicum acidum, Helonias.)*

Silicea

Acidum silicicum; Kieselsäure

Schwächliche, kümmerliche Kinder, nicht aufgrund mangelnder Nahrungsaufnahme, sondern durch ungenügende Assimilation.

Entzündungen, die die Neigung haben, in Eiterung überzugehen oder nicht heilen zu wollen; sie werden chronisch.

Kälte und Frost; Mangel an Lebenswärme, selbst bei körperlicher Betätigung^HC1,140; muss sich warm einhüllen, besonders den Kopf, was bessert^HC4,61.

---

[11] Laut Pschyrembels *Klinischem Wörterbuch* die von Marshall Hall (engl. Arzt, 1790–1857) eingeführte Bezeichnung „für die durch Exsikkose (z. B. nach Durchfällen) bei Kindern vorgetäuschten Erscheinungen des Hydrocephalus acutus, meist als Form der Säuglingstoxikose".

Silicea 69

Beschwerden durch unterdrückte Schweiße, besonders durch vertriebenen Fußschweiß [CK], welcher gewöhnlich kopiös [CK921] und stinkend [CK918] ist.

Nervenschwach [CK], aufgeregt, sehr reizbar [CK29]; verzagt und kleinmütig [CK15], mit Neigung, schnell nachzugeben oder aufzugeben, „kein Rückgrat".

Stuhlverstopfung [CK500]; der schon vorgetriebene Kot schlüpft immer wieder zurück [CK511], der Mastdarm hat offenbar nicht die Kraft, ihn auszutreiben [CK509].

Modalitäten: < durch Kälte, Zugluft, Bewegung [CK1018], im Freien, zur Zeit des Neumondes [CK1017]; > in einem warmen Raum, *durch warmes Einhüllen des Kopfes*, durch Anwendung von Magnetismus und Elektrizität.

Skrofulöse und rachitische Kinder mit großem Kopf und schwer sich schließenden Fontanellen [SK542] und Suturen [GS]; viel Schwitzen am Kopf [CK1192], der durch eine Kopfbedeckung warm gehalten werden muss; dicke Bäuche [CK]; schwache Fußgelenke [GS] und schwieriges Laufenlernen [CK].

Krankheiten: infolge von unterdrücktem Fußschweiß; durch Zugluft am Kopf oder am Rücken; im Anschluss an Impfungen [HC2,213] *(Thuja)*; Brustbeschwerden [12] von Steinmetzen, mit völliger Kraftlosigkeit [CM].[(GS)]

Schwindel beim Aufwärtssehen. [CK53]

„Die Schwindelanfälle kommen wie vom Rücken heran schmerzhaft durchs Genick in den Kopf, dass sie nicht weiß, wo sie ist und immer vorwärts fallen will." [CK62]

Unheilsame Haut [SK544]; kleine Hautverletzungen heilen schwer und eitern leicht. [R3,85]

Befördert das Ausstoßen von Fremdkörpern aus Geweben, z. B. von Fischgräten, Nadeln, Knochensplittern etc. [GS]

ॐ ॐ

---

[12] Bei Nash heißt es nicht ganz richtig „dust complaints".

Silicea ist ein weiteres unschätzbares Konstitutionsmittel, und es ist ebenfalls ein Mittel, das von geringem oder keinem Nutzen ist, wenn es nicht durch den Hahnemann'schen Potenzierungsprozess aufgeschlossen wurde. Wie *Calcarea carbonica* ist es besonders hilfreich bei „schweißköpfigen" Kindern *(Sanicula)* mit ungenügender Assimilation. Silicea ist nicht wie *Calcarea* bei trägen, adipösen Patienten angezeigt, die in manchen Körperregionen über-, in anderen unterernährt sind, sondern bei überempfindlichen, allgemein unvollkommen ernährten Menschen – unterernährt nicht aufgrund mangelnder Nahrungsaufnahme, sondern durch ungenügende Assimilation. Aus dem Rahmen der normalen Größenverhältnisse fällt lediglich die „Dickbäuchigkeit", die auf eine krankhafte Veränderung des Mesenteriums zurückzuführen ist. Die Gliedmaßen des Silicea-Kindes sind abgemagert, die Augen eingefallen, das Gesicht spitz und von greisenhaftem Aussehen. Das Kind nimmt nicht an Kraft und Größe zu und lernt erst spät laufen; kurz, wenn es nicht sowieso bettlägerig ist, scheint alles, was mit Wachstum und Entwicklung zu tun hat, zum Stillstand gekommen zu sein.

Wenn dieser Zustand längere Zeit besteht, kommt es außerdem zu einer Verstopfung des Darmkanals – und es ist eine besondere Art von Verstopfung: Das kleine Kerlchen drückt und presst, und *der Stuhl, der schon teilweise herausgetreten war, schlüpft immer wieder zurück (Sanicula* und *Thuja)*, als ob die allgemeine Schwäche des Patienten auch die Austreibungskraft des Rektums in Mitleidenschaft gezogen hätte. Es kann aber auch hartnäckiger Durchfall entstehen, besonders während der Zahnung oder in der Hitze des Sommers. Die Stühle sind von wechselhafter Beschaffenheit, doch *Pulsatilla* hilft nicht; der weiche bis flüssige Stuhl kann fast von jeder Art und jeder Farbe sein. Trotz ausreichender Ernährung, gleich ob das Essen erbrochen wird oder im Magen bleibt, nimmt das Kind stetig ab und wird immer schwächer, bis es schließlich an hungerbedingter Entkräftung zugrunde geht – wenn nicht Silicea dem Prozess Einhalt gebietet. Viele solcher Kinder habe ich mit Hilfe dieser Arznei vor dem Tod bewahrt und zu völliger Gesundheit verholfen. Ich habe stets die 30. und höhere Potenzen gebraucht, kann daher nichts zur

Wirksamkeit niedrigerer Potenzen aussagen. (Silicea hat ferner große Hartleibigkeit vor und während der Regel. [CK628])

Silicea ist eines unserer ersten Mittel bei Entzündungen, die in Eiterung übergehen. Dabei macht es offenbar keinen besonderen Unterschied, ob die Eiterung in weichen oder in harten Geweben stattfindet, denn es ist bei Drüsen- wie bei Knocheneiterungen gleichermaßen wirksam. Es scheint allerdings in einem späteren Stadium angezeigt zu sein als *Hepar sulfuris* oder *Calcarea sulfurica*, welche die Absonderung des bereits gebildeten Eiters beschleunigen, während Silicea zur Heilung beiträgt, nachdem die Eiterabsonderung weitgehend zum Stillstand gekommen ist. Tief sitzende Eiterungen im Unterhautzellgewebe einschließlich Sehnen und Bändern gehören ebenfalls zum Spektrum seiner Heilkräfte. In diesen Fällen kommt der Konstitution des Patienten eine große Bedeutung bei der Wahl des Mittels zu. Der Silicea-Typ ist schwächlich, hat eine zarte Haut, ein blasses Gesicht und schlaffe Muskeln. Selbst die Gemüts- und Nervensymptome fallen unter das allgemeine Bild der „Schwäche". Der Patient regt sich leicht auf, reagiert oft gereizt, hat schwache Nerven, verliert schnell den Mut und neigt dazu, die Flinte ins Korn zu werfen; er hat „kein Rückgrat". *(Pulsatilla.)* In einem solchen Fall wirkt Silicea großartig. Ich benutze den Begriff ungern, doch wie es die alte Schule ausdrücken würde: Das Mittel „baut den Patienten wieder auf". Und so sieht es tatsächlich aus, denn unter der Wirkung der Arznei hebt sich die Stimmung, Hoffnung kehrt zurück und Schwäche und Niedergeschlagenheit [CK1] weichen einem Gefühl wiederkehrender Kraft und Gesundheit. Gleichgültig, ob die Eiterungen in den bereits erwähnten Geweben stattfinden, in den Lungen, im Darmtrakt, in den Brüsten oder wo immer, die Wirkung des Mittels ist stets die gleiche, und auf die allgemeine konstitutionelle Besserung folgt in aller Regel eine Besserung auch der lokalen Affektionen. Dieser Zustand von Schwäche scheint das ganze Nervensystem in Mitleidenschaft zu ziehen; auch das Rückenmark wird angegriffen, sodass diese zerebrospinalen Kopfschmerzen (d. h. Kopfschmerzen, die im Nacken beginnen und von dort über den Kopf bis in die Augen ziehen) entstehen, für die sich Silicea als so hilfreich erwiesen hat.

Auch *Schwindel* scheint vom Rücken durchs Genick in den Kopf zu steigen; er wird gewöhnlich verschlimmert durch Nach-oben-Sehen *(Pulsatilla)*.

Es scheint zu wenig Nervenkraft vorhanden zu sein, um äußeren, niederdrückenden Einflüssen widerstehen zu können. Der Patient ist sehr fröstelig oder, wie es bei Hering heißt, er leidet unter *„Mangel an Lebenswärme, selbst bei körperlicher Betätigung"*. Er reagiert empfindlich auf kalte Luft und erkältet sich leicht, besonders durch Entblößen des Kopfes oder der Füße. Dagegen findet er durch *warmes Einhüllen des Kopfes* Linderung *(Magnesia muriatica)*, oder anders gesagt, durch äußerliche Zufuhr von Wärme, die ihm von Natur aus fehlt.

Ich hatte mehrere Male Silicea-Kinder wegen epileptiformer Krämpfe zu behandeln, die sich regelmäßig bei Neumond verschlimmerten. Einige Gaben Silicea C 200 stellten sie alle bald wieder her.

Silicea-Menschen werden häufig von stinkendem Fußschweiß geplagt *(Sanicula, Psorinum, Graphites)*, der leicht durch Kaltwerden der Füße vertrieben werden kann. Eine solche Unterdrückung ist behandlungsbedürftig: Die Schweißsekretion muss wiederhergestellt und durch eine passende Arznei geheilt werden, anderenfalls kommt es zu oftmals ernsten Störungen, wie z. B. zu Krämpfen und anderen zerebrospinalen Affektionen, selbst zu lokomotorischer Ataxie [GS]. Silicea ist ein Mittel, das solche Schweiße wieder hervorrufen und heilen kann, indem es die Umstände verbessert, von denen die Schweiße abhängen. *(Baryta carbonica, Graphites, Psorinum, Sanicula.)*

Der Silicea-Patient mag es, magnetisiert zu werden, und er erfährt dadurch Linderung. *(Phosphorus.)*

Silicea gehört, ähnlich wie *Sepia, Lachesis, Lycopodium* und andere, zu den Arzneien, von denen die Schulmedizin wenig oder gar nichts weiß, denn ihre wichtigsten Heilkräfte treten erst ab Potenzen oberhalb der C 12 zutage.

Silicea ist das „chronische" Mittel von *Pulsatilla*.

Aconitum napellus

Sturmhut

Befürchtung eines nahe bevorstehenden Todes [RA538]; Menschenscheu [RA519], Furcht vor großen Menschenansammlungen [GS]; Furcht, nach draußen zu gehen; Furcht vor allem Möglichen, ständig voller Angst.

„Beschwerden von Erkältung, besonders von Einwirkung trockner Kälte und vorzüglich vom Ostwinde …" [SK3]

Akute lokale Kongestionen und Entzündungen [SK3], im 1. Stadium, verbunden mit großer Angst, starker, trockener Hitze und Unruhe [SK5]; wirft sich vor Qualen im Bett hin und her; entledigt sich seiner Kleider; entzündliche Fieber [SK5].

Heftige, unerträgliche [13] Schmerzen, < abends und nachts [SK3] im Bett [UE]; Neuralgien [SK3].

Gesicht hochrot im Liegen, wird leichenblass beim Aufstehen [EN411] oder Aufrichten [UE].

Bevorzugte Angriffspunkte: Larynx (Krupp [KE112ff]), Bronchien (Bronchitis [KE3,91ff]), Lunge und Pleura (Pneumonie und Pleuritis [KE3,231ff]), Gelenke (Rheumatismus [KE3,479ff]), Herz und Kreislauf (Erethismus).

Modalitäten: < abends und nachts (Brustsymptome [SK10]), beim Liegen auf der linken Seite, in warmen Räumen [GS] oder durch warmes Zudecken; Neigung, sich zu entblößen (bei Fieberhitze [UE]), strampelt die Bettdecken von sich.

∽ ∼

Lassen Sie uns nun mit jener Gruppe von Arzneien beschäftigen, die ich die Trias der **Unruhe**-Mittel nenne, nämlich mit Aconitum, *Arsenicum* und *Rhus toxicodendron*.

Alle sind in gleichem Maße ruhelos, doch sind sie auch so verschieden, dass die Wahl zwischen ihnen nicht schwer fällt. Die Aconitum-

---

13 Nash schreibt irrtümlich „insuppressable" statt *insupportable*.

Ruhelosigkeit findet sich am häufigsten bei hochgradigen Entzündungsfiebern. [SK5] Es gibt keine bessere Skizze des Aconitum-Fiebers als die von Hering: „Hitze mit Durst; harter, voller, frequenter Puls, ängstliche Ungeduld, nicht zu beruhigen, außer sich, wirft sich vor Qualen hin und her." [GS]

Der weit verbreitete Brauch, bei entzündlichen Erkrankungen Aconitum und *Belladonna* im Wechsel zu geben, ergibt keinen Sinn. Es können nicht beide Mittel zur gleichen Zeit angezeigt sein, und wenn sich auf ihre Gabe trotzdem eine positive Wirkung einstellt, können Sie sicher sein, dass es das *indizierte Mittel* war, das geheilt hat – trotz der Wirkung des anderen, die eher hinderlich war. Es kann aber auch sein, dass der Patient ohne Hilfe von beiden gesund geworden ist. Es gibt viele Fälle dieser Art, wo sich der Arzt zu einer Heilung gratuliert, die in Wirklichkeit nur eine Genesung war, zu der er überhaupt nicht beigetragen hat. Lassen Sie uns einen Augenblick einige der diagnostischen Unterschiede zwischen diese beiden Mitteln näher betrachten.

Beide haben große Hitze der Haut, doch Aconitum hat charakteristischerweise *trockene, heiße Haut* [SK4f] und keinen Schweiß; bei *Belladonna* ist die Hitze an der Körperoberfläche eher noch größer, dabei aber Schweiße vornehmlich an den *bedeckten Teilen*. Aconitum wirft sich von großer Todesangst gequält im Bett herum; *Belladonna* befindet sich oft eher in einem Dämmerzustand, und es kommt zu Muskelzuckungen und „Gliederwerfen" im Schlaf. Aconitum hat die stärksten Beschwerden in der Herzgegend und in der Brust, bei *Belladonna* scheint sich alles Übel im Kopf zu konzentrieren. Aconitum fürchtet zu sterben, ohne viel Delirium; *Belladonna* fürchtet sich vor eingebildeten Dingen, mit ausgeprägtem Delirium. So könnten wir mit der Aufzählung von Unterschieden noch eine ganze Weile fortfahren. Niemand, der etwas von der homöopathischen Heilkunst versteht, wird diese beiden Arzneien je abwechselnd verabreichen.

Aconitum ist auch ein großes Mittel bei **Schmerzen**. Wenn wir die drei in dieser Beziehung führenden Mittel nennen sollten, so wären dies Aconitum, *Chamomilla* und *Coffea*. Die Aconitum-Schmerzen gehen stets mit der für das Mittel typischen extremen Unruhe, Angst und Furchtsamkeit einher. Der Patient wirft sich vor Qualen im Bett hin und her, *„kann die Schmerzen nicht ertragen*, kann es nicht ertragen, berührt oder aufgedeckt zu werden." Nun, alle Mittel haben Schmerzen, werden Sie vielleicht sagen. Nein, nicht alle – und auch nur wenige Mittel derart heftige! *Opium* und *Stramonium* sind häufiger durch Schmerzlosigkeit als durch Schmerzen gekennzeichnet. Die Aconitum-Schmerzen sind unerträglich und im Allgemeinen schlimmer am Abend und in der Nacht. Darüber hinaus treten sie oft im Wechsel, manchmal auch in Verbindung mit *Taubheit*, *Kribbeln* oder *Ameisenlaufen* auf.

In dieser Hinsicht ähnelt das Mittel *Rhus toxicodendron*, doch bei Aconitum herrschen die Schmerzen vor, während bei *Rhus* die Taubheit mit dumpfem Schmerz und Wundheitsgefühl im Vordergrund steht. Die Schmerzen von Aconitum sind hauptsächlich von reißendem oder schneidendem Charakter und treiben den Kranken zur Verzweiflung. An dieser Stelle können wir auch gleich das führende Charakteristikum der Arznei abhandeln, denn es ist fast stets zugegen, wenn Aconitum deutlich angezeigt ist. Es lässt sich mit einem Wort bezeichnen: **Furcht** – *Furcht zu sterben* insbesondere, aber auch Furcht, die Straße zu überqueren, Furcht, sich in Gesellschaft zu begeben [„Menschenscheu"[RA519]], Furcht, es könnte ihm ein Unglück passieren[RA541]. Es ist eine stets vorhandene, undefinierbare und nicht nachvollziehbare Angst. Kein anderes Mittel hat sie in einem solchen Maß wie Aconitum. Es sind ebenso sehr die Angst wie der Schmerz, die den Patienten so mit qualvoller Unruhe erfüllen. Die *Arsenicum*-Unruhe geht mit äußerster Erschöpfung und stark herabgesetzter Lebensenergie einher. Bei *Rhus toxicodendron* sind es die dumpfen Schmerzen, die den Patienten zur Bewegung veranlassen, weil er dadurch für eine gewisse Zeit Linderung bekommt. Der *Arsenicum*-Patient wird von einem Ort zum anderen getrieben, es geht ihm dabei aber *nicht* besser. Weder *Arsenicum* noch Aconitum erfahren durch Bewegung eine vergleichbare Linderung. Die *Angst* ist bei *Arsenicum* bei weitem nicht so ausgeprägt wie bei Aconitum.

Als Fiebermittel ist mit Aconitum viel Missbrauch getrieben worden. Konfrontiert mit den starken Empfehlungen und dem häufigen

Gebrauch des Mittels bei entzündlichen Affektionen und erstaunt über die Erfolge der homöopathischen Behandlung, die ihrer so genannten antiphlogistischen Therapie so sehr überlegen war, zog selbst die alte Schule daraus den Schluss – entsprechend ihrer üblichen Art zu denken –, dass Aconitum in ihr pathologisches Korsett gezwängt und bei allen Arten von Fieber angewandt werden könne, bloß weil Fieber *vorhanden* ist. Aber sie fand bald heraus, dass es, so hilfreich es auch in manchen Fällen von Entzündungsfieber gewesen sein mochte, bei typhösen Fiebern nichts ausrichten konnte. Wieder einmal war das Verallgemeinern von einem pathologischen Standpunkt aus zum Scheitern verurteilt – wie es auch nicht anders sein kann. Viele so genannte Homöopathen haben den gleichen Fehler begangen, wenn sie aus der Tatsache, dass Aconitum in einigen Fällen mit hohem Fieber rasch geheilt hat, den Schluss zogen, dass es dann immer das Mittel sein müsse, mit dem man Fälle mit hohem Fieber zu behandeln habe. Sie verfielen sogar in die Routine, das Mittel für das erste Stadium sämtlicher Entzündungen zu verschreiben, um ihm dann im weiteren Verlauf andere, dem ganzen Fall angemessenere Arzneien folgen zu lassen. Wenn Aconitum das einzige Mittel wäre, das Entzündungsfieber hat, könnten wir vielleicht nichts Besseres tun, als den Fall in einem solchen Zickzackkurs zur Heilung zu führen. Dunham schreibt: „Aconitum darf niemals als erstes gegeben werden, um das Fieber herunterzubringen, und dann ein anderes Mittel, um ‚den Fall zu behandeln‘; auch darf es nicht im Wechsel mit anderen Mitteln gegeben werden zu dem Zweck, wie es oft heißt, ‚das Fieber unter Kontrolle zu bringen‘. Wenn das Fieber von der Art ist, daß es Aconitum benötigt, ist kein anderes Mittel erforderlich. Wenn andere Mittel angezeigt scheinen, sollte eines gesucht werden, das auch für das Fieber paßt, denn neben Aconitum gibt es viele weitere Mittel, die Fieber hervorrufen, jedes auf die ihm eigene Weise." Wahre Worte, und wenn man sie liest als einer, der sich von ihrer Wahrheit überzeugt hat und sich an ihren großen Urheber gut erinnert, möchte man am liebsten ausrufen: „Auch wenn er tot ist, spricht er doch immer noch zu uns."

Aconitum hat zwei sehr bedeutsame Modalitäten, nämlich „Verursacht durch Schreck" und „Verursacht durch kalte, trockene Luft". Auf den Wert der Furcht als ein Symptom, das mit akuten entzündlichen Beschwerden verbunden ist, haben wir ja bereits hingewiesen. Nicht minder ist Aconitum ein Heilmittel für Beschwerden, die durch *Schreck* entstanden sind, entweder sofort oder später. Der Patient hat einmal im Dunkeln einen großen Schreck bekommen, und fortan fürchtet er sich im Dunkeln.[GS] Von Schreck können entstehen: Schwindel; Ohnmachtsanfälle; Tremor; drohender Abort oder Aufhören der Regelblutung.[GS] Auch Gelbsucht[RA191] kann dadurch ausgelöst und chronisch werden. Es gibt auch noch andere Mittel bei Folgen von Schreck, allen voran *Opium, Ignatia* und *Veratrum album*.

Nun zur *kalten, trockenen Luft* … Kein anderes Mittel hat in so hohem Maße akute Entzündungen aufgrund von kalter, trockener Luft wie Aconitum. Neunzehn von zwanzig Fällen von *Krupp*, die durch Exposition gegenüber kalter, trockener Luft entstanden sind, werden durch Aconitum geheilt.[GS] Ich lebe in einer Gegend, wo Krupp häufig auftritt, und hatte daher reichlich Gelegenheit, dies zu verifizieren. *Pleuritis, Pneumonie* und *akuter Gelenkrheumatismus* zeigen die gleiche Modalität, und sie gehen, wie zu erwarten, fast ausnahmslos mit dem für Aconitum so charakteristischen hohen Fieber, der qualvollen Angst und der großen Unruhe einher. Jede lokale Kongestion oder Entzündung, die auf eine solche Einwirkung kalter, trockener Luft zurückgeführt werden kann, deutet auf Aconitum als Heilmittel hin, immer vorausgesetzt, dass auch die übrigen Symptome übereinstimmen. Die wichtigsten anderen Mittel mit Verschlimmerung durch kaltes, trockenes Wetter sind *Bryonia, Causticum, Hepar sulfuris* und *Nux vomica*. Hier einige Mittel mit Verschlimmerung durch feuchtes Wetter: *Dulcamara, Nux moschata, Natrium sulfuricum* und *Rhus toxicodendron*. Solche Dinge sollte man sich gut einprägen, denn eine eindeutige Indikation ist so viel wert wie zwei oder drei unsichere.

Arsenicum album

Weißes Arsenik, arsenige Säure

Große Angst und Unruhe, jagen ihn von einem Ort zum anderen. [AR8,2,56f]
Ungemeine Schwäche [CK968], plötzliches Sinken der Kräfte [GS;CK955].
Heftige brennende Schmerzen. [CK920]
Großer Durst, trinkt oft, aber immer nur wenig auf einmal [CK383], weil ihm kaltes Wasser nicht bekommt [GS].
Dyspnoe < bei Bewegung [GS], besonders beim Steigen [(CK726)].
Erbrechen und Durchfall gleichzeitig [CK455ff]; Erbrechen gleich nach jedem Essen oder Trinken [CK442f].
Modalitäten: < in kalter Luft, durch kalte Speisen und Getränke, durch kalte Anwendungen, von 1 bis 3 Uhr nachts, durch Bewegung; > durch warme Luft, geheizte Räume, heiße Anwendungen, durch Schwitzen.

☙ ❧

Kein Arzneimittel hat mehr Ruhelosigkeit als dieses. Die *Aconitum*-Unruhe entsteht in den Frühstadien entzündlicher Krankheiten und geht mit hohem Fieber einher. Arsenicum ist eher in späteren Krankheitsstadien angezeigt, wenn die Kräfte des Patienten sehr darniederliegen, oder bei schleichenden, adynamischen Fiebern, namentlich beim Typhus. Der *Aconitum*-Patient wirft sich vor Angst und Schmerzensqualen im Bett hin und her. Der Arsenicum-Patient ist zu schwach, um sich im Bett hin und her zu werfen, wozu ihn die Angst und die Unruhe eigentlich disponieren. Er kann sich nicht so umherbewegen, wie er es gern möchte; am liebsten würde er von einem Ort zum anderen, von einem Bett ins andere getragen werden, wobei ihn aber die geringste eigene Anstrengung fürchterlich erschöpft. Er fürchtet sich vor dem Tod, aber nicht so konkret wie der *Aconitum*-Patient; es ist eher eine unbestimmte Angst, verbunden mit dem Gefühl, dass es nutzlos sei, Medizin einzunehmen, denn er sei ohnehin unheilbar krank und dem Tode geweiht.

Die psychische Unruhe ist ebenso groß wie die körperliche. Der Patient leidet unter Anfällen von Angst, die ihn nachts aus dem Bett treiben. Selbst wenn er überhaupt keine Schmerzen hat, will er ständig seinen Platz wechseln; er geht, wenn er kräftemäßig dazu in der Lage ist, ständig im Zimmer umher, aus dem einen Grund, weil er sich nicht ruhig verhalten kann. In Fällen, die Arsenicum erfordern, ist die erste zu beobachtende wohltätige Wirkung des Mittels häufig, dass die Angst weniger wird und der Kranke still in seinem Bett liegt. Seine Schmerzen haben gar nicht einmal so sehr abgenommen, aber sie machen ihn nicht mehr so unruhig, er kann sie besser aushalten. Dies ist ein gutes Zeichen und wird in der Regel von einer Besserung sämtlicher Symptome gefolgt. Um welche Krankheit es sich auch immer handeln mag, denken Sie stets an Arsenicum album, wenn diese fortwährende Unruhe und besonders auch die große Schwäche vorhanden sind.

Arsenicum steht an der Spitze aller Mittel mit **brennenden** Empfindungen, besonders bei akuten Krankheiten. Das Brennen ist jedoch keineswegs auf akute Krankheiten beschränkt, oft kommt es auch bei chronischen Leiden vor, besonders solchen von malignem Charakter oder solchen mit Neigung zur Malignität. Allenfalls *Sulfur* dürfte das Mittel in Bezug auf brennende Empfindungen bei chronischen Leiden übertreffen. Es gibt kaum ein Organ oder Gewebe im menschlichen Organismus, wo das Brennen von Arsenicum nicht anzutreffen ist. Dieses Brennen wird, so seltsam es auch erscheinen mag, **durch Wärme deutlich gebessert**, sei es durch heiße Umschläge (sofern sie lokal zu applizieren sind), sei es durch die Wärmestrahlung eines Ofens oder allgemein in einem warmen Raum. Dies ist das gerade Gegenteil von *Secale cornutum*, bei dem trotz objektiver Kälte der betroffene Körperteil brennt, aber heiße bzw. warme Anwendungen nicht vertragen werden; selbst das Bedecken dieses Teils wird nicht toleriert. Bei Arsenicum wird im Falle eines akuten Schnupfens mit Halsbeschwerden das Brennen in der Nase durch das wundmachende Sekret mittels äußerer Anwendung von Wärme sehr gebessert, ebenso das Brennen im Hals; letzteres findet außerdem durch heiße Speisen und Getränke Linderung. Dies ist die Hauptmodalität, die es uns bei Fließschnupfen ermöglicht, zwischen Arsenicum, *Allium cepa* und *Mercurius* zu unterscheiden. Ich behandelte einmal einen Fall von heftigsten Magenschmerzen, hervorgerufen durch die Unterdrückung eines Ekzems an der Hand. Ich wusste nichts von dieser Unterdrückung, sondern verschrieb Arsenicum, weil die Schmerzen um Mitternacht anfingen und bis 3 Uhr anhielten, während welcher Zeit die Patientin vor Schmerzensqualen ständig im Zimmer auf und ab gehen musste; sie klagte über *starkes Brennen* im Magen. Nach Einnahme des Mittels hatte sie nur noch einmal einen leichten Schmerzanfall, doch bei meiner Visite fragte sie: „Kann das Mittel ein Ekzem wieder herausbringen, Herr Doktor?" Dann erfuhr ich von der Unterdrückung, die durch das Einreiben einer Salbe bewerkstelligt worden war, und sagte ihr, dass sie die Magenschmerzen jederzeit wieder haben könne, sie bräuchte nur erneut etwas gegen den Ausschlag zu unternehmen. Das wollte sie nicht.

Arsenicum ist eines unserer Hauptmittel bei Fieberkrankheiten von typhösem Charakter. Es ist hier so nützlich, dass Bähr sagt: „Da wir kein Mittel haben, welches den Infectionsleiden fast ohne Ausnahme und in ihren schlimmsten Formen so sehr gewachsen wäre, wie Arsen., so ist es eigentlich unvernünftig, mit seiner Anwendung zu zögern, bis sich die Symptome einstellen, welche wir als Ausdruck der höchstgesteigerten Arsenikwirkung ansehen müssen. Auf diese Weise verlieren wir gewiss oft die kostbarste Zeit." Und weiter: „Wir können demnach nur rathen, weit öfter als bislang Arsen. von vornherein als Arznei zu geben, nicht zu warten, bis sich die deletären Anzeichen völlig herausgebildet haben." [GH2,629] Ich glaube nicht, dass dies eine vernünftige Argumentation oder ein guter Rat ist, denn ich habe noch nie eine Regel entdeckt, anhand derer ich schon am Anfang bestimmen könnte, dass ein Fall später einmal einen bösartigen Verlauf nehmen wird, der dann – vielleicht – nach Arsenicum verlangen würde. Während wir einerseits nicht warten müssen, dass sich ein Fall zu dieser „höchstgesteigerten" Intensität entwickelt, die nach Arsenicum verlangt, haben wir andererseits aber auch nicht das Recht, Arsenicum oder irgendein anderes Mittel in Erwartung eines Zustandes zu verabreichen, der vielleicht niemals eintreten wird.

Arsenicum album

Arsenicum ist nicht das einzige Mittel, das in der Lage ist, solche bösartigen Fälle zu heilen, und woher sollen wir überhaupt wissen, dass nicht *Muriaticum acidum* oder *Carbo vegetabilis* das Heilmittel sein wird, wenn sich der Fall weiter entwickelt hat? Es gibt keine verlässliche oder wissenschaftliche Regel, außer den Fall in jedwedem Stadium der Krankheit mit der *jeweils indizierten* Arznei zu behandeln, ohne dabei zu versuchen, erwartete Zustände oder künftige Möglichkeiten zu berücksichtigen. Es würde den Rahmen sprengen, an dieser Stelle all die Indikationen für Arsenicum bei Typhuserkrankungen aufzuzählen, zumal sie bei Raue, Lilienthal oder jedem anderen guten Lehrbuch über homöopathische Praxis nachzulesen sind. Arsenicum ist auch eines unserer wichtigsten Mittel bei Wechselfieber, insbesondere nach Chininmissbrauch. Natürlich ist auch hier, wie in allen anderen Fällen, strenges Individualisieren vonnöten.

Arsenicum affiziert sehr stark den gesamten Verdauungstrakt, von den Lippen bis zum Anus. Die Lippen sind so ausgedörrt[GS], so trocken und rissig[SK105], dass der Patient häufig an ihnen leckt, um sie zu befeuchten. Die Zunge kann auf verschiedene Weise betroffen sein, z.B. trocken und hochrot, mit stark geschwollenen Papillen[EN727]; rot, mit Zahneindrücken an den Rändern[GS]; kreideweiß oder wie mit weißer Farbe angemalt[GS]; bleifarben[GS]; trocken und braun belegt[HV12,38] oder schwärzlich[SK105], besonders bei Typhus[GS]. Der Mund ist trocken[CK344] oder aphthös[SK106], ulzeriert[GS] oder gangranös[GS], desgleichen der Hals. Der Durst ist ungeheuer groß und insofern eigentümlich, als trotz dessen Intensität der Patient immer *nur wenig Wasser auf einmal* zu sich nehmen kann. Der Magen ist so reizbar und empfindlich, dass schon geringste Mengen an Speisen oder Getränken Beschwerden und Schmerzen verursachen oder unmittelbar Erbrechen oder Stuhlgang oder beides gleichzeitig erregen.[GS] Insbesondere kalte Getränke, Eiswasser oder Eiscreme werden nicht vertragen und verursachen Beschwerden.[GS] Das Erbrochene ist höchst verschiedenartig, von Wasser oder Schleim[CK445] über Galle[CK447] bis hin zu Blut[CK452] und kaffeesatzartigen Massen[CK449f].

Die Schmerzen im Bereich des Magens sind fürchterlich[CK465], und sie werden durch das geringste Essen und Trinken verschlimmert, besonders wenn es *kalt* ist. Auch die Bauchschmerzen sind äußerst heftig [CK508] und nötigen den Patienten, sich in alle möglichen Richtungen und Positionen zu wälzen und zu krümmen [CK517]. Durchfälle der verschiedensten Art, vom einfachen wässrigen Durchfall [CK578] bis zu schwarzen, blutigen und entsetzlich stinkenden Diarrhoen [GS]. Am Ende des Verdauungstrakts kommt es schließlich oft zu Hämorrhoiden. [CK610]

Bei jedem der hier aufgeführten Leiden im Bereich des Verdauungskanals, von der leichtesten Reizung bis zu den heftigsten entzündlichen oder malignen Krankheitsformen, finden wir mit hoher Wahrscheinlichkeit das für dieses Mittel so charakteristische *Brennen*, mal in höherem, mal in geringerem Grad; und wir finden die nicht minder charakteristische *Besserung durch Wärme* und ebenso, wenngleich nicht ganz so regelmäßig, die *Verschlimmerung gegen Mitternacht*.

Arsenicum ist auch bei Erkrankungen der Atmungsorgane von Nutzen. Zunächst steht es bei akutem Schnupfen an vorderster Front, wobei häufig zwischen diesem Mittel, *Allium cepa* und *Mercurius* die Wahl getroffen werden muss. Arsenicum hat einen Fließschnupfen [CK665], der Oberlippe und Nasenflügel wund macht, mit mehr *Brennen* als bei den beiden anderen Mitteln. Es folgt oft gut auf *Mercurius*, wenn dieses nur teilweise Linderung gebracht hat.

Besonders wirksam ist Arsenicum bei vielen Lungenaffektionen, die mit starker Dyspnoe einhergehen. Die Atmung ist giemend, mit Husten und schaumigem Auswurf. [GS] Der Patient kann nicht liegen [CK], er muss aufrecht sitzen, um atmen zu können; er kann sich nicht bewegen, ohne gleich außer Atem zu kommen. [GS] Die Atemwege scheinen stark verengt zu sein. Arsenicum ist vor allem bei asthmatischen Beschwerden von Nutzen, die verursacht oder verschlimmert worden sind durch das Unterdrücken eines Hautausschlags [GS], ferner bei Pneumonie durch vorzeitig zurückgetretene Masern oder bei chronischen Lungenleiden aufgrund eines unterdrückten Ekzems. Ich erinnere mich an einen Asthmafall, der schon seit Jahren bestand und zu dem ich nach Mitternacht gerufen wurde, weil man befürchtete, die Patientin könnte noch vor Tagesanbruch sterben. Ich erfuhr, dass ihre

Anfälle stets gegen 1 Uhr einsetzten. Ich verabreichte ihr Arsenicum album C 30, und sie wurde wieder vollkommen gesund.

Das Symptom „Heftiger, scharfer, festsitzender oder schießender Schmerz in der Spitze und durch das obere Drittel der rechten Lunge" GS von Rollin R. Gregg ist ein Juwel und hat es mir ermöglicht, etliche Fälle von hartnäckigen Lungenleiden zu heilen. Bei älteren Menschen mit Lungenentzündung im letzten Stadium, das mit brandigem Auswurf einherging, hat Arsenicum, wenn die Symptome auch insgesamt passten, oftmals lebensrettend gewirkt. Wie anderenorts ist auch hierbei häufig starkes Brennen festzustellen. Arsenicum ist außerdem eines unserer Hauptmittel bei Pleuraergüssen. KE4,328ff

Arsenicum zieht auch stark das Nervensystem in Mitleidenschaft. Zu der charakteristischen Unruhe, zu der bereits viel gesagt wurde, gesellt sich eine **ungeheure Erschöpfung**. Diese Erschöpfung ist bei den meisten Arsenicum indizierenden Krankheiten, seien sie akut oder chronisch, vorhanden. Bei Typhus beispielsweise gibt es kein Arzneimittel mit größerer Prostration. *Carbo vegetabilis* und *Muriaticum acidum* kommen ihm in dieser Beziehung gleich, der Unterschied ist jedoch, dass der Arsenicum-Patient fortwährend sich bewegen oder bewegt werden will, während bei den beiden anderen Mitteln solche Lebenszeichen fast gänzlich fehlen. Auch wenn der Arsenicum-Patient nicht ans Bett gefesselt ist, ist er bei akuten wie chronischen Krankheiten so schwach, dass ihn „die geringste Anstrengung zutiefst erschöpft und zum Niederlegen zwingt" GS. Manchmal überkommt ihn diese extreme Schwäche auch ganz plötzlich und unvermittelt.

Hier nun ein Bild, das einen chronischen Arsenicum-Zustand illustriert: „Durch Bergaufgehen oder andere Muskelanstrengung: Atemnot, Abgeschlagenheit, Schlaflosigkeit und andere Beschwerden." GS Dies zeigt, wie schwach der Patient ist, und diese Schwäche kann die verschiedensten Krankheitsformen begleiten. Sie werden vielleicht einwenden, dass es normal ist, wenn Kranke schwach sind. Das ist wahr, aber die Schwäche des Arsenicum-Patienten steht, zumindest dem Anschein nach, *in keinerlei Verhältnis* zu den übrigen Beschwerden. Hinzu kommt, dass es sich um eine *allgemeine Schwäche* und Prostration handelt, nicht um eine lokale, wie z. B. das Schwächegefühl in der Brust bei *Phosphoricum acidum, Stannum* und *Sulfur*; oder im Abdomen wie bei *Phosphorus*; oder im Magen wie bei *Ignatia, Hydrastis* und *Sepia*. Ich sehe nicht, wie ich den Wert der Prostration als Arsenicum-Symptom noch deutlicher herausarbeiten könnte.

Wenn wir die *Gewebe* betrachten, finden wir unser Mittel fast überall präsent:

Es affiziert das *Blut*, indem es dort sepsisähnliche Veränderungen hervorruft, mit Exanthemen[CK1040], Ekchymosen, Petechien[CK1042] etc.[GS]

Es affiziert die *Venen*; Krampfadern brennen wie Feuer, besonders in der Nacht[GS].

Es entzündet die serösen Häute, mit der Folge reichlicher seröser Ergüsse.[GS]

Es affiziert die Drüsen und Lymphknoten, indem es sie indurieren[GS] oder eitern lässt.

Es greift das Periost an [Entzündung[GS]].

Es affiziert die Gelenke, mit blasser Geschwulst derselben, brennenden Schmerzen etc.[GS]

Es ruft entzündliche Geschwülste hervor, mit brennenden[SK99], lanzinierenden Schmerzen.[GS]

Es verursacht allgemeine Hautwassersucht[CK989], mit bleichem, wächsernem oder erdfahlem Teint sowie großem Durst[KE4,328;GS] (*Apis*: ohne Durst).

Es verursacht rasche Abzehrung[CK981f]; Atrophie bei Kindern[SK98].

Es verursacht Geschwüre, die beständig an Umfang zunehmen.[GS] Die Geschwüre *brennen* wie von glühenden Kohlen[CK1064], schmerzen selbst im Schlaf. Die Absonderungen können reichlich, aber auch spärlich sein. Geschwürsgrund blau, schwarz oder auch speckig[GS].

Milzbrandkarbunkel, wie Feuer *brennend*; Haut kalt, blau, trocken wie Pergament[SK99], in großen Schuppen sich abschälend.[GS]

Hautgangrän; die betroffenen Stellen sind schwarz und *brennen* wie Feuer.

Gangrän, besser durch Wärme oder Hitze (schlimmer: *Secale*).[GS]

Pergamentartige Trockenheit der Haut[SK99]; Haut trocken und schuppig[EN2521].

Die Hauterkrankungen sind in der Regel durch eine trockene und schuppige Haut gekennzeichnet, und fast stets gehen sie mit **Brennen** einher. Arsenicum gehört zu unseren wichtigsten Mitteln bei Leiden infolge zurückgetretener oder unterdrückter Exantheme, auch passt es oft bei chronischen Ekzemen etc., die unterdrückt worden sind.

Es wäre jedoch unmöglich und würde vollkommen aus dem Rahmen dieses Werkes fallen, all die Affektionen der Gewebe, bei denen sich Arsenicum als hilfreich erwiesen hat, namentlich aufzuführen.

Dessen ungeachtet ist Arsenicum kein Allheilmittel. Es muss, wie jedes andere Mittel auch, durch die Ähnlichkeit seiner Symptome angezeigt sein, sonst ist ein Fehlschlag unvermeidlich. Seine großen „Keynotes" sind: **Unruhe, Brennen, Prostration** und **mitternächtliche Verschlimmerung.**

Rhus toxicodendron

Giftsumach

Zunge trocken[RA237] oder dick belegt[EN357], mit gerötetem Dreieck an der Spitze.[GS]

Große Unruhe[EN1121], kann nie lange in einer Position liegen; verändert oft seine Lage, mit nur kurz während er Linderung; muss sich immer hin und her wenden.[RA845]

Lahmheit, Steifigkeit und Schmerzhaftigkeit der Glieder beim ersten Bewegen nach Ruhe[(RA805)] oder beim Aufstehen in der Frühe, > durch fortgesetzte Bewegung.[GS]

Erysipel oder Scharlach mit Bläschenbildung und der charakteristischen Ruhelosigkeit.[GS]

Alle Fieberkrankheiten, die eine typhöse Form annehmen und das charakteristische rote Dreieck an der Zungenspitze sowie große Unruhe aufweisen.

Sopor und blandes, anhaltendes Delirium [GS]; beständiges Hin-und-her-Wälzen, mit Träumen von großer Mühe [RA855] und Anstrengung [GS], mit ängstlichen Träumen von den Geschäften des Tages [RA853].

Modalitäten: < durch ruhiges Sitzen oder Liegen sowie zu Beginn der Bewegung; durch nasskaltes Wetters; durch körperliche Anstrengung oder schweres Heben; durch Nasswerden während des Schwitzens; > durch fortgesetzte Bewegung; durch Wärme und warme, trockene Luft bzw. Witterung; durch Liegen auf etwas Hartem (Kreuzschmerzen) [SK464].

Muskelrheumatismus und Ischiasbeschwerden, vorzugsweise linkerseits *(Colocynthis)*; Taubheit und Schmerzen im linken Arm, bei Herzkrankheiten [GS].

Große Empfindlichkeit gegen freie Luft [SK450]; das Hervorstrecken der Hand unter der Bettdecke löst einen Hustenanfall aus [GS;KH] *(Baryta carbonica, Hepar sulfuris).*

Schmerz zwischen den Schulterblättern beim Schlucken von Speisen. [GS] [14]

Trockener, ermüdender Kitzelhusten während des Fieberfrostes [LM1,135]. Während der Hitze Ausbruch einer heftig juckenden Urtikaria über den ganzen Körper. [GS]

---

14 Das Symptom rührt wahrscheinlich von einem Fall von „Angina oesophagea" her, den Griesselich in der *Hygea* (Bd. 6, S. 334) wie folgt beschreibt: „Im Rücken, ungefähr der Mitte der Speiseröhre entsprechend, ein Schmerz, welcher durch Essen und Trinken erhöht wurde; so wie die Speisen an die Stelle kamen, wollten sie nicht hinunter, weshalb Patientin seit einigen Tagen sehr wenig, meist nur etwas Flüssiges genossen hatte; Pat. drehte sich und suchte sich eine andere Lage zu geben, um das Genossene über die leidende Stelle wegzubringen, wonach dann Erleichterung eintrat." [Beschwerdefreiheit am 2. Tag nach Rhus C 30.]

Rhus toxicodendron

Dies ist das dritte Mittel unserer so genannten Unruhe-Trias. Die Unruhe von Rhus toxicodendron hängt in erster Linie mit dem dumpfen Wundheits- und Zerschlagenheitsschmerz zusammen, der durch Bewegung für einige Zeit gemildert wird. Es gibt auch eine gewisse innere Unruhe, die rein nervösen Ursprungs ist und den Patienten nötigt, ständig in Bewegung zu sein, selbst wenn keine besonderen Schmerzen vorhanden sind; diese Art von Unruhe ist aber nicht annähernd so deutlich wie bei *Aconitum* und *Arsenicum*.

Wie bei *Bryonia* findet sich auch bei Rhus toxicodendron das führende Charakteristikum unter seinen Modalitäten. Die Verschlimmerung durch Bewegung ist bei ersterem nicht weniger ausgeprägt als die **Verschlimmerung in der Ruhe** bei letzterem. Genau wie bei *Aconitum* und *Arsenicum* wirft sich der Rhus-Patient ständig von einer Seite auf die andere, nur bringt bei Rhus die Lageveränderung eine gewisse Erleichterung, während dies bei den beiden anderen Mitteln nicht der Fall ist. Der *Bryonia*-Patient leidet umso mehr, je mehr er sich bewegt, während sich der Rhus-Patient umso besser fühlt, je mehr und je länger er sich bewegt, bis er schließlich völlig erschöpft ist. Bei akuten Krankheiten, wie bei Scharlach und Bauchtyphus, und selbst im Hitzestadium von Wechselfiebern scheint fortwährende Bewegung die einzige Linderung für den Patienten zu sein. Auch bei chronischen Krankheiten wie z. B. chronischem Rheumatismus ist der Kranke gezwungen, sich zu bewegen; zwar leidet er am Anfang der Bewegung, doch wenn er sich einige Zeit bewegt oder, wie er sich manchmal ausdrückt, „eingelaufen hat", fühlt er sich besser. Dagegen kann er weder bei akuten noch bei chronischen Krankheiten längere Zeit bequem liegen, weil sich dann wieder unweigerlich die dumpfen Schmerzen einstellen; er muss sich bewegen, selbst wenn dies zuerst mit noch mehr Schmerzen verbunden ist. Die die Unruhe verursachenden Schmerzen sind bei Rhus toxicodendron nicht so quälend wie bei *Aconitum* und *Arsenicum*, noch ist Prostration so groß wie bei *Arsenicum*, noch die Aufregung so groß wie bei *Aconitum*. Rhus und *Arsenicum* sind oft bei Typhus indiziert, *Aconitum* dagegen selten oder nie; nichtsdestoweniger sind alle drei gleichermaßen *Unruhe*-Mittel.

Wenn beim echten Typhus abdominalis *Arsenicum*, wie manche glauben, an der Spitze der Heilmittel steht, weil es am häufigsten angezeigt ist, so kann Rhus bei allen anderen Krankheiten, die typhöse Symptome entwickeln, ebenso große Ansprüche geltend machen. Die wörtliche Bedeutung des Begriffs Typhus ist *Dunst* oder *Umnebelung der Sinne*. Bei allen Formen des Typhus (bekannt als Zerebral-, Abdominal- und Pneumotyphus [ST1,212f]) ist Rhus insgesamt nicht häufiger angezeigt als andere Mittel auch. Doch wann immer bei Fiebern und selbst bei entzündlichen Krankheiten das Sensorium eingetrübt (umnebelt) wird oder soporöse Benommenheit sich breit macht, verbunden mit einem blanden Delirium, leisem Vor-sich-hin-Murmeln, trockener Zunge etc., müssen wir an Rhus denken. Eine trockene oder mit einem dunklen Belag überzogene Zunge, die **an der Spitze ein gerötetes Dreieck** zeigt, ist eine besondere Indikation für diese Arznei. Dieser Zustand des Sensoriums und der Zunge kann vorkommen bei *Dysenterie, Peritonitis, Pneumonie, Scharlach, Rheumatismus* und *Diphtherie*, bei *biliösen, remittierenden, typhösen* und anderen *Fiebern*. Es spielt aber keine Rolle, wie die Krankheit heißt oder wo sie lokalisiert ist, wenn nur die *Symptome* des Mittels vorhanden sind. Die bei diesen Krankheiten auftretende Benommenheit oder Betäubung ist, wenn Rhus das Heilmittel ist, nicht so tiefgehend wie die, die auf *Hyoscyamus* oder *Opium* hinweist; eher ist sie zu vergleichen mit der Benommenheit von Mitteln wie *Baptisia, Nux moschata, Lachesis* oder *Phosphoricum acidum*. Auch das Delirium von Rhus ist nicht so heftig wie etwa das von *Belladonna, Hyoscyamus* und *Stramonium*. Sowohl Benommenheit als auch Delirium sind von milder Form, jedoch gleichmäßig und anhaltend. Natürlich ist die *Unruhe* von Rhus zugegen, und der Patient dreht und wälzt sich von einer Seite auf die andere, manchmal auch ohne sich dessen bewusst zu sein oder von dem, was in seiner Umgebung passiert, etwas mitzubekommen. Er kann Fragen – vielleicht sogar richtig – beantworten, doch später weiß er nichts mehr von dem, was während seines tage- oder wochenlangen Krankseins geschehen ist.

Rhus toxicodendron, *Baptisia* und *Arnica* ähneln einander sehr, und die Wahl zwischen ihnen fällt manchmal nicht leicht. Im Kapitel über *Arnica* werden wir zwischen diesen Arzneien zu differenzieren versuchen.

Husten während des Frostes bei intermittierenden Fiebern[LM1,135] ist ein Charakteristikum, das uns von Carroll Dunham mitgeteilt wurde, und es ist sehr verlässlich, wie ich feststellen konnte.

Rhus wirkt in besonderer Weise auf Faser-, Muskel- und Zellgewebe ein[GS]. Die Muskeln sind steif und schmerzhaft. Dies kann rheumatisch bedingt sein, es kann durch Überanstrengung, schweres Heben oder jedwede übermäßige Muskelbetätigung ausgelöst worden sein, und schließlich kann es auch von Exposition gegenüber Kälte, vor allem feuchter Kälte herrühren.

Dieser durch Überanstrengung hervorgerufene Zustand braucht nicht allein auf die Muskeln beschränkt zu sein, er kann auch die Sehnen, Bänder und Gelenkkapseln in Mitleidenschaft ziehen. Einige Affektionen der Rückenmuskulatur und selbst der Rückenmarkshäute (bis hin zur Meningomyelitis[GS]) können durch Verrenkung verursacht werden, durch Kälteexposition, durch Schlafen auf einem feuchten Boden oder in Betten mit feuchtem Bettzeug, ferner durch Nasswerden in einem heftigen Regenguss, besonders wenn man dabei verschwitzt ist. In der Tat ist Rhus eines unserer besten Mittel bei Lumbago[GS]. Letztlich ist es aber egal, welche Muskeln überanstrengt oder der Kälte ausgesetzt worden sind, damit diese Lahmheit und Schmerzhaftigkeit hervorgebracht werden, das Mittel ist dasselbe. Wenn das große Charakteristikum **„Lahmheit, Steifigkeit und Schmerzhaftigkeit der Glieder beim ersten Bewegen nach Ruhe oder beim Aufstehen in der Frühe, > durch fortgesetzte Bewegung"**[GS] vorhanden ist, ist Rhus das erste Mittel, an das wir denken müssen.

Rhus ist häufig auch das Heilmittel bei Drüsengeschwülsten[GS], namentlich der Ohrspeichel- und Unterkieferdrüsen[RA201] in Fällen von Scharlach[GS]; auch passt es oft bei Phlegmonen im Zusammenhang mit Diphtherie oder bei Orbitalphlegmonen[GS].

Es ist ferner eines unserer wichtigsten Mittel bei Hauterkrankungen. Niemand, der sich je eine Rhus-Vergiftung zugezogen hat, wird bezweifeln, dass die Arznei die Fähigkeit hat, Hauterkrankungen hervorzurufen; und natürlich konnten wir entsprechend unserem Heilgesetz erwarten, dass es solche dann auch zu heilen vermag – wir sind nicht enttäuscht worden. Der Ausschlag der Rhus-Vergiftung ist vesikulär. [RA782f] *Erysipelas von vesikulärer oder bullöser Natur* [KE4,147f], einhergehend mit der typischen Unruhe und dem eingetrübten Sensorium, wird durch Rhus rasch zur Abheilung gebracht. Entsprechendes gilt für *Scharlach*. [GS] Wenn die Haut bei diesen Leiden rot, glatt und glänzend ist, verbunden mit hohem Fieber und Delirium, wird Rhus nichts ausrichten können, wohl aber *Belladonna* oder irgendein anderes Mittel mit dieser Art von Ausschlag etc.

Apis, Cantharis, Lachesis, Ailanthus und andere Mittel haben alle ihr jeweils eigenes Erscheinungsbild der Haut bei diesen akuten Exanthemen. Dennoch müssen wir uns darüber im Klaren sein, dass in vielen Fällen die wesentlichen Indikationen für ein Mittel nicht unter den Hautsymptomen zu finden sein werden, sondern außerhalb davon.

Wenn bei *Variola* das Blatterexanthem welk und verkümmert aussieht, der Hof vieler Blattern eine livide Färbung annimmt und typhöse Symptome hinzutreten [HY18,494], können wir von Rhus eine gute Wirkung erwarten. Bei *Herpes zoster* [SK450] ist wahrscheinlich kein Mittel häufiger von Nutzen als dieses.

Bei chronischen Hautleiden ist Rhus nicht minder wertvoll als bei akuten. *Ekzeme* [GS] von vesikulärem Charakter werden häufig durch das Mittel geheilt; es besteht starker Juckreiz, der durch Kratzen nicht wesentlich gelindert wird. In all solchen Fällen sind natürlich die konstitutionellen Symptome von gleichem Gewicht wie die lokalen Beschwerden. Was die Dosierung betrifft, so habe ich das Mittel sowohl in hohen wie in niedrigen Potenzen verabreicht und es über die ganze Skala als nützlich befunden. Ich habe aber auch mit meiner eigenen Potenziermaschine eine MM-Potenz hergestellt, die mir so große und so zahlreiche Dienste geleistet hat, dass ich es nicht unterlassen kann, dies hier zu erwähnen.

Belladonna

Atropa belladonna; Tollkirsche

Alle akuten entzündlichen Krankheiten gehen mit ausgeprägten Kopfsymptomen einher, mit Schmerzen, rotem, aufgedunsenem Gesicht, klopfenden Karotiden und Delirium, ferner mit Krämpfen, „Gliederwerfen" und Muskelzuckungen.

Augen stier [RA296], rot [RA301], blutunterlaufen [SK148]; Pupillen zunächst verengt, später dann stark erweitert [RA246].

Mund und Rachen *sehr trocken* [RA477f], *rot*, manchmal stark angeschwollen [SK150]; alle Schleimhäute gleichermaßen trocken und heiß.

Schmerzen entstehen plötzlich und verschwinden nach einer Weile ebenso plötzlich, wie sie gekommen sind. [GS]

Haut sehr gerötet und heiß [RA1267], strahlt stark die Hitze ab, vermittelt der sie berührenden Hand ein Gefühl von Brennen [GS]; schwitzt nur an den bedeckten Teilen [RA1306].

Diverse Entzündungen, die sich von einem Zentrum strahlenförmig in die Umgebung ausbreiten. [GS]

Modalitäten: < nach 15 Uhr und nach Mitternacht [GS], durch Entblößen, durch Zugluft, im Liegen; > durch Zudecken und Hochlagern des Kopfes.

Große Erkältungsneigung; sehr empfindlich gegen Zugluft, besonders bei entblößtem Kopf; erkältet sich nach Haareschneiden *(Hepar sulfuris)*; nach Fahren im kalten Wind schwellen die Tonsillen an *(Aconitum)*. [GS]

Bildet sich ein, er sähe Gespenster [RA37], grässliche Gesichter [GS], verschiedene Insekten [RA37] *(Stramonium)*, große schwarze Tiere [HV16,64], Hunde [RA1340] oder Wölfe [RA1339].

Unterleib aufgetrieben [RA653] und empfindlich, < durch die geringste Erschütterung, selbst des Bettes; muss beim Gehen mit der größten Vorsicht auftreten, aus Angst vor Erschütterung des Körpers. [GS]

Starker Schmerz in der Ileozäkalgegend, verträgt nicht die leiseste Berührung, nicht einmal eine Bettdecke. [GS]

„Ein heftiges Zwängen und Drängen nach den Geschlechts-Theilen [15], als sollte da alles herausfallen; beim krumm Sitzen und Gehen schlimmer, bei Stehen und gerade Sitzen besser [16]"[RA773]; < morgens [RA795]. (Vgl. *Lilium tigrinum, Murex, Sepia.*)

Zunge: rot, heiß und trocken [SK150]; rot an den Rändern, weiß in der Mitte [SK150]; Papillen hochrot, entzündet und stark geschwollen [RA447], wie bei Scharlach *(Aconitum, Antimonium tartaricum)*.

„Fauliger Geschmack kömmt aus dem Rachen herauf, auch beim Essen und Trinken, obgleich Speisen und Getränke ihren richtigen Geschmack haben." [RA534]

Wir kommen nun zur Betrachtung jener Arzneien, die ich die Trias der Deliriummittel nenne: Belladonna, *Hyoscyamus* und *Stramonium*. Auch viele andere Mittel haben Delirien in ihrem Arzneimittelbild, doch diese drei gehören zweifellos an die Spitze der Liste. Belladonna könnte ebenso aber auch als ein vorrangiges Kopfmittel bezeichnet werden – bei den meisten Beschwerden, die dieses Mittel nötig machen, stehen Kopfsymptome deutlich im Vordergrund. Alles *Blut* scheint in Richtung Kopf zu strömen. [RA150] *(Amylenum nitrosum, Glonoinum, Melilotus.)* Der Kopf ist heiß [RA184], während die Gliedmaßen eiskalt sind [RA182]. Die Augen sind rot und blutunterlaufen. Auch das Gesicht ist stark gerötet [RA181], mitunter fast purpurfarben [RA193]. Die Halsarterien schlagen so heftig [RA411], dass es von außen deutlich zu sehen ist. Dies geht einher mit starken Kopfschmerzen, Druck- [RA87] oder Vollheitsgefühl im Kopf [GS], mit Verwirrung [RA15] oder Benebelung [RA23] der Sinne. Das wilde [RA1408], schreckliche Delirium von Belladonna kann mit Schmerzen einhergehen, aber auch ohne diese bestehen. Der Patient glaubt im Delirium „Gespenster, gräßliche Gesichter, Insekten" [GS] und diverse Tiere zu sehen. Er fürchtet sich vor allen möglichen eingebildeten Dingen und versucht, vor ihnen weg-

---

15 Gemeint sind die weiblichen Geburtsteile. Hahnemann hat das Symptom irrtümlich unter die männlichen Geschlechtsorgane eingereiht.
16 Nash schreibt versehentlich „schlimmer" (<).

zulaufen[RA1435]. Bricht in lautes Gelächter aus[RA1361] oder schreit[RA1406] oder knirscht heftig mit den Zähnen[RA414]. Schlägt um sich[RA1419]; versucht, die Umstehenden zu beißen[RA1425]. Kurz, er vollführt alle möglichen Gewalttakte und ist nur schwer zu bändigen. Bei keinem anderen Mittel tritt mit solcher Regelmäßigkeit *heftiges Delirium*[GS] auf wie bei Belladonna. Eines der Charakteristika von Belladonna beim Delirium ist, verglichen mit den beiden anderen Arzneien, die bereits erwähnte ausgesprochene Blutüberfüllung des Gehirns. Wenn das Klopfen der Karotiden, die Hitze, Röte und Kongestion des Gesichts und der Konjunktiven nachlassen, geht im gleichen Maße auch das Delirium zurück. Belladonna kann im Delir auch schon mal ein blasses Gesicht[RA171] haben, doch das ist eine Ausnahme. Selbst die Oberlippe ist mit Blut überfüllt und stark geschwollen[RA363].

Bei *lokalisierten* Entzündungen im ersten Stadium ist Belladonna nicht häufiger angezeigt als andere Mittel auch. Für die Wahl des Mittels ist es weitgehend gleichgültig, *wo* die Entzündungen lokalisiert sind, ob im Kopf, im Hals, in den Mammae oder anderswo, wenn sie nur plötzlich entstehen, einen raschen Verlauf nehmen, hochrot sind, schmerzhaft und insbesondere klopfend. Es ist erstaunlich, wie viele lokale Entzündungen, selbst ein Furunkel oder Karbunkel, den ganzen Organismus und den Blutkreislauf so irritieren, dass dadurch ein allgemeines Entzündungsfieber hervorgerufen wird, verbunden mit den für Belladonna so charakteristischen Kopfsymptomen; und nicht weniger erstaunlich ist es, wie dieses Mittel den ganzen Zustand, lokal wie allgemein, zu beheben vermag, wenn es denn angezeigt ist. Was?, ruft der Anhänger lokaler Anwendungen, man soll Belladonna innerlich verabreichen für einen Furunkel an der Hand oder am Fuß? Ja, in der Tat, und das gilt nicht nur für Belladonna, sondern auch für *Mercurius, Hepar sulfuris, Tarantula cubensis* und etliche andere Mittel ebenso; darüber hinaus bedarf es überhaupt keiner lokalen Behandlung. Es ist nur das erste oder kongestive oder aktive Entzündungsstadium, wo Belladonna am Platze ist; wenn es dann aber passend verabreicht wird, beseitigt es oft den ganzen Prozess, ohne dass es zu den weiteren Stadien kommt; und wenn es dies doch nicht ganz vermag, modifiziert es die Entzündung wenigstens so weit, dass sie vergleichsweise harmlos verläuft.

Belladonna ist eines unserer wichtigsten Mittel bei fieberhaften Kinderkrankheiten; es wetteifert hier sogar mit *Chamomilla*. Die Fieberbeschwerden treten *urplötzlich* auf, fast ohne irgendwelche Vorboten. Dieser plötzliche und heftige Ausbruch von Fieber kommt manchmal auch in *Cina*-Fällen vor, doch geht es dort mit Wurmbefall einher. Das Belladonna-Kind wird von einer Minute auf die andere krank, und ein höchst charakteristisches Merkmal in diesen Fällen ist: Das Kind ist sehr heiß, mit rotem Gesicht und schläfriger Benommenheit; doch alle Augenblicke fährt es hoch oder *zuckt im Schlaf zusammen*[RA1145]*, als wollte es in Krämpfe verfallen*. Dieser Zustand findet sich oft bei Kindern, und Belladonna wirkt dabei wie „glättendes Öl auf wogender See". Denken Sie daran, dass Entzündungen bei Belladonna mehr auf einen Ort beschränkt sind als bei *Aconitum*. Ich habe den Unterschied zwischen diesen beiden Mitteln bei Entzündungen und entzündlichen Fiebern im *Aconitum*-Kapitel näher dargelegt. Es bringt keinerlei Nutzen, sie durcheinander bzw. im Wechsel zu verabreichen. Manche tun es, offenbaren dadurch aber nur ihre Unwissenheit.

Es gibt bei jeder Arznei Empfindungs-, Modalitäts- oder Konstitutionssymptome, die für diese Arznei (wie auch für manche Krankheit) besonders charakteristisch sind. Diese Symptome sind durchaus nicht immer leicht zu erklären. Sie entziehen sich häufig jedem Versuch, sie pathologisch verstehen zu wollen, und könnte man es doch, so wäre es eigentlich nicht notwendig. Sie einfach als Tatsachen zu akzeptieren ist oft vernünftiger, als sich lange mit der Suche nach einer Erklärung aufzuhalten, die es meist gar nicht gibt. Auf der Basis gesicherten Wissens zu verordnen ist besser als abzuwarten, weil wir etwas nicht erklären können. So ist es z. B. nicht leicht zu sagen, warum *„die Schmerzen von Belladonna plötzlich entstehen und nach einer Weile ebenso plötzlich verschwinden, wie sie gekommen sind"*, während diejenigen von *Stannum „ganz allmählich zu großer Höhe ansteigen, um dann ebenso langsam wieder abzunehmen"*, oder diejenigen von *Sulfuricum acidum „langsam beginnen und plötzlich nach-*

lassen" bzw. *„allmählich zunehmen und plötzlich aufhören"*. Aber so ist es, und das Akzeptieren dieser Tatsachen ermöglicht es dem Homöopathen, seine Patienten zu heilen, ob er diese Symptome erklären kann oder nicht. Guernsey sagt: „Dieses Mittel paßt besonders in Fällen, in denen *Schnelligkeit oder Plötzlichkeit von Empfindungen oder Bewegungen* vorherrschen, ja es steht hier von allen Mitteln an erster Stelle." Natürlich haben all diese Eigentümlichkeiten ihren pathologischen Hintergrund, wenn wir ihn denn nur erkennen könnten; doch auf der Basis unseres *Ähnlichkeitsgesetzes* sind wir gleichwohl in der Lage, unsere Patienten zu heilen – wir sind nicht ratlos und ohne Wegweiser, nur weil wir keine Erklärung wissen. Wir wissen, dass diese Symptome die natürliche Äußerung eines pathologischen Zustandes sind und dass das Verabreichen eines Gifts, welches fähig ist, eine ähnliche Äußerung hervorzurufen, den Patienten heilt. Was wollen wir noch mehr? Entweder ist dies wahr, oder die Homöopathie ist Humbug.

Die einfache, immer wieder bestätigte Tatsache, dass das Arzneimittel, dessen Symptome mit den Symptomen des Patienten übereinstimmen, diesen zu heilen vermag (sofern eine Heilung überhaupt möglich ist), unabhängig von den pathologischen Gegebenheiten, ist eine der größten Entdeckungen wissenschaftlicher Forschung. Lang lebe der Name Hahnemanns, des Entdeckers!

Nach dem bisher Gesagten würden Sie wahrscheinlich erwarten, dass Belladonna ein gutes Mittel bei *kongestiven Kopfschmerzen* ist, und das ist es tatsächlich – und darüber hinaus auch bei neuralgischen Kopfschmerzen. Klopfende Schmerzen, mit den bereits beschriebenen Zeichen des Blutandrangs zum Kopf. Belladonna-Kopfschmerzen, seien sie kongestiv oder neuralgisch bedingt, verschlimmern sich beim *Vornüberneigen*[RA97], bei *tiefem Niederbeugen* und im *Liegen*[SK147], durch alles mithin, was den Patienten aus der Senkrechten bringt. *„Schlimmer im Liegen"* scheint tatsächlich ein sehr verlässliches allgemeines Charakteristikum zu sein. Der ältere Lippe erzählte mir einmal von dem Fall einer lange bestehenden, verdächtigen, schmerzhaften Mammavergrößerung, die, wie er sich ausdrückte, ein Fall für den Chirurgen zu sein schien (Krebs), die aber durch ein paar Gaben Belladonna vollständig geheilt wurde. Er war durch dieses Phänomen der massiven Schmerzverschlimmerung im Liegen auf das Mittel gekommen. Ich habe seither dieses Symptom in vielen unterschiedlichen Fällen immer wieder beobachtet und verifiziert. Ich will mich aber nicht damit aufhalten, all die Symptome, die bei Belladonna-Kopfschmerzen vorhanden sein können, aufzuzählen.

Kein anderes Mittel hat eine größere Affinität zum Halsbereich. Das *Brennen*[RA494], die *Trockenheit (Sabadilla)* und das *Zusammenschnürungsgefühl*[RA515ff] – mit oder ohne Schwellung des weichen Gaumens und der Tonsillen – sind bisweilen außerordentlich heftig. (*Lyssinum*: ständiges Verlangen zu schlucken, um das Trockenheitsgefühl zu lindern.) Ich wurde einst Zeuge eines Vergiftungsfalls, bei dem diese Beschwerden ganz schrecklich und quälend waren.

Es gibt zwei sehr charakteristische Symptome in der Bauchregion, nämlich: *„Empfindlichkeit des Unterleibs, schlimmer durch die geringste Erschütterung, z. B. beim Gehen oder Auftreten, selbst durch Erschütterung des Bettes oder Stuhls, auf welchem er liegt bzw. sitzt."*[GS] Und: *„Abwärtsdrängen, als wollte der ganze Bauchinhalt durch die Vulva nach außen treten; < morgens."*[GS] Letzteres Symptom findet sich auch bei anderen Mitteln, besonders bei *Lilium tigrinum* und *Sepia*. Bei Belladonna geht mit diesem Abwärtsdrängen oft heftiger Rückenschmerz einher, *als wollte der Rücken zerbrechen.*[GS(RA822)] Muskelzuckungen[RA1136], *Aufschrecken aus dem Schlaf*[RA1141] und *Zusammenfahren im Schlaf*[RA1140] bzw. beim Einschlafen sind charakteristisch für das Mittel. Gleiches gilt für *„Schläfrig, kann dennoch nicht schlafen"*[GS;SK143] und *„Stöhnen im Schlafe"*[RA1319].

Der Belladonna-Patient mag es, wenn der Kopf bedeckt oder warm eingehüllt ist; er erkältet sich, wenn der Kopf entblößt ist oder wenn die Haare frisch geschnitten worden sind *(Silicea)*. (*Glonoinum*: erträgt keine Kopfbedeckung.)

Gleichmäßige, glatte, glänzende Scharlachröte der Haut[GS], die so heiß ist, dass sie in der sie betastenden Hand ein länger anhaltendes Brennen verursacht, ist sehr charakteristisch (H. N. Guernsey).

Sehr häufig gehen Belladonna-Beschwerden mit Krampferscheinungen einher.

Ich habe mich bemüht, Ihnen hier einen kurzen Abriss dieses großen Mittels zu geben. Man könnte ein ganzes Buch über seine Heilkräfte verfassen – es wäre durchaus von Nutzen. Kein anderes Mittel würde stärker vermisst werden als dieses, müsste es aus unserer großen Materia medica gestrichen werden. Doch wir müssen es an dieser Stelle verlassen und zum nächsten Mittel übergehen.

Hyoscyamus niger

Bilsenkraut

Hochgradiges Delirium, ähnlich dem von *Stramonium* und *Belladonna*, abwechselnd mit blandem Delirium und Sopor, ähnlich dem von *Opium*; während des Deliriums häufig Gesichtsblässe [RA(81)].

Flockenlesen [RA(416)], greift auf dem Bette umher [RA(440)]; Sehnenhüpfen [RA(361)].

Fast unaufhörlicher Husten während des Liegens, der im Sitzen vergeht [RA68], besonders bei älteren Leuten.

Altersdemenz: fürchtet sich vor eingebildeten Dingen, z. B. vergiftet worden zu sein; sieht Personen [RA96] und Gegenstände, die gar nicht da sind [GS]; törichtes, ungereimtes Lachen [RA(409)].

Zuckungen [RA(354)] sämtlicher Muskeln des Körpers [GS], Krämpfe [RA(362)], epileptische Konvulsionen [SK493], konvulsivische Bewegungen [RA(350)].

Der Wahnsinn von Hyoscyamus nimmt häufig laszive Formen an. Der Patient deckt sich auf und entblößt sich [RA(445)], singt Liebeslieder [RA(427)], führt obszöne Reden [GS].

„Klagt, man habe ihn vergiftet" [RA(473)]; misstrauisch [SK495]; eifersüchtig [RA102].

Starrt mit stierem Blick die Anwesenden RA(63) oder die ihn umgebenden Dinge an, ganz selbstvergessen GS (Fieber); Pupillen erweitert, lichtstarr EN318f; kleine Gegenstände erscheinen ihm sehr groß RA(58). Sordes auf den Zähnen GS; fürchterliches Zähneknirschen AZ15,287.
Kann bei typhösen Fiebern gut mit *Rhus toxicodendron* im Wechsel gegeben werden.

Hyoscyamus hat in gleichem Maße Delirien wie *Belladonna*, doch alternieren dabei hochgradige mit blanderen Formen. Bei *Belladonna* herrschen heftige Delirien vor, während ruhige, mit starker Bewusstseinstrübung einhergehende Zustände die Ausnahme sind. Bei Hyoscyamus ist es genau umgekehrt; hier überwiegen soporöse, mit leisem Gemurmel verbundene Delirstadien, nur gelegentlich unterbrochen von Ausbrüchen der heftigen Form. Das Gesicht des *Belladonna*-Patienten ist normalerweise rot, das von Hyoscyamus blass RA(81) und eingefallen ZG161. Der Hyoscyamus-Patient ist schwach RA(303), und die Schwäche nimmt immer mehr zu. Die heftigen Ausbrüche des Deliriums halten wegen dieser grundlegenden Schwäche niemals lange an. Dies ist weder bei *Belladonna* noch bei *Stramonium* so ausgeprägt der Fall. Der Hyoscyamus-Patient leidet vielleicht zu Anfang an der heftigen Form des Deliriums oder an gelegentlichen Ausbrüchen desselben, doch diese werden mit der Zeit immer milder und seltener, und zugleich nimmt die blande, zu schläfriger Benommenheit tendierende Form immer mehr zu, bis hin zu völliger Betäubung RA(392) und Bewusstlosigkeit RA(396). Dies ist so ausgeprägt, dass es manchmal schwierig ist, zwischen Hyoscyamus und *Opium* zu entscheiden.
Der Fall nimmt rasch typhöse Züge an. Die Zunge wird trocken RA(100) und schwerfällig ZG164, das Bewusstsein so getrübt, dass man den Kranken zwar wachrütteln und zur Beantwortung von Fragen bringen kann, er aber anschließend gleich in seinen Sopor zurücksinkt GS. Dieser halb bewusstlose Zustand kann sogar mit weit geöffneten Augen einhergehen, wobei der Patient im Zimmer umherstarrt, aber nichts sieht als Flocken, die er zu erhaschen sucht; *zupft an der Bett-*

decke und murmelt unverständliches Zeug vor sich hin^RA(412) oder sagt stundenlang kein Wort. Die Zähne sind von schmierigen Ablagerungen bedeckt; der Unterkiefer hängt herab; Stuhl und Harn gehen unwillkürlich ab^GS. All dies ergibt ein denkbar vollständiges Bild von großer körperlicher und geistiger Prostration – das Bild von Hyoscyamus, wie wir es oft bei Typhus, typhöser Pneumonie (wo es das beste Heilmittel ist, das ich kenne), Scharlach und anderen Krankheiten zu sehen bekommen. Hyoscyamus ist ein wunderbares Mittel, allerdings von nicht so großem Wirkungskreis wie *Belladonna*.

Hyoscyamus ist nicht nur ein großartiges Mittel bei den akuten Erkrankungen, von denen hier die Rede war, es ist auch eines unserer nützlichsten Mittel bei chronischen Geisteskrankheiten. Wenn ein akutes Delirium in deren beständige Form, Wahnsinn^RA(444) genannt, übergeht, ist Hyoscyamus immer noch eines unserer verlässlichsten Arzneimittel. Es ist hierbei weitaus häufiger hilfreich als etwa *Belladonna*. Auch wenn der Wahnsinn im Anschluss an irgendeine akute Krankheit auftritt, ist es eines unserer führenden Mittel. Bei diesen Formen des Wahnsinns gibt es ein paar sehr ausgeprägte Symptome, die nach seiner Anwendung verlangen, wie z. B.: Der Patient ist äußerst **misstrauisch**; er nimmt keine Medizin, weil er glaubt, man wolle ihn *vergiften*, oder er hegt den Verdacht, Opfer irgendeiner Verschwörung zu sein. Er ist *eifersüchtig* auf andere, oder Eifersucht ist die eigentliche Ursache seines Leidens. Typisch ist auch, dass der Wahnsinn häufig *laszive* Formen annimmt; der Patient deckt sich auf und entblößt sich, singt Liebeslieder und führt obszöne Reden. Bei dieser Art des Wahnsinns führt Hyoscyamus alle anderen Arzneien an.

Wie beim akuten Delirium neigt der Hyoscyamus-Patient auch in seinem Wahnsinn zu abwechselnd milden und heftigen Manifestationen der Krankheit; mal ist er so sanft, furchtsam^RA(477) und scheu^SK495, dass er sich vor jedermann zu verstecken sucht, dann wieder so gewalttätig^RA(458), dass er jeden in seiner Nähe angreifen^RA(459), schlagen^RA(463), kratzen^GS oder verletzen^RA(462) möchte.

Beim Hyoscyamus-Wahnsinn ist der Patient gewöhnlich schwach, und so passt dieses Mittel besonders bei Wahnsinn, der im Zusammenhang mit *Altersgebrechen* auftritt. Doch natürlich ist es in jedem Alter von Nutzen, wenn es durch die Symptome angezeigt ist.

Die nervösen Manifestationen dieser Arznei sind nicht auf die zerebralen Symptome beschränkt, sondern scheinen das ganze Nervensystem zu betreffen. Wie H. N. Guernsey sagt: *„Jeder Muskel des Körpers zuckt, von den Augen bis zu den Zehen."* GS Dies ist eine seiner Hauptindikationen für das Mittel bei Konvulsionen, seien sie epileptischer Natur oder nicht. Die Krämpfe sind gewöhnlich klonischer Art, nicht tonischer wie bei *Nux vomica* oder *Strychninum*; sie sind auch nicht so heftig wie etwa die von *Cicuta virosa*. Doch ist das *allgemeine Muskelzucken* charakteristisch bei Konvulsionen, wie es das *Sehnenhüpfen* beim Typhus ist.

Hyoscyamus ist sehr hilfreich bei einer Form des trockenen Hustens, der *im Liegen* schlimmer und im Sitzen besser wird, besonders bei älteren Menschen. Auf seine große Heilkraft bei bestimmten Lungenentzündungen habe ich bereits hingewiesen und möchte hier noch einmal besonders hervorheben, dass es in meinen Augen das Hauptmittel bei der typhösen Form dieser Erkrankung ist; zumindest hat es hier für mich wahre Wunder vollbracht.

Es ist auch bei der typhösen Verlaufsform des Scharlach von größtem Nutzen und in diesen Fällen oft eine Ergänzung zu *Rhus toxicodendron*. Ich gebe die beiden Mittel allerdings niemals ohne Anlass im Wechsel; wenn aber die Eintrübung der Sinne und das blande Delirium von *Rhus* nicht mehr beeinflusst werden kann, setze ich diese Arznei für ein oder zwei Tage aus und gebe Hyoscyamus, das dann den Fall so weit zu bessern pflegt, dass anschließend eventuell wieder *Rhus* zur Anwendung kommen und ihn zu einem glücklichen Ende führen kann. Dies ist die einzige Form des Alternierens, die ich mir jemals habe zu Schulden kommen lassen. Es ist ähnlich wie bei Hahnemann, wenn er bei Fiebern *Bryonia* und *Rhus* im Wechsel gab.

Stramonium

Datura stramonium; Stechapfel

Wildes Delirium, mit rotem Gesicht und großer *Geschwätzigkeit*[RA(424)].

Pupillen höchst erweitert[RA(66)]; verlangt nach Licht (Sonnenschein) und Gesellschaft, fürchtet sich, allein zu sein[HE1]; möchte, dass ihm jemand die Hand hält.

Eine Seite gelähmt, die andere von Krämpfen oder Zuckungen geschüttelt.[GS]

Sieht beim Erwachen aus, als würde er vor etwas zurückschrecken[GS]; erschrickt und fürchtet sich beim Erwachen vor dem ersten, was er sieht.

Schmerzlosigkeit bei den meisten Beschwerden. (*Opium.*)

Reißt den Kopf immer wieder plötzlich und krampfartig vom Kissen hoch.[KM]

Das letzte aus der Trias, Stramonium, ist vor allem das Heilmittel bei hochgradigen Delirien; es hebt sich von den beiden anderen Arzneien hauptsächlich durch den *Intensitätsgrad* der Delirien ab.

Das Delirium ist fürchterlich anzusehen: Raserei[MA2,871]; nicht zu bändigende Wut[RA(448)]. Schreckensvolle Phantasiebilder.[RA(460)] „Wahnsinnig tanzt er, gestikuliert, schlägt ein Gelächter auf und singt."[RA(433)] Sardonisches Lachen[MM1703] oder Grinsen. Pfeifen.[AZ6,19] Schreckliches Geschrei.[RA(444)] Klägliches, eindringliches Beten[MM399] oder grässliches Fluchen – und mehr als jedes andere Mittel: **Geschwätzigkeit**. Und so wechselhaft sein Delirium ist, so verschieden sind auch die Lagen, in die sich der Kranke wirft, abwechselnd quer oder längs im Bett, zusammengerollt wie eine Kugel oder steif ausgestreckt; und vor allem *reißt er immer wieder plötzlich und krampfartig den Kopf aus dem Kissen hoch.* Alle Gegenstände erscheinen ihm schief[RA10] oder krumm.

Der ganze innere Mund erscheint wie roh und wund [RA20]; die Zunge kann nach einer Weile steif [EN711] werden oder auch gelähmt [RA(137)] sein. Stühle durchfällig und schwärzlich [RA(227)], aashaft stinkend [RA(232)]; oder *überhaupt kein Stuhl und kein Harn* [RA(236)]. Später kann es zu vollkommenem Verlust des Sehvermögens [RA15], des Gehörs [RA(112)] und der Sprache [RA(132ff)] kommen, mit erweiterten, unbeweglichen Pupillen [RA(68)] und profusem Schweiß [RA(386)], der aber keine Erleichterung bringt [GS]. Der Patient wird bald des Todes sein, wenn er nicht durch Stramonium davor bewahrt wird.

Weitere Vergleiche zwischen den drei Deliriummitteln ergeben Folgendes:

Stramonium ist das bei weitem *geschwätzigste* Mittel.

Hyoscyamus hat am meisten „gefühllose Stumpfsinnigkeit" [SK495].

Belladonna steht in dieser Hinsicht zwischen den beiden.

Stramonium wälzt sich unruhig im Bett herum [RA(333)], reißt den Kopf vom Kissen hoch.

Hyoscyamus zuckt, zupft und langt in die Luft, liegt sonst aber ziemlich still.

Belladonna zuckt zusammen oder fährt hoch, wenn der Kranke einschläft oder aufwacht.

Alle drei wollen zuweilen entfliehen.

Der gleiche Zustand des Geistes und der Sinne findet sich auch bei akuten und chronischen Psychosen. Ich habe mehrere solcher Fälle geheilt. Der eine Fall betraf eine etwa 30-jährige Dame, die sich auf einem Ausflug im Sonnenschein zu stark erhitzt hatte. Sie war ein angesehenes Mitglied der presbyterianischen Kirche, hielt sich nun aber für verloren und ließ mich sechs Morgen hintereinander rufen, damit ich bei ihrem Tod anwesend sei. Verloren, verloren, auf ewig verloren! – das war ihr einziges Thema, und sie bat den Pfarrer, den Arzt und jedermann, für sie und mit ihr zu beten. Tag und Nacht konnte sie über nichts anderes reden. Ich musste sie abends in ihrem Zimmer einschließen lassen, denn sie tat nachts kein Auge zu und ließ auch sonst niemanden im Haus schlafen.

Sie bildete sich ein, ihr Kopf sei so groß wie ein Scheffel, und ließ mich ihre Beine untersuchen, von denen sie behauptete, sie seien so groß wie eine Kirche. Nachdem ich sie wochenlang ohne die geringste Besserung ihres Zustandes mit *Glonoinum, Lachesis, Natrium carbonicum* und anderen aufgrund der *Ätiologie* gewählten Mitteln behandelt hatte, gab ich ihr schließlich Stramonium, welches ihre *Symptome* abdeckte, und binnen 24 Stunden war jede Spur ihres religiösen Wahnsinns verflogen. Wenn ich aber ihrem Gatten nicht zugeredet hätte, dass ich sie heilen könne, wäre sie wohl in die Irrenanstalt von Utica gebracht worden, wie ihren Angehörigen von den Allopathen bereits geraten worden war. Ich hatte der Patientin die 6. Potenz verabreicht.

Einen ähnlich schlimmen Fall heilte ich später mit der CM-Potenz. Ich könnte noch über eine ganze Reihe weiterer bemerkenswerter Heilungen mit dieser Arznei berichten, doch will ich es hiermit bewenden lassen.

Abgesehen von diesen Hauptindikationen will ich noch einige Symptome anführen, die sich als sehr verlässliche Wegweiser erwiesen haben:

Schwindel und Wanken in der Dunkelheit [EN316] oder bei geschlossenen Augen. [GS]

Augen weit geöffnet, etwas hervortretend, die Pupillen im höchsten Grad erweitert [MA2,230]; Augen funkelnd [RA(70)] oder glänzend [RA(71)]. [17]

Verlangt nach Licht und Gesellschaft. [HE1]

Gesicht heiß und rot [EN645]; umschriebene Wangenröte [SK612].

Konvulsionen, schlimmer beim Anblick hellen Lichts. [RA(342)]

Trockenheit im Mund [RA22] und Hals [RA21]. *(Belladonna.)*

„Furcht oder Abscheu vor Wasser und jeder andern Flüssigkeit." [RA(143)]

Metrorrhagie [GS], mit den typischen psychischen Symptomen.

Coxalgie mit Abszessbildung und heftigen Schmerzen, die zur Verzweiflung treiben. [GS;MM1495]

Eine Seite gelähmt, die andere von Krämpfen oder Zuckungen geschüttelt. *(Belladonna.)*

Völliges Fehlen von Schmerzen. *(Opium.)*

---

[17] Nash schreibt fälschlich (Interpunktion!): „Eyes wide open; prominent, brillant pupils widely dilated."

Lachesis

Lachesis muta; Gift der Buschmeisterschlange

Fühlt sich sehr traurig und bedrückt, besonders des Morgens [WS3119] und allgemein nach Schlaf [WS2820].
Lachesis ist ein Feind jeglicher Zusammenschnürung; alle Kleidung muss locker anliegen (Hals, Brust, Abdomen etc.).
Überwiegend linksseitige Affektionen [GS], besonders im Bereich von Hals, Brust und Ovarien.
Entzündete Teile höchst berührungsempfindlich und von bläulicher [GS] oder dunkler Farbe.
Große Schwäche [WS2544] und Zittern [WS2649]; die Zunge zittert beim Hervorstrecken, verfängt sich hinter den (unteren) Schneidezähnen [CM].
Das Blut zersetzt sich, wird dunkel und ungerinnbar [GS]; ausgeprägte Blutungsneigung; Geschwüre und selbst kleine Wunden bluten stark [GS].
Modalitäten: < während des Klimakteriums, durch Berührung, Zusammenschnüren oder Druck, durch Sonnenhitze, nach Schlaf; > nach Ingangkommen von (unterdrückten, zögerlichen [WS1674] oder ausgebliebenen [WS1670]) Absonderungen.
Viele Beschwerden im Zusammenhang mit dem Klimakterium [WS1668]: Hitzewallungen [WS2883], heiße Schweiße, Brennen am Scheitel [GS], Hämorrhoiden [WS1554], Blutungen.
Große körperliche und geistige Erschöpfung [WS2536]; Zittern des ganzen Körpers [WS2649]; sinkt durch die Schwäche ständig in seinem Bett herunter [GS].

☙ ❧

Dr. Constantin Hering gebührt das Verdienst, die wunderbaren Arzneikräfte dieses Schlangengifts entdeckt und in die Materia medica eingeführt zu haben. Selbst wenn er nichts anderes für die Heilkunde getan hätte, würde ihm die Welt zu ewigem Dank verpflichtet sein. Allein dies hätte ihn schon unsterblich gemacht – dabei kommen ihm noch sehr viel mehr Verdienste zu. Dennoch schrieb Charles Hempel im ersten Band seiner Materia medica [18]: „Trotz aller gegenteiligen Bemühungen hat sich mir mehr und mehr die Überzeugung aufgedrängt, daß die angebliche Pathogenese von Lachesis, die aus Dr. Herings ansonsten verdienstvollen und höchst lobenswerten Arbeiten hervorgegangen ist, eine große Täuschung ist und daß mit Ausnahme der direkten Giftwirkungen, von denen die Publikation [19] reichlich durchsetzt ist, die übrigen Symptome wenig verläßlich sind." Ich glaube, in späteren Auflagen mäßigte Hempel seine diesbezüglichen Ansichten ein wenig.

Nun ist es interessant festzustellen, dass in Allens *Encyclopedia of Pure Materia Medica* die verifizierten [20] und von denen besonders die fettgedruckten Symptome fast ausschließlich klinische Bestätigungen von mit der 30. Potenz gewonnenen Prüfungssymptomen sind. Es ist auch bezeichnend, dass die Prüfungen der Hahnemann'schen Polychreste, die großenteils mit höheren Potenzen durchgeführt wurden, zu den nützlichsten und verlässlichsten gehören, die wir heute haben. Einige Homöopathen waren bestrebt, das Vertrauen in die Prüfungen all jener Mittel, die mit der 30. und höheren Potenzen angestellt worden waren, zu zerstören; und nicht nur das, sie bezweifelten auch die Heilkraft solcher Potenzen, selbst wenn die Prüfungen mit massiveren Gaben durchgeführt worden waren. Bei mir, der ich den Wert dieser Potenzen kenne, erregen all diese Bestrebungen nur Mitleid. Viele aber, die nichts darüber wissen, werden irregeführt und mit Vorurteilen erfüllt, sodass sie es niemals wagen, selber Versuche damit zu machen. All jenen möchte ich

---

18 Gemeint ist möglicherweise Hempels Werk „A New and Comprehensive System of Materia Medica and Therapeutics, arranged upon a Physiologico-pathological Basis" aus dem Jahr 1859.
19 *Wirkungen des Schlangengiftes* (aus: Denkschriften der Nordamerikanischen Akademie der homöopathischen Heilkunst), Allentown 1837; Reprint 1990 im Burgdorf Verlag.
20 Gemeint sind die mit Sternchen versehenen (meist kursiven oder fettgedruckten) Symptome.

sagen: Verlasst euch nicht auf irgendjemandes bloße Behauptungen, sondern prüft alles und „behaltet, was sich als wahr erweist".
Lachesis ist ein Mittel von großem Wirkungskreis. Es hat auf die Psyche und das Sensorium eine wechselnde, nämlich zum einen eine erregende, zum anderen eine dämpfende Wirkung. Ersteres mögen die folgenden Symptome veranschaulichen: „Rasche Auffassungsgabe; geistige Übererregbarkeit [CM], mit fast prophetischem Wahrnehmungsvermögen; eine Art Ekstase [WS3073] oder Trance." [GS] „Außerordentlicher Mitteilungsdrang [WS3067], mit raschem Wechsel des Themas; springt abrupt von einem Gegenstand zum anderen." [GS;AR14,1,7]
Diese Art von Erregung kann sowohl bei akuten Erkrankungen wie bei chronischen Leiden auftreten, in Fieberdelirien ebenso wie bei chronischen Psychosen. Beispiele für die dämpfende Wirkung: „Schlechtes Gedächtnis [WS58f]; verschreibt sich oft [WS67]; ungewöhnliches Irren in Bezug auf die Zeit [WS68]." [GS] „Delirium nachts, mit Gemurmel, Schläfrigkeit und Gesichtsröte; oder mit langsamem, schwierigem Sprechen und Herabhängen des Unterkiefers." [CM] „Fühlt sich sehr traurig, bekümmert und unglücklich" [GS], und dieser Zustand entsteht oder verschlimmert sich vor allem morgens beim Erwachen und überhaupt nach jedem Schlaf, tags wie nachts. „Chronische Beschwerden durch niederdrückende Ursachen wie z. B. lang anhaltenden Kummer oder Sorgen." [(GS)] Diese depressive Seite von Lachesis kann ebenfalls bei akuten wie bei chronischen Beschwerden angetroffen werden. Diese gegensätzlichen Zustände können auch bei ein und derselben Person im Wechsel auftreten, und es ist bemerkenswert, dass die Schwankungen bei Lachesis besonders extrem ausfallen. Natürlich sind die Ursachen für diese Affektionen von Geist, Gemüt und Bewusstsein verschieden, doch oft werden wir die psychischen Veränderungen bei *alten Trunkenbolden*, bei *gesundheitlich stark heruntergekommenen Menschen* und bei *Frauen im Klimakterium* vorfinden. Diese Menschen neigen zu Anfällen von plötzlicher Schwäche, Ohnmacht und Schwindel [WS117] aufgrund von Kopfkongestion [WS105], mit der häufigen Folge eines Schlaganfalls [WS133]; oder sie neigen zu entgegengesetzten Symptomen, die von plötzlicher Minderdurchblutung des Gehirns herrühren. Kurz, der Kreislauf ist bei

Lachesis-Patienten sehr labil. Das ist es, was die Arznei bei plötzlichen Hitzewallungen im Klimakterium so wertvoll macht.
Lachesis hat einige hervorstechende Kopfsymptome, bei denen keine andere Arznei seinen Platz einnehmen kann. Es ist eines unserer wichtigsten Mittel bei Kopfschmerz durch Sonneneinstrahlung [WS162f]; natürlich lässt es sich hinsichtlich der direkten Folgen eines Sonnenstichs nicht mit *Glonoinum* vergleichen, doch ist es häufig angezeigt, wenn die ersten Beschwerden durch jenes Mittel behoben worden sind. Der Patient wird bei jeder Hitzeeinwirkung durch Sonnenexposition von Kopfschmerzen geplagt, und das Leiden ist bereits chronisch geworden. *(Natrium carbonicum.)*
Ein weiteres Charakteristikum ist Schwere und *Druck auf dem Scheitel.* [GS] *(Cactus, Glonoinum, Menyanthes.)* Es findet sich zumeist bei Frauen während der Menopause, und bisweilen ist in solchen Fällen auch ein Brennen am Scheitel damit verbunden. *Sulfur* hat das Symptom ebenfalls, doch wenn es in der Menopause auftritt, ist das Heilmittel häufiger Lachesis, es sei denn, es bestehen deutliche psorische Komplikationen. Lachesis hat eine Vielfalt an Kopfschmerzen, aber ich weiß nur von zwei Besonderheiten, die mir in der Praxis von größtem Wert bei der Wahl des Mittels waren, nämlich *starke Gesichtsblässe bei den Kopfschmerzen* [GS] sowie *Patientin schläft sich in die Kopfschmerzen hinein*; sie fürchtet sich, schlafen zu gehen, weil sie mit so scheußlichen Kopfschmerzen aufzuwachen pflegt. Dies sind zwei sehr wertvolle Indikationen; wenn sie fehlen, würde ich meine Mittelwahl auf andere als die Kopfschmerzsymptome stützen.
„Kopfschmerzen erstrecken sich bis in die Nase, besonders bei akuter Rhinitis, wenn die Absonderung unterdrückt worden ist oder jedes Mal nach Schlaf zum Stillstand kommt. Diese Art von Kopfschmerz tritt oft bei Heuschnupfen auf, verbunden mit häufigen und heftigen Niesanfällen. Wenn sich die Niesanfälle auffallend nach Schlaf, selbst am Tage, häufen, vermag Lachesis C 2000 nicht selten das ganze Übel für den Rest der Saison zu beenden." Da ich selbst ein alter „Heuschnüpfler" bin, kann ich mich für die Richtigkeit dieser Behauptung verbürgen.

Wir kommen nun zur Wirkung von Lachesis auf den Verdauungstrakt. Das Zahnfleisch ist oft schmerzhaft geschwollen[WS730], schwammig[GS] und leicht blutend[WS733]. Bei diesem Befund folgt Lachesis häufig gut auf *Mercurius*, wobei besonders eine blaurote Verfärbung des Zahnfleischs für Lachesis spricht. Eines der typischsten Symptome des Mittels findet sich im Bereich der Zunge, vor allem bei Krankheiten von typhösem Charakter: *Schwieriges Hervorstrecken der Zunge*[WS688]*; große Trockenheit derselben*[WS674]*; die Zunge zittert beim Hervorstrecken, oder sie verfängt sich hinter den Zähnen*[CM]. Auch bei *Gelsemium* zittert die Zunge und lässt sich schwer herausstrecken, doch ist sie nicht so trocken wie bei Lachesis. Diese Störungen der Zungenmotorik sind ein Zeichen großer Schwäche; sie treten aber bei *Gelsemium* schon ganz am Anfang des Fiebers auf, während sie bei Lachesis später erscheinen. Lachesis hat faulen Mundgestank[WS1274], und oft ist die ganze Mundhöhle sehr trocken[WS785]; es kann sich auch viel zäher Schleim im Mund ansammeln[GS]. In dieser Beziehung hat die Arznei wieder viel Ähnlichkeit mit *Mercurius*. Lachesis ist eines unserer ersten Mittel bei Stomatitis im letzten Stadium der Schwindsucht.[GS] Dies ist manchmal ein äußerst quälendes Symptom, das nicht leicht zu lindern ist. Wenn Lachesis es bessern sollte, fühlen sich die Patienten nach meiner Erfahrung auch in anderer Hinsicht so erleichtert, dass sie glauben, es gehe nun auch insgesamt wieder mit ihnen bergauf. Dies veranlasst mich zu der Bemerkung, dass wir in unheilbaren Fällen, bei denen nur noch zeitweilige Linderung möglich ist, diese am besten mittels des homöopathisch angezeigten Mittels erreichen können. Betäubungsmittel, Hautreizmittel, so genannte Stärkungsmittel, Stimulanzien etc. halten einem Vergleich mit dem Simillimum (sofern es angemessen dosiert wird) in keiner Weise stand, wenn es darum geht, dem Patienten den Weg zu seinem unausweichlichen Ende erträglich zu gestalten.

Lachesis hat sich die meisten Lorbeeren bei Entzündungen im Halsbereich[WS824] verdient. *„Hals bzw. Kehlkopf sehr empfindlich gegen Berührung*[WS930] *und den geringsten äußeren Druck*[WS932] *(Sepia); alles am Hals belästigt*[WS932]*, selbst das Gewicht der Bettwäsche*[WS933]*."*[GS] Dies ist höchst charakteristisch. Eine weitere Eigentümlichkeit ist, dass

Leerschlucken und das Schlucken von Speichel oder Flüssigkeit sehr viel mehr verschlimmert als das Schlucken von festen Speisen. [WS979+996] Halsschmerzen strahlen bei Lachesis häufig in die Ohren aus. [WS900] Es bildet sich viel Schleim im Halse, der nur unter Schmerzen ausgeräuspert werden kann. Bei Tonsillitis und Diphtherie beginnt die schmerzhafte Schwellung der Mandeln auf der linken Seite und dehnt sich dann nach rechts aus [GS] *(Sabadilla)*; die Schmerzen werden dabei vor allem durch heiße Getränke verstärkt [GS] (umgekehrt: *Sabadilla*). All diese Symptome sind typisch für Lachesis, und sie alle werden in der Regel nach Schlaf deutlich schlimmer. Bei chronischen Mandelentzündungen, die stets auf der linken Seite begannen, habe ich häufig nicht nur die akuten Beschwerden durch Lachesis beseitigt, sondern auch die Veranlagung dazu geheilt.
Mitunter nimmt der Rachen ein gangränöses Aussehen an [GS]; dies ist, wenn auch die anderen Indikationen vorhanden sind, ein zusätzlicher Hinweis auf das Mittel. Lachesis ist stets eines der ersten Mittel, an die wir bei Krankheiten denken müssen, die verstärkt den Bereich des Halses in Mitleidenschaft ziehen, wie dies unter anderem bei *Typhus, Pneumonie* und *Scharlach* vorkommen kann.
Wenn sich die *Haut oder Schleimhaut purpurn oder bläulich verfärbt*, als würde das Gewebe abzusterben drohen, ist Lachesis mit keinem anderen Mittel zu vergleichen. Lachesis ist nicht nur ungewöhnlich wirksam bei diesen akuten Halsaffektionen, sondern auch bei solchen chronischer Natur; auch hier treten die gleichen Symptome und Modalitäten auf, selbst wenn es sich um syphilitische Prozesse handelt. Wir haben die große Empfindlichkeit des Halses auf jede Art von Berührung oder Druck besonders hervorgehoben; doch damit nicht genug der Besonderheiten, denn Lachesis ist auch, wie Lilienthal sich ausdruckt, *ein großer Feind jeglicher Zusammenschnürung.* „Die Magengegend schmerzt bei Berührung [GS] und selbst durch den Druck der Kleidung [WS1104]." „Kann keinerlei Druck auf die Hypochondrien vertragen." [GS;WS1338] Im Bereich des Abdomens finden wir: „Schmerzhafte Bauchauftreibung, mit sehr plagenden Blähungen [WS1435]; kann keinen Druck auf den Leib vertragen; große Empfindlichkeit der Bauchdeckennerven." [GS] „Leib oft sehr aufgetrieben, mit unangeneh-

mem Gefühle, als wenn die innern Theile oder Bänder vom Magen an sich stark ausdehnten; sie muß deshalb die Kleider besonders um den Magen sehr locker tragen, weil es sonst ärger wird, und selbst im Bette die Nachtjacke losbinden und lüften, Beklemmung zu verhüten; selbst den Arm darf sie nicht über den Leib legen des Druckes wegen." [WS1395f] „Die Uterusgegend verträgt keinerlei Berührung und muss von allem Druck entlastet sein; Patientin hebt oft die Kleidung an, weil sie ein Unbehagen im Unterleib hervorruft, auch wenn dieser nicht direkt empfindlich ist." [GS] „Kehlkopf äußerlich empfindlich gegen die geringste Berührung; sie ruft Erstickungsgefühl hervor, verbunden mit dem Gefühl eines dicken Klumpens im Hals." [CM] „Bei der Hitze, wie von Blutwallung, ist er genöthigt, die Halsbedeckung loszumachen; es ist dem Gefühle nach, als würde der Umlauf des Blutes gehemmt, mit einer Art Erstickungsgefühl." [WS1769] „Verträgt keine eng anliegenden Kragen." [GS] Um den Wert der wichtigen Modalität *Verschlimmerung durch Druck oder Zusammenschnürung* zu illustrieren, konnte ich nichts Besseres tun, als obige Zeichen vollständig aus den *Guiding Symptoms* zu zitieren. Nach einer solch stattlichen Reihe häufig bestätigter Symptome scheint es mir überflüssig, noch mehr zu sagen, um diese Modalität dem Gedächtnis des Arztes einzuprägen und sein Vertrauen in sie zu stärken. Warum nun diese fast durchgängige Verschlimmerung durch Druck bei Lachesis und die fast ebenso durchgängige Besserung durch Druck bei *Bryonia* besteht, das zu erklären überlasse ich denen, die behaupten, dazu in der Lage zu sein. Für mich ist ihre Unerklärbarkeit ein weiterer Beweis für den Wert und die Bedeutung der Modalitäten.

Lachesis hat einige eigentümliche Stuhlgang- und Anussymptome. Im Rektum besteht ein quälendes Drängen oder Pressen nach unten, das beim Versuch des Patienten, sich zu entleeren, aber schlimmer wird; der Schmerz wird dabei so erhöht, dass er den Versuch abbrechen muss. [GS] Der Kranke hat das Gefühl, als sei der After verschlossen. [WS1523] Dies ähnelt etwas dem beständigen oder häufigen, wenngleich vergeblichen Stuhldrang von *Nux vomica* – oder auch dem schmerzhaften Zusammenziehen von *Lycopodium*, das entweder den Stuhlgang ganz verhindert oder sich nach einem ungenügenden Stuhlgang einstellt. Ein weiteres markantes Lachesis-Symptom ist, dass die Stühle häufig *entsetzlich stinken*, seien sie geformt[WS1493] oder durchfällig[WS1454]. Ferner finden wir in der Pathogenese Hämorrhagien aus dem Darm, die aus zersetztem Blut bestehen und zumeist im Verlauf erschöpfender akuter Krankheiten auftreten, beispielsweise bei Typhus.[GS] Guernsey lieferte folgendes Symptom: „Flocken aus zersetztem Blut, die – aus längeren oder kürzeren, flachen Stückchen bestehend, mit mehr oder weniger fein zerriebenen Anteilen – ihrer Form und ihrem Aussehen nach an verkohltes Weizenstroh erinnern."[GS] Ich hatte ebenfalls mit solchen Fällen zu tun, und Lachesis war dabei sehr wohltätig; es bewirkte nicht nur eine Veränderung der Stuhlbeschaffenheit, sondern führte auch zu einer allgemeinen Besserung und schließlich zu völliger Genesung.

Lachesis ist oft von großem Nutzen bei dem so weit verbreiteten Leiden Hämorrhoiden[WS1551]; und hier besteht typischerweise ein ausgeprägtes Zusammenschnürungsgefühl, sowohl bei äußeren wie bei inneren wie auch bei blinden Hämorrhoiden. Darüber hinaus verspürt der Patient bisweilen ein Schlagen oder Klopfen im After oder, wie er es vielleicht ausdrücken wird, ein „Gefühl, als würde ein Hämmerchen im After oder Mastdarm schlagen"[WS1453]. All diese Symptome und viele weitere weisen auf die Affinität des Mittels zum Anus und zum Rektum hin, wie sie überhaupt dessen Heilkraft bei Erkrankungen des Verdauungstrakts demonstrieren.

Lachesis gehört auch zu unseren besten Arzneien bei Erkrankungen der weiblichen Fortpflanzungsorgane. Hier ist es in erster Linie ein ausgesprochenes Ovarialmittel, wobei es vorzugsweise das linke Ovar affiziert[GS]. Es ist hilfreich sowohl bei einfachen Ovarialneuralgien[GS] als auch bei Tumoren[GS] und selbst Karzinomen des linken Eierstocks. Das Leiden kann auch links beginnen und dann auf den rechten Eierstock übergreifen (umgekehrt: *Lycopodium*); letztlich können aber beide Ovarien, ob einzeln oder gemeinsam, von Neuralgien, Schwellungen, Verhärtungen, Eiterungen, Tumoren oder Krebs befallen sein. Die Wirkung von Lachesis auf die Gebärmutter ist ebenfalls sehr ausgeprägt. Hier ein Zustand, wie er in den *Guiding*

Symptoms vermerkt ist und wie ich ihn auch selbst häufiger im Klimakterium beobachten konnte: *„Schmerzen in der Uterusregion, die zeitweise immer mehr zunehmen, bis sie schließlich durch Blutabgang aus der Vagina wieder nachlassen; nach ein paar Stunden oder Tagen wiederholt sich der Vorgang, usw."*

In diesen Fällen finden Sie fast immer in der Uterusregion die für dieses Mittel so charakteristische Überempfindlichkeit gegenüber leisester Berührung oder Druck. Die Gebärmutter prolabiert, ist manchmal anhaltend kongestioniert, und immer wieder treten hartnäckige Uterusblutungen auf.[GS] Es kommt zu Hitzewallungen, Hitzegefühl am Scheitel, Gesichtsblässe und Ohnmachtsanwandlungen, zu diversen Uterusverlagerungen und Störungen der Kapillardurchblutung. All dies – und besonders die Uterusblutungen – sind häufige Begleiterscheinungen des Klimakteriums. (Vgl. auch *Crotalus horridus* und *Kreosotum*.) Wahrscheinlich gibt es in der ganzen Materia medica keine drei Mittel, die bei Beschwerden im Zusammenhang mit dieser Lebensphase ähnlich häufig angezeigt sind wie Lachesis. (*Kreosotum* passt besonders bei postklimakterischen Leiden.) Lachesis ist oft bei Brust- oder Gebärmutterkrebs hilfreich. In beiden Fällen nimmt der Krebs eine bläuliche oder purpurne Farbe an, und wenn er offen oder blutschwammartig ist, kommt es leicht zum Austritt von dunklem, zersetztem Blut. Bei solchen Blutungen werden, ähnlich wie bei Metrorrhagien, die Schmerzen und Leiden für eine gewisse Zeit gelindert. Ohne Lachesis wären wir in der Behandlung dieser verschiedenen Ovarial- und Uteruserkrankungen erheblich eingeschränkt.

Die Brust und die Atmungsorgane unterliegen ebenfalls der Lachesis-Wirkung. Stimmlosigkeit durch Lähmung der Stimmbänder[GS]; *Kehlkopf sehr empfindlich gegen Berührung*, ruft Erstickungsgefühl hervor[WS1768]. Lachesis ist eines unserer ersten Mittel in verzweifelten Fällen von Krupp, bei denen sich der Zustand des Kindes während des Schlafs verschlimmert; *das Kind scheint sich direkt in den Anfall hineinzuschlafen.*[GS] Laryngospasmus mit Gefühl, als würde etwas vom Hals zum Kehlkopf laufen, was ihm den Atem benimmt.[GS] Starke Kurzatmigkeit beim Gehen[WS1953], besonders bei alten Säufern

und bei Herzkranken; stets weist dabei das folgende Symptom auf Lachesis hin: „*Das mindeste, was vor die Nase oder den Mund kommt, behindert die Atmung*[WS1914]*; Patient reißt den Kragen auf und alles Beengende um Hals und Brust, weil es Erstickungsnot verursacht.*"
Asthma mit den gleichen Symptomen [WS1935ff]; der Patient neigt dabei zu plötzlichen Blutwallungen und fliegender Hitze; muss die Kleidung lockern, um einen Erstickungsanfall zu vermeiden; drohende Lähmung des Herzens und der Lungen [KE5,762]; trockener, stoßweiser Husten beim Befühlen des Halses [WS1803] oder der Kehle, ferner *Husten im Schlaf*, von dem der Kranke nichts weiß [WS1811] bzw. der ihn nicht weckt. Hartnäckige Fälle von Husten im Schlaf werden oft durch Lachesis geheilt, nachdem zuvor vergeblich *Chamomilla* verabreicht worden ist, welches dieses Symptom ebenfalls hat. Bei sympathisch mit Herzaffektionen auftretendem kurzen, trockenen Husten ist Lachesis oftmals von Nutzen. [GS] Husten verschlimmert Schmerzhaftigkeit des Afters [WS1534]; bei jedem Hustenstoß Stich in Hämorrhoidalknoten [GS]. Lachesis ist auch von großer Bedeutung bei *typhöser Pneumonie* oder *Typhus* mit Lungenkomplikationen. Achten Sie in diesen Fällen auf die für die Arznei typischen Merkmale der Zunge!
Lachesis ist darüber hinaus eines unserer nützlichsten Mittel bei Herzerkrankungen, seien sie akuter oder chronischer Natur. Die wichtigsten Leitsymptome sind dabei die eigentümlichen Erstickungsanfälle, der sympathetische Husten und die allgemeine Verschlimmerung durch jede Art von Beengung.
Kein Mittel beeinflusst das Nervensystem tief greifender als dieses. In erster Linie verursacht es Zittern [WS2649], nicht durch Schreck oder Aufregung, sondern schwächebedingt [GS]. In dieser Hinsicht ähnelt es *Gelsemium*; beide haben starkes Zittern der Zunge beim Versuch, sie herauszustrecken. Bei beiden Arzneien zittert der ganze Körper; doch bei Lachesis fühlt sich der Patient so matt [WS2567] und kraftlos, dass er befürchtet, jeden Augenblick vor Schwäche hinzusinken [WS2569f] oder ohnmächtig zu werden [GS]. Diese große Prostration betrifft den Körper ebenso wie den Geist [WS2536], und sie wird weder durch Ruhe noch durch Schlaf gebessert, sondern im Gegenteil mor-

gens *nach Schlaf schlimmer*. Mit der Prostration und Ohnmachtsneigung gehen häufig Herzschmerzen und andere Herzbeschwerden einher, außerdem Übelkeit, Gesichtsblässe und Schwindel.[GS] Wenn dieser Zustand länger anhält, tritt er in ein neues Stadium, an dessen Ende Lähmung steht. Die Lähmung befällt gewöhnlich die linke Seite[WS2519ff] – wie bei der Mehrzahl der Beschwerden von Lachesis, welches überhaupt ein vorwiegend *linksseitiges Mittel* ist. Diese Lähmung kann die Folge eines Schlaganfalls sein oder auch aus zerebraler Erschöpfung resultieren[GS]; ist letzteres der Fall, besteht noch große Hoffnung auf völlige Genesung durch eine umsichtige Anwendung von Lachesis. Ist jedoch bei einem Apoplex die Läsion zu umfangreich und die Blutung zu ausgedehnt, so ist die Lage weniger hoffnungsvoll; doch selbst dann nahmen so manche scheinbar verzweifelte Fälle noch ein gutes Ende. Lachesis wird darüber hinaus bei Epilepsie und Tabes dorsalis empfohlen[GS], ich habe hier allerdings noch nie eine gute Wirkung davon gesehen.

Indes habe ich es auf einem anderen Gebiet einiges ausrichten sehen, und zwar bei der Mattigkeit, Abgeschlagenheit und Erschöpfung als Folge von heißem Wetter. Es sind nicht nur Kopfschmerzen, die durch **Sonneneinwirkung** entstehen[WS162f], sondern es wird auch der ganze Körper in Form von großer Prostration dadurch in Mitleidenschaft gezogen. *(Antimonium crudum, Gelsemium, Glonoinum, Natrium carbonicum, Natrium muriaticum.)*

Schlimmer nach Schlaf[WS2820], oder vielmehr: der Patient *schläft sich in eine Verschlimmerung hinein*, ist ein echtes Charakteristikum des Mittels, egal was die Gegner von Lachesis davon halten. Es gibt in Bezug auf diese Modalität ein besonderes Symptom, auf das ich Sie hinweisen möchte, nämlich: „Sobald er eingeschlafen ist, stockt die Atmung."[GS] So wird es von Hering beschrieben, und auch ich habe es des Öfteren so beobachtet. Der Patient kann nicht einfach in den Schlaf sinken, weil direkt am Übergang zum Schlaf der Atem zum Stillstand kommt und der Patient nach Luft ringend gleich wieder erwacht. Man findet dies häufig bei Herzleiden – funktionellen wie organischen –, und es ist ein äußerst quälender Zustand. *Grindelia robusta* hat ein ähnliches Symptom, desgleichen *Digitalis*.

Ich hatte einmal einen Fall von hartnäckiger Obstipation bei einem alten Syphilitiker zu behandeln. Er hatte zuletzt heftigste Kolikanfälle bekommen. Die Schmerzen schienen sich durch das ganze Abdomen auszubreiten und setzten stets in der Nacht ein. Nachdem ich bereits verschiedene Mittel ausprobiert und schon die Hoffnung verloren hatte, weil sich keine wirkliche Besserung einstellte, ließ er die Worte fallen: „Herr Doktor, wenn ich mich nur immer wach halten könnte, dann hätte ich keine Anfälle mehr." Ich sah ihn verwundert an. „Ich meine", sagte er, „dass ich regelrecht in den Anfall hineinschlafe und dann mit den Beschwerden aufwache." Ich gab ihm eine Dosis Lachesis C 200. Er hatte nie wieder solche Schmerzattacken, und auch sein Stuhlgang wurde von da an regelmäßig und blieb es. Ich könnte noch eine ganze Reihe von Fällen schildern, bei denen mich dieses Symptom zur Heilung der verschiedensten Beschwerden geführt hat. Es genügt aber zu sagen, dass ich nicht anstehe, mein Zeugnis über den Wert dieses Symptoms dem von anderen hinzuzufügen.

Ich glaube, ich habe genug über die verschiedenen Symptome von Lachesis gesagt, um zu zeigen, dass es eines der nützlichsten Mittel bei Typhus ist. Ich will hier nur ergänzen, dass es gewöhnlich die zweite oder dritte Woche der Krankheit ist, wo es angezeigt ist. Hierin liegt einer der Unterschiede zwischen dieser Arznei und *Gelsemium*. Das Zittern und die Schwäche treten nämlich bei *Gelsemium* schon früh in Erscheinung, und wenn das Mittel rechtzeitig erkannt wird, kann es der Krankheit umgehend ein Ende setzen. Natürlich helfen die schon besprochenen Sensoriums-, Zungen-, Mund-, Hals-, Bauch- und Stuhlgangsymptome, besonders aber besagte Schlafmodalität, die Wahl zwischen Lachesis und anderen Mitteln zu treffen.

Nun zu den *Geweben*: Wir finden Anschwellungen an jedem beliebigen Körperteil, und eine der charakteristischsten Eigenschaften ist ihre Farbe: Sie sind bläulich, mit einer Tendenz zum Schwarzen. *(Tarantula cubensis, Anthracinum.)* Bei jeder Schwellung dieser Art kommt mir augenblicklich Lachesis in den Sinn, und wenn ich dann noch erfahre, dass sie höchst empfindlich ist und der Patient es nicht erträgt, wenn sie *berührt* wird, dass selbst ein einfacher Umschlag als zu schwer empfunden wird, dann brauche ich nichts weiter zu hören. Ich verabreiche Lachesis und werde nur selten enttäuscht. Das Blut zersetzt sich, wird ungerinnbar. Dies geschieht oft beim Typhus und ist natürlich sehr bedenklich. Blutungen kommen leicht in Gang und halten lange an. Allgemein scheint eine ausgesprochene hämorrhagische Tendenz vorhanden zu sein; daher hat sich Lachesis als eines unserer wichtigsten Mittel bei Purpura haemorrhagica [GS] erwiesen. Geschwüre [WS3399] und Wunden bluten leicht und reichlich [GS], selbst „kleine Wunden bluten stark"[WS3184]; Wunden gangräneszieren schnell. Hier ist Lachesis in der Lage, viel Gutes zu bewirken. Krebswucherungen sind bläulich oder schwarz verfärbt, bluten oft und reichlich, verursachen brennende Schmerzen. Bei vielen Krankheiten erscheint Blut im Urin, was ein Hinweis auf die beginnende Zersetzung des Blutes sein kann.

Das Kapitel über dieses wahrhafte Polychrest hat sich mehr in die Länge gezogen als ursprünglich gedacht. Das Mittel hat sich auch als weitaus nützlicher erwiesen, als ich nach der Lektüre der Materia medica Charles Hempels (den ich ansonsten sehr schätze) während meiner Studentenzeit erwartet habe. Die Arznei bewährt sich am besten in der 30. und höheren Potenzen. Vergessen Sie nicht, dass Lachesis überwiegend ein linksseitiges Mittel ist – wie *Lycopodium* ein rechtsseitiges. Linksseitige Lähmungen, Ovarialaffektionen, Halsbeschwerden, Lungenerkrankungen, Kopfschmerzen etc.: Sie alle lassen uns zuerst an Lachesis denken, weil die Linksseitigkeit ein so herausragender Zug des Mittels ist. Doch natürlich würden wir mit der Verabreichung von Lachesis nicht zögern, wenn die charakteristischen Merkmale des Mittels in Verbindung mit rechtsseitigen Beschwerden aufträten.

Lachesis ist oft von großem Wert bei Hauterkrankungen – bei malignem Scharlach [AZ18,321ff], hämorrhagischen („schwarzen") Masern [GS], Erysipelas [KE4,143], Pocken, bösartigen, rasch um sich greifenden Furunkeln [CH338], Karbunkeln [GS], chronischen Unterschenkelgeschwüren [KE4,284ff], Dekubitus mit schwarzen Rändern [GS], Blutschwamm [GS] etc. Bei all diesen und vielen anderen auf der Körperoberfläche erscheinenden Übeln ist die charakteristische dunkelblaue Färbung vorhanden, anderenfalls bräuchten wir von dieser Arznei nicht viel zu erwarten. Was das Lebensalter und die Konstitution angeht, so habe ich Lachesis in allen Altersstufen und bei jeder Konstitution wirksam gefunden. Vielleicht ist es aber häufiger bei schlanken als bei adipösen Menschen angezeigt.

Nun wollen wir uns einstweilen von unserem alten, treuen Freund verabschieden und allen, die ihn noch nicht kennen, wärmstens empfehlen, seine Bekanntschaft zu machen.

Naja tripudians

Indische Kobra, Brillenschlange

Dies ist ein Blutsverwandter von *Lachesis* (wenn man bei Schlangengiften von Verwandtschaft reden kann), und nach den Symptomen des Schlangenbisses zu urteilen müsste es ein ähnlich wertvolles Heilmittel sein – doch das hat sich bisher noch nicht herausgestellt. Warum nicht? In Allens *Encyclopedia* finden sich einschließlich der Vergiftungsfälle insgesamt 29 Prüfer von *Lachesis* und 45 von Naja. Natürlich ist *Lachesis* länger in Gebrauch, doch vermag der zeitliche Unterschied hinreichend den sehr großen Unterschied im praktischen Nutzen zu erklären? Noch etwas anderes ist bemerkenswert: Die Prüfungen von *Lachesis* wurden zumeist mit höheren Potenzen wie der C 30 angestellt, während die von Naja fast ausschließlich mit den niedrigsten Dilutionen oder mit dem puren Gift durchgeführt wurden. Ist dies möglicherweise eine Erklärung? Besagte Quelle lässt außerdem erkennen, dass die herausragendsten klinischen Bestätigungen zu Symptomen gehören, die bei den Prüfungen mit der 30. Potenz von *Lachesis* erzielt worden sind. Deutet dies darauf hin, dass Naja mit den höheren Potenzen nachgeprüft werden sollte, um ihm seine besten Heilkräfte zu entlocken?

Naja ist, wie sich gezeigt hat, von größtem Nutzen bei Herzaffektionen, insbesondere bei *Herzschwäche* (*Nux vomica*: Ermüdungsgefühl in der Herzgegend); ferner bei Diphtherie, wenn Herzversagen oder Herzlähmung droht[GS]. Dyspnoe und Prostration[GS] durch Herzschwäche; sympathetischer Reizhusten bei organischen Herzkrankheiten[AZ107,119] mit schwacher Herzaktion. (*Spongia*: sympathetischer, trockener Husten bei Herzaffektionen.) Herzklopfen und unbehagliches, unruhiges Gefühl in der Herzgegend, < beim Gehen.[EN372] Bei diesen Beschwerden und auch bei der chronischen Herzschwäche ist Naja zweifelsohne ein wertvolles Mittel. Fortwährende Selbstmordgedanken[GS], wie bei *Aurum*. Über das hier Geschilderte hinaus kann ich über besondere Erfolge durch den Gebrauch von Naja nicht viel berichten. Dennoch bin ich überzeugt, dass bei weiteren Prüfungen und Forschungen, wenn sie in ähnlicher Weise wie bei *Lachesis* durchgeführt werden, Naja dieses Mittel an Bedeutung einholen, wenn nicht sogar in den Schatten stellen würde.

Crotalus horridus

Gift der nordamerikanischen Klapperschlange

Dies ist ein weiteres Schlangengift, das aber, obwohl es wie *Naja* nur in niedrigen Potenzen geprüft wurde, bessere klinische Resultate geliefert hat. Gleichwohl mangelt es auch ihm an den scharf umrissenen Indikationen, wie sie *Lachesis* zu bieten hat. Dennoch hat es hinlänglich bewiesen, dass es ein Mittel von großem Wert ist. Es hat bisher, wie es scheint, seinen größten Nutzen bei Krankheiten offenbart, die zu einer solchen Blutzersetzung führen, dass es zu *Blutungen aus jeder Körperöffnung* kommt[WS3179] *(Aceticum acidum)*; selbst der Schweiß ist mitunter blutig[WS2958]. Dies geschieht vor allem bei den adynamischen Fiebern heißer Klimazonen, etwa bei biliösen Wechselfiebern[GS], Typhuserkrankungen[WS3002] und jener gefürchteten Geißel der Tropen, dem Gelbfieber[WS3000]. Es ist ferner ein Hauptmittel bei Diphtherie[GS], wenn das profuse Nasenbluten[WS617] auftritt, das so viele Fälle vom malignen Typ charakterisiert. Beim starken

Nasenbluten eines alten Mannes von elender Verfassung, bei dem keines der üblichen Mittel auch nur das Geringste ausrichtete, wirkte Crotalus prompt und rettete ihm so zweifellos das Leben. Er war einer meiner eigenen Patienten, und obwohl er früher häufig solche Anfälle gehabt hatte, bekam er nach Crotalus keinen einzigen mehr. Wie bei einem solchen Mittel nicht anders zu erwarten, gehen derartige Blutungen mit *großem Kräfteschwund* [WS2581] einher. Crotalus ist ein überwiegend „*rechtsseitiges*" Mittel.

Maligner Ikterus [GS] wird als Indikation für Crotalus angesehen, doch die für Crotalus so charakteristische Gelbfärbung der Haut ist meines Erachtens letztlich eher hämolytischen als hepatischen Ursprungs. Doch es mögen beide Elemente eine Rolle spielen, da Leberstörungen in den heißen Breiten, wo Crotalus seine größten Lorbeeren geerntet hat, weit verbreitet sind.

Crotalus hätte es verdient, in höheren Potenzen geprüft zu werden, damit auch seine feineren Merkmale deutlicher zu Tage treten können.

Kalium carbonicum

Kaliumcarbonat

Stechende Schmerzen [CK1423], sehr charakteristisch.

Schmerzen durch das rechte untere Brustdrittel bis in den Rücken. [GS]

Anämie mit Aufgedunsenheit, besonders der oberen Augenlider, die wie Wassersäcke herunterhängen.

Rückenschmerzen mit Schwäche, die zum Niederlegen zwingt, und anschließendem starken Schwitzen. [CK1492]

Starke Flatulenz [CK730]; alle Speisen und Getränke scheinen sich in Gas zu verwandeln. [GS]

Herzaktion schwach, unregelmäßig, aussetzend [CK1070]. [GS]

Modalitäten: < 3 bis 4 Uhr nachts.

Durch Säfteverlust geschwächte Personen, besonders solche, die zudem von Anämie betroffen sind. [KN]

Asthma, > durch Aufrechtsitzen, vornübergebeugtes Sitzen *(Arsenicum)* [mit dem Kopf auf den Knien [TM125]] oder Schaukeln; < 2 bis 4 Uhr nachts. [KN]

Kreuzschmerzen vor [KN] und während [CK922] der Regel.

Die Wirkung des Mittels wird anschließend oft von *Carbo vegetabilis* vervollständigt. [GS;SK532]

Das führende Symptom dieses Mittels, wie auch einiger anderer, findet sich im Charakter seiner Schmerzen. Es steht an der Spitze aller Mittel mit **stechenden Schmerzen**. *Bryonia* kommt gleich an zweiter Stelle, doch es gibt einen markanten Unterschied: Das Stechen von *Bryonia* entsteht bei jeglicher Bewegung und nur ausnahmsweise einmal in der Ruhe, während das von Kalium carbonicum unabhängig von Bewegung auftritt. Außerdem konzentrieren sich die stechenden Schmerzen von *Bryonia* auf die serösen Häute, während die von Kalium carbonicum überall auftreten können, in fast jedem Gewebe und selbst in den Zähnen. Eine der bevorzugten Lokalisationen von Kalium carbonicum ist jedoch die *untere rechte Brust*. Dieser scharf stechende Schmerz fährt zumeist *von dort direkt in den Rücken hinein*. Wenn bei einer Pneumonie oder Pleuropneumonie *Bryonia* versagt hat, obwohl Sie es für angezeigt hielten, und wenn die weitere Untersuchung ergibt, dass die stechenden Schmerzen unabhängig von den Atembewegungen auftreten, dann hilft oft Kalium carbonicum, und es folgt gut auf *Bryonia*. Nicht selten ist es auch so, dass Kalium carbonicum die ganze Zeit das passende Mittel war und von Anfang an hätte gegeben werden sollen. Diese stechenden Brustschmerzen von Kalium carbonicum sind freilich keineswegs auf die rechte Seite beschränkt, sie können auch die linke Seite affizieren [KE3,298], namentlich bei Pleuropneumonie [AR14,2,108], bei Peri- oder bei Endokarditis. Vergessen Sie bei diesem *Schmerz in der rechten unteren Brust* auch *Mercurius vivus* nicht! Wenn gleichzeitig Schweiße ohne Erleichterung bestehen und außerdem die typischen merkuriellen Mund- und Zungensymptome vorhanden sind, können weder *Bryonia* noch Kalium carbonicum etwas ausrichten.

Eine andere Art von Krankheitsfällen, in denen das Mittel beachtliche Erfolge erzielt hat und wo es vor allem durch das Vorhandensein stechender Schmerzen indiziert ist [stechende Bauchschmerzen, die unabhängig von Bewegung auftreten [GS]], ist das Puerperalfieber. [GS] Die Schmerzen kommen so plötzlich und so heftig, dass die Patientin laut aufschreien muss, und dann sind sie wieder verschwunden. Kalium carbonicum hat mehrere verzweifelte Fälle dieser Art geheilt. Letztlich ist es aber gleichgültig, wo die Krankheit ihren Sitz hat – wenn diese stechenden Schmerzen vorhanden sind, sollte man an Kalium carbonicum denken. Wir können das nicht nachdrücklich genug betonen.

Kalium carbonicum übt einen tiefen Einfluss auf die Blutbildung aus. Es mangelt dem Blut an roten Blutkörperchen. Die Patientin ist anämisch, mit großer Schwäche und wässrigem oder milchig-weißem Teint. [GS] Man findet diesen Zustand oft bei jungen Mädchen während der Pubertät. Sie scheinen wegen der Blutarmut und der allgemeinen Schwäche nicht menstruieren zu können. Sie neigen zu Aufgedunsenheit, namentlich im Gesicht, um die Augen herum und besonders im Bereich der oberen Augenlider [CK219]; und zu der allgemeinen Schwäche gesellen sich starke Schmerzen [CK1081] und Schwäche im Kreuz [CK1488]. Kalium carbonicum ist in solchen Fällen manchmal erfolgreich, nachdem zuvor fälschlich *Ferrum* oder *Pulsatilla* verabreicht worden ist.

Dieser anämische Zustand kommt auch während der Menopause sowie im Alter vor; wir finden in diesen Lebensabschnitten die gleichen hydropischen Tendenzen, insbesondere die gleiche **charakteristische säckchenförmige Anschwellung** *der [inneren* [CK218]*] oberen Augenlider* [CK219]. In all diesen Fällen kommt es gewöhnlich – oder zumindest häufig – zu so genannter „Herzschwäche". Das Herz schlägt unregelmäßig oder setzt immer wieder aus, bedingt durch die Schwäche, die im Rahmen der allgemeinen Muskelschwäche auch das Herz nicht verschont. Eines der charakteristischen Symptome, das uns in diesen Fällen an Kalium carbonicum denken lässt, ist der konstante Rückenschmerz, der der Patientin ständig das Gefühl vermittelt, als müssten Rücken und Beine jeden Augenblick **zusammenklappen**. Sie lässt sich völlig erschöpft in den Sessel fallen oder ins Bett sinken. Dieser Schmerz strahlt häufig bis in die Hüften oder die Gesäßmuskeln aus. GS Zudem schwitzt die Patientin viel. Farrington sagt: „Diese besondere Kombination von Rückenschmerzen, Schwäche und Schwitzen finden wir so bei keinem anderen Mittel." (CK1492)

Ich habe von diesem Mittel schon einmal gesprochen, als ich [im *Bryonia*-Kapitel] auf seine stechenden Schmerzen als Indikation für seine Anwendung bei Brusterkrankungen aufmerksam machte, doch bin ich ihm dort nicht ganz gerecht geworden. Kalium carbonicum ist nicht nur ein bedeutendes Mittel bei Pneumonie, Pleuritis und Herzleiden, wovon dort die Rede war, sondern es reicht sehr viel weiter, indem es bei beginnender und selbst noch bei fortgeschrittener Lungentuberkulose GS;SK548 von großem Nutzen sein kann. Ich habe einen von mehreren tüchtigen und erfahrenen Ärzten, darunter Dr. T. L. Brown, als unheilbar erklärten Fall gesehen, der unter Kalium carbonicum, einmal pro Woche verabreicht, allmählich wieder auf die Beine kam. Die Krankheit hatte hauptsächlich die rechte untere Lunge befallen und ging einher mit kopiösem Auswurf eiterähnlicher Massen, Tachykardie (120), starker Abzehrung, Appetitlosigkeit und Bildung einer ziemlich großen Kaverne in der Lunge. Dieser Mann ist – 25 Jahre später – noch am Leben und erfreut sich guter Gesundheit. Solche Verdienste eines Mittels machen es einem besonders lieb.

Es gibt ein *Zeit*-Charakteristikum dieser Arznei, das sich vor allem bei Brustaffektionen als sehr wertvoll erwiesen hat, nämlich *Verschlimmerung um 3 Uhr nachts*. Man findet es bei Husten CK971, Lungentuberkulose [Husten < GS], Pleuraerguss, Asthma GS und herzbedingten Ödemen. Der Schwiegervater von Dr. T. L. Brown, ein anämischer Greis, war mit Hydrothorax und allgemeinen Ödemen scheinbar seinem Ende nahe. Dr. Brown war ein versierter Homöopath, hatte aber in diesem Fall keinerlei Linderung verschaffen können. Bei einer Beratung mit Dr. Sloan kam nach sorgfältiger Überprüfung des Falles und mit Hilfe der Tochter, die ihn die ganze Zeit gepflegt hatte, heraus, dass sich sämtliche Symptome um 3 Uhr nachts verschlimmerten. Nun wurde Kalium carbonicum C 200 verabreicht – mit so wunderbarem Erfolg, dass der alte Mann in unglaublich kurzer Zeit genas und nie wieder einen Rückfall jenes Leidens hatte. Er lebte noch mehrere Jahre und starb schließlich, aber nicht an Wassersucht. Die Zeit der Wunder ist noch nicht vorbei – die Hahnemann'sche Homöopathie vollbringt sie immer wieder aufs Neue.

Ich kann mich nicht entschließen, das Mittel schon zu verlassen, obwohl ich seine hauptsächlichen Anwendungen dargelegt habe. Auch auf die Gefahr hin, mich zu wiederholen, muss ich noch auf einige sehr wichtige Symptome aufmerksam machen. In Bezug auf das Nervensystem habe ich bereits auf die *große Schwäche* hingewiesen, die ich als *Muskelschwäche* bezeichnet habe; es gibt aber auch einen geschwächten Zustand der Nerven selbst, der diese hochempfindlich macht, wie aus den Symptomen der Materia medica sehr schön hervorgeht. „Große Schreckhaftigkeit [CK24]; fährt schon bei leiser Berührung zusammen [CK25]; erschrickt mit lautem Schrei vor eingebildeten Erscheinungen [CK26]." [SK536] *„Verträgt keine Berührung*; fährt zusammen bei der leisesten Berührung, besonders der Füße." [GS] Dies sind wertvolle Hinweise auf Kalium carbonicum. *Und vergessen Sie nicht die säckchenförmige ödematöse Geschwulst an den oberen Augenlidern*! Sie begleitet viele Erkrankungen und ist ein unschätzbares Leitsymptom. „Stich-Schmerz im Schlunde, als hätte er eine Fisch-Gräte darin …" [CK474] (Vgl. *Hepar sulfuris, Dolichos, Nitricum acidum* und *Argentum nitricum.*)

„Grosse Empfindlichkeit der äussern Magengegend …" [CK613] „Magen aufgetrieben, empfindlich, mit Gefühl, als wollte er platzen; starke Flatulenz; alles was sie ißt oder trinkt, scheint in Gas verwandelt zu werden." [GS] „Nach wenigem Essen, gleich Vollheit und starke Aufgetriebenheit des Unterleibes." [CK525] [21] „Bauch von Blähungen aufgetrie-

---

21 Allen hat das Symptom in der *Encyclopedia* (Sy. Nr. 702) verfälscht wiedergegeben, indem er schrieb: „Fulness, heat [?] and great distension in the abdomen, immediately

ben, nach dem Essen." GS;CK524 All diese Magen- und Bauchsymptome zeigen den Wert dieser Arznei bei Verdauungsstörungen. Sie lassen uns zunächst an Mittel wie *Carbo vegetabilis*, *China* und *Lycopodium* denken, doch dürfen wir auch Kalium carbonicum nicht vergessen, besonders wenn es sich um *hinfällige, alte Menschen handelt, die darüber hinaus an Blutarmut leiden.* „*Aufrechtsitzen und Vornüberbeugen* lindert bei Brustaffektionen." Dem Patienten geht es schlechter, wenn er auf der erkrankten Seite liegt – vergessen Sie das nicht, denn es hilft Ihnen bei der Unterscheidung zwischen diesem Mittel und *Bryonia*, welches das Gegenteil hat.

Ich möchte mit dem bisher Geschriebenen keinesfalls den Anspruch erheben, damit alles zu den abgehandelten Mitteln gesagt zu haben; und wenn ich den Eindruck hätte, dass irgendein junger Arzt dadurch verleitet würde, sich nur noch auf dieses Werk zu stützen, oder dass er dadurch vom gründlichen Studium der Materia medica weg statt dorthin geführt würde, so würde ich sofort mit dem Schreiben aufhören!

Kalium bichromicum

Kaliumbichromat

Affektionen der Schleimhäute mit Absonderung von zähem, klebrigem, festhaftendem Schleim, der in langen Fäden ausgezogen werden kann. GS

Bildung von gallertartigem Schleim auf den Schleimhäuten.

Runde, tiefe Geschwüre, die wie ausgestanzt aussehen.

Diphtherische Beläge auf den Schleimhäuten. GS

Umherwandernde Schmerzen, die plötzlich erscheinen und ebenso plötzlich wieder verschwinden.

Fortsetzung Fußnote 21

after eating a little." Das Symptom wurde unverändert in die *Guiding Symptoms* übernommen, und entsprechend erscheint es bei Nash. Auch in das Repertorium ist der Fehler eingegangen: Abdomen, heat, eating, after – **Kali-c.** als einziges Mittel!

Schmerzen an kleinen Stellen, die man mit der Fingerspitze bedecken kann [GS], besonders bei Migräne [ÖZ3,3,444], welcher Blindheit vorangeht [GS].

Dicker, gelber Belag auf der Zungenwurzel [ÖZ3,3,456]; die Zunge kann aber auch trocken und rot [EN537] oder glatt-glänzend, rot und rissig [EN523] sein.

Rheumatismus im Wechsel mit gastrischen Störungen [ÖZ3,3,492], z. B. Dysenterie oder Diarrhoe. [GS]

Neigung zu Magenbeschwerden; üble Folgen von Biergenuss [GS]; Appetitlosigkeit, Speisen liegen wie eine Last im Magen, vermehrter Windabgang [ÖZ3,2,282].

Druckschmerz im Bereich der Nasenwurzel; Bildung harter, elastischer, pfropfähnlicher Massen in der Nase. [ÖZ3,3,454]

જે જે

„Affektionen der Schleimhäute mit Absonderung von zähem, klebrigem, festhaftendem Schleim, der in langen Fäden ausgezogen werden kann."
Kein Mittel hat dieses Merkmal in ausgeprägterem Maße als Kalium bichromicum. *Hydrastis* kommt ihm ziemlich nahe, desgleichen *Lyssinum* in Bezug auf die Mund- und Rachenschleimhäute; auch *Iris versicolor* wäre hier zu nennen.

Kalium bichromicum jedoch erzeugt und heilt diese Art von Sekretion an sämtlichen Schleimhäuten – Nase, Mund, Hals, Kehlkopf, Trachea, Bronchien, Vagina und Uterus.

Freilich beschränkt sich die Wirkung der Arznei nicht auf diese Art von Absonderung, sondern geht weiter zur Bildung zäher, diphtherischer Pseudomembranen auf den gleichen Oberflächen. [GS] Auch erzeugt und heilt es Ulzerationen der Schleimhäute. Diese Geschwüre sind sehr charakteristisch: *tief und wie ausgestanzt, mit glatten Rändern* [GS]. Ich erinnere mich an einen Fall – er liegt schon Jahre zurück –, wo bei einer Frau solche Geschwüre im Rachen auftraten. Ein Ulkus hatte sich durch den weichen Gaumen bis zu den Choanen vorgefressen, und der ganze Gaumen sah aus, als würde er bald von dem ulzerierenden Prozess zerstört sein, wenn ihm nicht umgehend

Einhalt geboten würde. Der Fall schien mir syphilitisch zu sein, und er war lange Zeit von zwei Schulmedizinern behandelt worden. Ich verabreichte Kalium bichromicum C 30 und muss sagen, dass ich – milde ausgedrückt – über die Wirkung erstaunt war (es war noch am Anfang meiner Praxis). Die Geschwüre heilten nämlich so rasch ab, und auch der zuvor sehr schlechte Allgemeinzustand besserte sich so sehr, dass die Patientin binnen drei Wochen allem Anschein nach genesen war und auch niemals einen Rückfall des Leidens gehabt hat, zumindest nicht in den Jahren, die sie danach unter meiner Beobachtung stand. Ich vergaß zu erwähnen, dass auch sie diese fadenziehenden Absonderungen hatte, wenngleich nicht so massiv, wie ich es oft in anderen Fällen erlebt habe.

Mit Kalium bichromicum heilte ich einmal einen Hund, der eine Entzündung des Rachens und des Mauls hatte, aus dem der Schleim in Fäden herabhing und dabei, wie das Tier so dahin wankte, auf dem Boden entlang schleifte. Leute, die das sahen, hielten den Hund für tollwütig, doch ich glaubte nicht daran, denn er schnappte nicht und biss nicht und hatte auch keine Erstickungsanfälle.

Kalium bichromicum ist einer unserer Rettungsanker bei der Behandlung von Erkrankungen der Nasenschleimhäute. Es hilft nicht nur bei Entzündungen von akutem Charakter, die mit fadenziehenden Absonderungen einhergehen, sondern auch bei solchen chronischer Natur, die als „Dauerschnupfen" bezeichnet werden. In diesen Fällen klagt der Patient oft über starken Druckschmerz an der Nasenwurzel *(Sticta pulmonaria)*, besonders wenn eine kontinuierliche Nasenabsonderung plötzlich unterdrückt wurde. *Borken und harte, pfropfähnliche Massen* bilden sich in der Nase und entstehen nach Entfernung immer wieder aufs Neue. Manchmal „entleeren sich durch die Nase starre, grünlich gefärbte Massen, bisweilen von widerlichem Geruche."[ÖZ3,3,454] Diese chronische Entzündung kann sich immer mehr verschlimmern, bis die Nase zu ulzerieren beginnt, und das in einem Ausmaß, dass das ganze Septum weggefressen wird. Ich habe einen Fall erlebt, bei dem die „wie ausgestanzt wirkenden" Geschwüre ein großes Loch mitten durch die Nasenscheidewand gefressen hatten. Dies kann syphilitisch bedingt sein oder auch nicht. Wenn in syphilitischen Fällen der destruktive Prozess die Knochen angreift, kann Kalium bichromicum durchaus noch von Nutzen sein; gleichwohl sollte man darauf gefasst sein, auf *Aurum* oder ein anderes tief wirkendes Mittel zurückgreifen zu müssen.

Auch in jenen beschwerlichen Fällen von chronischer Rhinopharyngitis, bei denen zäher, fadenziehender Schleim von den Choanen in den Hals heruntersinkt oder jene borkigen oder pfropfähnlichen Massen vorkommen, habe ich Kalium bichromicum als sehr gutes Heilmittel erlebt, und es hat mir dadurch einige treue Freunde beschert.

Kalium bichromicum neigt zu ausgeprägter Membranbildung im Halsbereich, und wenn sich die Beläge bis in den Kehlkopf erstrecken, wie oft bei Diphtherie, wird es meines Erachtens von keiner Arznei übertroffen. Ich habe damit viele Fälle von Kehlkopfdiphtherie[GS] geheilt und es in den letzten Jahren niemals unter der 30. Potenz verordnet, denn reiche Erfahrung hat mich gelehrt, dass es so besser wirkt als in den niedrigen Verreibungen.

Kalium bichromicum ist auch mit Erfolg bei Magenleiden zum Einsatz gekommen. Das Erbrochene ist oft von fadenziehender Beschaffenheit, und auch in der Magenwand kommt es, wie in Nase, Mund und Rachen, gelegentlich zu „runden, wie ausgestanzten Geschwüren". Doch unabhängig von irgendwelcher Geschwürsbildung gibt es eine besondere Art von Verdauungsstörung[EN816], wo dieses Mittel sehr hilfreich ist. Man findet Kalium bichromicum häufig bei Alkoholikern angezeigt, speziell bei *Biertrinkern* [„Verlangen nach Bier"[ÖZ3,3,457]]. Gefühl einer schweren Last im Magen, Völlegefühl[ÖZ3,2,368]. Die Magenbeschwerden treten typischerweise *direkt nach dem Essen* auf *(Nux moschata)* und nicht, wie bei *Nux vomica*, zwei oder drei Stunden später; sie kommen auch nicht, wie bei *Anacardium*, zwei bis drei Stunden nach dem Essen, um dann so lange anzuhalten, bis der Patient *wieder etwas isst, was Linderung verschafft.*

Es gibt zwei Erscheinungsformen der Zunge, die in Verbindung mit diesem Magenleiden auftreten können: bei der einen weist die Zunge an der Wurzel einen dicken, gelben Belag auf *(Mercurius jodatus flavus* und *Natrium phosphoricum)*, bei der anderen ist sie trocken und rot oder glatt-glänzend, rot und rissig. Letzteres findet man häufiger bei Dysenterie [EN523], wo Kalium bichromicum bisweilen gute Dienste geleistet hat.

Eine Art der Absonderung von den Schleimhäuten habe ich bisher noch nicht erwähnt, nämlich „gallertartigen Schleim" *(Aloe socotrina)*. Er kann aus der Nase kommen, aus den Choanen, der Vagina oder dem Anus. Gallertartige Massen aus dem Darm kommen besonders bei Ruhr vor, wenn die Stühle durch ein anderes Mittel [*Cantharis* [GS]] verändert worden sind – von Stühlen „wie aus Schleimhautfetzen bestehend" zu gelatinösen Entleerungen. [GS] Auch Leukorrhoe kann, neben der fadenziehenden, in der gallertartigen Form auftreten, und in beiden Fällen hat Kalium bichromicum viele Heilungen bewirkt. Gleiches gilt für Erkrankungen der Atemwege – bei Husten, Krupp, Bronchitis, Asthma und selbst bei Tuberkulose. [GS] Es ist wohl der Chromsäure-Bestandteil in dieser Kaliumverbindung, der für den fadenziehenden Schleim verantwortlich ist, denn kein anderes Kalisalz hat ihn in vergleichbarem Maße.

Es gibt noch einige weitere Punkte bei diesem Mittel, die nicht übersehen werden dürfen. Die Schmerzen sind insofern eigentümlich, als sie an **kleinen Stellen** auftreten, die mit der Fingerspitze bedeckt werden können. Ganz ausgeprägt ist dies bei Schmerzen im Kopfbereich, namentlich bei Migräneanfällen. Farrington sagt: „Es gibt eine ganze Reihe von Mitteln, bei denen Kopfschmerzen mit Blindheit einhergehen, doch Kalium bichromicum ist das wichtigste von ihnen." Die Blindheit setzt bei diesem Mittel bereits vor den Kopfschmerzen ein und lässt mit dem Aufkommen derselben allmählich nach. (Vgl. *Iris versicolor* und *Natrium muriaticum*.) Dann konzentriert sich der Schmerz auf einen **kleinen Fleck** und ist sehr heftig. Darüber hinaus haben die Schmerzen von Kalium bichromicum die Eigenschaft, dass sie plötzlich kommen und auch plötzlich wieder verschwinden, wie bei *Belladonna*. Zudem wandern sie von einem Ort zum anderen, wie bei *Pulsatilla*. Es gibt fünf Arzneien mit ausgeprägtem Umherwandern der Schmerzen, nämlich Kalium bichromicum, *Kalium sulfuricum, Pulsatilla, Lac caninum* und *Manganum aceticum*. Der Kalium-bichromicum-Schmerz bleibt nicht so lange an einer Stelle wie bei *Pulsatilla*; auch hat Kalium bichromicum nicht so viel Neigung zu Anschwellungen. *Kalium sulfuricum* weist in all seinen Symptomen große Ähnlichkeit mit *Pulsatilla* auf (vgl. Boericke & Dewey's *Twelve Tissue Remedies*). Die *Manganum*-Schmerzen ziehen kreuzweise von einem Gelenk zum anderen, während die von *Lac caninum* die Seiten wechseln – am einen Tag sind sie auf der einen Seite schlimmer, am nächsten Tag auf der anderen, usw. Bei Kalium bichromicum kommt es außerdem zu einem Wechsel der *Symptome*; so alternieren beispielsweise rheumatische und dysenterische Symptome (auch *Abrotanum*). Bei *Platinum* alternieren psychische mit körperlichen (oftmals Rücken-) Beschwerden.

Kalium bichromicum passt besonders für fettleibige, hellhaarige Personen mit katarrhalischen, syphilitischen oder skrofulösen Leiden [GS], außerdem für rundliche bis adipöse Kinder, die zu kruppösen Entzündungen neigen [GS]. Dr. Drysdale verdient größte Anerkennung für das, was er durch die Einführung dieses wahrhaft großen Mittels für unseren Berufsstand geleistet hat.

Kalium jodatum

Kaliumjodid

Husten mit reichlichem, grünem [GS], dickem, salzigem Auswurf von tief unten, wie aus der mittleren Brustbeingegend, mit Schmerzen bis in den Rücken hinein; große Schwäche [EN675] und Nachtschweiße [GS].

Stiche: durch die Lungen; in der Mitte des Brustbeins [R3,200]; von der Mitte des Brustbeins bis in den Rücken [GS]; tief in der Mitte der Brust, im Gehen [R3,202].

Unwiderstehliches Verlangen nach freier Luft; Gehen im Freien ermüdet nicht. [GS]

Chronischer periostaler Rheumatismus syphilitischen oder merkuriellen Ursprungs; unerträgliche nächtliche Knochenschmerzen. [GS]

Kalium jodatum

Syphilitische Affektionen, besonders nach Quecksilbermissbrauch. Drüsenschwellungen [GS]; Auftreibung sämtlicher Gewebe durch interstitielle Infiltration [GS].
Hepar sulfuris antidotiert seinen übermäßigen Gebrauch. [GS]

Kalium jodatum gehört zu den Mitteln, die von der alten Schule so sehr missbraucht worden sind, dass ich bekennen muss, es nicht oft verschrieben zu haben – erstens aufgrund meines Vorurteils gegen das Mittel, zweitens weil es nie eine so gründliche Prüfung erfahren hat wie beispielsweise *Kalium carbonicum* durch Hahnemann.
Es gibt einen Zustand der Atmungsorgane, bei dem ich das Mittel besonders wertvoll gefunden habe, und zwar wenn nach einer schweren Erkältung oder einer Pneumonie ein langwieriger Husten folgt und der Patient schwindsüchtig zu werden droht. Es besteht kopiöser Auswurf aus der Tiefe der Brust, wie von der mittleren Brustbeingegend herrührend, mit Schmerzen, die bis zwischen die Schulterblätter ausstrahlen (*Kalium bichromicum; Kalium carbonicum* hat Schmerzen in der unteren rechten Brust), und zudem leidet der Patient unter erschöpfenden Nachtschweißen und großer allgemeiner Schwäche. Ich habe wiederholt solche Fälle geheilt, wo Schwindsucht unausweichlich schien.
Am Anfang meiner Praxis pflegte ich 2 bis 4 Gran [130–260 mg] des rohen Salzes in einem 4-Unzen-Fläschchen [120 ml] Wasser aufzulösen und den Patienten dreimal am Tag davon einen Teelöffel nehmen zu lassen, bis die Hälfte verbraucht war. Dann sollte mit Wasser aufgefüllt werden und der Patient auf dieselbe Weise fortfahren, bis er geheilt war, wobei das Fläschchen stets bei der Hälfte nachzufüllen war. Vor etlichen Jahren hatte ich jedoch einen Fall, auf den die obige Beschreibung genau zutraf, und da ich mich hinsichtlich des Mittels sicher fühlte, verabreichte ich es versuchsweise in der 200. Potenz. Auch bei diesem Fall trat eine vollständige und ebenso rasche Heilung ein wie bei den zuvor mit der Salzlösung behandelten Patienten, sodass ich seitdem die Arznei häufig in so hohen Potenzen verordne.

Es gibt zwei Mittel, die Kalium jodatum den Platz in solchen Fällen streitig machen können, nämlich *Sanguinaria* und *Stannum*. Bei allen dreien ist der Auswurf kopiös und von dicker Konsistenz; bei *Stannum* jedoch schmeckt er *süßlich*, und bei *Sanguinaria* riechen Atem und Sputa äußerst *fötide*, auch für den Patienten selbst (wie bei *Sepia* und *Psorinum*), während der Kalium-jodatum-Patient ihn als *salzig* schmeckend erfährt *(Sepia)*. Bei Kalium jodatum und *Stannum* ist der Auswurf häufig dick und grün, was bei *Sanguinaria* nicht so ausgeprägt ist. Manchmal erscheinen die Sputa bei Kalium jodatum auch schaumig, wie Seifenlauge, doch mir scheint der dicke, grüne, salzige Auswurf charakteristischer zu sein. Man findet den schaumigen Auswurf bei Lungenödem[GS], und auch bei der Bright'schen Krankheit[GS] kann er vorkommen. In Fällen, wie ich sie hier beschrieben habe, bin ich mehr als einmal in den Ruf gekommen, Schwindsucht geheilt zu haben; ich weiß zwar nicht, ob ich es verdient habe, habe es aber zumindest nie in Abrede gestellt.

Kalium jodatum wird von der alten Schule entweder als eine Art Spezifikum gegen Syphilis oder, häufiger noch, gegen Syphilis, die durch den Quecksilbermissbrauch seitens ihrer Anhänger kompliziert worden ist, verabreicht. Ohne triftigen Grund wird es außerdem als **Alterans** bei skrofulösen Affektionen gegeben. Was ist nun ein Alterans?[22] Hier die Definition: „Eine Arznei, die allmählich eine **Veränderung** der Konstitution herbeiführt und die normalen Körperfunktionen wiederherstellt, ohne dabei nennenswerte Ausscheidungsreaktionen in Gang zu bringen." Ist das nicht reichlich pauschal und undifferenziert? Wie passt das zu einer Schule der Medizin, die sich als Gralshüter der medizinischen Wissenschaft versteht? Ist es nicht etwas, was wir bei einem jeden Fall anstreben – *Wiederherstellen der normalen, gesunden Körperfunktionen*, ohne nennenswerte Ausscheidungen? Wäre Kalium jodatum also so etwas wie ein Allheilmittel? Allerdings gibt es nach dieser Definition viele sogenannte Alterantia; welches sollen wir geben? Genau hier sind wir Homöopathen der Meinung, dass solche vagen Allgemeinbegriffe

---

22 Nach *Roche Lexikon Medizin* ein „durch Stoffwechselumstimmung wirksames Mittel".

wie Alterans, Tonikum, Narkotikum etc. viel zu nichtssagend sind für ein genaues Verordnen und darum irreführend. Sie erlauben es dem Doktor, allzu beliebig eine ganze *Gattung* von Arzneien zu verschreiben, statt aus dieser Gattung das für den individuellen Fall am besten geeignete Einzelmittel auszuwählen.

Wir nehmen daher für uns in Anspruch, ein weit überlegenes Verschreibungsverfahren zu haben, das sich auf ein System sorgfältiger Arzneimittelprüfungen gründet; diese Prüfungen fördern die genauesten und feinsten Unterscheidungskriterien zwischen den Mitteln zu Tage, die zu einer Arzneigattung gehören. Es darf keinen Ersatz eines Mittels durch ein anderes geben, wenn wir auf die bestmögliche Art und Weise verschreiben wollen. Es bedarf nur eines flüchtigen Vergleichs zwischen den Materiae medicae der beiden Schulen, um den großen Unterschied in dieser Hinsicht erkennen zu können.

Kalium jodatum soll bisweilen bei Lungenentzündung[GS] hilfreich gewesen sein. Ich habe das Mittel hierbei bisher nicht eingesetzt, will die Indikation aber wegen seines diesbezüglichen Rufs nicht unerwähnt lassen und werde gewiss auf die Arznei zurückgreifen, wenn es die Situation erfordert.

Hier ist das, was Farrington dazu sagt:[23] „Bei Pneumonie ist Kalium jodatum ein vorzügliches Mittel, wenn die Hepatisation begonnen hat, wenn die Krankheit sich gewissermaßen lokalisiert und Infiltration einsetzt. In solchen Fällen würde ich, sofern andere Symptome fehlen, die deutlich nach *Bryonia, Phosphorus* oder *Sulfur* verlangen, zur Wahl von *Jodum* oder Kalium jodatum raten. Kalium jodatum paßt auch dann, wenn die Hepatisation so ausgedehnt ist, dass zerebrale Kongestion[GS] eintritt oder sogar ein Hirnödem als Folge dieser Kongestion. Die Symptome sind in diesen Fällen folgende:

Es kommt zunächst zu starker Röte des Gesichts, die Pupillen sind mehr oder weniger dilatiert, und der Patient ist schläfrig – fürwahr ein Bild, das große Ähnlichkeit mit *Belladonna* aufweist. Sie verabreichen wahrscheinlich das Mittel, aber es schlägt nicht an. Dem Patienten geht es schlechter, er atmet schwerer, und die Pupillen reagieren

---

23 *Clinical Materia Medica*, S. 717.

nicht mehr auf Licht. Jetzt wissen Sie, daß Sie es mit einem bedenklichen Hirnödem zu tun haben, welches rasch behoben werden muß, wenn der Patient nicht sterben soll." So weit, so gut. Aber nun vergaloppiert sich Farrington – wie es allen großen Männern bisweilen passiert. Er sagt: „Warum heilte *Belladonna* nicht? Wer sich in einem Fall wie diesem nur nach den *Symptomen* richtet, wird scheitern, weil er nicht die Totalität des Falles erfaßt hat."[24] Was meint Farrington? Meint er, dass sein Bild von *Belladonna* auch ohne die Hepatisation der Totalität des Falles entspricht, oder meint er, dass die Hepatisation allein schon die Totalität darstellt, ohne die übrigen Symptome? Dies sind die beiden Alternativen seines Dilemmas, zwischen denen er sich zu entscheiden hat. Ich behaupte, dass alle übrigen Symptome des Falles ohne die Hepatisation nicht die Gesamtheit des Falles bedeuten. Die Hepatisation ist ein – und nur ein – Symptom aus der Gesamtheit der Symptome. Farrington sagt dann: „Legen Sie Ihr Ohr auf die Brust des Patienten, und Sie finden einen oder beide Lungenflügel verdichtet." In meinen Augen ist dies ein sehr wichtiges *objektives* Symptom, und es ist eines, das man aus der *Gesamtheit* des Falles nicht weglassen kann. Denken Sie daran, dass in jedem einzelnen Fall sowohl subjektive wie auch objektive Symptome einzubeziehen sind, um die Totalität vollständig zu machen.

So behaupte ich denn, ganz nach der Art von Hahnemann, dass derjenige, der sich beim Verordnen *von allen Symptomen* leiten lässt, nicht fehlgehen kann und nicht fehlgehen wird, wenn überhaupt eine Heilung möglich ist. Die Symptome sind unser verlässlicher Führer und müssen es sein, oder *Similia similibus* ist nicht richtig. (Vgl. Kafkas Fall in *Hom. Clinic*[25], S. 73, 1870.)

In den *Guiding Symptoms* heißt es von Kalium jodatum (Bd. 6, S. 441): „Treibt alle Gewebe auf durch interstitielle Infiltration: Ödeme; vergrößerte Drüsen; Gichtknoten; Exostosen; Knochenanschwellungen etc."[CM] Entsprechend vermag es natürlich solche Gewebsauftreibun-

---

24 In der 4. Auflage der *Clinical Materia Medica* hat Farrington diesen Satz, vielleicht angeregt durch die Kritik Nashs, ersetzt durch diese Feststellung: „Weil nicht *alle* Symptome in Betracht gezogen worden sind."
25 Im gesamten *Journal of Hom. Clinics* nicht zu finden.

gen auch zu heilen. Große Fehler, Arzneimissbrauch und irreparable Schäden für den Patienten sind oft die Folge, wenn allein auf so vage Einzelindikationen hin verschrieben wird. Das wäre so, als würde man auf die alleinige Indikation *Hepatisation* hin versuchen, für eine Pneumonie zu verschreiben. Dies ist lediglich *ein* Symptom, und es kann bei *vielen* Mitteln vorkommen. Wenn wir sagen oder sagen könnten: interstitielle Gewebsauftreibung mit gewissen anderen, für ein bestimmtes Mittel charakteristischen Symptomen, dann könnten wir zwischen diesem und anderen Mitteln differenzieren. Doch ein Mittel als Absorbens zu gebrauchen, bloß weil es in irgendeinem anderen Fall Absorption zustande gebracht hat, ist ein krasser Rückfall in die unterschiedslose Verallgemeinerung und das routinemäßige Handeln der alten Schule. Kalium jodatum wird ein Antisyphilitikum genannt. Gleiches gilt aber auch für *Mercurius*. *Sulfur* gilt als Antipsorikum und *Thuja* als Antisykotikum. Das ist ganz gut für den Anfang, aber es ist eben noch lange nicht das Ende. Es gibt eine große Klasse von Arzneimitteln für jedes dieser Miasmen, und zur Heilung jedes individuellen Patienten ist *aus dieser Klasse jeweils dasjenige Einzelmittel* zu wählen, welches durch die Gesamtheit der Symptome oder auch durch die charakteristischen Symptome indiziert ist.

Gerade die Tatsache, dass Kalium jodatum wie auch *Mercurius* zu allgemein und zu kritiklos in Gebrauch gewesen sind, ist der Grund dafür, dass wir uns fragen müssen, ob diese Mittel für die Menschheit eher ein Segen oder ein Fluch gewesen sind. Wir Homöopathen haben viel Arbeit mit der Bekämpfung jener Übel, die durch den Missbrauch dieser beiden Arzneien hervorgerufen worden sind, und *Hepar sulfuris* ist hierbei *eines* unserer besten Gegenmittel. Die meisten der überlieferten Heilungen mit Kalium jodatum wurden mit niedrigen Potenzen oder auch der Rohsubstanz erzielt. Ich glaube, es kann ohne Schaden niedriger als die meisten anderen Arzneien verabreicht werden, doch glaube ich auch, dass wir die Hälfte seiner Heilkräfte noch gar nicht kennen, wie sie durch unseren Prozess der Potenzierung entwickelt werden kann.

Kalium muriaticum

Kaliumchlorid

Dies ist eines der so genannten „biochemischen" Mittel oder zwölf Gewebemittel, von denen Schüßler behauptet, man könne damit sämtliche Krankheiten auf Erden heilen. Kalium muriaticum ist nicht genügend geprüft worden,[26] um auch nur die Hälfte seines wahren Wertes erkennen zu können. Sein klinischer Gebrauch in der 3. bis 30. Potenz hat gezeigt, dass es zweifellos ein Mittel von großem Wert ist. Es ist von Nutzen im 2. Entzündungsstadium, dem der interstitiellen Exsudation [AZ98,45], wo immer sich die Entzündung auch abspielen mag. Hier ist, soweit bisher erkannt, seine Verabreichung nicht mit den Gefahren behaftet, wie wir sie von *Kalium jodatum* kennen. Wäre es freilich in den massiven Dosen des letzteren gebraucht worden, hätten wir vielleicht doch schädlichere Wirkungen feststellen müssen, als sie uns jetzt bekannt sind. Unter der Wirkung von Kalium muriaticum habe ich nach akutem Gelenkrheumatismus zurückgebliebene verdickte Gelenke rasch zur normalen Größe zurückkehren sehen, auch wenn sie bisweilen schon lange Zeit anderen Mitteln getrotzt hatten; gleichwohl wüsste ich kein charakteristisches Symptom zu nennen, das im Einzelfall für seine bevorzugte Anwendung gegenüber anderen Arzneien sprechen könnte. Kalium muriaticum ist auch ein Heilmittel bei Tonsillitis [AZ98,44], nachdem die akuten entzündlichen Beschwerden durch *Aconitum*, *Belladonna* oder *Ferrum phosphoricum* abgeklungen sind. Gute Erfahrungen habe ich mit dem Mittel bei Schwerhörigkeit gemacht, wenn diese durch katarrhalisch-entzündliche Verstopfung der Eustachischen Röhre bedingt war [AT37]. Ich habe es ursprünglich in der 3. oder 6. Potenz gegeben, hatte dann aber bessere Erfolge mit der 24. Potenz. Sehr viele Fälle

---

26 Meines Wissens ist es überhaupt nicht geprüft worden, im Gegensatz zu *Kalium chloricum*, dessen Prüfung bereits 1837 im *Archiv für die homöopathische Heilkunst* veröffentlicht wurde. In den *Guiding Symptoms* wurden die Symptome beider Salze (Kaliumchlorid und Kaliumchlorat) in einem Kapitel („Kalium muriaticum") abgehandelt, weil sie angeblich „genügend ähnlich" seien.

von chronischer, unheilbarer Taubheit hätten durch Kalium muriaticum geheilt werden können, wenn es frühzeitig zum Einsatz gekommen wäre. *Mercurius dulcis* muss in dem Zusammenhang als weiteres Mittel bei Tubenkatarrh erwähnt werden, da dies in den Kapiteln über die Quecksilbersalze unterblieben ist. Natürlich würde man hier zur Abgrenzung von Kalium muriaticum noch einige andere Merkursymptome erwarten.

Kalium muriaticum wird wahrscheinlich mehr durch klinische Erfahrungen als durch Prüfungen in Gebrauch kommen. Hering pflegte ein solches Mittel als Steißgeburt zu bezeichnen – kommt vor, ist aber nicht normal oder natürlich.

Apis mellifica

Honigbiene

Brennende, stechende Schmerzen in allen Teilen[AA] (wie beim Bienenstich): Augenlider[AA284f]; Hals[AA437]; Panaritum[GS]; Hämorrhoiden[AA633f]; Ovarien, vorzugsweise rechts[GS;AA691f]; Brüste[AA728f] (Mastitis); Haut (Erysipel[GS], Urtikaria[AA1207f], Karbunkel[GS]).

Starke Ödeme: allgemein[AA1243] oder lokal (Gesicht[AA880], Ohren, Lider[AA290], besonders die unteren[AA360]); Rachenbereich (bei Diphtherie[GS]); Genitalien (besonders Skrotum[GS]); Haut (Erysipel und Urtikaria[GS]); allgemeine Anasarka[AA1241]; Aszites[AA1261f]. Diese Ödeme gehen gewöhnlich mit den charakteristischen Schmerzen einher, sind bisweilen aber auch ganz schmerzlos.

Bei Hirnerkrankungen „soporöses Darniederliegen, bald mehr, bald weniger von gellendem Aufschreien unterbrochen"[Bl6] (*Cri encéphalique*[GS]).

Durstlosigkeit, besonders bei Wassersucht[AA485] und im Hitzestadium von Wechselfiebern[AA1081].

Abwechselnd Schwitzen und trockene Haut.[AA1124]

Erstickungsgefühl^{AA770}; hat das Gefühl, als könnte jeder Atemzug sein letzter sein^{GS}, besonders bei wassersüchtigen Zuständen und im Hitzestadium von Wechselfiebern.

Modalitäten: < nach Schlaf, bei Berührung (höchst empfindlich^{AA}), durch jegliche Wärme^{AA}, in warmen Räumen^{GS}; > in kalten Räumen oder in kalter Luft, durch kalte Anwendungen^{GS}.

Üble Folgen von unterdrückten, zurückgetretenen oder von nicht richtig entwickelten Exanthemen, wie z. B. Nesselausschlag, Scharlach, Masern etc. ^{GS;AA1233}

Unwillkürliche Durchfälle, mit Gefühl, als ob der After stets offen stünde. ^{AA593f}

Das führende Charakteristikum scheint mir auch bei diesem Arzneimittel in den Empfindungen zu liegen: *brennende,* **stechende** *Schmerzen*. Sie sind heftig und treten schnell und plötzlich auf, wie der Stich einer Biene. Diese Schmerzen sind für Apis ebenso charakteristisch wie das *juckende Brennen der Frostbeulen* von *Agaricus* oder die brennenden Schmerzen von *Arsenicum* und *Sulfur*; doch das Brennen von Apis wird durch Kälte gelindert, das von *Arsenicum* hingegen durch Wärme. Das Stechen erscheint bei vielen Krankheiten und in allen möglichen Geweben. Apis ist das passende Mittel bei stechenden Schmerzen im Bereich der serösen Häute oder der Meningen, die mit jenen „gellenden, plötzlichen, durchdringenden Schreien", den so genannten *Cris encéphaliques*, einhergehen, etwa bei so gefährlichen Zuständen wie Hydrozephalus, Zerebrospinalmeningitis oder Typhus cerebralis. Wir finden dieses Stechen ferner in den Schleimhäuten, z. B. denen des Halses oder auch bei Hämorrhoiden, und das Brennen ist fast immer gleichzeitig mit zugegen, mal mehr, mal weniger. Patientinnen verspüren diese Schmerzen oft sehr ausgeprägt in den Ovarien. Apis hat sich auch als sehr wertvolles Mittel bei Karzinomen erwiesen, selbst bei offenen Krebsgeschwüren^{AA728f}, wenn diese stechend-brennenden Schmerzen vorhanden waren. Bei Panaritien habe ich nach seiner Gabe rasche Heilungen folgen sehen. Bei Hering heißt es: *„Röte und Geschwulst mit stechendem und brennendem Schmerz – in Augen, Augenlidern, Ohren, Gesicht, Lippen, Zunge, Hals, Anus."*[GS] (> durch kalte Anwendungen, sollte noch hinzugefügt werden.)

Hier zeigt sich, in welchem Umfang der Organismus von der Wirkung des Mittels erfasst wird. Bei Hauterkrankungen, vor allem bei akuten Exanthemen, ist dieses Symptom Herings das große Leitsymptom; doch ist Apis besonders auch bei Affektionen des Gehirns und der Hirnhäute angezeigt, die durch eine plötzliche Unterdrückung von Hauterkrankungen entstanden sind.

Ein weiterer allgemeiner Zustand, bei dem Apis fast spezifisch erscheint – so spezifisch, wie ein homöopathisches Mittel eben sein kann –, ist ein ödematöses, infiltriertes Zellgewebe. Dieser Zustand besteht fast von Beginn einer Entzündung an, begleitet sie bis zum Exsudationsstadium und kann sogar darüber hinaus als chronisches Ödem bestehen bleiben. In jenen äußerst heftig und rasant verlaufenden Diphtheriefällen, bei denen der ganze Rachenraum ödematös zuschwillt, die Uvula wie ein durchscheinender Wassersack herunterhängt *(Kalium bichromicum, Rhus toxicodendron)* und der Patient durch Verschluss der oberen Atemwege zu ersticken droht, kommt kein Mittel Apis gleich. Stechende, brennende Schmerzen können in diesen Fällen vorhanden sein, doch kann der Zustand auch *völlig schmerzlos* sein, was natürlich noch gefährlicher ist, weil der Krankheitsprozess durch die Beschwerdelosigkeit weit voranschreitet. *Baptisia* kann ebenfalls Schmerzlosigkeit von Halsentzündungen haben, doch die Schwellung entsteht nicht so rasch wie bei Apis, und es entwickelt sich auch kein Ödem. Vor einer Reihe von Jahren wurde ich nach Watkins Glen, N. Y., gerufen, wo ich wegen einer schweren Diphtherie konsultiert werden sollte. Ein Kind war in der Familie schon daran gestorben, und im ganzen Ort waren es an jenem Tag bereits vier. Über vierzig Todesfälle hatte es in dem Ort bis dahin insgesamt gegeben, und aus Angst hatte schon ein Exodus aus der Gegend eingesetzt. Der behandelnde Arzt des kranken Mädchens, ein nobler, weißhaariger alter Herr und zugleich ein tüchtiger, fähiger Mann, sagte zu mir, als ich zu ihm aufschaute und meinte, ich sei doch vielleicht noch ein bisschen zu jung, um ihm Ratschläge zu erteilen: „Herr Kollege, ich falle vor jedem auf die Knie, der hier helfen kann, denn bisher ist noch jeder, der von der Krankheit befallen wurde, daran zugrunde gegangen." Die Patientin befand sich zwei Zimmer von uns entfernt, doch selbst über diese Distanz konnte man ihr schweres Atmen hören. Apis war damals für diese Krankheit ein relativ neues Mittel, aber als ich mir den Hals des Mädchens anschaute, erkannte ich Apis auf den ersten Blick, und ein paar zusätzliche Fragen bestätigten es. Ich sagte dem Kollegen, was ich dachte, und fragte ihn, ob er es schon damit versucht habe. Nein, war die Antwort, daran habe er noch nicht gedacht; doch sei es ein *starkes Blutgift* – ich solle es probieren. Apis heilte den Fall, und fortan starb keiner mehr, der diese Arznei von Beginn an und konsequent bis zum Schluss einnahm. Apis war das Heilmittel für den *Genius epidemicus*. (Vgl. meinen Bericht darüber in Bd. XII der *Hahnemannian Monthly*.) Diese Ödemneigung von Apis kann sich in fast jedem Körperteil manifestieren, vor allem aber zeigt sie sich im Mund- und Rachenbereich, im Gesicht, an den Augenlidern und in der *Augenumgebung* (*Phosphorus* eher im ganzen Gesicht); die Unterlider hängen wie Wassersäcke herab. (*Kalium carbonicum*: Geschwulst der Oberlider.) Auch beim Erysipel hat die geschwollene Haut dieses ödematöse Erscheinungsbild, und gewöhnlich geht es mit stechenden Schmerzen einher. Mitunter nimmt das Ödem so sehr zu, dass sich große Wasserblasen bilden.

Die Wassersucht kann allgemein sein oder auch lokal begrenzt; in letzterem Fall zeigt sie sich z. B. als Erguss in die Rippen- oder Bauchfellhöhle[GS], als Zyste im Skrotum[GS] oder in den Ovarien[GS] oder auch als Ödem der äußeren weiblichen Genitalien [Labien[GS]]. Ein besonderes Symptom, das bei Wassersucht hilft, zwischen Apis und anderen Mitteln zu differenzieren, ist das fast völlige Fehlen von Durst. (Durst haben: *Aceticum acidum, Arsenicum* und *Apocynum*.)

Lassen Sie mich nun, in Ergänzung zu dem bereits Gesagten, noch auf einige besondere Leiden und Symptome hinweisen, bei denen man an Apis denken sollte. Ein sehr wichtiges Symptom, das bisher noch nicht erwähnt wurde, ist die *große Empfindlichkeit gegen Berührung*, die ein Gefühl von Wundheit und Zerschlagenheit nach sich zieht. Dies trifft besonders auf die Abdominal-[AA], Uterin- und Ovarialregion zu, ist aber in keiner Weise darauf beschränkt, denn wir finden nicht selten die gesamte Körperoberfläche in einem extrem berührungsempfindlichen Zustand; selbst die Haare scheinen zu schmerzen *(China)*. Diesen Zustand sieht man oft bei Zerebrospinalmeningitis[GS], und er ist ein starker Hinweis auf Apis. Erysipele zeichnen sich häufig durch diese besondere Berührungsempfindlichkeit aus, und neben Apis deutet sie vor allem auch auf *Hepar sulfuris* hin.

Der Schlaf von Apis ist entweder höchst unruhig[AA1047], oder es besteht – bei Hirnaffektionen – *tiefer Sopor*, der gelegentlich von gellenden Schreien unterbrochen wird. Vergessen Sie dann niemals Apis! An die Arznei muss auch gedacht werden bei allen entzündlichen Erkrankungen und intermittierenden Fiebern, wenn der Patient *abwechselnd trocken und heiß oder schweißgebadet ist.*[GS] Kein Mittel hat dieses Alternieren so deutlich wie Apis.

Gefühl, als könnte jeder Atemzug sein letzter sein, ist sehr charakteristisch und kommt nicht nur bei wassersüchtigen Zuständen der Brust vor, sondern scheint auch ein nervöses Symptom zu sein. Bei Scharlach ist Apis besonders dann angezeigt, wenn der Ausschlag nur zögerlich herauskommt oder wieder zurücktritt und dann ernste Gehirnstörungen die Folge sind. Nicht weniger wirksam ist es bei postskarlatinöser Wassersucht – sofern die Symptome nicht auf andere Arzneien hinweisen.

Cantharis

Cantharis vesicatoria; Blasenkäfer, „Spanische Fliege"

Häufiger Harndrang[R1,474], mit Blasentenesmus[R1,470] und heftigen, brennend-schneidenden Schmerzen in der gesamten Länge der Harnröhre[ZÖ1,563].

Es gehen bei jeder Miktion nur kleine, ungenügende Mengen ab; oft ist der Harn dabei blutig[R1,512].

Heftigst brennende Schmerzen (Augen[R1,97], Mund[R1,166], Hals[R1,164], Magen[R1,287], Verdauungstrakt[EN625]; Haut[EN1482] und sämtliche Schleimhäute).

Zähe, fadenziehende Absonderungen von den Schleimhäuten.

Fast alle Beschwerden werden von den charakteristischen Harnwegssymptomen begleitet.

Erysipel, mit Bläschen oder großen, wassergefüllten Blasen sowie brennenden Schmerzen; nützlich bei oberflächlichen Verbrennungen (lokal angewandt).[GS]

Nicht zu beschwichtigende, qualvolle Angst; unbändige Wut[R1,30]; wütendes, fast wahnsinniges Delirium[EN13].

Extrem gesteigerter Geschlechtstrieb[R1,573ff] (bei beiden Geschlechtern).

Ekel vor allem[R1,226] – vor Getränken[R1,236], Speisen[R1,228] und auch Tabak[GA1,19].

Ruhrähnliche Stühle, blutstreifig und mit Schleimfetzen, die wie Abschabsel aus den Gedärmen aussehen[GA1,36]; dabei Tenesmus des Rektums und der Blase.

☙ ❧

Wenn ich ein Mittel zu wählen hätte, um damit die Wahrheit des Satzes *Similia similibus curentur* zu beweisen, so wäre es wohl dieses. Es gibt kein anderes Mittel, das so gewiss und so heftig die Harnwegsorgane reizt und entzündet, und keines, das solche Reizzustände so prompt heilt, wenn diese, wie sie es so häufig tun, den Typus oder die Form von Cantharis annehmen.

H. N. Guernsey schreibt: „Es ist eine eigenartige, wenngleich den meisten Praktikern bekannte Tatsache, daß bei Vorhandensein von häufigem (oder auch weniger häufigem), mit brennend-schneidenden Schmerzen verbundenem Wasserlassen Cantharis für fast jede begleitende Erkrankung das passende Mittel ist, selbst wenn es sich um eine Hirn- oder Lungenentzündung handelt." Er hätte hinzufügen können: um eine Entzündung des Halses, der Schleimhäute des gesamten Verdauungstraktes bis hin zu Rektum und Anus, um eine Pleuritis oder um eine Hautentzündung.

Ferner schreibt er: „An Cantharis sollte stets bei der Behandlung von Atemwegserkrankungen gedacht werden, wenn der Schleim zäh ist." (*Hydrastis, Kalium bichromicum, Coccus cacti* etc.) Ich hatte die Freude, die Richtigkeit dieses Satzes bei einer Dame bestätigt zu finden, die seit langer Zeit an Bronchitis gelitten hatte. Der Auswurf war so reichlich, zäh und fadenziehend, dass ich an *Kalium bichromicum* dachte; es brachte aber nicht einmal eine Linderung der Beschwerden, im Gegenteil, der Zustand verschlimmerte sich noch – bis sie eines Tages erwähnte, dass sie beim Wasserlassen ein heftiges Schneiden und Brennen verspüre und dass sie außerdem sehr häufig zur Toilette müsse. Aufgrund der Intensität und Deutlichkeit dieser Symptome gab ich ihr Cantharis, wobei ich zu jener Zeit noch nichts von dessen heilsamen Wirkungen auf die Atemwege wusste. Das Ergebnis war ein wahres Wunder. Die Schnelligkeit, mit der in diesem Fall eine völlige und anhaltende Heilung erzielt wurde, war erstaunlich, sodass man sich die Freude seitens der Patientin wie des Arztes leicht vorstellen kann.

Lassen Sie uns noch etwas mehr die Wirkungen von Cantharis auf die Harnwegsorgane betrachten, indem wir einige Symptome hervorheben, die sowohl in Prüfungen erzeugt als auch am Krankenbett geheilt worden sind. Ich habe gelernt, dass solche Symptome *sehr hoch einzuschätzen* sind. Sicherlich gibt es in unserer großen Materia medica zahlreiche und zudem oft auch sehr wertvolle Symptome, die uns nur aus klinischen Quellen überliefert sind. Gleichwohl können wir ihnen bei nur kurzer Bekanntschaft nicht so unbedingtes Vertrauen entgegenbringen wie jenen, die sowohl pathogenetischen als auch klinischen Ursprungs sind; sie sollten nach Möglichkeit stets gesondert aufgeführt werden, wie es früher in *Hull's Jahr* der Fall gewesen ist. Hier sind einige dieser klinisch verifizierten Prüfungssymptome: „*Heftige Schmerzen in der Blase, öfteres Drängen zum Harnen, unerträglicher Harnzwang.*" [ÖZ3,3,629] „*Heftige, brennend-schneidende Schmerzen im Blasenhalse …*" [ZÖ1,563] „*Vor, während und nach*

Cantharis 143

Harnen grausam schneidende Schmerzen in der Harnröhre ..." [R1,535]
"Beständiger Drang zu Harn, welcher nur tropfenweise und mit den furchtbarsten Schmerzen abging." [R1,449] *"Der Harn verbrüht ihn fast; er geht nur tropfenweise ab."* [EN824]

Wohl kein Homöopath würde, wenn ihm in einem Krankheitsfall diese Symptome begegnen, nicht sogleich an Cantharis denken, gleichgültig, woran der Patient sonst noch leidet, denn das Mittel hat die verschiedenartigsten Krankheiten geheilt, sofern sie in Verbindung mit diesen Harnwegssymptomen auftraten. Wie ein Arzt jedweder Schule angesichts solcher Zeugnisse oder Beweise die Wahrheit des *Similia similibus curentur* leugnen kann, kann nur damit erklärt werden, dass „niemand so blind ist wie derjenige, der nicht sehen *will*".

Cantharis übt auch eine entschiedene Wirkung auf die Haut aus. Bei Erysipelas ist es manchmal das beste Mittel, und man muss zwischen ihm und *Apis* wählen, das in solchen Fällen mitunter ebenfalls *heftige Reizung der Harnwege* hat. Die *Apis*-Fälle neigen dabei mehr zu *Ödemen*, die Cantharis-Fälle mehr zur *Blasenbildung*. Bei Cantharis ist das *Brennen* intensiver als bei *Apis*, während bei letzterem *Stechen* stärker hervortritt. Die Harnwegssymptome fallen, wenn sie mit vorhanden sind, bei Cantharis sehr viel heftiger aus. Auch die Gemütssymptome der beiden Mittel sind sehr verschieden. In den *Apis*-Fällen ist der Patient in der Regel nicht so unruhig und wehklagend, sieht man von den stechenden Schmerzen ab, die ihn bisweilen gellend aufschreien lassen, besonders wenn der Ausschlag im Begriff ist, nach innen zu treten und die Hirnhäute zu befallen. Im Falle von Cantharis ist der Kranke jedoch ruhelos [R1,11], mürrisch [R1,15], gequält von Angst und Schmerz, nicht selten verbunden mit Jammern und Winseln [R1,7] oder heftigem Geschrei [R1,5], und er möchte ständig umherbewegt werden. Diese Gemütssymptome gemahnen an *Arsenicum album*, und das umso mehr, wenn man auch noch das heftige Brennen in Betracht zieht, sodass man zwischen diesen beiden Arzneien sehr ins Schwanken kommen kann, ähnlich wie zwischen Cantharis und *Apis*. Wenn darüber hinaus großer Durst zugegen ist, würde dies eher für *Arsenicum* sprechen. – Da wir gerade bei der Haut sind: Cantharis ist auch ein bedeutendes Mittel bei Verbrennungen [AZ33,257ff], sowohl äußerlich lokal angewandt als auch innerlich gegeben bei den eher chronischen Folgezuständen. Bei allen Hauterkrankungen, wo sich wässrige Blasen oder Bläschen bilden, die brennen und jucken oder bei Berührung brennen und beißen, sollten wir unbedingt an Cantharis denken und nach weiteren Symptomen Ausschau halten, die das Mittel bestätigen könnten. Hering pflegte Skeptiker aufzufordern, sich die Finger zu verbrennen, um sie anschließend durch Eintauchen in eine Cantharis-Dilution rasch wieder zu heilen. [GS] So stark war sein Glaube an das Mittel.

Ich möchte auf ein Empfindungssymptom von Cantharis aufmerksam machen, das meiner Meinung nach in der Praxis unterschätzt wird, nämlich die Empfindung von **Brennen**. Wenn es ein Mittel verdient, bei dieser Empfindung an die Seite von *Arsenicum* gestellt zu werden, dann ist es Cantharis. Um Ihnen das Brennen von Cantharis gewissermaßen ins Gedächtnis „einzubrennen", will ich hier einmal die wichtigsten „Brenn-Symptome" als Zitate zusammenstellen: „Augenentzündung, besonders wenn durch eine *Verbrennung* verursacht." [GS] „*Brennen* im Munde, Schlunde und Magen." [R1,162] „Starker Durst, mit *brennendem* Schmerz in Hals und Magen." [EN451] „Heftiges *Brennen* im Magen." [R1,288] „*Brennen* am Magenmunde [27]." [R1,286] „Lebhafte *Hitze* im ganzen Verdauungskanal." [R1,349] „*Brennen* längs des Darm-Canals." [WI3,249] „*Brennen* wie Feuer im After nach dem Durchfall." [R1,413] [28] „Heftiges *Brennen* in der Ovarialregion." [GS] „Peritonitis, mit *brennenden* Bauchschmerzen und Blasentenesmus." [GS] „*Brennen* [R1,165] und Stechen im Kehlkopf, besonders beim Versuch, zähen Schleim auszuräuspern [R1,623]." [GS] „*Brennen* in der Brust." [R1,641]

---

27 In den *Guiding Symptoms* heißt es „in der Gegend des Pylorus", was vielleicht ein Missverständnis der Übersetzung dieses Symptoms in Allens *Encyclopedia* ist, wo von „orifice of the stomach" die Rede ist.

28 Nash fasst mehrere unzusammenhängende Symptome aus den *Guiding Symptoms* zu einem einzigen zusammen, indem er schreibt: „Passage of white or pale-red tough mucus with the stool, like scrapings from intestines, with streaks of blood; after stool colic relieved, *burning*, biting, and stinging in the anus." Von Interesse ist im Zusammenhang mit dem Brennen jedoch nur das oben zitierte Symptom, das sozusagen als Vorlage für den Eintrag in die *Guiding Symptoms* diente.

Von den Brennschmerzen im Zusammenhang mit Harnwegsbeschwerden und vom Brennen bei erysipelatösen und anderen Hauterkrankungen haben wir ja bereits gesprochen.

Dies scheint mir ausreichend zu sein, um dem Leser den Wert dieses für Cantharis typischen Empfindungssymptoms einzuprägen. Abschließen möchte ich das Kapitel mit einem Hinweis auf die Wirkung des Mittels an den Schleimhäuten, wo es eine verstärkte Sekretion [GS] in Gang setzt. Diese Wirkung ist ganz ausgeprägt und ein weiterer Punkt, der für seine Anwendung spricht.

Tarantula hispanica

Lycosa hispanica; Tarantel

Dieses Spinnengift hat, wie viele andere Spinnengifte, ganz markante Nervensymptome. Es wirkt stark auf Uterus und Ovarien ein, überhaupt auf die weiblichen Geschlechtsorgane. „Tarantula kann viel Positives bewirken in Fällen von Hyperästhesie oder Kongestion dieser Organe, was zu allgemeiner Hysterie führt, zu Zuständen, die einer spinalen Neurasthenie ähneln, mit empfindlichem und schmerzhaftem Rücken, extremer Unruhe und großer Empfänglichkeit für äußere Sinneseindrücke, namentlich Musik. Besonders paßt das Mittel, wo eine Neigung besteht, ständig die Hände zu beschäftigen *(Kalium bromatum)*, zumal wenn der Zustand mit stark erhöhtem Geschlechtstrieb und Pruritus vulvae einhergeht." Choreatische Leiden [GS], die oft das Ergebnis eines fortgeschrittenen Stadiums des oben beschriebenen nervösen Zustands sind, sprechen besonders auf die Arznei an. Auch Rucken und Zucken von Muskeln, das in Verbindung mit anderen Erkrankungen auftritt, sollte stets an Tarantula denken lassen, für das diese unwillkürlichen Muskelbewegungen höchst charakteristisch sind. Das Mittel hat eine besondere Art von Ruhelosigkeit bei Frauen, welche derjenigen bei *Phosphorus*-Männern ähnlich ist, nämlich: Kann sich in keiner Stellung ruhig verhalten; muss ständig in Bewegung bleiben, wenngleich Gehen sämtliche Symptome verschlimmert[GS]. Tarantula hispanica wird noch nicht so gründlich verstanden, wie es eigentlich der Fall sein sollte.

Eine weitere Spinne muss in diesem Zusammenhang Erwähnung finden, nämlich die

Tarantula cubensis

oder „haarige Spinne"[29]

Dies ist eines unserer wirksamsten Mittel bei Furunkeln, Abszessen, Nagelbettvereiterungen oder sonstigen Schwellungen, bei denen die Gewebe eine *bläuliche Farbe* annehmen und *heftig brennende Schmerzen* bestehen. Wir haben immer angenommen, dass wir in *Arsenicum* und *Anthracinum* die beiden wichtigsten Arzneien für diese Art von Schwellungen hätten, aber Tarantula cubensis wirkt hier wahre Wunder. Bei Panaritien, die die Patienten Nacht für Nacht wach und von Schmerzen gequält in Bewegung gehalten hatten, habe ich binnen kürzester Zeit solche Besserungen gesehen, dass die Kranken wieder in Ruhe schlafen konnten – bis die Eiterherde schließlich spontan aufbrachen und dann rasch abheilten. Dieses Mittel sollte gründlich geprüft werden – es ist ein Juwel.

---

[29] Nach Leeser *(Lehrbuch der Homöopathie)* handelt es sich hierbei nicht um eine „Tarantel", sondern um eine Spinne aus der Unterordnung der Mygalomorphae mit Namen *Eurypelma spinicrus*.

Mygale lasiodora

Vogelspinne

Dies ist ebenfalls ein Spinnengift, und es hat eine Reihe von Chorea-Fällen [HC1,65f;GS] geheilt. Die Beschwerden scheinen sehr heftiger Natur gewesen zu sein, und vorherrschend waren dabei *Muskelzuckungen im Gesicht* [HC1,66]. Auch diese Arznei bedarf einer vollständigen Prüfung.

Aranea diadema

Kreuzspinne

Dieses Spinnengift wurde von E. von Grauvogl zu seinen so genannten hydrogenoiden Mitteln gerechnet, die sich dadurch auszeichnen, dass die Patienten stets am meisten leiden, wenn das *Wetter nass und regnerisch ist* [LH,330]. Solche klaren und eindeutigen Modalitäten sollte man sich gut einprägen, denn sie können einen Fall auf nur wenige Mittel beschränken, aus denen dann das passende auszuwählen ist. So haben z. B. Aranea, *Natrium sulfuricum, Dulcamara, Nux moschata, Rhus toxicodendron* und *Rhododendron* alle diese Verschlimmerung bei feuchtem Wetter, und wenn es einem Patienten gerade bei solchem Wetter besonders schlecht geht, werden wir die heilende Arznei mit großer Wahrscheinlichkeit unter den genannten Mitteln finden.

Theridion

Theridion curassavicum [30]; *Feuerspinne*

Schwindel: mit Übelkeit bis zum Erbrechen [GA3,4]; mit Übelkeit beim Schließen der Augen [MM18]; < beim leisesten Geräusch [MM19].
„Jeder durchdringende Schall und Klang dringt ihr durch den ganzen Körper, besonders in die Zähne, macht den Schwindel ärger, der dann Uebelkeit erweckt." [GA3,25] [31]
Schmerzen ziehen durch die obere linke Brust zur Schulter.

                    ☙ ❧

Theridion curassavicum, ein weiteres Spinnengift, ist von Hering geprüft worden. Es gibt bei diesem Mittel ein eigentümliches und charakteristisches Symptom, das von mir und anderen bestätigt worden ist: *„Schwindel mit Übelkeit, besonders beim Schließen der Augen."*
In H. C. Allens *Keynotes* heißt es: „Schwindel: **beim Schließen der Augen** *(Lachesis, Thuja*; beim Öffnen: *Tabacum*; beim Sehen nach oben: *Pulsatilla, Silicea); **durch jedes noch so leise Geräusch**; Vertigo auralis (Menière-Krankheit)."
Weiter finden wir bei Allen: **„Jeder Laut scheint den ganzen Körper zu durchdringen und dann Schwindel und Übelkeit zu erregen."**
Asarum hat ein ähnliches Symptom, das man sich merken sollte: *„Überempfindlichkeit aller Nerven;* **das Kratzen mit dem Finger auf Leinen oder Seide ist unerträglich**, ebenso das Rascheln von Papier." [KN] *(Ferrum, Taraxacum).* [KN]
Dieser charakteristische Schwindel kommt bei verschiedenen Kopf- und Magenaffektionen vor, und wenn er in dieser Form vorhanden ist, heilt Theridion das gesamte Leiden. Das Symptom scheint zu unbedeutend zu sein, um sich danach zu richten, aber es ist genauso

---

30 Eine von Hering so bezeichnete, auf Curaçao vorkommende Spinnenart, deren Identität aber nie eindeutig geklärt werden konnte.
31 Nash gibt hier stattdessen irrtümlich jenes *Asarum*-Symptom wieder, das im Text zitiert wird.

wichtig wie der „Schwindel im Liegen und beim Drehen des Kopfes" von *Conium* oder der „Schwindel beim Sehen nach oben" von *Silicea* und *Pulsatilla* und viele andere Symptome von anderen Mitteln, die häufig bestätigt worden sind.

Ein Theridion-Symptom, das bei Lungenerkrankungen sehr wertvoll zu sein scheint, ist: *„Schmerzen ziehen durch die obere linke Brust zur Schulter."* (Floride Lungentuberkulose ist auf dieses Leitsymptom hin geheilt worden, wenn die Arznei frühzeitig gegeben wurde. MM) In diesem Punkt ähnelt Theridion *Myrtus communis*, ein Mittel, mit dem ich vielen Kranken geholfen habe, die dieses eigentümliche Lokalsymptom aufwiesen. (*Sulfur*, *Pix liquida* und *Anisum stellatum* haben es ebenfalls.)

Dr. Baruch schreibt [in einem Brief an C. Hering]: „Bei Rachitis, Knochenkaries und Knochennekrosen ... geht Theridion offenbar an die Wurzel des Übels und zerstört wirkungsvoll die Ursache der Krankheit." MM

Coccus cacti[32]

Cochenille-Laus; Mexikanische Schildlaus

Wir verlassen nun die Familie der Spinnen; da wir uns aber gerade mit den Gliederfüßern beschäftigen, können wir gleich auch noch die Cochenille-Laus durchnehmen, ein linsengroßes Insekt, das verschiedene Kakteenarten in Mexiko und Mittelamerika besiedelt. Coccus cacti hat seine größten Erfolge bei der Heilung von Atemwegserkrankungen erzielt. Keuchhusten [HV1,199] mit Auswurf eines weißlichen, zähen, fadenziehenden Schleims [ÖZ4,3,600]. Dieser Schleim wird in großen Mengen herausbefördert und geht wegen der Heftigkeit des Hustens oft mit Brechreiz [ÖZ4,3,579] oder wirklichem Erbrechen [ÖZ4,3,541]

---

[32] Gegen Ende des Buches (S. 459) hat Nash im Zusammenhang mit dem Keuchhustenmittel *Corallium rubrum* ein weiteres Kapitel über Coccus cacti verfasst.

einher, welches den Schleim aus dem Magen auszustoßen scheint. Bisweilen bleibt nach dem Keuchhusten ein Bronchialkatarrh[GS] zurück, der einen derartigen Auswurf aufweist. In solchen Fällen wird Coccus cacti oft das ganze Übel beseitigen. Dies ist alles, was ich über seine klinische Anwendung zu sagen weiß. – Wenden wir uns nun einem kleinen Plagegeist der Menschheit zu:

Cimex lectularius

Bettwanze

Cimex hat ein charakteristisches Symptom, das wiederholt bestätigt worden ist, nämlich schmerzhaftes *Gefühl in den Gelenken, als wenn die Sehnen zu kurz wären*[GA1,62]. Mitunter kommt es zu regelrechten Kontrakturen, die z.B. ein Ausstrecken der Beine unmöglich machen.[GA1,62] Dieses Symptom hat namentlich bei Wechselfiebern klinische Bestätigung gefunden [GA;GA1,62], und erst vor kurzem berichtete mir Dr. Brewster aus Syrakuse von einem Fall, bei dem er sich durch dieses Symptom leiten ließ:
Ein Mann war mit einem störrischen Pferd unterwegs, das plötzlich mit ihm durchzugehen begann. Um das Pferd sich ganz verausgaben zu lassen, ließ er es rennen und trieb es bei Zeichen von Ermüdung mit der Peitsche weiter an, bis er es schließlich über mehrere Meilen einen Hügel hinaufgejagt hatte. Der dabei zurückgelegte Weg war sehr holprig, sodass der Mann an Beinen und Gesäß ziemlich gestaucht und gestoßen wurde und infolgedessen anschließend für lange Zeit ans Haus gefesselt war. Es schien sich eine dauerhafte Kontraktur der Beinsehnen zu entwickeln. Kein Mittel half, bis sich der gute Doktor an einen Fall von Wechselfieber erinnerte, den er vor 20 Jahren, durch dieses Symptom geleitet, geheilt hatte. Er verabreichte dem Patienten eine Gabe Cimex in Jenichens 600. Potenz – mit unmittelbarem Erfolg und Heilung des Falls. „Ehre, wem Ehre gebührt" – und wenn es eine Bettwanze ist.

Chamomilla

Matricaria chamomilla; Echte Kamille

Äußerst reizbares Gemüt[RA453]; schnauzt oder knurrt andere Menschen an; unfähig, höflich zu reden oder zu antworten; zornmütig[RA455].

„Große Empfindlichkeit für den geringsten Schmerz, der leicht unerträglich scheint und zur Verzweiflung bringt"[SK282]; Schmerzen gehen mit Taubheit und lähmiger Schwäche der leidenden Teile einher[SK282] oder wechseln damit ab; Schwitzen bei den Schmerzen[GS].

„Ungeheuere Unruhe, ängstliches, agonisirendes Umherwerfen, mit reißenden Schmerzen im Unterleibe."[RA428] „Nur wenn man es auf dem Arme trägt, kann das Kind zur Ruhe kommen."[RA434]

Hohes Fieber[RA401] mit Schweiß[RA395], besonders am Kopf[RA421]; durstig[RA409]; eine Backe rot und heiß, die andere blass und kalt[HC1,140].

Zahnungsdurchfälle[SK288]; grün[RA187]; nach faulen Eiern stinkend[RA186]; mit Bauchschmerzen[RA188] oder Blähungskoliken[RA163].

Trockener Husten: < nachts *im Schlaf*[RA248]; von Kitzel im Halsgrübchen[RA247]; Husten < bei kaltem Wetter und in jedem Winter[SK289].

Besonders geeignet für Kinder und nervöse, hysterische Frauen.[SK282]

Heftige rheumatische Schmerzen treiben den Patienten nachts aus dem Bett und zwingen ihn umherzugehen.[HC1,57]

„In der Nacht brennen die Fußsohlen, und er steckt die Füße zum Bette heraus."[RA304]

                          ல் ல்

Charles J. Hempel nannte dieses Mittel die „Katzenminze der Homöopathie", weil es besonders für nervöse Leiden passt, vor allem bei Kindern. Chamomilla ist eines jener Mittel, deren führende Charakteristika in der *Psyche* des Patienten gefunden werden. Hier quasi eine Zusammenfassung all der verschiedenen Arten, in denen sich das Chamomilla-Gemüt äußern kann: „Die Patientin ist mürrisch[RA454], gemein, boshaft, schnippisch[RA(33)]; sie weiß dies, gibt es auch zu, und jedermann wird es bestätigen. Ihren besten Freundinnen schleudert sie unhöfliche, ja gehässige Antworten entgegen, und anschließend entschuldigt sie sich dafür. Immer wieder verfällt sie in dieses Verhaltensmuster, und sie beteuert dann, sie könne nicht anders, sie fühle nun einmal so." Dieser Gemütszustand ist in ausgeprägten Chamomilla-Fällen stets anzutreffen, bei Erwachsenen wie bei Kindern.

Natürlich kann ein kleines Kind seinen Gefühlen noch nicht so in Worten Ausdruck verleihen, deshalb kommt es diesem Ausdruck möglichst nahe, indem es, manchmal scheinbar ohne jeden Grund, jämmerlich weint[RA431] und heult[RA435], ebenso wenn es durch Fieber, Diarrhoe, Zahnungsschmerzen und viele andere Beschwerden zeigt, dass es wirklich krank ist und leidet. Es wünscht dieses oder jenes, streckt sein Händchen danach aus, und wenn man es ihm gibt, stößt es dasselbe von sich[RA433] und zeigt auf etwas anderes, nur um auch das wieder von sich zu weisen. Das Kind weiß einfach nicht, was es will – aber der homöopathische Arzt weiß es: eine Dosis Chamomilla. Diese mürrische Verdrießlichkeit, bei der man es dem Kranken niemals recht machen kann[RA446], ergreift bei Chamomilla völlig Besitz vom Kind oder Erwachsenen jedweden Alters oder Geschlechts, und sie tritt in Verbindung mit allen Krankheitsformen auf. Chamomilla eignet sich auch besonders für Beschwerden, die durch Anfälle von Wut, Zorn oder Ärger *hervorgerufen* worden sind.[SK282] Kurz, es ist eines der wichtigsten *Zorn- und Ärgermittel* unserer Materia medica. (Andere sind: *Aconitum, Bryonia, Colocynthis, Ignatia, Lycopodium, Nux vomica, Staphisagria.*)

Chamomilla ist darüber hinaus eines der führenden Mittel bei **Schmerzen**, mit der Besonderheit, dass der empfundene Schmerz meist in keinem Verhältnis steht zur Schwere des Falls; und häufig sehen wir, z. B. bei einer Geburt, sehr viel heftigere Schmerzen, bei denen die Gebärende aber nicht halb so laut klagt. Im Falle von Chamomilla ist die Patientin jedoch extrem *empfindlich* gegenüber Schmerzen, und sie jammert in einem fort: „Oh, ich halte das nicht länger aus." Viele Male habe ich einen solchen Zustand bei Geburten gesehen, meist in Verbindung mit der beschriebenen mürrischen Verdrießlichkeit, und ebenso oft habe ich beobachtet, wie die Gebärende unter der Wirkung einer einzigen Gabe Chamomilla C 200 in kürzester Zeit sanftmütig und duldsam wurde.

Diese Schmerzempfindlichkeit ist keineswegs auf Geburt und Wochenbett[GS] beschränkt, ich habe sie auch oft bei Neuralgien, Zahnschmerzen, Rheumatismus etc. beobachtet und stets das Mittel gleichermaßen erfolgreich eingesetzt.

Diesen Zustand größter Empfindlichkeit findet man oft bei Kaffeetrinkern und bei jenen, die sich an die Einnahme von Schlafmitteln gewöhnt haben.[SK282] Hier ist Chamomilla ebenfalls sehr nützlich.

Eine Empfindung, die häufig mit den Schmerzen oder der Empfindlichkeit einhergeht, bisweilen auch mit ihnen abwechselt, ist eine **Taubheit** der leidenden Teile. Man findet diese Taubheit z. B. bei Rheumatismus oder bei Lähmungszuständen, und die Verbindung ist für das Mittel höchst charakteristisch.

Die Schmerzen von Chamomilla werden häufiger durch Wärme verschlimmert als durch irgendetwas anderes,[33] erfahren aber andererseits nicht, wie z. B. die von *Pulsatilla*, durch Kälte Linderung. Tatsächlich ist der Patient oft sehr kälteempfindlich[RA385ff], und kalte Luft bringt Beschwerden hervor, die für dieses Mittel typisch sind. Ich erinnere mich an einen Fall von sehr schmerzhaftem Rheumatismus der linken Schulter bei einem Mann in den mittleren Jahren. Es war in der Anfangszeit meiner Praxis, als ich noch mehr nach Krankheitsnamen zu verschreiben pflegte, und natürlich bekam der Patient *Aconitum, Bryonia, Rhus toxicodendron* etc. – ohne jede Besserung. Ich zog einen erfahreneren Kollegen zu Rate, und der Patient wurde rasch durch Chamomilla geheilt. Als ich den Kollegen fragte, wie er auf dieses Mittel gekommen sei, nannte er als ausschlaggebend *Taubheit bei den Schmerzen*.

---

33 Das in den *Guiding Symptoms* mit zwei Balken hervorgehobene Symptom (im Abschnitt *Temperature and Weather*) „Pains are agg. by heat" ist nach Kent (*Lectures*) überbewertet und ein reines Lokalsymptom, das sich nur auf **Zähne und Kiefer** bezieht.

Ein weiteres Leiden, dem mit Chamomilla erfolgreich entgegengetreten werden kann, ist *Unruhe* und *Schlaflosigkeit* [RA361]. Sie werden sich erinnern, dass wir als die große Trias der „Unruhemittel" *Aconitum, Arsenicum* und *Rhus toxicodendron* angegeben haben. Das war auch durchaus richtig, doch haben wir nicht behauptet, dass dies alle Mittel mit großer Unruhe seien. Ein weiteres Mittel ist Chamomilla. Hier ein paar Zitate: *„Heftige rheumatische Schmerzen treiben ihn nachts aus dem Bett und zwingen ihn umherzugehen."* [HC1,57] *(Rhus toxicodendron, Ferrum, Veratrum album.)* *„Ungeheuere Unruhe, ängstliches, agonisirendes Umherwerfen, mit reißenden Schmerzen im Unterleibe."* [RA428] *„Nur wenn man es auf dem Arme trägt, kann das Kind zur Ruhe kommen."* [RA434] (Gegenteil: *Bryonia.*)
Diese Symptome zeigen in wenigen Worten die enorme Unruhe von Chamomilla. Einige werden fragen: Hat das nicht viel Ähnlichkeit mit Ihrer Trias der Unruhemittel? So ist es; doch es bestehen feine Unterschiede, und außerdem gibt es Begleitsymptome, die zwischen all diesen Mitteln eine Entscheidung ermöglichen. Und der wahre Hahnemannianer wird diese Dinge leicht erkennen. Es gibt bei Chamomilla nicht diese überwältigende Furcht, diese Todesangst etc., wie wir sie bei *Aconitum* sehen. Die Chamomilla-Patientin wird von den Schmerzen fast rasend, sie treiben sie zur Verzweiflung, und es ist ihr egal, ob sie stirbt oder nicht; ja sie möchte eigentlich *lieber sterben, als weiter so zu leiden*. Auf diese Weise können wir Unterscheidungsmerkmale zwischen diesem und anderen Unruhemitteln herausarbeiten – doch das würde hier zu weit führen. Jeder Arzt muss es zur Gewohnheit werden lassen, dies für sich selbst zu tun. In seiner Fähigkeit, eben dies zu bewerkstelligen, liegt die überlegene Kunst des homöopathischen Arztes begründet. Ohne diese Fähigkeit kann er allenfalls auf mittelmäßige Erfolge hoffen, und ohne sie wird er zu allen möglichen Experimenten, unterstützenden Mitteln, chirurgischen Maßnahmen usw. veranlasst, die eigentlich alle vermieden werden könnten, im Interesse seines eigenen Rufs und zum Vorteil seiner Patienten.
Die Schlaflosigkeit des Chamomilla-Patienten hängt mit den Schmerzen und der extremen Empfindlichkeit des Nervensystems zusam-

men, und die Arznei sorgt für Schlaf, indem es die den Patienten schlaflos machenden Beschwerden beseitigt.

Es gibt eine Reihe von Symptomen, die die Wahl von Chamomilla bestätigen, wenn sie in Verbindung mit den eigentümlichen Gemüts- und Nervensymptomen dieser Arznei auftreten, so z. B. diese:

„Warmer Schweiß auf dem Kopf, das Haar durchnässend." [HC2,151]

„Drückende Ohrenschmerzen in Anfällen, vermischt mit zum Aufschreien nötigendem Reißen." [GS(Z3,70)]

„Die Ohren sind besonders empfindlich auf freie Luft." [GS]

„Eine Backe rot und heiß, die andere blass und kalt." [HC1,140]

„Nach Essen und Trinken, Hitze und Schweiß des Gesichts." [RA155]

„Zahnweh, wenn man etwas Warmes in den Mund bringt." [RA89] *(Pulsatilla.)*

„Zahnweh erneuert sich in der warmen Stube." [RA90]

„Zähne wie zu lang …" [RA99]

„Zahnende Kinder, mit wässrigen, grünlichen … Durchfällen, die wie faule Eier stinken." [GS]

„Durstig und heiß bei den Schmerzen [Wehen [HC2,275]]" [GS]; auch Ohnmacht vor Schmerzen *(Hepar sulf.)*. [„Wenn der Schmerz anfängt, ist gleich Schwäche zum Niedersinken da; er muß sich legen." [RA346]]

„Magenkrämpfe, besonders bei Kaffeetrinkern" [SK287]; auch Magendrücken nach Kaffeetrinken [RA161], „wie wenn ein Stein herabdrückte" [RA160]. *(Nux vomica.)*

„Blähungskolik [RA164]; Abdomen aufgetrieben wie eine Trommel; es gehen nur wenige Winde ab, ohne Erleichterung …" [GS]

„Stühle: grün, wässrig, wundmachend … [HC1,9] *(Sulfur)*; wie gehackte [KE5,409] oder verrührte Eier." [GS]

„Heißer, durchfälliger Stuhlgang von Fauleiergestanke." [RA186]

„Monatliches zu viel, dunkel, geronnen, mehr in Anfällen abgehend." [GY24]

„Menstruationskolik, folgend nach heftigem Ärger [GY24] oder Zorn." [GS]

„Wehen pressen nach oben [HC2,275]; oder sie beginnen im Rücken und ziehen von dort die Innenseite der Oberschenkel herab."

„Rigidität des Muttermundes; kann die Schmerzen kaum ertragen." [GS]

„Allzu heftige Nachwehen" [SK289], ebenfalls kaum zu ertragen. [GY33]
„Säuglinge bekommen Krämpfe, weil sie mit Milch gestillt wurden, die durch einen Wutanfall der Mutter verdorben war." [GS]
„Trockener Husten, von stetem Kitzel im Halsgrübchen." [SK289(RA247)]
„Nächtlicher, trockener Husten *im Schlafe* [UE(RA248)]; wacht beim Husten nicht auf." *(Calcarea, Psorinum.)*
„Chronischer Husten, schlimmer im Winter oder bei kaltem Wetter."
„Innerlicher Frost [RA395] und Kälte des ganzen Körpers, mit brennender Gesichtshitze [RA393] und heißem Atem." [GS]
„Innre oder äußere Hitze, mit untermischten Schaudern." [SK284] *(Arsenicum.)*
„Haut feucht und brennend heiß." [GS] *(Belladonna.)*
Diese Aufzählung deckt bei weitem nicht alle Charakteristika von Chamomilla ab, doch wenn das eine oder andere von ihnen einmal vorkommt, weist es stark auf die Arznei hin. Darüber hinaus zeigt die Liste etwas vom Umfang des Wirkungskreises und dem breit gefächerten Nutzen dieses Mittels, wenn es den homöopathischen Regeln entsprechend verabreicht wird.

Coffea cruda

Coffea arabica; ungeröstete Kaffeebohne

Alle Sinnesorgane geschärft [HC1,46]: kann kleine Schrift deutlicher sehen [GA1,18]; feineres Gehör [UE(GA1,21)], feinerer Geruch [UE], feinerer Geschmack [UE] [Speisen schmecken allzu kräftig [UE(GA1,40)]], überempfindlicher Tastsinn. [GS] Ungemeine Munterkeit des Geistes und Körpers. [GA1,129] Lebhafter Ideenwechsel [GA1,190], hält vom Schlafe ab; schnell im Handeln. [GY2]
Beschwerden von plötzlichen Gemütsbewegungen [SK342], insbesondere freudigen Überraschungen [HA5] [HC1,95] Reagiert sehr emotional.
„Unerträglichkeit der Schmerzen, wie zum Verzweifeln bringend." [HA5] Weinen, Heulen und Außersichsein [HA5]; wirft sich vor

Schmerzensqualen im Bett hin und her.[SK343] Ausgeprägte Schlaflosigkeit. [GA1,130]

Kopfschmerzen durch geistige Überanstrengung[AZ34,22] und selbst durch Nachdenken [GA1,4] oder Reden [Blutandrang zum Kopf[GA1,12]]. „Halbseitiger Kopfschmerz, als wenn ein Nagel in das Seitenbein eingeschlagen wäre." [GA1,3] *(Ignatia, Nux vomica.)* Kopfweh, als wenn das Gehirn zerrissen oder zertrümmert wäre, < beim Gehen in freier Luft. [GA1,7]

Neuralgische, ausstrahlende Zahnschmerzen, die nachlassen, solange Eis oder eiskaltes Wasser im Mund gehalten wird bzw. den Zahn berührt, und die sogleich wiederkehren, wenn das Wasser warm wird. [AZ71,119f]

~ ~

Coffea wirkt wie *Chamomilla* stark auf das Nervensystem ein. Tatsächlich nimmt es bei nervösen Beschwerden von Menschen, die nicht an Kaffee gewöhnt sind, oft eine Vorrangstellung ein, während andererseits *Chamomilla* oft das Heilmittel von Kaffeetrinkern ist. Dr. Teste in Paris pflegte zu sagen, dass für einen Großteil der Neuralgien in Frankreich der Kaffee verantwortlich sei. Der Coffea-Patient neigt zu extremer allgemeiner Überempfindlichkeit, wie auch aus folgenden Charakteristika aus Herings *Guiding Symptoms* ersichtlich ist: „*Alle Sinnesorgane geschärft: kann kleine Schrift deutlicher sehen; Überempfindlichkeit von Gehör, Geruch, Geschmack und Tastsinn, insbesondere auch eine gesteigerte Wahrnehmung leichter passiver Bewegungen.*" „*Ungemeine Munterkeit des Geistes und Körpers ...*" [GA1,129] „*Voller Ideen; es hält sie vom Schlafe ab; schnell im Handeln.*" [GY2] „*Lebhafte Phantasie, voll Pläne für die Zukunft ...*" [GA1,185]

Diese Symptome schildern, so klar es Worte nur vermögen, die nervösen Zustände, die nach Coffea verlangen. Sie erinnern an *Chamomilla*, doch es *fehlt das Gemüt dieses Patiententyps*. Auf der anderen Seite lassen sie an *Aconitum* denken, aber die Todesfurcht [AZ52,67] ist bei Coffea nicht so ausgeprägt. Hering empfahl, *Aconitum* und Coffea im Wechsel einzunehmen bei schmerzhaften Entzündungen, wo die

Fiebersymptome des ersteren und außerdem die nervöse Empfindlichkeit des letzteren vorhanden sind, und ich kenne auch keine zwei anderen Mittel, welche besser abwechselnd gegeben werden könnten; gleichwohl tue ich es niemals, weil ich streng zu individualisieren gelernt habe.

Coffea eignet sich besonders für starke Gemütserregungen wie z. B. *plötzliche Überraschungen, namentlich solche freudiger Art*, für *Beschwerden von zu großer Freude* [SK342], *von übermäßigem Lachen und Spielen* [GS], aber auch für *Beschwerden von unglücklicher Liebe, von lauten Geräuschen, starken Gerüchen* [GS] etc. Ferner passt die Arznei bei Neigung zu abrupten *Stimmungsschwankungen*: Coffea-Kinder weinen und lachen sehr leicht; *mitten im Weinen können sie plötzlich herzhaft lachen, um dann mit dem Weinen fortzufahren.*

Coffea konkurriert mit *Chamomilla* und *Aconitum* auch als Mittel bei Schmerzen: *„Schmerzen scheinen unerträglich zu sein und treiben zur Verzweiflung."* [HC1,46] *„Verzweiflung, Tränen, Umherwerfen vor Qualen."* [GS] Auch hier würden wir bei einem gewohnheitsmäßigen Kaffeetrinker nicht Coffea geben, sondern eher *Chamomilla*.

Eine besondere Lokalisation, wo diese Schmerzen hauptsächlich vorkommen, ist der Kopf; sie sind gewöhnlich einseitig und gehen mit dem Gefühl einher, *„als wäre ein Nagel in den Kopf eingeschlagen worden"* [GS]. *Ignatia* hat einen ähnlichen Kopfschmerz, und er tritt im Allgemeinen bei hysterischen Personen auf. Dann muss die Wahl unter Umständen zwischen diesen beiden Mitteln getroffen werden. Gesichtsneuralgien, die auf schlechte Zähne zurückzuführen sind, fallen ebenfalls in den Anwendungsbereich der Arznei. Eine Besonderheit von Coffea ist dabei die Tatsache, dass die Zahnschmerzen gut auszuhalten oder sogar verschwunden sind, so lange der Kranke *eiskaltes Wasser mit dem Zahn in Berührung* bringt. Die *Chamomilla*-Zahnschmerzen entstehen, wie Sie sich erinnern werden, häufig dadurch, dass etwas Warmes in den Mund kommt, doch werden sie nicht, wie bei Coffea, durch lokale Kälte gelindert.

Dysmenorrhoe mit höchst schmerzhaften Koliken. [GY7] Wenn bei der Regel unter Schmerzen Blut in großen *schwarzen Klumpen* abgeht [AZ52,76] und Coffea nicht hilft, lassen Sie *Chamomilla* folgen. Heftigste Schmerzen bei drohendem Abortus[AZ52,67], zu lange Dauer der Nachwehen[SK346] und allzu heftige, unerträgliche Geburtswehen[GY14] werden oft durch Coffea rasch kuriert. Kurz, bei unerträglich scheinenden Schmerzen an jedem beliebigen Ort muss stets Coffea erwogen werden, sofern keine speziellen anderen Leitsymptome vorhanden sind.

Dieselbe Überreiztheit der Sinnesorgane[SK342], die für dieses Mittel so typisch ist, ist auch die Ursache für eine ausgeprägte *Schlaflosigkeit*, und so hat sich Coffea einen großen Ruf als *„Schlafmittel"* erworben. Nach meiner Erfahrung wirkt es dabei am besten in der 200. Potenz. Und es gibt keine schönere Bestätigung für die Richtigkeit des Ähnlichkeitsgesetzes als ebendiese Tatsache, denn das Mittel *ruft bei vielen Menschen ausgeprägte Schlaflosigkeit hervor*, wenn es in großen Mengen als Getränk genossen wird. Husten und Schlaflosigkeit im Gefolge einer Masernerkrankung[GS] (eine sehr häufige Erscheinung) werden durch Coffea wunderbar gebessert; das Mittel bewirkt Schlaf, keine Narkose, und es hat nicht die nachteiligen oder krankmachenden Folgen für den Patienten wie die *Sopor* erzeugenden Opiate.

Ignatia

Strychnos ignatii (Ignatia amara); Ignatiusbohne

Ein Mittel der Paradoxien: Kopfschmerz besser durch Liegen auf der schmerzhaften Seite[GS]; launisch, unberechenbar; Leeregefühl im Magen nicht besser durch Essen[GS]; Halsschmerz besser beim Schlucken[RA157ff]; Durst während des Fieberfrostes[RA097]; Gesichtsröte während des Frostes[RA711], etc.

Traurigkeit und stiller, innerer Gram, mit Seufzen.[SK504] Unglaubliche Veränderlichkeit des Gemüts.[RA772]

Zuckungen oder krampfhafte Beschwerden durch aufregende oder niederdrückende Emotionen, durch Schreck etc.[GS;SK501]

Flauheits-, Schwäche- oder Leeregefühl im Magen, durch Essen nicht gebessert. GS

Anorektale Beschwerden (Hämorrhoiden RA383; Mastdarmvorfall RA351; Wundheitsschmerz nach dem Stuhlgang RA380; heftige Stiche, die vom Rektum nach vorn oben ins Abdomen schießen LM2,126).

Geeignet besonders für empfindsame, nervöse, hysterische Personen. SK501

Modalitäten: < durch leichte Berührung RA618, Tabakrauchen und Kaffeetrinken RA619; > durch Liegen auf der schmerzhaften Seite RA512f, durch Druck, durch Abgang vielen wässrigen Harns [Kopfschmerz GS].

Trockener RA446, krampfhafter SK512 Husten; Hustenreiz im Kehlkopf, der durch Husten nicht vergeht, sondern sich desto öfter erneuert, je mehr man sich dem Husten überlässt RA448f.

Schmerzen an kleinen, umschriebenen Stellen GS(RA618); Überempfindlichkeit auf Schmerzen. GS *(Coffea, Hepar sulfuris.)*

In den meisten Fällen sollte Ignatia am Morgen gegeben werden. RA

Was *Nux vomica* für aufbrausende, reizbare Männer ist, ist Ignatia für ähnlich disponierte Kinder und Frauen. GS

Ignatia ist ein weiteres aus der langen Reihe unserer Nervenmittel. Seine eigentümlichen Gemütssymptome sind, wie die von *Aconitum, Chamomilla, Nux vomica* und vielen anderen, höchst charakteristisch. Wie diese scheint Ignatia die Empfänglichkeit aller Sinne zu steigern, doch im Unterschied zu diesen ist ihm ein ausgeprägtes Element von Traurigkeit und eine Neigung zu *stillem Kummer* eigen. Jede Patientin, die unter unterdrücktem, tiefem Kummer leidet, verbunden mit langgezogenen Seufzern, vielem Schluchzen usw., ist eine Kandidatin für diese Arznei, besonders wenn sie dazu neigt, ihren Zustand vor anderen zu verbergen. Sie hat das Bedürfnis, mit ihrem Kummer allein zu sein. Mit ihren *ständigen Seufzern* wirkt sie sehr niedergedrückt und schwach. Sie selbst klagt über eine Art Schwäche in der Magengegend, ein Gefühl von *Flauheit* oder Leere. Gleichermaßen charakteristisch für den Gemütszustand ist die erstaunliche **Veränderlichkeit der Stimmung**. Kein anderes Mittel kommt Ignatia hierin gleich. *Aconitum, Coffea, Nux moschata* und einige andere Mittel haben das Symptom ebenfalls, doch Ignatia im höchsten Grade. Und so wird es eines unserer wichtigsten Mittel bei der Behandlung von hysterischen Leiden. Die Patientin ist im einen Augenblick fröhlich und vergnügt, doch im nächsten schlägt die Stimmung wie aus dem Nichts ins Gegenteil um, in schwermütige Traurigkeit und Tränen, und so wechseln diese konträren Gemütszustände in rascher Folge einander ab. Die Patientin kann bisweilen auch ungeduldig, *zänkisch*[RA771] und *zornmütig*[RA773] sein (aber nicht in dem Maße wie bei *Chamomilla*). Ferner neigt sie aufgrund der großen Beeindruckbarkeit der Sinnesorgane zu ausgeprägter Schreckhaftigkeit.[RA762] Entsprechend hat sich Ignatia als eines unserer bedeutendsten Mittel bei üblen Folgen von Schreck erwiesen, vergleichbar mit *Aconitum, Opium* und *Veratrum album*. Doch in erster Linie ist Ignatia ein Mittel der **Launenhaftigkeit** – auf diesen Begriff könnte man sein Wesen wohl mit Recht verkürzen.

Abgesehen von seinen Gemütssymptomen ist Ignatia auch ein wichtiges Mittel bei Nervenleiden. Es wirkt ebenso entschieden wie *Nux vomica* auf das Rückenmark ein, wo es sowohl die motorischen wie die sensorischen Nervenbahnen beeinflusst. Es gehört zu unseren vorzüglichsten Mitteln bei Krämpfen, besonders wenn diese psychischen Ursprungs sind, wie z. B. im Gefolge von *Schreck*[SK501] auftreten, nach *Bestrafung (von Kindern)*[GS] oder nach anderen starken Gemütserregungen. In einem Fall von Wochenbettkrämpfen, bei dem andere Mittel vorher vergeblich versucht worden waren, bemerkte der zu Rate gezogene Homöopath, als er die Patientin bei einem ihrer Krampfanfälle beobachtete, dass der Anfall mit einer Reihe langgezogener Seufzer endete. Er erkundigte sich, ob sie vielleicht in letzter Zeit irgendeinen Kummer gehabt habe, und erfuhr, dass sie um ihre vor ein paar Wochen verstorbene Mutter trauerte, die sie sehr gern gehabt hatte. Ignatia C 30 heilte sie schnell.

Darüber hinaus hat Ignatia auch in höchstem Maße **Zuckungen** am ganzen Körper, und so wird es zu einem unserer Hauptmittel bei

Chorea, besonders wenn diese durch Schreck [KE4,511] oder Kummer [GS] (auf der emotionalen Ebene) oder durch Zahnung oder Würmer (auf der körperlichen Ebene des Reflexreizes) verursacht wurde. Es gibt nur ein Mittel, das Ignatia bei solchen Zuckungen sehr nahe kommt, und das ist *Zincum metallicum*. Natürlich kommen ihm *Agaricus, Hyoscyamus, Cuprum metallicum* etc. ebenfalls recht nahe, und auch *Veratrum viride* könnte hier, wenn es besser bekannt wäre, einen hohen Rang einnehmen. Ignatia wird manchmal bei Lähmungen empfohlen, doch wird es sich dabei meines Erachtens nur in Ausnahmefällen als nützlich erweisen, und zwar hauptsächlich in hysterischen Fällen [Z4,203f], die nicht so gefährlich sind. Wie *Aconitum, Chamomilla* und *Coffea* reagiert auch Ignatia *überaus empfindlich auf Schmerzen*.

Ignatia ist wie sein männliches Pendant *Nux vomica* ein großartiges Mittel bei Kopfschmerzen von nervösen, insbesondere hysterisch-nervösen Personen. Man könnte auch verallgemeinernd sagen: Was *Nux vomica* für nervöse Männer ist, das ist Ignatia für nervöse Frauen. Hysterisch-nervöse Kopfschmerzen treten, wie Sie wahrscheinlich wissen, häufig einseitig auf; von daher ist Ignatia bei Kopfschmerzen dieser Art ein sehr wirksames Mittel, wie aus folgendem Symptom hervorgeht: *„Hemikranie; Schmerz, als wenn in der Kopfseite ein Nagel von innen herausgedrückt würde*[AZ34,12]*; > durch Liegen auf der schmerzhaften Seite."* [GS] Diese Kopfschmerzen treten bei äußerst nervösen und sensiblen Menschen auf oder bei solchen, deren Nervensystem durch übermäßige Ängstlichkeit [RA752], Kummer oder geistige Überanstrengung angegriffen ist.

Die *ständig wechselnden* und *widersprüchlichen* Symptome, die für das Mittel allgemein so charakteristisch sind, kommen auch bei den Kopfschmerzen zum Tragen. Nicht nur verändern die Schmerzen im Kopf ihre Lokalisation [RA36], sie entwickeln sich auch unterschiedlich: mal entstehen sie allmählich und verschwinden plötzlich [GS] (wie bei *Sulfuricum acidum*), oder sie kommen und gehen gleichermaßen plötzlich [GS] (wie bei *Belladonna*). Wie bei *Aconitum, Gelsemium, Silicea* und *Veratrum album* enden die Kopfschmerzen häufig mit *profusem Harnabgang*. Dies findet man oft bei Kopfschmerzen von nervöshysterischen Frauen. (*Lac defloratum*: profuser Harnfluss *während der Kopfschmerzen*.)

Die Ignatia-Kopfschmerzen verschlimmern sich durch Kaffee[SK506], Tabakrauchen[SK506], Schnupftabak und selbst das passive Einatmen von Tabakrauch, durch Alkohol, angestrengtes Zuhören[RA67], nach Pressen zum Stuhl sowie bald nach dem Essen, während sie beim Essen mitunter besser werden.[GS] Manchmal geht der Ignatia-Kopfschmerz mit Hunger einher, wie bei *Psorinum*. Der Kopfschmerz wird außerdem schlimmer durch kalten Wind, plötzliches Drehen des Kopfes, Bücken[RA20], jeden Lagewechsel, Laufen und jegliche Bewegung[RA27], längeres Aufwärtssehen,[34] Bewegen der Augen[RA27], Geräusche[SK506] und Licht [Sonnenlicht[RA32]].[GS]

Die Kopfschmerzen bessern sich durch *Wärme bzw. äußere Wärme, durch Liegen auf der schmerzenden Seite, sanften Druck und profusen Abgang von wässrigem Harn*.[GS]

Ignatia hat einige bemerkenswerte Halssymptome. An erster Stelle wäre zu nennen der so häufig beobachtete *Globus hystericus*[RA162ff]; es kann auch ein würgendes Gefühl vorhanden sein, als würde ein Klumpen vom Magen bis in den Rachen emporsteigen.[(GS)] Die Patientin schluckt ihn hinunter, doch er kommt immer wieder hoch – eine sehr quälende Erscheinung. Das Globusgefühl kommt besonders dann zustande, wenn sie *Kummer* hat und am liebsten weinen möchte. Dies sind natürlich rein nervöse Phänomene, doch Ignatia geht in seinem Wirkungskreis weit darüber hinaus und heilt auch wirklich ernste Halsaffektionen wie Tonsillitis[SK508] oder Diphtherie[GS]. In diesen Fällen ist das besonders Charakteristische, dass der Halsschmerz *durch Schlucken gemindert* wird bzw. sich zwischen den Schluckakten erhöht.[RA160] *(Capsicum.)* Das ist schon recht merkwürdig bei solchen Leiden, denn gewöhnlich erfahren diese Fälle durch Schlucken eine *Verschlimmerung*. Von daher würden wir nicht

---

34 Vielleicht muss es stattdessen auch **Öffnen der Augen** heißen. Jedenfalls ist Hahnemanns Symptom „Zuckender Kopfschmerz, welcher sich vermehrt, wenn man die Augen aufschlägt"(RA50) von Allen (*Encyclopedia*) falsch übersetzt worden, nämlich mit „... raising [statt *opening*] the eyes". Das Symptom ist so falsch in die *Guiding Symptoms* und auch ins Kent'sche Repertorium übernommen worden.

erwarten, häufiger Fälle anzutreffen, die durch Ignatia geheilt werden können; aber hin und wieder kommen sie eben doch vor und stellen uns vor ein Rätsel, wenn wir das passende Mittel nicht kennen. Hier macht die Homöopathie, wie wir im Baseball sagen, „einige ihrer besten Läufe", und die Tatsache, einen solchen Fall mit einem *ungewöhnlichen* Mittel geheilt zu haben, ist für den, der diese Heilung vollbracht hat, überaus befriedigend. In Ignatia-Fällen besteht zusätzlich zu der Verschlimmerung beim Nichtschlucken zuweilen auch eine Verschlimmerung beim Schlucken von Flüssigem [RA156] und eine Linderung beim Schlucken von festen Speisen [RA160]. Dies ist, Sie werden sich erinnern, wie bei *Lachesis*, aber das gerade Gegenteil von *Baptisia*, das nur Flüssiges herunterbekommt; die geringste feste Speise verursacht Würgen. Wir sollten uns solche Übereinstimmungen und Gegensätze gut einprägen, denn das Wissen darum ermöglicht uns oft die so genannten Blitzverschreibungen, die uns und den Kranken viel Zeit, Mühsal und Leid ersparen.

Neben den bereits erwähnten gibt es noch einige andere, besonders wertvolle Leitsymptome von Ignatia, so etwa „*Höchster Widerwille gegen Tabakrauchen*"[RA198]; dies ist eine den ganzen Körper betreffende Abneigung, die sehr viele Beschwerden verschlimmert. „*Gefühl von Schwäche*[RA267], *Nüchternheit*[RA265] *oder Hohlheit*[HE3] *in der Magengegend.*" In einem Ignatia-Fall geht dieses Symptom gewöhnlich mit der Neigung einher, zu *seufzen* oder tief Luft zu holen. Zwei weitere Mittel haben dieses Symptom der Flauheit im Magen ebenso ausgeprägt wie Ignatia, nämlich *Hydrastis* und *Sepia*; hier müssen dann die anderen Symptome entscheiden. Diese Schwäche und Flauheit im Magen wird manchmal auch als Gefühl von Schlaffheit beschrieben, wobei Magen und Gedärme *schlaff herabzuhängen* scheinen[RA266]. *Ipecacuanha* hat eine ganz ähnliche Empfindung. Von Zeit zu Zeit bekommen wir es mit schweren Fällen von Gastralgie[KE5,310f] zu tun, besonders bei Frauen mit hysterischen Neigungen. Hier ist Ignatia das erste Mittel, an das wir denken müssen.

Ignatia hat eine ebenso deutliche Wirkung auf den After und das Rektum wie *Nux vomica*. *Mastdarmvorfall* ist dabei ein besonders ausgeprägtes Symptom *(Ruta graveolens)*; wie *Nux vomica* hat es häufigen, aber oftmals vergeblichen Stuhldrang, bei dem statt des Stuhls oder mit dem Stuhl das Rektum hervortritt.[RA353f] Aus Furcht vor einem Prolaps scheut sich die Patientin, sich beim Stuhlgang anzustrengen[RA351], sich zu bücken oder etwas zu heben. Nach dem Stuhlgang besteht ein aus Zusammenziehen und Wundheit gemischter Schmerz im Mastdarm, der ein bis zwei Stunden anhält.[RA380] Dies ist wie bei *Nitricum acidum*, welches das gleiche Symptom hat, nur nach durchfälligem Stuhl. Es gibt bei Ignatia auch Schmerzen in der Anal- und Rektalregion, die unabhängig vom Stuhlgang auftreten. Der großen Beobachtungsgabe von Dunham verdanken wir das folgende Charakteristikum: „Heftige Stiche, die vom Rektum nach vorn oben ins Abdomen schießen."[LM2,126] [35] (*Sepia* hat ähnliche Schmerzen im Uterus.) Dieses Symptom ist ein Juwel und hat sich vielfach bestätigt. Diese Hinweise deuten an, dass Ignatia zu unseren ganz wichtigen Mitteln bei Anus- und Rektumaffektionen gehört.

Ignatia ist auch in seinen Fiebersymptomen einzigartig. An keiner Krankheit können wir die Heilkraft potenzierter Arzneien besser demonstrieren als am Wechselfieber. Chronische Malariafälle, die jahrelang einer Chinin-Behandlung getrotzt haben, werden häufig durch Potenzen ab der C 200 aufwärts rasch und dauerhaft geheilt. Folgende Symptome indizieren dabei Ignatia: 1. *Durst während des Frostes*[RA697] und in keinem anderen Stadium[RA718f (Fußn.)]. 2. Frost und Kälte können durch *äußere Wärme* getilgt werden.[RA701] 3. Fieberhitze wird durch *Zudecken* unerträglich.[RA720+725f] 4. *Gesichtsröte während des Frostes*.[RA711] Dies sind vier Beine für einen Stuhl, und wir können uns voller Vertrauen darauf setzen. Kein anderes Mittel hat Durst nur während des Fieberfrostes und in keinem anderen Stadium. Bei *Nux*

---

[35] Im Gegensatz zu seiner Zusammenfassung am Anfang des Kapitels nennt Nash hier ein anderes Symptom, das nicht von Dunham stammt, sondern auf Hahnemann zurückgeht: „Sharp pains shooting upward into the rectum." – „Ein großer Stich vom After tief in den Mastdarm hinein."(*RA*370) Dass Nash hier aber eigentlich auf die *vom Rektum ins Abdomen* ausstrahlenden Schmerzen abhebt, zeigt nicht nur der Hinweis auf Dunham, sondern auch der Vergleich mit den Uterusschmerzen von *Sepia*, die in die gleiche Richtung ausstrahlen können. Dunham unterstreicht diese Schmerzcharakteristik noch einmal auf S. 128 (Bd. 2) seiner *Lectures on Materia Medica*, indem er schreibt: „Ignatia is indicated in proctalgia, after the stool; it is distinguished by stitches up into the abdomen."

vomica wird, wie Sie sich erinnern werden, das Frostgefühl durch Ofenhitze oder Bettwärme nicht gemindert, und während des Hitzestadiums möchte der Kranke gut zugedeckt sein, weil das geringste Entblößen den Frost sogleich zurückbringt. Wir sehen also, dass sich ungeachtet des beiden Arzneien gemeinsamen Alkaloids Strychnin Ignatia und *Nux vomica* klinisch stark unterscheiden. Die Gesichtsröte im Froststadium verhalf mir zur Heilung eines hartnäckigen Falles: Nachdem ich dieses rote Gesicht bemerkt hatte, fiel mir außerdem auf, dass sich der Knabe die meiste Zeit hinter dem Ofen aufhielt, dem wärmsten Ort im Haus, den er finden konnte. Die 200. Potenz heilte ihn umgehend. Zwei weitere Fälle in derselben Familie, zur selben Zeit und in derselben Malariagegend entstanden, wurden ebenfalls geheilt, der eine durch *Capsicum* C 200 und der andere durch *Eupatorium perfoliatum* in gleicher Potenz. Ersterer Patient hatte Frostanfälle, die stets zwischen den Schulterblättern begannen; bei letzterem konzentrierten sich die Anfälle auf den Vormittag, und sie begannen mit starken Knochenschmerzen vor dem Frost und hörten auf mit Galleerbrechen am Ende des Frostes. Ich weiß nicht, ob ich diese drei Fälle schon einmal erwähnt habe, aber eine Wiederholung kann keineswegs schaden, illustrieren sie doch sehr schön die *Wirksamkeit potenzierter Arzneien*, wenn sie unserem großen Heilgesetz entsprechend zur Anwendung gelangen. Kann irgendein vernünftiger Mensch solche offenkundigen Beweise in Zweifel ziehen?

Cocculus indicus

Getrocknete Früchte von Anamirta cocculus; Kockelskörner

Schwäche der Halsmuskeln; kann kaum den Kopf aufrecht halten. [RA76]

Schwäche im Kreuz, wie lahm [RA278]; es versagt beim Gehen; kann vor Schwäche kaum stehen, gehen oder reden.

Cocculus indicus

Hände und Füße wie gefühllos und eingeschlafen. [RA331+382]

Kopfschmerzen mit Übelkeit und Brechreiz [RA6]; Schwäche und Übelkeit beim Aufstehen [Aufrichten [RA148]], beim Fahren in einem Wagen [RA147] oder auf einem Schiff [GS].

Allgemeines Schwächegefühl; oder lokale Empfindungen von Schwäche, Leere oder Hohlheit – im Kopf [SK336], im Magen [RA152], im Unterleib [RA173]; < durch Schlafmangel oder Nachtwachen [GS].

Starke Auftreibung des Unterleibs [RA185] bei Blähungs- [RA187] oder Menstruationskoliken [RA230f]; Unterleibskrämpfe [SK338]; „Neigung und Vorboten zu einem Leistenbruche" [RA195].

Modalitäten: < durch Aufrichten, Bewegung, Fahren in einem Wagen oder auf einem Schiff; durch Tabakrauchen [RA412]; durch Sprechen, Essen und Trinken [RA411]; durch Nachtwachen; > bei ruhigem Liegen.

Farrington sagt: [36] „Cocculus wirkt auf das Zerebrospinalsystem, indem es große Schwäche dieser Organe erzeugt. ... Es verursacht eine paralytische Schwäche des Rückenmarks und ganz besonders seiner motorischen Nervenbahnen; daher ist es ein zuverlässiges und häufiges Heilmittel bei Lähmungen, die von einer Erkrankung des Rückenmarks herrühren. Es ist vor allem zu Beginn eines solchen Leidens indiziert ..., namentlich dann, wenn die Lumbalregion betroffen ist. Es besteht eine Schwäche im *Kreuz*, als ob dieses gelähmt sei; das Kreuz versagt beim Gehen seine Dienste. Schwäche auch der unteren Extremitäten, beim Gehen geben die Knie nach [RA353], die Füße [37] neigen dazu einzuschlafen [RA381f]; die Oberschenkel schmerzen wie zerschlagen [RA358f]; mal ist die eine Hand, mal die andere eingeschlafen [RA331]; manchmal schläft auch der ganze Arm ein [RA308f], mit einem Gefühl in der Hand, als wenn sie geschwollen wäre [RA328]. Diese Symptome bilden gewissermaßen die Grundlage für

---

36 *Clinical Materia Medica*, S. 260.
37 Hahnemanns Ausdruck „Unterfüße" bedeutet *Füße*, nicht „Fußsohlen", wie seit Allens falscher Übersetzung *(Encyclopedia)* in allen englischsprachigen Werken zu lesen ist. Auch im Repertorium findet sich der Fehler.

die Pathogenese des ganzen Mittels; sie scheinen allesamt in der spinalen Schwäche ihre Ursache zu haben." Dunham sagt: [38] „Seine Wirkungssphäre ist hauptsächlich das animale Nervensystem, während das vegetative kaum betroffen ist. Die wichtigsten Angriffspunkte sind dabei in erster Linie die willkürliche Muskulatur und in zweiter Linie das gesamte Sensorium. In Ergänzung dazu – und offenbar nicht damit in Zusammenhang stehend – muß die Wirkung von Cocculus auf den Magen und die Verdauung erwähnt werden. Übelkeit, die sich bis zum Erbrechen steigern kann [RA141], begleitet von ohnmachtsähnlicher Schwäche [SK337] und heftigem Schwindel [RA5], besonders beim Anheben des Kopfes [oder beim Aufrichten [AZ8,70]], ist ein charakteristisches Symptom." Hughes sagt: „Cocculus beeinflußt die willkürlichen Muskeln eher als die Verstandeskräfte; Hahnemanns Prüfungen stimmen damit vollkommen überein." Auch Pareira sagt: „Es wirkt mehr auf die willkürlichen Muskeln als auf den Intellekt." Ich habe diese Zitate von verschiedenen Autoren hier wiedergegeben, um zu sehen, ob sie uns in Bezug auf unsere Praxis weiterhelfen können. Laut Dr. Hughes untermauern die Prüfungen Hahnemanns die hier getroffenen allgemeinen Aussagen. Wir zitieren aus den Prüfungen:

„Schwäche der Halsmuskeln mit Schwere des Kopfs mehre Tage; *die Halsmuskeln schienen den Kopf nicht tragen zu können …*"[RA76] *(Calcarea phosphorica, Veratrum album.)* „Ein lähmiger Schmerz im Kreutze, mit krampfigem Ziehen über die Hüften vor, was sie sehr am Gehen hindert …"[RA279] „Er möchte für Müdigkeit in den Knieen zusammensinken; beim Gehen wankt er und will auf die Seite fallen."[RA444]

„Eingeschlafenheit bald der Füße, bald der Hände, wechselweise, in bald vorübergehenden Anfällen."[RA432] „Die Hand zittert ihr beim Essen, und zwar desto mehr, je höher sie sie hebt."[RA334] „Bald die eine, bald die andre Hand ist wie gefühllos und eingeschlafen."[RA331] „Im Sitzen schlafen ihm beide Unterfüße [= Füße] ein."[RA382] „Anfälle von lähmiger Schwäche mit Rückenschmerz."[RA438]

---

38 *Lectures on Materia Medica*, Bd. 2, S. 356.

All dies sind – laut Allens *Encyclopedia of Pure Materia Medica* – vielfach klinisch bestätigte Symptome. Sie sind in den einfachsten Worten gehalten und stimmen mit den Angaben der oben zitierten Gelehrten über die Wirkung des Mittels auf das Rückenmark und die willkürliche Muskulatur überein; so könnten sie von jedem Laien von normaler Intelligenz entsprechend den Anweisungen Hahnemanns zur Heilung der Kranken benutzt werden. Befreit von den spekulativen Theorien der Träumer, wird so die Praxis der kurativen Medizin vereinfacht, und wenn in einem Cocculus-Fall der Kranke auf diese Weise geheilt wird, wird dies nach demselben unfehlbaren Gesetz der „Symptomenübereinstimmung" auch in jedem anderen heilbaren Fall geschehen.

Wir könnten die ganze Wirkung dieser Arznei auf das Nervensystem in einem Wort zusammenfassen, nämlich *Prostration*, doch was hilft uns das schon in Bezug auf das Verschreiben? Viele Arzneimittel führen zu schrecklicher Erschöpfung, doch jedes von ihnen auf die ihm *eigene Art*. Und wenn Ärzte, wie ich es kürzlich von einem berühmten Chirurgen bei einem homöopathischen Kolleg hörte, damit prahlen, dass sie nur nach physiologischen Gründen verschreiben würden, ohne jede Rücksicht auf die Symptomatologie, dann kann ich mich des Eindrucks nicht erwehren, dass diese Leute, unbeschadet ihrer sonstigen Verdienste, von der Kunst des homöopathischen Verordnens wenig oder nichts verstanden haben. Nach den Lehren Hahnemanns steht die Symptomatologie beim wissenschaftlichen Verschreiben an erster Stelle, gleichgültig, welcher pathologische Zustand vorliegt.

Neben den Symptomen, die die allgemeine Erschöpfung und die Rückenmarksstörung begleiten oder damit verbunden sind, finden wir auch noch folgende charakteristische Zeichen: „Kopf-Benebelung (oder Betäubtheit des Kopfes [MAI,/17]), am meisten durch Essen und Trinken vermehrt." [RA16] „Schwindelanfälle ... mit Trunkenheits- und Dummlichkeitsgefühl." [AZ8,70] „Wenn er sich im Bette aufrichtet, entsteht drehender Schwindel und Brecherlichkeit, die ihn nöthigt, sich wieder niederzulegen." [RA5] „Migräneartiger Kopfschmerz [SK336], mit Übelkeit und Brechreiz [RA6]." All diese Symptome werden besonders durch Fahren im Wagen[RA147] oder auf einem Schiff verschlimmert. „Seekrankheit." [SK333] (Seekrankheit > auf Deck in frischer, kühler Luft: *Tabacum.*)

Die Kopfschmerzen und Schwindelanfälle bei Cocculus sind verschieden von denen bei *Bryonia*, abgesehen davon, dass bei beiden Mitteln eine Verschlimmerung durch Aufrichten im Bett einsetzt. Bei *Bryonia* und einigen anderen Mitteln geht dem Kopfschmerz Übelkeit voraus, was bei Cocculus genau umgekehrt ist [Übelkeit bei den Kopfschmerzen[RA6]]. Cocculus hat schmerzhafte Empfindung von Schwäche oder *Leere* im Kopf, was mit der allgemeinen Schwäche im Einklang steht. Dieses Gefühl von *Leere*, das nur ein anderer Ausdruck für *Schwäche* ist, ist ein allgemeines Charakteristikum von Cocculus und manifestiert sich unter anderem im Kopf, im Magen, im Bauch, im Intestinum[GS], in der Brust[RA254], im Herzen, kurz in allen inneren Organen. Die Übelkeit von Cocculus, die eine so konstante Begleiterscheinung der Kopfschmerzen ist, ist mit jener zu vergleichen, die für *Colchicum* so charakteristisch ist: „Höchster Ekel vor dem Essen, schon der Geruch der Speisen erregt ihn, und dennoch Hunger dabei."[RA132] Bei *Colchicum* ist die Übelkeit noch ausgeprägter, desgleichen der Widerwille gegen Speisen; der Patient kann sogar *vor Übelkeit ohnmächtig* werden. [Auch Cocculus: „Uebelkeit bis zur Ohnmacht, in Anfällen."[SK337]] Cocculus hat bisweilen einen metallischen Geschmack im Munde.[RA106]

Das Sensorium ist in seiner Funktion ebenso stark herabgesetzt wie das Nervensystem. Der Cocculus-Patient ist traurig[SK335], in sich selbst vertieft[RA520], grüblerisch, verdrießlich[RA550], schweigsam; er sitzt in einer Ecke[GS] und ist in den traurigsten Gedanken versunken[RA521] etc. Dies zeigt sich besonders bei nervösen [= typhösen] Fiebern. *Depression* und nochmals Depression.

Cocculus hat einige sehr wichtige Symptome in der Bauch- und Gebärmutterregion. Eines davon ist *starke Auftreibung des Unterleibs*. Diese zeigt sich unter anderem bei Blähungskoliken und bei Dysmenorrhoe. Bei Blähungskoliken, wo Cocculus ein höchst wertvolles Mittel ist, klagt der Patient über ein Gefühl, als ob der Bauch voll von spitzen Holzstückchen oder von scharfen Steinen wäre, die bei jeder Bewegung aneinander reiben[GS]. Die Anfälle setzen häufig um Mitternacht ein; die Blähungen treiben bald diesen, bald jenen Teil der Gedärme auf und verschaffen beim Abgang keine sonderliche Erleichterung, weil sich immer wieder neue Blähungen erzeugen.[RA186f]

Darüber hinaus scheint in der Leistengegend von innen ein starker Druck zu bestehen, als wollte sich ein *Bruch* bilden. Bei Dysmenorrhoe sind zusätzlich zur Bauchauftreibung *kneifende, krampfartige* Schmerzen vorhanden, die sehr heftig sind; zudem geht die Regel mit einem beträchtlichen Grad an *Schwäche* einher[SK339]. *Die Patientin ist so schwach, dass sie kaum stehen*[RA448] *oder gehen*[RA444], *ja sogar kaum sprechen kann*[GY28]. Dies ist sehr charakteristisch und ähnelt, was die Schwäche betrifft, *Carbo animalis*; doch bei Cocculus hängt diese Schwäche mit der allgemeinen Prostration zusammen, während sie bei *Carbo animalis* vor allem durch die *Regelblutung* bedingt ist. Bei Cocculus muss die Menstruation überhaupt nicht reichlich sein, sie kann im Gegenteil immer spärlicher werden[GS] und zum Schluss einer Leukorrhoe Platz machen[GY25]; der Weißfluss kann sogar zwischen den Menses bestehen bleiben[GY26]. Dies ist die Art und Weise, wie wir zwischen den Arzneien differenzieren müssen, wenn wir in der Praxis erfolgreich sein wollen.

Wenn ich die vier großen Charakteristika von Cocculus nennen sollte, so wären es wohl die folgenden:

1. Schwäche der Halsmuskeln mit Schwere des Kopfes.[RA76]
2. Beschwerden durch Fahren in einem Wagen, in einer Eisenbahn oder auf einem Schiff.
3. Gefühl von Schwäche oder Hohlheit in diversen Organen.
4. Üble Folgen von Schlafmangel, Nachtwachen oder Überarbeitung.

(Causticum, Cuprum metallicum, Ignatia, Nitricum acidum.)

Würdest Du noch etwas hinzufügen wollen, mein Freund?

Conium maculatum

Gefleckter Schierling

Schwindel, < durch Drehen des Kopfes [GS], Wenden des Blicks zur Seite oder Umdrehen im Bett [GY2].
Geschwulst und Verhärtung von Drüsen, besonders infolge von Stoß oder Quetschung. [SK358]
Krebsartige [SK358] oder skrofulöse Leiden, mit harten, geschwollenen Drüsen [SK35].
Beim Urinieren stockt der Harn plötzlich und fließt erst nach einer Weile wieder [CK], besonders bei Prostata- und Uterusleiden.
Brüste empfindlich, hart und schmerzhaft während der Regel. [GS]

~ ~

Dies ist ein weiteres der so genannten Rückenmarksmittel. Ich will hier nicht, wie unter Cocculus, zitieren, was Autoritäten von einem pathologischen Standpunkt aus dazu sagen. Alle scheinen darin übereinzustimmen, dass die Arznei von unten nach oben paralysiert, und dabei wird die Schierlingsvergiftung von Sokrates als Beispiel angeführt. Conium müsste von seinen Symptomen her ein Heilmittel bei lokomotorischer Ataxie [Tabes dorsalis, Rückenmarksschwindsucht] sein. Das stärkste Charakteristikum, das ich aus homöopathischer Sicht kenne, ist sein eigentümlicher Schwindel, der durch *Seitwärtsdrehen des Kopfes* am meisten verschlimmert wird. (*Colocynthis*: beim Drehen des Kopfes nach links.) Gleiches gilt für das Umdrehen im Bett, das ja letztlich auch eine seitliche Bewegung des Kopfes ist. Manche sagen, es sei *das Liegen im Bett und das Umdrehen*. Ich habe jedoch herausgefunden, dass es nicht so sehr das *Liegen* ist, sondern vielmehr das *Drehen des Kopfes zur Seite*, welches Probleme bereitet, sei es in aufrechter oder in horizontaler Position.
Ich behandelte einmal mit diesem Mittel einen Fall, der eine Rückenmarksschwindsucht zu sein schien. Der Patient hatte allmählich die Fähigkeit verloren, seine Beine zu gebrauchen. Er konnte nicht ste-

hen, wenn es dunkel war. Auf der Straße ließ er seine Frau entweder vor oder hinter sich gehen, denn wenn er sie seitwärts ansah oder auch nur geringfügig den Kopf oder die Augen zur Seite drehte, bewirkte dies, dass er zu taumeln begann und hinfiel. Conium heilte ihn im Laufe der Zeit. Nach jeder Einnahme gab es zunächst eine Erstverschlimmerung, doch anschließend eine deutliche Besserung. Die Verschlimmerung war nach Gabe einer CM-Potenz Finckes genauso stark wie nach jeder tieferen Potenz, doch hielt die Besserung danach jedes Mal länger an. Gelegentliche Gaben in wöchentlichen bis vierwöchentlichen Abständen heilten ihn binnen eines Jahres vollständig. Es war ein schlimmer Fall, der schon jahrelang bestanden hatte, bevor ich ihn übernahm. Ich habe dieses Symptom oft beim Schwindel alter Leute bestätigt gefunden, wo es am häufigsten vorkommt; doch es kann in allen Altersstufen als Begleiterscheinung der verschiedensten Erkrankungen auftreten, namentlich bei Affektionen der Ovarien und des Uterus. Ich kenne kein anderes Mittel, bei dem dieser Schwindel beim Drehen des Kopfes so ausgeprägt ist wie bei Conium.

Es gibt eine Form der Ophthalmie bei skrofulösen Personen,[39] welche vor allen anderen Mitteln nach Conium verlangt, und dabei ist das (wie es in Hahnemanns *Organon*, § 153, heißt) „auffallende, sonderliche, ungewöhnliche und eigenheitliche" Symptom: *Starke Lichtscheu*[SK362], *die in keinem Verhältnis steht zu den objektiven Entzündungszeichen in den Augen*. Die Augenschmerzen verschlimmern sich in der Nacht und besonders heftig durch den geringsten Lichteinfall ins Auge, besser in einem dunklen Raum sowie durch Druck. Die Lichtempfindlichkeit kann von Hornhautgeschwüren begleitet sein[HY18,43] oder auch nicht. Conium gehört außerdem zu unseren wichtigsten Mitteln bei Lidptose[GS], neben drei weiteren Arzneien, nämlich *Gelsemium, Causticum* und *Sepia*.

„Geschwulst und Verhärtung von Drüsen, mit Kribbeln[CK764] und Stechen[CK765] darin; besonders als Folge von *Stoß oder Quetschung*."[GS]

---

39 Nash schreibt: „… in strumous subjects". Gemeint ist aber die so genannte „strumous ophthalmia" (= Keratoconjunctivitis phlyctaenularis), die typischerweise bei tuberkulösen Kindern mit exsudativ-lymphatischer („skrofulöser") Diathese auftritt.

In vielen Fällen sind Knoten oder Geschwülste in den Brüsten (zu denen Conium eine besondere Affinität zu haben scheint) unter der Einwirkung dieser Arznei wieder verschwunden. Selbst kanzeröse Gewächse der Mammae[SK366] *(Asterias rubens)*, des Uterus[AZ102,135] oder der Wange[AZ44,70 40] konnten durch Conium gebessert oder geheilt werden, zumal wenn das Leiden von einem Stoß oder einer Verletzung herzurühren schien. Es ist wohl das erste Mittel, an das wir in allen szirrhösen und anderen Tumorfällen denken müssen, die nach Kontusionen entstanden sind, besonders wenn sich die Geschwülste steinhart und schwer anfühlen.[GS] Conium und *Silicea* haben beide Verhärtung der Mammae, Conium eher rechts[CK601], *Silicea* eher links; Knoten in den Brüsten[GS] *(Carbo animalis, Silicea)*; akute lanzinierende Schmerzen bei Tumoren[GS] *(Asterias rubens)*. Conium muss ferner besonders in Betracht gezogen werden, wenn die Brüste bei jeder Menstruation *anschwellen und schmerzhaft empfindlich werden*, verschlimmert durch *Gehen* oder die *geringste Erschütterung.*[GS]

Bei allen szirrhösen Erkrankungen der Mammae, der Gebärmutter oder anderer Teile sind die Schmerzen bei Conium von brennendem, stechendem oder lanzinierendem Charakter, sodass man an *Apis mellifica* denken kann. Dann müssen die anderen Symptome über die Wahl des Mittels entscheiden.

Conium hat eine ausgeprägte Wirkung auf die Geschlechtsorgane. Beim Mann besteht eine große Schwäche der Genitalien.[CK] Er hat zwar ein starkes sexuelles Verlangen[CK490] und wollüstige Gedanken[GS], kann diesen aber nicht nachkommen. Schon beim Denken an eine Frau oder in Gegenwart einer Frau bekommt er einen Samenerguss.[CK494] Die Erektionen sind „ungenüglich"[CK], halten nur kurze Zeit an und lassen ihn oft mitten im Akt im Stich[CK]. Nach dem Bei-

---

40 Nash schreibt irrtümlich „des Magens". Der Fehler beruht auf einer falschen Übertragung in Rückerts *Klin. Erfahrungen* (Bd. 5, S. 202), wo von „Magenkrebs" die Rede ist, während es im Original **Wangenkrebs** heißt (*AHZ*, Bd. 44, S. 70). Da Rückerts Werk die einzige Quelle der *Guiding Symptoms* für das Symptom „Cancer of stomach" ist, kann die Eintragung m. E. gestrichen werden, desgleichen der entsprechende Vermerk im Kent'schen Repertorium.

schlaf überfällt ihn meist eine außergewöhnliche Mattigkeit [CK] und Verdruss [CK20]. All dies geht nicht spurlos an seiner Psyche vorüber, und eine *Hypochondrie* [CK] der schlimmsten Art ergreift von ihm Besitz. Dieser hypochondrische Gemütszustand kann bei beiden Geschlechtern vorkommen, und zwar als Ergebnis einer zu freizügig, vor allem aber einer zu **selten** befriedigten Sexualität oder auch infolge gänzlicher Enthaltsamkeit [CK]. Von daher ist Conium ein vorzügliches Mittel für alte Junggesellen und alte Jungfern. Wenn in solchen Fällen zudem besagter Schwindel zugegen ist, wird Conium gewiss von größtem Nutzen sein.

Intermittierender Harnfluss [GS] *ist sehr charakteristisch. (Clematis.)* Man könnte meinen, dass dies mit einer paralytischen Störung der Blase zusammenhänge. Ich weiß es nicht; ich weiß aber, dass das Symptom oft bei der Prostatahypertrophie alter Männer vorkommt, denen mit Conium zu helfen ist.

„Schweiß, sobald man einschläft oder auch nur die Augen schließt, sei es bei Tag oder bei Nacht" [GS] ist ein Charakteristikum, das man meines Wissens bei keinem anderen Mittel findet.[41] (*Sambucus* hat das

---

[41] In der Repertoriumsrubrik „Perspiration, sleep, on beginning to" sind 25 (!) Mittel verzeichnet, davon 6 dreiwertig; Conium taucht hier nur zweiwertig auf. In der Rubrik „Perspiration, closing the eyes, on" sind immerhin noch 6 Mittel aufgeführt, davon Conium als einziges dreiwertig. Nur in der unsinnigen Rubrik „Perspiration, sleep, even when closing the eyes" ist Conium neben *Carbo animalis* das einzige Mittel (unsinnig deshalb, weil mit den beiden zuvor genannten Rubriken bereits alle denkbaren Möglichkeiten abgedeckt sind).
Beim *Carbo-animalis*-Symptom „So wie er die Augen zuthut, verfällt er in einen ungeheuern Schweiss" (CK728) habe ich den Verdacht, dass der Ausdruck „Augen zutun" metaphorisch gemeint ist und eigentlich *Einschlafen* bedeutet, dass man, anders gesagt, Schwitzen nicht provozieren kann, indem man einfach die Augen schließt. Erhärtet wird dieser Verdacht, wenn man sich das diesbezügliche originale Conium-Symptom ansieht; es lautet: „Bloss beim Anfange des Schlafs, sobald sie die Augen zuthut, einiger Schweiss; selbst am Tage, beim Schlummern im Sitzen." (CK898) Hier wird deutlich, dass „Augen zutun" als *Einschlafen* verstanden werden muss. Allen hat in seiner *Encyclopedia* dieses Symptom völlig missverstanden; er übersetzt es wie folgt: „Some sweat as soon as the eyes are closed, even on beginning to sleep ..." (EN1342)
Demgegenüber gibt es in Bezug auf Conium einige *klinische* Hinweise, die für die Richtigkeit des Symptoms „Schwitzen beim Augenschließen" sprechen: Es sind dies neben dem *GS*-Symptom der von Nash angeführte Fall Adolph Lippes sowie ein von Georg v. Keller in seiner *Conium*-Monographie zitierter Fall (Nr. 1324): „A case of eclampsia. A blindness remained. Perspiring whenever she closed her eyes. Cured by Conium."

Gegenteil [reichlichen Schweiß nur im Wachzustand, aber trockene Hitze im Schlaf].) Dr. Adolph Lippe gelang einmal mit Conium bei einem 80-jährigen Mann mit kompletter Halbseitenlähmung eine glänzende Heilung, geleitet durch dieses Schweißsymptom. Es dürfte schwierig sein, für ein solches Phänomen eine korrekte pathologische Erklärung zu geben. Irgendeinen Grund wird es schon haben, doch ob wir ihn nun benennen können oder nicht, wir können jedenfalls, sofern eine Heilung überhaupt möglich ist, den Fall heilen, wenn wir ein entsprechendes Symptom unter einer Arznei wiederfinden.

Es ist immer interessant, sich die Zusammenhänge bzw. die Modalitäten der Symptome näher anzusehen. Nehmen wir z. B. das hervorstechende Einzelsymptom von Conium, den **Schwindel**.

Schwindel beim	*Drehen* des Kopfes:	*Con., Calc., Kali-c.*
Schwindel beim	*Bewegen* des Kopfes:	*Bry., Calc., Con.*
Schwindel beim	Sehen nach oben:	*Puls., Sil.*
Schwindel beim	Sehen nach unten:	*Phos., Spig., Sulf.*
Schwindel durch	Blumengerüche:	*Nux-v., Phos.*
Schwindel durch	*Nachtwachen* u. Schlafmangel:	*Cocc., Nux-v.*
Schwindel durch	jegliches *Geräusch*:	*Ther.*
Schwindel beim	*Gehen*:	*Nat-m., Nux-v., Phos., Puls.*
Schwindel bei	geistiger Anstrengung:	*Nat-m.*
Schwindel bei	oder nach dem Essen:	*Grat., Nux-v., Puls.*
Schwindel als	drehte sich alles im Kreise:	*Bry., Con., Cycl., Puls.*
Schwindel als	ginge das Bett im Kreise herum:	*Con.*
Schwindel mit	Ohnmacht:	*Nux-v.*
Schwindel mit	Taumel:	*Arg-n., Gels., Nux-v., Phos.*
Schwindel bei	geschlossenen Augen oder im Dunkeln:	*Arg-n., Stram., Ther.*
Schwindel mit	Trübsichtigkeit:	*Cycl., Gels., Nux-v.*
Schwindel beim	Aufstehen vom Sitzen:	*Bry., Phos.*
Schwindel beim	Aufrichten vom Bücken:	*Bell.*

Schwindel beim	Aufstehen aus dem Bett:	Bry., Chel., Cocc.
Schwindel beim	Bücken:	Bell., Nux-v., Puls., Sulf.
Schwindel beim	Steigen (Anhöhe, Treppe):	Calc.
Schwindel beim	Abwärtsgehen:	Bor., Ferr.
Schwindel im	Liegen:	Con.
Schwindel muss	sich hinlegen:	Bry., Cocc., Phos., Puls.
Schwindel im	Hinterkopf:	Gels., Sil., Petr.
Schwindel nach	Schlaf:	Lach.
Schwindel nach	Unterdrückung der Menses:	Cycl., Puls.

Eine gute Kenntnis solcher Zusammenhänge führt den Arzt oft auf dem kürzesten Weg zur richtigen Arznei.

Aesculus hippocastanum

Rosskastanie

Gefühl von *Vollheit* und Pochen in verschiedenen Organen und Venen, als wären diese mit Blut überfüllt.

Beständiger dumpfer Schmerz im Rücken einschließlich Kreuzbein und Hüften, stark verschlimmert durch Gehen und Vornüberbeugen [EN598f] (z. B. bei Hämorrhoiden [GS], Leukorrhoe [GS], Uterusverlagerung etc.).

Gefühl von Vollheit im Rektum [NR1,25]; trockenes, unangenehmes Gefühl im Rektum, als wäre es von lauter Holzstückchen angefüllt [NR1,25] (Hämorrhoiden [EN428]).

Schleimhäute (Mund, Rachen, Rektum) trocken, geschwollen, mit Brennen und Rohheits- oder Wundheitsgefühl. [GS]

Starker Fließschnupfen [HV10,4], mit Ausfluss von dünnem, wässrigem Schleim [GS], Brennen und rohem Gefühl in der Nasenhöhle [EN130]. Empfindlichkeit der Nasenschleimhaut gegen das Einatmen der Luft, welche ein Gefühl von Kälte in der Nase verursacht [HV10,5].

Häufige Neigung zu schlucken, mit Trockenheit[EN255] und Zusammenziehungsgefühl[EN257] im Schlund; beim Schlucken Brennen wie Feuer, als wäre alles wund im Hals und als würde dieser zusammengeschnürt[HV10,3]; feines Stechen und Prickeln im Hals[NR1,23]. *(Apis, Belladonna.)*

☙ ❧

Aesculus ist eines jener Mittel, die sich weniger durch ein breites Wirkungsspektrum als vielmehr durch ihre Zuverlässigkeit innerhalb eines begrenzten Bereichs auszeichnen. Fast sein gesamter Nutzen liegt, soweit bekannt, in seiner Wirkung auf die untere Rückenpartie und die Beckenregion, wobei besonders folgendes Charakteristikum herausragt: *Beständiger dumpfer Schmerz im Rücken einschließlich Kreuzbein und Hüften, stark verschlimmert durch Gehen und Vornüberbeugen.* Aesculus ist eines unserer Hauptmittel bei Hämorrhoiden, und zusätzlich zu diesem Rückenschmerz besteht ein Gefühl von *Vollheit, Trockenheit* und *Stechen im Mastdarm,* als wäre dieser *voller Holzstückchen.* Es besteht keine solche Neigung zum Mastdarmvorfall[EN422ff] wie bei *Ignatia, Aloe, Podophyllum* und anderen Mitteln, und der Rückenschmerz steht oft in keinerlei Verhältnis zu den äußerlich erkennbaren Hämorrhoidenzeichen. Dieses *Vollheitsgefühl* scheint eine Art allgemeines Charakteristikum von Aesculus zu sein, doch manifestiert es sich hauptsächlich in der Beckenhöhle.

Die oben genannten Symptome findet man außer bei Hämorrhoiden oft auch in Verbindung mit anderen Störungen, so z. B. bei Uterusverlagerung oder bei Entzündungen in diesem Bereich; und auch einige äußerst hartnäckige Fälle von *Leukorrhoe*[GS], die mit diesen typischen Rückenbeschwerden einhergingen, konnten durch Aesculus prompt geheilt werden. Es gibt noch ein weiteres wertvolles Symptom bei diesen Erkrankungen im Beckenbereich, das nach Aesculus verlangt, nämlich *pochende* oder *hämmernde* Empfindungen. Ich habe beim Gebrauch dieser Arznei von der 3. Potenz gleich gute Ergebnisse gesehen wie von den höheren Potenzen.

Sehr gute Erfahrungen habe ich mit Aesculus bei Schnupfen und Halsschmerzen gemacht. Der Schnupfen ähnelt sehr dem *Arsenicum*-Schnupfen, mit einem dünnen, wässrigen Sekret, das brennende Schmerzen verursacht; was Aesculus hier aber stärker auszeichnet, ist ein Gefühl von Rohheit oder Wundheit in der Nase. Typisch für Aesculus ist ferner eine *Empfindlichkeit gegen das Einatmen der Luft, wodurch in der Nase ein Gefühl von Kälte hervorgerufen wird.* [42] Im Hals besteht das gleiche Rohheits- oder Wundheitsgefühl [HV10,2], sowohl bei akuten Entzündungen wie auch bei der chronisch hyperplastischen Pharyngitis, für die es oft ein vorzügliches Heilmittel ist. Im Laufe der Zeit werden sich möglicherweise noch weitere Anwendungsgebiete und Indikationen für Aesculus herauskristallisieren.

Zincum metallicum

Zink

Unfähigkeit, bei exanthematischen Krankheiten den Ausschlag hervorzubringen oder an der Oberfläche zu halten; ebenso unfähig, zu expektorieren oder zu menstruieren, mit Besserung der Beschwerden, wenn die Ausscheidung in Gang kommt [GS].
Darf keine anregenden Mittel [Wein [CK1241f]] zu sich nehmen, da sie allgemein verschlimmern.
Zappelige Füße; muss sie ständig bewegen. [GS]
Zucken einzelner Muskeln am ganzen Körper. [CK1246ff]
So heftiges Zittern am ganzen Körper, dass das Bett wackelt; die Nerven haben keine Kontrolle über die Muskulatur.
Schwäche und Ermüdung im Nacken [CK925]; < durch längeres Halten des Kopfes in einer Stellung; Rückenschmerzen < im Sitzen [CK893].

---

42 Nash schreibt: „Sensitive to inhaled cold air." Die Empfindlichkeit bezieht sich aber nicht nur auf kalte Luft, sondern auf Luft allgemein, und sie ist gekennzeichnet durch ein in der Nase entstehendes Kältegefühl, wie das in der Symptomenübersicht zitierte Prüfungssymptom Buchmanns aus der *Homöop. Vierteljahrschrift* zeigt.

Modalitäten: < durch Wein; > durch Entwicklung oder Wiederherstellung eines Hautausschlags, während der Regel, durch wiederhergestellte Expektoration, durch Samenabgang und überhaupt durch Absonderungen aller Art.

Mangel an Lebenskraft; Neurasthenie und Hirnleistungsschwäche, insbesondere verminderte Auffassungskraft [CK49] und große Vergesslichkeit [CK52].

Das Kind schreit im Schlaf unbewusst laut auf [CK1332]; rollt den Kopf im Bett ängstlich hin und her [GS]; abwechselnd blasses und rotes Gesicht [GS].

❦

Dieses Metall scheint hauptsächlich auf das Nervensystem zu wirken. Ich glaube, es war Burt, der gesagt hat: „Was *Eisen* für das Blut ist, ist *Zink* für die Nerven." [43] Die Untersuchung der Prüfungen und der klinischen Berichte von Zincum ergibt, dass das Mittel die Macht zu haben scheint, das Nervensystem anzuregen oder zu stärken, und zwar indem es dieses in die Lage versetzt, die für die Gesundheit notwendigen Funktionen aufrechtzuerhalten oder auch die Ausscheidung von Krankheitsprodukten aus dem Organismus zu befördern. Doch dies ist Spekulation. Was sind die Tatsachen? Beispielsweise dies: Wenn bei Scharlach oder anderen exanthematischen Krankheiten wegen zu großer Schwäche des Patienten (wovon die allgemeine Depression von Puls, Temperatur etc. Zeugnis ablegen) der Ausschlag nicht richtig herauskommen will, dann ist Zincum ein sehr nützliches Mittel.

Auch andere Mittel haben solche oder ähnliche Störungen, *Cuprum* zum Beispiel; doch bei *Cuprum* ist das Exanthem durch irgendeine äußere Veranlassung unterdrückt worden. Bei Zincum hingegen ist der Ausschlag gar nicht erst an die Oberfläche gekommen oder auch, nachdem er kurzzeitig draußen war, wieder zurückgetreten mangels

---

43 William H. Burt schreibt in seiner *Physiological Materia Medica* (S. 974): „Zincum ... corresponds to diseases of the nervous system as Iron does to those of the blood."

Vitalität oder Kraft, ihn auf der Haut zu halten. *Sulfur* kann hier ebenfalls das Heilmittel sein, doch dann ist die Ursache aller Wahrscheinlichkeit nach psorischer Natur.

Diese für Zincum typische Schwäche zeigt sich auch auf andere Weise, wie z. B. beim Asthma: Der Patient ist *nicht in der Lage, den Auswurf herauszubefördern*; sobald er dazu aber imstande ist, geht es ihm besser. Bei der Zincum-Patientin kann die *Menstruation sistieren*, und sämtliche Leiden bessern sich, wenn die Blutung wieder in Gang kommt. *(Lachesis.)*

Es gibt noch eine weitere Besonderheit in Verbindung mit diesem Charakteristikum: Die Nervenschwäche des Zincum-Patienten zeigt sich darin, dass er keinen Wein und keine sonstigen Anregungsmittel verträgt. Man sollte meinen, dass ein wenig Wein zumindest für eine gewisse Zeit Linderung verschafft; doch das Gegenteil ist richtig, selbst in geringen Mengen verschlimmert er sämtliche Beschwerden. Natürlich haben auch andere Mittel diese Verschlimmerung durch Wein oder Stimulanzien, wie etwa *Glonoinum, Ledum, Fluoricum acidum, Antimonium crudum* etc., doch meines Erachtens steht Zincum hier an allererster Stelle.

Des Weiteren manifestiert sich die Nervenschwäche von Zincum in zeitweilig auftretender *schmerzhafter Ermüdung im Nackenbereich* [CK924ff], als habe man den Kopf zu lange in unbequemer Stellung gehalten [CK930], < beim Schreiben [CK924f] oder durch andere langwierige Arbeit. Die Rückenschmerzen verschlimmern sich *im Sitzen* und bessern sich durch Umherbewegen. Dies lässt auch an *Rhus toxicodendron* denken, doch bei Zincum haben wir keine Besserung der *allgemeinen* Schmerzhaftigkeit durch fortgesetztes Bewegen, wie es bei *Rhus* der Fall ist. *Pulsatilla* hat das Symptom ebenfalls, doch geht es hier gewöhnlich mit Unregelmäßigkeiten der Menses einher. Das Mittel, das Zincum in diesem Punkt am meisten ähnelt, ist *Cobaltum*. Beide Arzneien haben diesen Rückenschmerz als Folge von sexuellen Ausschweifungen oder Schwächen, doch bei Zincum lindert ein Samenerguss zeitweilig den Schmerz und bei *Cobaltum* nicht. Das charakteristischste aller Symptome von Zincum, das mit der allgemeinen Nervenschwäche zusammenhängt, ist: „*Unablässiges und heftiges Unruhegefühl in Füßen oder Beinen, so daß er sie ständig bewegen muß.*"[GS] Dieses Symptom ist in vielen, wenn nicht sogar fast allen Leiden vorhanden, für die Zincum das Heilmittel par excellence ist.

Mitunter ist auch ein „Brennen entlang der gesamten Wirbelsäule"[GS] vorhanden; dieses Brennen ist rein subjektiv, denn es findet sich keinerlei lokale Temperaturerhöhung. Ein weiteres Charakteristikum von Zincum ist *„Fippern und Zucken in verschiedenen Muskel-Theilen"*[CK1248]. Ich sprach von dem Symptom bereits, als ich über *Ignatia* schrieb. Ich würde Zincum, *Ignatia* und *Agaricus* an die Spitze all jener Mittel stellen, die diese ubiquitären Muskelzuckungen erzeugen und heilen können.

Ein anderes Symptom, bei dem Zincum eines unserer wichtigsten Mittel ist, ist *allgemeines Zittern*[CK31] [auch nur „inneres Zittern"[CK30], das äußerlich nicht erkennbar ist]. Auch diese Zittrigkeit ist neurasthenisch bedingt.[CK1276+1278]

Der Patient verliert die Kontrolle über seine Bewegungen, wenngleich er noch nicht gelähmt ist. Lähmung kann später eintreten, wenn dieser Zustand nicht behoben wird.

Noch einige Worte über die Bedeutung von Zincum bei *Hirnaffektionen*. Es ist nicht so wichtig, ob die Hirnerkrankung von einer unterdrückten Ausschlagskrankheit, von Zahnung, Typhus oder einer sonstwie benannten oder gearteten Krankheit herrührt, wenn nur die das Mittel indizierenden Symptome vorhanden sind. Erlauben Sie mir, einen Fall aus meiner eigenen Praxis zu schildern, der die Heilkraft von Zincum bei Typhus abdominalis illustriert.

Eine etwa 20-jährige junge Frau klagte eine Woche, bevor ich gerufen wurde, über Schwäche und ein Gefühl allgemeiner Erschöpfung; außerdem litt sie unter Kopfschmerzen und hatte keinen Appetit, doch die Hauptbeschwerde war die große Erschöpfung. Sie war Studentin, und ihre Mutter, die eine ausgezeichnete Krankenschwester war, schrieb ihre ganze Krankheit der Überanstrengung in der Schule zu und versuchte, sie schonend wieder „aufzupäppeln". Doch es ging ihr kontinuierlich schlechter. Ich verschrieb ihr schließlich *Gelsemium* und ließ aufgrund einiger Indikationen *Bryonia* folgen. Die

Zincum metallicum

Krankheit nahm in den nächsten zwei Wochen einen milden Verlauf, und die Patientin schien recht zufriedenstellend zu genesen.

In einem Zimmer allein gelassen, stieß sie, während des Schlafs in Schweiß geraten, die Decken von sich, erkältete sich und bekam einen Rückfall. Ihr Zustand war nun kritischer als je zuvor. Die Gedärme wurden enorm aufgetrieben; profuse Darmblutungen setzten ein, die durch *Alumen* gestoppt werden konnten; ein blandes Delir[44] entwickelte sich, die Prostration nahm, trotz der gestillten Blutungen, extreme Formen an, bis sich schließlich folgendes Bild darbot: Stiere, nach oben verdrehte Augen; zurückgebogener Kopf; völlige Bewusstlosigkeit; liegt auf dem Rücken und rutscht im Bett nach unten; Muskelzuckungen bzw. *heftigstes Zittern am ganzen Körper, sodass das Bett wackelte* und Pflegerinnen Tag und Nacht damit beschäftigt waren, ihre Hände zu halten; hippokratisches Antlitz; bis an Knie und Ellbogen eiskalte Extremitäten; aussetzender und so schwacher, rasender Puls, dass ich ihn nicht zählen konnte; kurz, es fanden sich alle Zeichen einer drohenden Hirnlähmung. Der Fall erschien hoffnungslos; gleichwohl mischte ich zehn Tropfen Zincum metallicum in einen Esslöffel kalten Wassers, beförderte die Hälfte dieser Lösung in kleinen Mengen zwischen ihre zusammengebissenen Zähne und nach einer Stunde die andere Hälfte. Etwa eine Stunde nach der letzten Gabe drehte sie die Augen nach unten und sagte mit matter Stimme: *Milch*. Durch einen kleinen Schlauch trank sie ein halbes Glas Milch, die erste Nahrung seit 24 Stunden. Die nächsten vier Tage erhielt sie keine weitere Arznei, und ihr Zustand besserte sich in dieser Zeit stetig. Anschließend verabreichte ich ihr noch eine Dosis *Nux vomica*, woraufhin sie rasch und vollständig genas. Wie andere Metalle kann also auch Zincum C 200, *wenn es indiziert ist*, wahre Wunder bewirken.

---

44 „Low form of delir" oder „blandes Delir" ist keineswegs, wie man meinen könnte, ein harmloser Zustand, vielmehr ist es ein *schweres* Delirium mit lediglich abgeschwächter Erregung, verbunden mit Vor-sich-hin-Murmeln, Flockenlesen etc. Gilt als prognostisch ungünstiges Zeichen, dem gewöhnlich Koma und Exitus folgen.

Stannum

Zinn

Schwäche-, Leere-[CK194] und Flauheitsgefühl im Magen.[GS] *(Chelidonium, Phosphorus, Sepia.)*

Trübe, hypochondrische Stimmung[CK1], Schwermut[CK2]; stete Weinerlichkeit und Verschlimmerung aller Krankheitssymptome durch Weinen[AZ83,176].

„Grosse Mattigkeit nach Absteigen der Treppe, dass sie kaum athmen konnte; beim Aufsteigen fühlte sie Nichts."[CK597]

Bauchkrämpfe > durch starken Druck, z. B. indem die Mutter das Kind mit dem Bauch über ihre Knie oder ihre Schulter legt[GS(AZ103,162)] *(Colocynthis)*; Anfälle von Bauchschmerzen bei Wurmbefall[GS].

Leukorrhoe mit großem Kraftverlust[SK590]; die Schwäche scheint von der Brust[CK352] auszugehen.[GS]

Uterus-[GS] und Vaginalprolaps, < bei hartem Stuhl[CK339], so schwach, dass sie sich beim Niedersetzen gleichsam auf den Stuhl fallen lässt[CK590]; beim morgendlichen Anziehen wird sie von einer solchen Mattigkeit überfallen[CK630], dass sie sich zwischendurch immer wieder setzen muss[CK591].

So große Schwäche der Brust, dass er kaum sprechen kann[GS], bei Mattigkeit im ganzen Körper und in allen Gliedern[CK352]; doch scheint das Zentrum der Schwäche in der Brust zu liegen.

Lockerer Husten, mit dickem, grünlichem und süßlich schmeckendem[CK365] Auswurf.

Schmerzen steigern sich allmählich zu großer Höhe und nehmen dann ebenso langsam wieder ab.[CK585]

~ ~

Ein weiteres metallisches Mittel. Das führende Charakteristikum ist *große Schwäche der Brust*[CK352] *(Argentum metallicum)*; der Patient empfindet eine solche Mattigkeit und Leere in der Brust[CK351+377], dass er kaum sprechen kann. Bei keiner Arznei ist dieses Symptom so ausgeprägt wie beim Zinn. Es findet sich nicht nur bei Kehlkopf- und Lungenleiden, bei denen Stannum ein so wichtiges Mittel ist, sondern auch bei *allgemeiner Mattigkeit und Kraftlosigkeit*[CK589]. Die Stannum-Patientin ist *so schwach, dass sie sich beim Hinsetzen gleichsam auf den Stuhl fallen lässt*; die Schwäche zeigt sich besonders bei oder nach Treppabgehen. *(Borax*; beim Treppensteigen: *Calcarea)*. Die allgemeine Entkräftung und speziell die Brustschwäche treten unter anderem auch bei Uterusverlagerung und Leukorrhoe auf, was in dieser Symptomverbindung oft wunderbare Heilungen ermöglicht hat; doch natürlich sticht das Symptom bei Lungen-, Bronchial- und Kehlkopfaffektionen *sehr* viel deutlicher hervor. Bei diesen Leiden geht der Husten gewöhnlich mit massivem Auswurf einher, und das herausbeförderte Sputum hat einen widerwärtig *süßlichen*, ausnahmsweise auch einmal einen salzigen [CK368] Geschmack. Bei salzig schmeckendem Auswurf würde ich eher an *Kalium jodatum* oder *Sepia* denken. Bei allen drei Mitteln kann der Auswurf zäh [SK591], dickflüssig und von gelber [CK367] oder grünlicher Farbe sein. Stannum wie *Kalium jodatum* haben profuse Nachtschweiße, doch Stannum zeichnet sich durch ein weitaus größeres Schwächegefühl in der Brust (mit Unfähigkeit zu sprechen) aus als die beiden anderen Mittel. Ein weiteres, höchst charakteristisches Merkmal von Stannum ist, dass seine *Schmerzen sich nur allmählich zu großer Intensität steigern, um dann ebenso langsam wieder abzunehmen. (Platinum.)* Diese Schmerzen sind natürlich neuralgischer Natur und können sich überall im Verlauf von Nervenbahnen manifestieren, doch besonders häufig haben sie sich klinisch als Prosopalgie, Gastralgie und Abdominalkolik gezeigt.

Diese Neuralgien werden durch Druck gelindert, wie bei *Colocynthis* und *Bryonia*. Wenn sich also *Colocynthis*, an das man bei durch Druck gebesserten Bauchschmerzen gewöhnlich als erstes denkt, als Fehlschlag erweist, kann unter Umständen Stannum das Heilmittel sein, besonders wenn die Anfälle schon längere Zeit bestehen oder der Patient offenbar eine chronische Neigung dazu hat. Wenn es sich um Bauchschmerzen von Kindern handelt, erfahren die Kleinen Erleichterung, wenn sie auf der Schulter getragen werden, sodass die Schulterspitze in den Unterleib drückt.

Der Stannum-Patient ist zumeist traurig und niedergeschlagen und vergießt sehr leicht Tränen. *(Natrium muriaticum, Pulsatilla, Sepia.)*
Obige Symptome habe ich oftmals bestätigt gefunden und gleichermaßen gute Ergebnisse mit der 12., 30., 200. und 500. Potenz (Boericke & Tafel) erzielt.

Platinum

Platina; Platin

Hoffart, Stolz [CK38] und Überschätzung ihrer selbst [SK374]; verächtliches Herabblicken auf andere [CK36]; alle Gegenstände um sie her erscheinen ihr sehr klein [CK35].

Genitalien extrem berührungsempfindlich [GS]; unersättlicher Geschlechtstrieb [AN4,326]; Nymphomanie [AR8,1,103]; große Neigung zu Ovarialbeschwerden [GS]; Uterusprolaps [GS]; sehr starke Regelblutung [CK294].

Schmerzen steigern sich allmählich und nehmen ebenso langsam wieder ab [SK371] *(Stannum)*; werden oft von Taubheitsempfindungen begleitet [CK449+458] *(Chamomilla).*

ಎ ✤

Dieses Mittel kann in dreierlei Hinsicht studiert werden: in seiner Beziehung zur Psyche, zum Nervensystem und zu den Geschlechtsorganen. Es hat merkwürdige Geistes- und Gemütssymptome, drei von ihnen seien hier genannt: „Stolz und Überschätzung ihrer selbst, mit verächtlichem Herabblicken auf andere." [GS] „Phantasie-Täuschung, beim Eintritte in das Zimmer nach einstündigem Fussgange, als sey Alles um sie sehr klein und alle Personen physisch und geistig geringer, sie selbst aber körperlich gross und erhaben …" [CK35] „Wechselnde Stimmung: mal traurig und verdrießlich, dann wieder heiter und spaßliebend." GS(CK25ff) Letzteres Symptom finden wir auch bei *Ignatia, Crocus, Nux moschata* und *Aconitum*, wobei Platinum noch ein anderes *Aconitum*-Symptom hat, nämlich „Furcht vor dem Tod" CK9f. Nun mögen die beiden erstgenannten Symptome manchem als praktisch wertlos bei der Krankenbehandlung erscheinen. Es gibt für sie keine pathologische Erklärung über die Tatsache einer allgemeinen Geistesstörung hinaus, die sich auch in Form jeder anderen Halluzination äußern könnte. Dennoch ist dies eine höchst wertvolle Indikation, die so bei keinem anderen Mittel vorkommt. Durch sie wurde ich dazu veranlasst, Platinum in einem sehr hartnäckigen Fall von Geisteskrankheit zu verschreiben, welche der Kunst mehrerer namhafter Allopathen widerstanden hatte. Die Kollegen hatten daraufhin entschieden, dass die Patientin in eine Irrenanstalt eingewiesen werden müsse. Die ziemlich wohlhabenden Eltern wollten jedoch nicht ihre Einwilligung geben, und es wurde ihnen geraten, es einmal mit der Homöopathie zu versuchen. Ich gab der Kranken Platinum aufgrund der Intensität dieser psychischen Indikation, in Verbindung mit einem weiteren hervorstechenden Symptom, das ebenfalls in der Pathogenese von Platinum zu finden ist: „Wenn körperliche Symptome verschwinden, erscheinen psychische Symptome – und umgekehrt." GS 45 Das körperliche Symptom war ein Schmerz entlang der gesamten Wirbelsäule; dieses Symptom wechselte mit dem psychischen ab. Was auf die Platinum-Gabe folgte, war eine der großartigsten Heilungen, die ich je gesehen hatte. Die Besserung setzte gleich am ersten Tag ein und ließ niemals nach; die Patientin ist mittlerweile seit 15 Jahren gesund, ohne irgendwelche Anflüge eines Rezidivs.

Die Symptome seitens des Nervensystems (abgesehen von den Gehirnsymptomen), die für Platinum sprechen, sind folgende: 1. „Schwach beginnende, allmählig steigende und eben so wieder abnehmende Schmerzen." SK371 2. „Die Schmerzen gehen oft mit

---

45 Lautet bei Hahnemann: „Bei Heiterkeit des Gemüthes leidet der Körper und umgekehrt, bei Gemüthsleiden ist der Körper wohl."(*CK*30)

Taubheit der betroffenen Körperteile einher." Ersteres Symptom gleicht – Sie werden sich erinnern – genau jenem von *Stannum*; doch ist der Platinum-Patient typischerweise nicht so schwach wie der *Stannum*-Patient. Das zweite Symptom erinnert an *Chamomilla*, nur ist der Platinum-Patient nicht so gleichbleibend übel gelaunt wie der *Chamomilla*-Patient. Dennoch sind beides großartige „Psychopharmaka", und bisweilen wird in Zweifelsfällen ein genaues Studium der beiden Arzneien in ihrer Gesamtheit notwendig werden.

Im Hinblick auf den allmählichen Beginn der Schmerzen von Platinum und *Stannum* hat *Belladonna* genau das Gegenteil; andererseits ähnelt *Belladonna* in seinen Gehirnsymptomen mehr Platinum.

Geschlechtsorgane. „Nymphomanie bei Wöchnerinnen [SK379] mit wollüstigem Kribbeln oder Kitzeln von der Uterusgegend [AN4,326] bis zum Unterleib [CK298]." [GS] „Heftige Aufregung des Geschlechtstriebes [AN4,325], besonders bei Jungfrauen; vorzeitige oder auch übermäßige Entwicklung des Geschlechtstriebes." [GS] „Genitalien extrem empfindlich; verträgt dort keinerlei Berührung; verfällt in Krämpfe bei lokaler Untersuchung; wird bei Geschlechtsverkehr fast ohnmächtig." [GS] „Metrorrhagie [HY13,459] oder profuse Menses; Blut schwarz und klumpig [AZ106,60]."

Ovarialbeschwerden und Uterusprolaps im Verein mit der starken Regelblutung und der Überempfindlichkeit der Genitalien auf Berührung und Koitus: all dies sind sehr starke Hinweise auf Platinum. Alle Symptome zusammengenommen, die psychischen, nervösen, spasmodischen, sexuellen usw., deuten darauf hin, dass Platinum ein treffliches Heilmittel jenes vielgestaltigen Leidens namens Hysterie sein müsste, und tatsächlich hat reiche Erfahrung dies hinreichend bewiesen. Auch hier habe ich wieder, wie bei *Zincum* und *Stannum*, die höheren Potenzen stets am wirksamsten gefunden, wenngleich ich in einem Fall von Geisteskrankheit die 6. Potenz benutzt habe, weil ich gerade keine höhere zur Hand hatte.

Platinum hat eine Form von Stuhlverstopfung, die der von *Alumina* gleicht, nämlich *Festhaften des Kots am After, wie weicher Lehm* [GS].

Selenium

Selen

Selenium ist neben *Stannum* ein weiteres Metall, das sich besonders durch seine extreme Schwäche auszeichnet. Allerdings scheint sich die Schwäche von Selenium nicht wie die von *Stannum* auf eine bestimmte Körperregion zu konzentrieren, sie ist mehr allgemeiner Natur.[GS] Der Patient ist so schwach, dass er durch jede Art von Arbeit, sei sie geistig oder körperlich, sehr leicht erschöpft wird.[GS] Diese Schwäche kann im Anschluss an erschöpfende Krankheiten wie Typhus abdominalis auftreten[GS], aber auch Folge von Samenergüssen[GA3,67] oder Pollutionen [lähmige Schwäche im Kreuz[AZ88,64]] sein. Die Schwäche von Selenium zeigt sich ebenso stark an den männlichen Geschlechtsorganen wie im Allgemeinen. Erektionen erfolgen sehr langsam und unvollkommen[GA3,66], die Ejakulation beim Koitus kommt zu früh[GA3,66], und nach dem Beischlaf ist der Patient schwach und verdrießlich[GA3,67]. Trotz psychischer sexueller Erregung ist er *körperlich impotent*.[GS;GA3,65] Nächtliche Samenergießungen zwei- oder dreimal die Woche, und am nächsten Morgen leidet er dann unter Lähmigkeit und Schwäche im Kreuz.[AZ88,64] Im Sitzen und Gehen quillt Prostatasekret aus der Harnröhre hervor[GA3,51], desgleichen während des Schlafs und beim Stuhlgang[GS]. Wenn diese Schwäche lange bestanden hat, beginnt der Patient abzumagern, besonders im *Gesicht*, an den *Händen* und an den *Schenkeln*.[GA3,115] *(Aceticum acidum.)* Dies ist ein Bild der Selenium-Prostration. Davon abgesehen oder auch im Zusammenhang damit gibt es noch einige andere charakteristische Symptome, so z. B. Obstipation mit so hartem und umfangreichem Stuhl, dass dieser ohne mechanische Mittel nicht zu entfernen ist[AZ81,127(GA3,43)] *(Sanicula)*; er muss mit den Fingern herausgeholt werden. Unwillkürliches Harntröpfeln im Gehen[GA4,29], ebenso nach der Miktion[EN117] und besonders nach dem Stuhlgang[GA3,45]. (*Sarsaparilla* hat Harntröpfeln im Sitzen.)

Üble Folgen durch zu reichlichen Teegenuss[GS], alle Beschwerden werden dadurch schlimmer. Unwiderstehliches Verlangen nach alkoholischen Getränken [GA3,30f]; Bedürfnis, vollkommen betrunken zu sein, obwohl er sich anschließend schrecklich elend fühlt [GS]. Heiserkeit, muss sich häufig räuspern [GA3,73]; „vermehrte Heiserkeit beim Singen, besonders beim Ansetzen dazu" [GA3,72]. „Sehr vergeßlich, besonders in Geschäften, aber wenn er im halben Schlafe liegt, fällt ihm alles wieder ein." [GA3,1] Ich habe dieses Metall nie unter der 200. Potenz angewandt.

Phosphorus

Phosphor

Große, schlanke [SK331], schmalbrüstige Menschen von phthisischem Habitus [SK331], mit zarten Wimpern und weichem Haar [GS]; schwächliche, neurasthenische [SK331] Personen, die sich gern magnetisieren [mesmerisieren [CK]] lassen; blass-anämisches [CK405], fast wächsernes [GS], bisweilen auch ikterisches Aussehen [CK410].

Ängstlichkeit und allgemeine Unruhe [CK25], kann nicht still stehen oder sitzen; < abends [CK30] im Dunkeln, beim Alleinsein [CK32] sowie vor und während eines Gewitters [CK28].

Große Apathie [AZ50,166], spricht nur höchst widerwillig [EN49]; antwortet äußerst langsam, bewegt sich sehr schwerfällig [EN51(CK1670)].

Brennen kann überall auftreten, so z. B. im Mund [EN1055], im Magen [CK806], im Dünndarm, im After [CK985], zwischen den Schulterblättern [EN2754]; den Rücken hinaufziehende große Hitze [CK1860]; Brennen in den Handtellern [CK1428]; Hitze beginnt in den Händen und dehnt sich von dort bis ins Gesicht aus [(CK1859)].

Verlangen nach Kaltem: nach Eiscreme, welche ihm gut bekommt, oder nach kaltem Wasser, das bisweilen erbrochen wird, sobald es im Magen warm geworden ist. [(GS)] Muss häufig essen, oder er wird ohnmächtig. Muss nachts aufstehen, um zu essen.

Flauheits-, Schwäche- oder Leeregefühl im Kopf [CK111], in der Brust [CK1298], im Magen [CK761] und im gesamten Bauchbereich [CK893].

Profuse, wässrige Durchfälle, die wie aus einem Hydranten herausströmen[GS], durchmischt von sagoähnlichen Partikeln. After bei Dysenterie weit offen stehend. [GS]

Stuhlverstopfung: Fäzes schmal, lang, trocken, zäh und hart, wie von einem Hund[GS]; Stuhl geht nur schwer ab[CK951].

Blutungsneigung: kleine Wunden bluten sehr[CK1632]; Bluthusten[CK1633]; Uterusblutungen[CK1100]; bei Amenorrhoe vikariierende Blutungen aus Nase, Magen, Anus, Urethra[GS] etc.

Kann vor Schmerzhaftigkeit des Kehlkopfes nicht sprechen[SK352].

Husten: < von der Dämmerung [abends[GS]] bis Mitternacht, beim Übergang von warmer in kalte Luft[GS(CK1189)], durch Lachen[CK], bei lautem Lesen[CK1195] oder Reden[GS], beim Essen[CK1190] oder Trinken[CK1194], durch Liegen auf der linken Seite[GS],[46] > auf der rechten Seite.

Rechter Lungenunterlappen vorzugsweise betroffen.

Als allgemeines Charakteristikum ist **Brennen** bei diesem Mittel fast ebenso ausgeprägt wie bei *Arsenicum* und *Sulfur*. Es gibt kein Organ und kein Gewebe, wo dieses Brennen nicht auftreten kann, von der äußeren Haut bis zu den innersten Auskleidungen eines jeden Kanals oder Parenchyms. Es kann lediglich subjektiv sein ohne wirkliche Temperaturerhöhung, es kann aber auch organische Veränderungen bei bösartigen Krankheiten begleiten und dann mit hohem Fieber gekoppelt sein. Bei hochgradigem *Brennen* sollte stets Phosphorus eine der ersten Arzneien sein, die man in Betracht zieht.

Darüber hinaus gibt es wohl kein Mittel, das eine stärkere Wirkung auf das **Nervensystem** ausübt. Phosphorus greift dieses in seinem Zentrum an, im Gehirn und Rückenmark, indem es dort Erweichung oder Atrophie erzeugt mit all den typischen Begleiterscheinungen,

---

46 Nash erwähnt hier, in Anlehnung an H.C. Allens *Keynotes*, noch *Drosera* und *Stannum*. „Husten durch Liegen auf der linken Seite" ist jedoch als Symptom dieser beiden Mittel in der Materia medica nirgends nachzuweisen, sodass gewisse Zweifel an der Richtigkeit dieser Information angebracht sind.

von einfacher Erschöpfung über Zittern und Taubheit bis hin zu vollständiger Lähmung. Wir sehen diese Nervenstörungen sowohl bei akuten wie auch bei chronischen Krankheitsformen, beim akuten Bauchtyphus ebenso wie bei jenem langsam fortschreitenden Leiden, der lokomotorischen Ataxie (Tabes dorsalis). Die Ursachen für diese Störungen können sich plötzlich einstellen, wie bei Pneumonie, Fleckfieber, exanthematischen Krankheiten, Krupp oder Bronchitis, wenn die Lebenskraft ganz darniederliegt, oder sie können sich allmählich aus einem Zustand entwickeln, der durch Kummer, Sorge, übermäßige geistige Anstrengung, sexuelle Ausschweifungen oder Onanie untergraben worden ist.

Die Erstwirkung von Phosphorus ist gewöhnlich durch brennende Hitze in verschiedenen Körperteilen, namentlich der Haut, charakterisiert, verbunden mit unruhigem Umherbewegen und Angst, besonders in der Dämmerung. Überempfindlichkeit auf alle äußeren Sinneseindrücke [CK35], wie Licht, Gerüche, Geräusche, Berührung etc., und später, wenn bereits organische Veränderungen stattgefunden haben, finden wir mehr das andere Extrem – Bewegungslosigkeit, Abstumpfung der Sinne und Unempfindlichkeit.

Im frühen Zustand der Phosphorus-Pathologie gibt es ein sehr charakteristisches Symptom: *Der Patient ist ständig in Bewegung, kann keinen Augenblick still sitzen oder stehen.* Statt unter unruhigen Füßen zu leiden, wie der *Zincum*-Patient, ist Phosphorus *insgesamt zappelig.* Das Mittel affiziert jede Art von Gewebe. Das Blut zersetzt sich bzw. hämolysiert, bis hin zu Chlorose [SK333] und perniziöser Anämie. Auch *Apis*- und *Kalium-carbonicum*-Patienten leiden an Anämie, haben ein blass-wächsernes oder „blutleeres" Aussehen. Alle drei Mittel neigen zu Ödemen oder Aufgedunsenheit, doch besteht zwischen ihnen ein entscheidender Unterschied im Gesicht. Bei *Kalium carbonicum* kommt es zu einer Anschwellung im Bereich der [inneren] Oberlider, die wie ein Wassersack herunterhängt. Bei *Apis* sind es mehr die Unterlider, die aufgedunsen sind, während bei Phosphorus die Augenumgebungen insgesamt geschwollen sind [CK427], neben einer allgemeinen Gedunsenheit des Gesichts [CK424f]. Unter Phosphorus verändert sich das Blut so sehr, dass es nicht mehr gerinnt und Purpura haemorrhagica^{KE4,205} entsteht. Selbst anscheinend gesunde Gewebe zeichnen sich durch dieses von Hahnemann entdeckte wichtige Charakteristikum aus: *„Kleine Wunden bluten sehr."* Dies ist die so genannte hämorrhagische Diathese, die wir alle fürchten, da sich viele Menschen, die daran leiden, schon durch leichte Hautabschürfungen zu Tode bluten können. Und selbige Blutungsneigung bezieht sich auch auf schwammartige Wucherungen wie Hämangiome [KE4,306f], auf bindegewebige Tumore [GS], Myome [GS] etc., die schon aus diesem Grund höchst gefährlich und lebensbedrohlich werden können.

Phosphorus greift außerdem die Knochen an, sodass sie nekrotisch werden. Dies gilt besonders für den Unterkiefer [GS], aber auch für andere Knochen, beispielsweise die Wirbel. Und ich heilte einmal einen Fall von ausgedehnter Karies der Tibia mit diesem Mittel.

Fettige Degeneration von Herz, Leber und Nieren, wie sie typischerweise bei chronischen Anämien auftritt, sollte ebenfalls an Phosphorus denken lassen. [GS] Auch allgemeine Abmagerung [CK1655] wie die mehr oder weniger rasch fortschreitende Atrophie von Säuglingen oder Kindern [GS] entspricht der gewebszerstörenden Wirkung von Phosphorus und kann infolgedessen dadurch geheilt werden.

Phosphorus ist mithin eine Arznei von breitem Wirkungskreis und großer Kraft. Doch dem Homöopathen genügt es nicht, lediglich die allgemeine Wirkung eines Mittels auf ein Organ oder ein Organsystem zu kennen, er muss auch wissen, worin es sich dabei von anderen Mitteln unterscheidet. Wenn also Phosphorus auf die Psyche einwirkt und dort zu „großer Angst und Unruhe" führt, wie wir es auch von anderen Mitteln kennen (*Aconitum, Arsenicum* etc.), so muss bedacht werden, dass es eine ängstliche Unruhe ist, die einem ganz anderen Gemütszustand vorangeht. Sie gehört zu einem Stadium der Reizung des Gehirns und Nervensystems, das, wenn es nicht behoben wird, zu organischen Veränderungen führen wird, die von einer ganz anders gearteten Gruppe von Symptomen begleitet sein werden. Es sind Symptome, wie sie z. B. aus einer Gehirnerweichung resultieren, etwa *Apathie, Trägheit, Gleichgültigkeit* [CK81], *langsames Sprechen oder auch gänzliches Schweigen*. Ein besonders bemerkenswertes Symptom ist dieses: *Der Patient fürchtet sich, allein zu sein*; er hat Angst im Dunkeln und bei Gewitter; überhaupt neigt er zu grundloser Angst und innerer Unruhe [CK24]. Allerdings sehen wir dieses Angstsymptom eher während des Reizzustandes, von dem wir gesprochen haben. Phosphorus ist ein großartiges Mittel bei Typhus, besonders wenn dieser mit Lungenkomplikationen einhergeht [Pneumotyphus [KE4.765ff]]. Dabei kommt es oft zu einem soporösen Zustand [GS] und einem blanden Delirium mit leisem Vor-sich-hin-Murmeln, wie bei *Lachesis*; während es aber *Lachesis* nach Schlaf schlechter geht, erfährt der Phosphorus-Patient, wenn er denn Schlaf findet, dadurch insgesamt eine Besserung. Im Spätstadium des Gehirn- und Nervenleidens verliert der Phosphorus-Patient allen Antrieb, etwas zu tun; körperliche und geistige Arbeit werden gleichermaßen gemieden [CK83]. Es besteht große Gleichgültigkeit. Er kann nicht mit der gewohnten Klarheit denken, kann sich geistig nicht anstrengen; Gedanken oder Ideen kommen, wenn überhaupt, nur sehr langsam [CK87]. Manchmal neigt der Patient auch zu Erotomanie [GS], und er entblößt sich ohne Scham [CK80], wie *Hyoscyamus*.

Es gibt kein Mittel, das eine größere Vielfalt an Geistes- und Gemütssymptomen abdeckt, die infolge von Hirnleiden auftreten, als Phosphorus. Auch erzeugt kein Mittel stärkeren Schwindel [CK113ff], und keines weist dabei so viele verschiedene Arten [CK], Modalitäten und Symptomverbindungen auf. Ich selbst habe es als eines der wichtigsten und am häufigsten angezeigten Mittel bei *Schwindel alter Leute* erkannt. Chronischer Blutandrang zum Kopf [CK215] ist typisch für Phosphorus, und dabei sticht ein Gefühl von Brennen und Hitze im Gehirn [CK227] besonders hervor; Hitze und Hitzegefühl scheinen nicht selten *vom Rücken zum Kopf aufzusteigen* [CK224], was für kein anderes Mittel so charakteristisch ist.

Schwerhörigkeit betrifft bei Phosphorus eigentümlicherweise besonders die *menschliche Stimme* [CK], eine bei älteren Leuten nicht ungewöhnliche Erscheinung. Bei Nasenbeschwerden war mir das Mittel am häufigsten nützlich, wenn ein chronischer Schnupfen bestand, bei dem mit dem Schleim immer wieder auch *kleine Blutmengen ausgeschnaubt* wurden [CK402]. Das Taschentuch ist bei Phosphorus-Patienten ständig blutig.

Wie oben schon erwähnt, ist das Gesicht bei Phosphorus typischerweise blass und um die Augen herum geschwollen. Doch bei Pneumonie finden wir gewöhnlich eine umschriebene Wangenröte [SK343;GS], vornehmlich auf der Seite, wo die Lunge entzündet ist. Gleiches kennen wir auch von *Sanguinaria*. Vom Mund und von der Zunge weiß ich nichts sonderlich Charakteristisches zu berichten. Im Bereich des Schlundes bzw. der Speiseröhre gibt es ein eigentümliches Symptom: *Heruntergeschluckte Speisebissen kommen sofort wieder hoch, als hätten sie den Magen gar nicht erreicht* – offensichtlich Folge einer krampfhaften Verengerung der Speiseröhre. [AJ5.19]

In Bezug auf Appetit und Durst haben wir einige sehr wertvolle Indikationen für das Mittel. *Hunger* ist eine von ihnen: Der Patient muss häufig essen, sonst wird ihm ganz flau im Magen; Hunger sofort oder bald nach dem Essen [CK]; Heißhunger nachts [CK639]. Es geht ihm besser, wenn er etwas isst, hat aber schon bald wieder Hunger. Dies erinnert u. a. an *Jodum, Chelidonium, Petroleum* und *Anacardium*.

Auch beim Durst gibt es eine Besonderheit: *Er hat Durst auf kalte Getränke* (wie *Pulsatilla*), *doch sobald diese im Magen warm geworden sind, werden sie erbrochen.* [GS]

Manche Menschen haben ein abnormes Verlangen nach Salz oder salzigen Speisen und genießen zu viel davon. Hier ist Phosphorus oft ein gutes Mittel, um den dadurch entstandenen üblen Folgen zu begegnen. [GS] *(Natrium muriaticum.)*

Es gibt viele Arten von Erbrechen bei Phosphorus, doch außer dem eben genannten Symptom nichts wirklich Charakteristisches.

Von dem hungrigen, flauen Gefühl im Magen haben wir bereits gesprochen. Dies wird manchmal auch als Leere- [CK761] oder Schwächegefühl [GS] beschrieben, und dabei denken wir an Mittel wie *Ignatia, Hydrastis, Sepia* und andere; doch Phosphorus macht mit dieser Empfindung nicht im Magen Halt, vielmehr erstreckt sich das Gefühl auch auf den gesamten Bauchraum [CK893]. Kein anderes Mittel hat dieses Schwächegefühl im Bauch so ausgeprägt wie Phosphorus.

Auch in Bezug auf Stuhl und Rektum treten einige sehr charakteristische Symptome auf, z. B.: Profuse, wässrige Durchfälle [SK350], *die wie aus einem Hydranten herausschießen.* Wässrige Stühle, vermischt mit weißen Schleimklümpchen [CK961] oder *talgähnlichen Körnchen.* [GS] Blutige Stühle, mit kleinen, weißen Partikeln, die wie Froschlaich aussehen (Dysenterie). [GS] Unwillkürlicher Stuhlabgang, aus einem *beständig offen stehenden After* heraussickernd. [GS] Dysenterische Stühle mit weit offen stehendem After und *starkem Tenesmus.* Stuhlverstopfung: Fäzes schmal, *lang, trocken, zäh und hart, wie von einem Hund.* Kein Mittel hat eine reichhaltigere Sammlung an Stuhlsymptomen, und wie wir an den wenigen obigen Beispielen sehen, sind einige von ihnen ziemlich einzigartig und zugleich häufig klinisch bestätigt worden. Für jeden Arzt lohnt es sich, sie immer wieder sorgfältig zu studieren.

Phosphorus verstärkt bei beiden Geschlechtern massiv den Geschlechtstrieb. [CK1070;GS] Er ist fast unwiderstehlich [CK1072] und treibt den Patienten in eine Art Wahnsinn, in welchem er sich entblößt und nackt herumläuft [CK80]. Dieser Zustand wird vom anderen Extrem, dem der Impotenz, abgelöst [CK1074], obwohl die Begierde weiterhin bestehen bleibt, nachdem die Fähigkeit, ihr nachzukommen, längst geschwunden ist. Natürlich gehen diese sexuellen Symptome mit Begleitsymptomen der Arznei einher.

Hinsichtlich der weiblichen Geschlechtsorgane bleibt Phosphorus seiner allgemeinen Blutungsneigung treu. Wenn die Menses nicht erscheinen, entstehen stattdessen häufig *vikariierende Blutungen* aus Nase oder Lungen. Phosphorus *muss* gewissermaßen *bluten.* So ist es auch bei Karzinomen der Gebärmutter [GS] oder der Mammae [GS] – sie fangen leicht an zu bluten.

Bei den *Atmungsorganen* ist Phosphorus ebenfalls eines unserer wichtigsten Mittel. Beginnen wir mit der Stimme und dem Kehlkopf: Phosphorus erzeugt und heilt hier *starke Heiserkeit* [CK1168]; der Kranke bringt keinen einzigen lauten Ton hervor, kann nur ganz leise flüstern [AN1,246]; der Zustand verschlimmert sich zum Abend hin [GS]. „*Große Schmerzhaftigkeit des Kehlkopfes*, das Reden verhindernd" [SK352] bzw. schlimmer dadurch. Bei Krupp [KE3,134] passt Phosphorus bisweilen, wenn Mittel wie *Aconitum* oder *Spongia* zuvor versagt haben. Die Krankheit dehnt sich weiter nach unten aus, bis schließlich die Bronchien und das Lungenparenchym mit betroffen sind. Hier ist die Arznei von unschätzbarem Wert, desgleichen wenn der Patient nach Abklingen der heftigsten Beschwerden jeden Abend wieder heiser wird und zu einem *Rückfall zu neigen* scheint.

Bei Bronchitis ist der Husten festsitzend, < von Abend bis Mitternacht[GS], ferner durch *Reden, Lachen und lautes Lesen (Argentum metallicum), in kalter Luft*[CK1189] *und beim Liegen auf der linken Seite.* Unter Stöhnen unterdrückt der Patient den Husten, so lange er kann, weil er so weh tut. Der ganze Körper *zittert* beim Husten.

Phosphorus hat starke Atembeklemmung[CK1261] bei akuten wie chronischen Lungenaffektionen. *Schweregefühl auf der Brust, als wenn eine Last darauf läge.*[CK1246f] Bei Pneumonien[KE3,311ff], wo Phosphorus zu unseren bedeutendsten Arzneien gehört, befällt es vorzugsweise die *untere Hälfte der rechten Lunge.*[GS] Es ist mit einiger Wahrscheinlichkeit zu Beginn des Hepatisationsstadiums angezeigt[GS], wo es das weitere Fortschreiten der Krankheit verhindert; noch häufiger allerdings kommt es in Betracht, wenn das Hepatisationsstadium vorüber ist und wir die Lösung befördern möchten. Hier hat es nicht seinesgleichen, wie ich durch reiche Erfahrung aus voller Überzeugung sagen kann.

Verstehen Sie mich aber nicht falsch und geben das Mittel womöglich blind, nur auf eine pathologische Indikation hin. Wenn Sie es doch tun, werden Sie hin und wieder Fehlschläge erleiden – und zwangsläufig erleiden müssen. Doch ich wiederhole: Sie werden Phosphorus in diesen beiden Phasen (vor und nach der Hepatisation) häufiger als jede andere Arznei indiziert finden. Wenn die Hepatisation jedoch gerade erst anfängt, sich zu lösen, treten andere Mittel auf den Plan, wie etwa *Antimonium tartaricum, Sulfur* und *Lycopodium*.

Bei Pleuritis[GS] kommt es zu *linksseitigen* Stichen[CK], schlimmer durch Liegen auf der linken Seite. Denken Sie daran: Bei beiden Leiden [Husten und pleuritischem Stechen] wird Phosphorus charakteristischerweise durch Liegen auf der linken Seite verschlimmert.

Bei Tuberkulose[KE3,386] ist Phosphorus am häufigsten im Anfangsstadium angezeigt[GS], mit den Symptomen Husten, Brustbeklemmung und der schon erwähnten allgemeinen Schwäche. Ich habe es aber auch noch oft in den späteren Stadien passend gefunden, und wenn es in sehr hoher Potenz als Einzeldosis und ohne Wiederholung verabreicht wurde, habe ich sogar in unheilbaren Fällen noch großen Nutzen davon gesehen. Wenn es zu niedrig und wiederholt gegeben wurde, bewirkte es fürchterliche Verschlimmerungen.

Eines der charakteristischsten Symptome dieser Arznei ist „Oefteres Hitz-Aufsteigen vom Rücken in den Kopf"[CK1860]. Das Brennen kann auch nur an einzelnen Stellen der Wirbelsäule auftreten, typischerweise zwischen den Schulterblättern *(Lycopodium)*. Dieses Brennen tritt, wie auch die übrigen Hitzeempfindungen von Phosphorus, häufig bei Erkrankungen der Wirbelsäule und des Nervensystems auf, aber nicht notwendigerweise. Wie bei *Zincum* können sie auch rein subjektiv sein, nichtsdestotrotz handelt es sich um wertvolle therapeutische Hinweise.

Ein weiteres, höchst charakteristisches Symptom ist *Brennen in den Händen*[CK1427]. Es ist ähnlich ausgeprägt wie das Brennen in den Füßen von *Sulfur* und findet sich sowohl bei akuten wie bei chronischen Erkrankungen; der Patient verträgt kein Bedecken der Hände. Die Hitzewallungen am ganzen Körper[CK1856ff] (zu denen Phosphorus neigt) *beginnen* in den Händen und dehnen sich von dort aus, bis ins Gesicht hinein[CK1860].

Bleibt noch die **Konstitution von Phosphorus** abzuhandeln:

1. „Große, schlanke Menschen mit sanguinischem Temperament, hellem Teint, blonden oder roten Haaren, rascher, lebhafter Auffassungsgabe und sensitivem Wesen." [GS]
2. „Große, schlanke, phthisisch wirkende Menschen mit zarten Wimpern und weichem Haar." [GS]
3. „Große, schlanke Frauen mit Neigung zu gebeugter Körperhaltung." [GS]
4. „Jugendliche, die zu schnell wachsen und gebeugt gehen." [GS]
5. „Nervöse, schwächliche Personen, die sich gern magnetisieren lassen." [GS]

Die in Punkt 4 genannten jungen Leute neigen nicht, wie *Calcarea carbonica*, zu Fettsucht, sondern schießen in die Höhe. Sie werden feststellen, dass das Phosphor-Element bei *Calcarea phosphorica* die dick machende Eigenschaft des Kalziums hinwegnimmt.

Lassen Sie mich zum Schluss sagen, dass ich hier die wunderbaren Heilkräfte von Phosphorus nur andeuten konnte; das Mittel muss in seiner Gesamtheit studiert werden. Doch glaube ich genügend gebracht zu haben, um den Leser vom großen Wert der Arznei zu überzeugen.

Sepia

Sepia off.; Tinte des Tintenfischs

Herabdrängende Schmerzen in der Gebärmuttergegend; muss mit geschlossenen Beinen sitzen oder die Schenkel übereinanderschlagen, um das Vortreten der Teile aus der Scheide zu verhindern. [CK896;KN]

Vollheitsgefühl in den Beckenorganen, mit Druck nach unten gegen den After, wie von einer Last oder einem Ball [GS]. Heraussickern von Feuchtigkeit aus dem Mastdarm [CK].

„Ballgefühl" in den Beckenorganen, besonders während der Regel, der Schwangerschaft und der Laktation. [KN]

Hitzewallungen und Schweißausbrüche im Klimakterium. [GS]

Schmerzhaftes Hungergefühl im Magen [CK531], wie von Leerheit. [SK529]

Allgemeine Erschlaffung und Mattigkeit [CK1473]; Ohnmacht [CK1489] beim Knien in der Kirche [GS]; Ptose des Uterus [SK535], der Beckenorgane insgesamt; Schwere und Herabsinken der Augenlider [CK]; Schwäche im Kreuz, besonders beim Gehen [CK].

Eingefallenes, abgezehrtes [SK327], gelbes [CK325] Gesicht; gelber Sattel über Nase und obere Wangen [CK326]; Chloasma [GS]; Ringflechten [KE4,260].

Modalitäten: < im Stehen, durch geistige Arbeit, Knien in der Kirche, sexuelle Ausschweifungen, Erschütterung, Wäschewaschen, nach Schlaf, Milchgenuss (Durchfall [CK731]), im Klimakterium [SK535]; > durch Sitzen mit gekreuzten Beinen, Lockern der Kleidung, im Freien.

Große Traurigkeit und Weinerlichkeit [CK12f]; Furcht vor dem Alleinsein [GS(CK19)]; Menschenscheu [CK17], besonders Scheu, Freunden und Bekannten zu begegnen [KN] oder seinem Beruf nachzugehen [CK].

Gleichgültigkeit gegen die eigene Familie [CK], gegen diejenigen, die sie am meisten liebt. [GS]

Kopfschmerzen in gewaltigen Schlägen [GS]; Kopfweh, wie von innen herauspressend [CK153] oder als sollte der Kopf bersten [CK155], < durch Bücken [GS], Bewegung [CK162] und geistige Arbeit; > durch äußeren Druck [KE1,202] und fortgesetzte rasche Bewegung [GS].

Trüber, lehmiger Harn, mit rötlichem Ansatz im Geschirr [CK839]; so widerlich stinkend, dass er gleich aus dem Zimmer gebracht werden muss [KN].

Enuresis: das Bett ist nass, kaum dass das Kind eingeschlafen ist [GS]; unwillkürlicher Harnabgang im ersten Schlaf [CK].

Heftige Stiche die Scheide herauf [CK901]; [47] lanzinierende Schmerzen vom Uterus zum Bauchnabel [GS].

Dyspnoe: < bei langem Sitzen, besonders gebücktem Sitzen [AZ111,44], nach Schlaf [GS], im Zimmer [AZ110,148]; > beim Tanzen [AZ110,148] und bei schnellem Gehen [AZ111,44f].

☙ ❧

Auch dies ist eines unserer wunderbaren Mittel, von denen die Schulmedizin nichts weiß, es sei denn, sie hätte es von uns gelernt. Sein Hauptwirkungskreis scheint im Abdomen und im Becken zu liegen, namentlich bei Frauen. Kein anderes Mittel ruft hier so ausgeprägte Symptome hervor. Hier einige Zitate von verschiedenen, aber gleich guten Beobachtern:

„Gefühl des Herabdrängens in der Beckenregion, mit leichtem Ziehen vom Kreuzbein her" [EN1039]; oder „Gefühl, als würden sämtliche Beckenorgane nach unten pressen" [EN1044]. [48]

---

47 Nash schreibt fälschlich: „During first sleep, violent stitches upward in the vagina". Die beiden Satzteile haben jedoch nichts miteinander zu tun, wie ein Blick in H. C. Allens *Keynotes* (S. 262f), aus denen Nash hier zitiert, verrät.

„Wehenartige Schmerzen, die hauptsächlich im Rücken empfunden werden, begleitet von einem Gefühl, als müßte sie die Beine übereinanderschlagen oder mit geschlossenen Beinen sitzen, damit nichts aus der Scheide herausfällt." [KM] (Guernsey)

„Den Atem beengendes Nach-unten-Pressen in der Gebärmutter, vom Rücken zum Bauch sich erstreckend; kreuzt die Beine, um das Vortreten der Teile zu verhindern." [GS(CK896)] (Hering)

„Vorfall der Scheide und des Uterus." [SK535;TM134] (Lippe)

„Pressen in der Gebärmutter, nach unten zu, als sollte Alles herausfallen …" [CK896] (Hahnemann)

„Bei Ulzeration und Kongestion von Os und Cervix uteri hat die Erfahrung den Wert des Mittels bewiesen. Seine Anwendung macht hier alle lokalen Applikationen überflüssig …" [LM2,147] (Dunham)

Keine höhere Autorität als das vereinte Zeugnis dieser fünf überragenden Beobachter könnte aufgeboten werden, um die Wirkung von Sepia auf die Beckenorgane darzulegen.

Wenn wir uns die Prüfungen von Sepia in T. F. Allens *Encyclopedia* ansehen, zeigt sich, dass die Symptome größtenteils bei Hahnemann und seinen Prüfern hervorgerufen wurden. Hahnemann trat dafür ein, dass Arzneimittelprüfungen vorzugsweise mit der 30. Potenz durchgeführt werden; einige Symptome wurden auch mit der C 200 erzielt, und das waren oft gerade solche, die sich später besonders häufig klinisch bestätigen sollten und entsprechend im Text fettgedruckt erscheinen.

Ich bekenne, dass ich nicht verstehen kann, warum so viele Kollegen den Wert der Potenzen für Prüfungen oder Heilzwecke in Frage stellen, und am meisten wundere ich mich über Dr. T. F. Allen, wenn er auf niedrigere Potenzen als die D 12 zurückgreift. Ein solches Verfahren erscheint mir doch sehr wie ein „Wider-den-Stachel-Löcken" oder, anders gesagt, wie ein Versuch, die Wahrheit zu bekämpfen. Doch wir müssen tolerant sein.

---

48 Nash schreibt die beiden Symptome irrtümlich Hahnemann zu, sie entstammen aber der 1875 veröffentlichten amerikanischen Prüfung.

Sepia affiziert ähnlich wie *Sulfur* den Blutkreislauf in sehr ausgeprägter Weise. *Hitzewallungen* mit *Schweißausbrüchen* und *Schwächeanfällen* sind für dieses Mittel fast ebenso charakteristisch wie für *Sulfur*. Doch pflegen diese Erscheinungen bei Sepia mehr mit den schon erwähnten Beckensymptomen einherzugehen, und zudem treten sie häufiger im Zusammenhang mit dem *Klimakterium* auf. Darüber hinaus scheinen die Hitzewallungen bei Sepia oft von den Beckenorganen auszugehen und sich von dort über den ganzen Körper zu verbreiten.

Aber die Kreislaufstörungen von Sepia haben das gleiche Ausmaß wie bei *Sulfur*. Hände und Füße sind abwechselnd heiß, d. h., wenn die Füße heiß sind, sind die Hände kalt – und umgekehrt. [CK1343] Sepia hat nicht so viel *subjektives* Brennen wie *Sulfur*, aber es besteht wirkliche Hitze; und die venöse Kongestion, die der tatsächliche Zustand jener durch Empfindungen des Pressens und Herabdrängens gekennzeichneten Organe zu sein scheint, geht ebenfalls (wie bei *Sulfur*) mit starkem Klopfen, Pulsieren oder Hämmern einher.

Diese lokale Blutfülle der Beckenorgane wird keineswegs nur empfunden. Es kommt zu wirklichen Verlagerungen als Folge davon, und die lange anhaltende Kongestion führt zu Entzündungen, Ulzerationen [GS], Leukorrhoen [CK937ff] und selbst zu malignen Entartungen. Verhärtung [SK535] mit einem schmerzhaften Steifheitsgefühl in der Gebärmutterregion ist charakteristisch.

Die Beckenkongestion zieht auch das Rektum stark in Mitleidenschaft. Es prolabiert [CK], es besteht ein Gefühl von Vollheit oder von einem Fremdkörper daselbst, wie von einem *Ball* oder *Gewicht*, und aus dem Mastdarm sickert eine Art Feuchtigkeit. Tatsächlich sind die rektalen und analen Symptome fast ebenso ausgeprägt wie die des Uterus und der Vagina. Es ist unmöglich, in einem Werk wie diesem alle Symptome aufzuführen, die mit den Zirkulationsstörungen von Sepia zusammenhängen; um diese herauszufinden, müsste die komplette Pathogenese von Sepia durchforscht werden.

Auch die Harnorgane haben ihren Anteil an den Symptomen. Der gleiche Druck und die gleiche Vollheit infolge Stauung im Pfortaderkreislauf wirken sich auch in dieser Hinsicht aus. Als besonders wertvolle Symptome seitens der Harnwege haben sich mir die folgenden erwiesen: „Pressen auf die Blase und öfteres Harnen, bei Spannung im Unterbauche." [CK829] „Lehmfarbenes Sediment im Urin; haftet am Geschirr, als wäre es darauf festgebrannt [KN]; Urin *höchst übel riechend* [EN1227] (schon nach kurzem Stehen: *Indium* [GS;KN]), so daß er rasch aus dem Zimmer gebracht werden muß; von roter Farbe, mitunter auch blutig [CK840f.]." Dies findet man meist bei Frauen. Bei Kindern gibt es ein charakteristisches Symptom, das oft verifiziert worden ist: „Das Kind näßt sich regelmäßig *im ersten Schlaf* ein."

Im Hinblick auf die männlichen Geschlechtsorgane habe ich Sepia besonders bei chronischem postgonorrhoischen Katarrh [Nachtripper [AZ13,345]] dienlich gefunden. Der Ausfluss ist nicht sehr stark, allenfalls sind es wenige Tropfen, die am Morgen die Harnröhrenmündung verkleben [GS]; aber er ist äußerst hartnäckig, und die üblichen lokalen Mittel bringen ihn nicht entgültig zum Versiegen. Zu Beginn meiner Praxis pflegte ich eine schwache Lösung Zinksulfat zu injizieren, doch es verdross mich zunehmend, dass ich ohne Zuhilfenahme lokaler Maßnahmen des Übels nicht Herr werden konnte. Sepia aber vermag es in der Mehrzahl der Fälle, und *Kalium jodatum* hilft gewöhnlich bei den übrigen. Mehrere Male habe ich bei Vorliegen einer langwierigen, dicken Harnröhrenabsonderung und Fortbestehen des Beißens und Brennens während des Urinierens den Fall mit *Capsicum* zum Abschluss gebracht.

Schwäche [CK] und Schlaffheit der männlichen Genitalien ist zumeist die Folge dieses langwierigen postgonorrhoischen Katarrhs, wozu ferner auch häufige Pollutionen [CK884] beitragen. [AZ13,345] [49] Die Pollutionen sind schwach und wässrig. [CK886] Sepia deckt all dies ab und bringt die Dinge oft in kurzer Zeit wieder in Ordnung.

---

49 Nash verwechselt hier Ursache und Wirkung, wenn er schreibt: „As a rule, this long continued slight, passive gleety discharge is a result of weakness of the male genitals, as is shown by a flaccidity of the organs and frequent seminal emissions." In den *Guiding Symptoms* heißt es dagegen: „Gleet, particularly where sexual organs are debilitated by long continuance of disease [= Gonorrhoe] or through frequent seminal emissions." Dies ist die korrekte Übertragung des Originals in der *AHZ* (Bd. 13, S. 345), wo es heißt: „Wenigstens scheint Sepia eine specifische Wirkung auf die durch langdauernden Tripper oder häufige Pollutionen geschwächten Sexual-Theile zu haben."

Die Gemütssymptome von Sepia gleichen denen von *Pulsatilla* darin, dass die Patientin traurig ist und häufig weint, ohne zu wissen, warum. Wenn Sie daher bei einer weinerlichen Frau mit Uterusstörungen *Pulsatilla* im Stich lassen sollte, müssen Sie als nächstes Mittel Sepia in Betracht ziehen. Es gibt aber einen anderen Gemütszustand, der weder bei *Pulsatilla* noch bei einer anderen Arznei ähnlich ausgeprägt vorkommt, und das ist das Phänomen, dass die Patientin, obwohl keinerlei Anzeichen einer Demenz durch eine organische Hirnaffektion vorliegen, entgegen ihrer sonstigen Gewohnheit *gleichgültig wird gegenüber ihren Pflichten*, ihrer Hausarbeit, ihrer Familie und deren Wohlergehen – *gerade gegenüber denen, die sie am meisten liebt*. Dies ist ein höchst charakteristisches Symptom, ein wirkliches Keynote und eine starke Indikation für die Verabreichung von Sepia.

Sepia ist eines unserer besten Mittel bei Hemikranie [KE1,198ff] von Frauen; es ist indiziert bei Frauen mit dem typischen Sepia-Gemüt, zumal wenn sie außerdem unter den bereits beschriebenen Gebärmutterbeschwerden leiden. Bei einem weiteren eigentümlichen Kopfschmerz kommen die Schmerzen in *gewaltigen Schlägen*, sodass der Kopf *unwillkürlich vor- und rückwärts geschleudert* wird [GS(CK209)].

Es gibt drei Mittel, die in besonderem Maße zu herunterhängenden Oberlidern neigen: *Causticum*, *Gelsemium* und Sepia. Natürlich müssen hier die übrigen Symptome entscheiden, welches von ihnen im vorliegenden Fall angezeigt ist.

Was die *Nase* betrifft, so ist Sepia oft bei chronischem Schnupfen [CK967] von Nutzen. Ich hatte einen Fall, bei dem in großen Mengen dickes, blandes Sekret abgesondert wurde. *Pulsatilla* linderte hier den Katarrh, vermehrte aber gleichzeitig die Monatsblutung allzu sehr; Sepia hingegen heilte beides. Bei diesen chronischen Katarrhen muss man bisweilen zwischen *Kalium bichromicum* und Sepia wählen, was aber gewöhnlich nicht schwer ist, obwohl die lokalen Symptome einander sehr ähneln.

„Gelbe Flecke im Gesichte und ein gelber Sattel quer über die Oberbacke und Nase" [CK326] ist ein Charakteristikum von großem Wert, doch bleiben die Gelbfärbung und die gelben Flecke nicht unbedingt auf das

Gesicht beschränkt. Man findet sie mitunter auch in Massen am Bauch [„bräunliche Flecke am Bauche" SK532]. Auch die gesamte Körperoberfläche kann gelb verfärbt sein, wie bei Gelbsucht. Das Gesicht der Sepia-Patientin ist das verräterischste Gesicht, das ich kenne, und wenn Sie es bei einer Frau sehen, werden Sie so gut wie immer finden, dass ihre Hauptbeschwerden mit Menstruations- und Uterusstörungen zusammenhängen.

Es gibt ein Magensymptom bei Sepia, das ebenfalls sehr typisch ist, nämlich „schmerzhaftes Hungergefühl im Magen, wie von Leerheit". Die Patientin wird es vielleicht als Gefühl von Schwäche oder *Flauheit* bezeichnen. Natürlich erinnern Sie sich, dass auch *Ignatia* dieses Symptom in hohem Grade hat, desgleichen *Hydrastis canadensis*. Auch andere Mittel haben das Symptom mehr oder weniger stark, aber keines so ausgeprägt und in Verbindung mit Uterusbeschwerden wie Sepia, abgesehen vielleicht von *Murex purpurea*; doch werden Sie, wenn Sie sorgfältig alle Symptome in Betracht ziehen, in der Regel keine Schwierigkeiten haben, zwischen diesen beiden Arzneien zu unterscheiden. Ich habe oft gedacht, dass dieses Symptom, so hartnäckig und beschwerlich, wie es ist, die Folge eines Unterdrucks im Oberbauch sein könnte, hervorgerufen durch die prolabierte Gebärmutter, die alles in die Beckenhöhle hinter sich her zieht. So ist es z. B. bei *Stannum* und *Lilium tigrinum*, wo die quälenden Beschwerden verschwinden, wenn die Schwäche des natürlichen Stützapparates (der Ligamente) des Uterus *behoben* wird (nicht kompensiert durch Pessare und sonstige künstliche Unterstützungsmaßnahmen). Morgendliche Übelkeit SK530 und *Erbrechen in der Schwangerschaft* SK530f in Verbindung mit besagtem Flauheitsgefühl in der Magengegend wird oft durch Sepia geheilt, zumal wenn die Übelkeit durch *Speisegerüche* GS und selbst den *Gedanken* an Essen CK512 *(Colchicum)* ausgelöst wird. Ich erwähnte das „Gefühl eines Gewichts oder Balls im Rektum", als ich über die Beckenkongestion von Sepia schrieb. Dieses Gefühl wird durch Stuhlgang nicht gelindert. GS Sepia erweist sich manchmal als Heilmittel von langwieriger und hartnäckiger Stuhlverstopfung. SK532 Wie bei *Selenium* sind größte Anstrengungen erforderlich, um den Stuhl herauszubringen; dennoch ist nicht selten mechanische Hilfe nötig, um dies zu bewerkstelligen. Dies sehen wir vor allem bei Kindern.

Ich heilte einmal einen sehr hartnäckigen Fall von Enterokolitis, eine so genannte Cholera infantum, mit Sepia, nachdem zwei namhafte Allopathen damit bereits gescheitert waren; das Symptom, das mich dabei leitete, war die *„stete Verschlimmerung des Durchfalls nach Genuß von Milch"* [CK560]. Heraussickern von Feuchtigkeit aus dem After findet manchmal sein Heilmittel in Sepia, häufiger aber noch in *Antimonium crudum*.

Die Sepia-Patientin ist sehr schwach. [CK1482] „Ein kurzer Spaziergang erschöpft sie außerordentlich." [GS;CK1465] Sie wird *schnell ohnmächtig*, sei es durch Extreme von Kälte oder Hitze [KN], infolge Durchnässung, bei gemächlichem Fahren [CK1459], beim Knien in der Kirche oder durch andere geringe Veranlassungen. [GS] Diese Ohnmachtsanwandlungen [CK1468] oder Ohnmachtsanfälle kommen in der Schwangerschaft, im Wochenbett oder während der Stillzeit vor; sie können aber auch nach anstrengender Arbeit auftreten, z. B. nach Wäschewaschen – weswegen Sepia auch das „Waschfrauen-Mittel" genannt worden ist. *Phosphorus* hat „Zahnschmerzen von Waschfrauen".

HAUT. „Das Jucken verwandelt sich oft in Brennen [CK1439], wenn gekratzt wird." [GS] *(Sulfur.)* „Wundheit der Haut, besonders in den Gelenken [SK519]; nässende Stellen in den Kniebeugen." [GS] „Bräunliche Flecke im Gesicht; an Brust, Bauch und Rücken [CK]; Chloasma." Ringförmige Flechten. [SK519] „Große, eiternde Pusteln, die sich ständig erneuern. (Krätze.)" [GS] „Krätze ... und krätzartige Ausschläge." [SK518] Pruritus. [GS] Flechtenartige Ausschläge [SK518] etc. Sepia hat wie *Sulfur* viele Arten von Hautausschlägen, und es besteht auch eine große allgemeine Ähnlichkeit zwischen diesen beiden Antipsorika. Sie folgen gut aufeinander, doch natürlich gilt das nur dann, wenn sie durch die Symptome angezeigt sind, was aber oft der Fall ist. Ich glaube nicht, wie es einige tun, an die so genannte Unverträglichkeit von Arzneien. Ich würde *Causticum* nach *Phosphorus* geben, *Silicea* nach *Mercurius* oder *Rhus toxicodendron* nach *Apis*, wenn ich diese Mittel indiziert fände.

Murex purpurea

Purpurschnecke (Sekret der Nackendrüsen)

Dies ist ein Mittel, das äußerst nützlich zu werden verspricht, auch wenn es noch nicht besonders gründlich geprüft ist. Soweit wir wissen, kommt es *Sepia* in seiner Wirkung näher als irgendein anderes Mittel, wobei der charakteristische Unterschied zwischen ihnen ist, dass bei Murex ein *starkes, fast unbezwingliches sexuelles Verlangen* [SK162] besteht, während sich *Sepia* durch Mangel daran oder Abneigung dagegen auszeichnet, zumal wenn Uterusvorfall vorhanden ist.

Beide Mittel haben ein abscheuliches *Flauheitsgefühl* [EN29f] *im Magen*, ebenso Empfindungen des Herabdrängens in der Scheide, als würden die *inneren Genitalorgane herausgedrückt* [GS]; die Patientin *muss sitzen und die Beine übereinander schlagen, um dieses Druckgefühl zu lindern* [AZ101,174]. Bei Murex wird jedoch, im Unterschied zu *Sepia*, die sexuelle Reizung und der Trieb zum Beischlaf durch die geringste Berührung der Teile ausgelöst oder erneuert. [SK162] *(Origanum, Zincum.)*

Darüber hinaus neigt die Murex-Patientin zu **Wundheitsschmerz im Uterus** [GS], ähnlich wie bei *Helonias*, wo sich die Patientin „ihrer Gebärmutter bewußt" ist; diese ist so wund und empfindlich, dass sie ihr Vorhandensein spürt,[50] besonders bei Bewegung. *(Lyssinum.)*

Nymphomanie [AZ95,189], wie bei *Lilium tigrinum* und *Platinum*.

---

50 Auch die Murex-Patientin „spürt deutlich ihre Gebärmutter". (*EN*46)

Lilium tigrinum

Tigerlilie

Starkes Herabdrängen in der Uterusgegend, als würde der ganze Beckeninhalt durch die Scheide nach außen pressen; > durch Hochdrücken mit der Hand oder im Sitzen [EN318] (*Sepia* kreuzt vorzugsweise die Beine).

Zusammenschnürungsschmerz in der Herzgegend [GS] in Verbindung mit Uterusbeschwerden.

Häufiger Stuhl- [EN269] und Harndrang [EN284] in Verbindung mit Uterusverlagerung; beständiger Tenesmus [EN285+278].

Quälende Angst um ihr Seelenheil. [GS]

„Lustlos, träge, möchte gleichwohl nicht still dasitzen; unruhig, mag aber nicht umhergehen; hastiges Wesen, mit dem Bedürfnis, etwas zu tun, doch ohne den nötigen Antrieb; Gefühl des Gehetztseins, wie von drängenden Pflichten, zugleich aber völlige Unfähigkeit, ihnen nachzukommen [EN30]." [GS]

Niedergeschlagene Stimmung [EN9]: kann kaum die Tränen zurückhalten; Abneigung gegen Essen; gleichgültig gegenüber allem, was für sie getan wird. [GS]

❦ ❧

Lilium tigrinum ist eines jener Mittel, die in ihrer Wirkung auf den Uterus große Ähnlichkeit mit *Sepia* haben; beispielsweise mit diesem Symptom: *„Schweregefühl in der Uterusgegend, als würde der ganze Beckeninhalt durch die Scheide heraustreten, wenn dies nicht durch Druck der Hand gegen die Vulva oder durch Niedersetzen verhindert würde."* [EN317f] Keine Arznei ist bei Gebärmutterverlagerung von größerer Wirksamkeit als Lilium. Das ständige Gefühl des Herabdrängens in der Uterusgegend geht mit der Empfindung einher, als würden die Beckeneingeweide, ja der ganze Bauchinhalt in Richtung Vagina gezerrt; selbst in Höhe der Brust und der Schultern wird das Abwärtszerren noch wahrgenommen.

Die Wahl zwischen Lilium und *Sepia* muss nicht immer einfach sein. Der *Sepia*-Fall ist eher von chronischem Charakter, während sich der Lilium-Fall durch mehr Intensität, Qualen und Schmerzen auszeichnet. Eine Kachexie, wenn sie sehr ausgeprägt wäre, spräche natürlich sehr für *Sepia*. Auf Seiten von Lilium finden wir eine sehr viel größere Reizung der Harnwegsorgane und fast ständigen Harndrang[EN285]; dieser Zustand ist bisweilen so heftig, dass man an *Cantharis* denken muss. Zu den Harnwegsbeschwerden kommt oft noch Reizung und quälendes Drücken im Bereich des Mastdarms[EN269] hinzu, was an Mittel wie *Mercurius corrosivus*, *Capsicum* oder *Nux vomica* erinnert. Mit den Uterusbeschwerden kann eine ganze Reihe schwerster Herzsymptome einhergehen. Kurze, heftige Schmerzen in der linken Brust, verbunden mit Herzjagen.[EN420] Lilium hat auch sehr ausgeprägt das große Charakteristikum von *Cactus grandiflorus*: „*Gefühl, als würde das Herz zusammengeschnürt, heftig gepackt*[EN400] *oder von einem Eisenreifen eingeengt.*" Dieses Symptom im Verein mit den vielen anderen Herzbeschwerden hat nicht selten zur Verschreibung von *Cactus* geführt, wo eigentlich Lilium angezeigt gewesen wäre – und umgekehrt. Die Uterussymptome sind zuweilen verdeckt, sodass sie für den Augenblick durch die Heftigkeit der Herzbeschwerden übersehen werden können. All diese Herz-, Harnwegs- und Mastdarmsymptome scheinen im Wesentlichen Reflexerscheinungen zu sein, während das eigentliche Übel im Bereich des Uterus und seinen Anhangsgebilden angesiedelt ist.

Das Gemüt wird von Lilium ebenfalls stark in Mitleidenschaft gezogen. Hier kann die Patientin *Pulsatilla* gleichen, was ihre Weinerlichkeit angeht. Sie zweifelt an ihrem Seelenheil – wie *Veratrum album*, *Sulfur* und *Lycopodium*. Und ein ständiges Gefühl des *Gehetztseins, wie von drängenden Pflichten*, bei gleichzeitiger völliger Unfähigkeit, diesen nachzukommen, lässt unter anderem an *Argentum nitricum* denken.

Viburnum opulus

Gemeiner Schneeball

Viburnum opulus ist von unzweifelhaftem Wert bei schmerzhaften Gebärmutterbeschwerden. Es ist sehr erfolgreich bei Dysmenorrhoe [NR1,738] eingesetzt worden, in verschiedenen Potenzen bis zur 30. sowie als Urtinktur. Besonders wirksam scheint es bei der neuralgischen Form dieses Leidens zu sein. [NR2,786] Ich habe herausgefunden, dass das Symptom „Schmerzen beginnen im Rücken und ziehen von dort um die Lenden herum [GS] bis zum Uterus, wo sie als Krampfschmerzen enden" die zuverlässigste Indikation für das Mittel darstellt. Bei Vorhandensein dieses Symptoms habe ich einen, wie es schien, drohenden Abort verhütet, in einem anderen Fall sogar, nachdem bereits eine leichte Blutung eingetreten war.

Cimicifuga, Chamomilla, Caulophyllum, Magnesia phosphorica und Viburnum sind alles ausgezeichnete Mittel bei neuralgischer Dysmenorrhoe.

Bei *Cimicifuga* geht die Regel mit heftigen Rückenschmerzen einher, die über die Hüften bis in die Oberschenkel ausstrahlen.

Die *Chamomilla*-Patientin ist vor Schmerzen außer sich und hält diese für unerträglich.

Bei *Caulophyllum* setzen die Schmerzen des Öfteren aus und sind krampfhaft, die Patientin schreit vor Schmerzen.

Bei *Magnesia phosphorica* lindern heiße Auflagen auf den Unterbauch mehr oder weniger.

Natürlich haben wir noch viele weitere Mittel gegen dieses schmerzhafte Übel, darunter *Pulsatilla, Cocculus, Cuprum, Cactus, Belladonna, Platinum* etc. Für deren besondere Indikationen sei auf die Materia medica verwiesen.

Secale cornutum

Mutterkorn

Passive Blutungen [AR21,1,170] [besonders postpartal; während der Wehen oder Nachwehen]: alles erscheint offen und aufgelockert, keinerlei Aktivität [zur Austreibung], besonders *bei dünnen, hageren, schwachen, kachektischen Frauen* [KN].

Große (objektive) Kälte der Körperoberfläche [EN1032], dennoch erträgt es die Patientin nicht, zugedeckt zu sein. [GS]

Taubheit [AN3,347], Kribbeln [AN3,245] und Lähmung [AN3,333]; Ameisenlaufen an einzelnen Teilen oder am ganzen Körper [AN3,245ff]; Gefühl, als wenn Mäuse unter der Haut herumliefen [AZ52,168].

~ ~

Secale ist ein Mittel, das viel Gutes bewirken kann, es ist aber wohl auch ebenso oft wie Chinin missbraucht worden. Seine Fähigkeit, den Uterus zu kontrahieren, ist unbestritten, und aus diesem Grund wird es häufig verabreicht, wo andere Mittel eigentlich besser passen würden. Es hat eine Macht, Blutungen zu stoppen, die praktisch von keinem anderen Mittel überboten wird. Es wird gesagt, dass Secale dies durch Kontraktion der Kapillaren erreiche. Doch müssen wir bedenken, dass auch andere Arzneien Blutungen stillen, und ob sie dies durch Kontraktion der Kapillaren tun, durch ihre Wirkung auf das Blut selbst oder durch irgendeine andere spezifische Wirkung, tut nichts zur Sache, solange sie sie nur zum *Stillstand* bringen. Einige Ärzte geben bei postpartalen Blutungen grundsätzlich Secale aufgrund dieser *Kontraktionstheorie*, ohne überhaupt etwas anderes in Erwägung zu ziehen. Sie geben es zudem stets in materiellen Dosen, um, wie sie es nennen, die *physiologische* Wirkung zu erzielen. Ich habe im Laufe meiner 35-jährigen Praxis das Mittel nie auf diese Weise benutzt, bin aber trotzdem immer in der Lage gewesen, solcher Blutungen Herr zu werden. Secale ist bei aktiven Blutungen im Wochenbett nicht häufig indiziert; doch wenn eine Neigung zu *pas-*

siven Blutungen besteht, bei offen stehendem Muttermund, aufgelockertem Gewebe, erschlafften Gefäßen ᴷᴺ und ohne irgendeine Austreibungsaktivität, namentlich *bei dünnen, hageren, schwachen, kachektischen Frauen* (mit schwachen Muskeln), dann ist keine Arznei mit Secale zu vergleichen, und die Potenzen sind weit besser als Secalewein oder die Tinktur in massiven Dosen. Dies gilt gleichermaßen für Uterusblutungen außerhalb der Schwangerschaft und des Wochenbetts sowie für Menorrhagien. Das Blut ist dunkel und flüssig und geht besonders bei jeder Bewegung ab. ᔆᴷ⁵⁰⁶

Konstitution, Temperament und Alter der Kranken sind von großer Bedeutung, denn Secale passt besonders für *dünne, hagere, schwache, ausgezehrte Frauen von sehr schlaffer Muskelfaser* ᴳˢ, *die zu passiven Blutungen aus allen Körperöffnungen neigen*; es passt ferner für sehr alte, hinfällige Menschen ᴳˢ.

Secale ist aufgrund seiner Fähigkeit, beim Uterus Muskelkontraktionen hervorzurufen, häufig missbraucht worden. In dieser Hinsicht wie auch bezüglich seiner Blutungen vermag es all das, was man von ihm erwarten darf, auch in den Potenzen zu bewirken.

Ich stimme völlig mit Cowperthwaite überein, wenn er sagt [*Textbook of Materia Medica and Therapeutics*]: „Das Mittel bei der Geburt einzusetzen, um die Entbindung zu beschleunigen (wie es in der alten Schule üblich ist), ist unverantwortlich." Andererseits gebe ich auch Dr. H. N. Guernsey Recht, „daß es von Nutzen ist, wenn die Wehen kraftlos, unterdrückt oder qualvoll sind, bei schwachen, abgezehrten Frauen, in der 200. Potenz"; ich kann dies absolut bestätigen.

Die Praxis, in solchen Fällen den flüssigen Extrakt zu verabreichen, wie es einige Ärzte tun, die sich selbst Homöopathen nennen, sollte ein hinreichender Grund sein, sie aus homöopathischen Gesellschaften auszuschließen. Sie scheint mir das Eingeständnis entweder von unentschuldbarer Denkfaulheit oder von Ignoranz zu sein.

Wir haben eine lange Liste von Mitteln, die bei schwacher Wehentätigkeit von unzweifelhaftem Wert sind, mit jeweils ganz genauen Indikationen für ihren Einsatz. All diese Mittel sind, derart angezeigt, weitaus wirksamer und weniger gefährlich als Secale in den großen

Dosen des flüssigen Extrakts, mit keiner anderen Indikation verabreicht als „nicht kontrahierter Uterus" oder „schwache Wehentätigkeit". Diejenigen, die gelehrt von den *physiologischen* Wirkungen des hochdosierten Mutterkorns faseln, sollten sich lieber fragen, ob dasselbe Resultat, erzielt mit der potenzierten und nach homöopathischen Regeln ausgewählten Arznei, nicht ebenso gut mit der Physiologie im Einklang steht und ob das Verfahren aus homöopathischer Sicht nicht sehr viel wissenschaftlicher ist. Schwache Wehen, durch die passende homöopathische Arznei geheilt, werden zu *natürlichen Wehen*, während zum selben Zweck verabreichte große Dosen eines unpassenden Mittels keine natürlichen Wehen bewirken und es auch niemals können. Es ist nicht mehr und nicht weniger als eine Arzneivergiftung.

Hier ein Secale-Symptom von unschätzbarem Wert: „*Große* (objektive) *Kälte der Körperoberfläche*, dennoch erträgt es die Patientin nicht, zugedeckt zu sein." Dies findet man am häufigsten bei Cholera und Cholera infantum, kommt aber auch bei Altersbrand [GS] vor. Füße und Zehen können objektiv so kalt sein wie ein Eisenkeil, doch die Patientin wird über die Maßen gequält, wenn sie zugedeckt werden. Ich habe einmal einen solchen Fall erlebt: Alle Zehen waren von trockener Gangrän befallen; einige wenige Gaben Secale in hoher Potenz brachten große Erleichterung und geboten dem Fortschreiten des Prozesses für lange Zeit Einhalt.

Camphora hat bei Cholera das gleiche Symptom in hohem Grade. Das Mittel scheint am wirksamsten zu sein im ersten Stadium der Cholera oder bei frühzeitigem Kollaps im Verlauf der Krankheit, ehe die Ausleerungen stinkend, putride oder dunkelfarbig geworden sind.

Secale hat, wie *Sulfur*, Brennen in den Füßen [AN3,218f] und schmerzhafte Wadenkrämpfe [SK507]. Allein aufgrund dieser beiden Symptome könnten wir daher nicht zwischen *Secale* und *Sulfur* unterscheiden; doch in ihrer Gesamtheit sind die beiden Arzneien höchst verschieden. *Sulfur* hat nicht jenes Maß an Kreislaufkollaps, wie es für Secale typisch ist, noch hat es die eiskalte Körperoberfläche bei gleichzeitigem subjektiven Brennen. Sie sehen also, wie töricht es wäre, allein auf der Basis von ein oder zwei Keynotes zu verordnen.

Natürlich benötigen wir diese Keynotes, doch sie müssen mit dem Rest des Falls in Einklang stehen. Secale hat „Empfindung von Brennen, als wenn Feuerfunken auf die Theile fielen"[AN3.250]; außerdem hat es *Taubheit*, Kribbeln und Lähmung der Extremitäten. Dies hängt mit seiner Wirkung auf das Rückenmark zusammen. Ergänzend zu der bereits erwähnten Kälte der Haut bleibt noch festzuhalten, dass die Haut gewöhnlich *trocken* ist, spröde oder welk[AN3.362f] und oft auch unempfindlich[AN3.364]. Typisch ist ferner *Ameisenlaufen* oder ein Gefühl, als würden unter der Haut Mäuse umherlaufen.

Caulophyllum thalictroides

Frauenwurzel

Ein weiteres sehr wertvolles „Frauenmittel" – wegen seiner spezifischen Wirkung auf den Uterus. Es verdient eine gründliche Nachprüfung. Ich kann seine Heilkräfte nicht besser demonstrieren als durch die Schilderung des folgenden Falls:

Eine verheiratete 40-jährige Frau mit einem seit langem bestehenden Schiefhals war im siebten Monat schwanger, als sie von *starken Schmerzen und Schwellungen in sämtlichen Fingergelenken*[GS] befallen wurde. Die einzige Weise, wie sie sich Linderung verschaffen konnte, um überhaupt ruhen oder schlafen zu können, war eine Senfpackung um ihre Finger. Ich verschrieb Caulophyllum D 3, was die Fingerschmerzen besserte, aber zu so heftigen Wehen führte, dass ich es aus Furcht vor einer Frühgeburt wieder absetzen musste. Daraufhin hörten die herabdrängenden Schmerzen im Unterleib auf, die Fingerschmerzen kehrten zurück und blieben so heftig, wie sie waren, bis sie von ihrem Kind entbunden wurde. Danach ließen auch die Fingerschmerzen für ein oder zwei Tage nach. Dann wurde der Wochenfluss, statt allmählich abzunehmen, immer stärker, bis er sich schließlich zu einer Metrorrhagie entwickelte. *Die Blutung war passiv, dunkel und flüssig.* Es bestand ein großes Schwächegefühl und (äußerlich nicht erkennbares) *innerliches Zittern*, und nun stellten sich, um ihr Leiden zu komplettieren, auch die schrecklichen Fingerschmerzen wieder ein. Ich scheute mich, obgleich es angezeigt schien, ihr nochmals Caulophyllum zu geben, da es zuvor diese Wehen hervorgerufen hatte. Doch nachdem ich ohne die geringste Besserung *Arnica, Sabina, Secale* und *Sulfur* verabreicht hatte, beschloss ich, es mit Caulophyllum *in hoher Potenz* zu versuchen. Ich gab ihr die C 200 und heilte so sämtliche Beschwerden prompt und dauerhaft. Dies war also ein perfekter Caulophyllum-Fall, und hätte ich das Mittel gleich von Anfang an in der richtigen Potenz gegeben, so wären dieser Frau zweifelsohne all die unnötigen Leiden erspart geblieben.

Ich habe Caulophyllum bei lang anhaltenden, passiven Uterusblutungen nach Fehlgeburten[GS] eingesetzt, wenn die charakteristische Schwäche und ein Gefühl von *innerlichem Zittern* vorhanden waren. Es hat oft unregelmäßige, krampfartige Wehen normalisiert[GS] und häufig auch gleichartige Schmerzen bei Dysmenorrhoe[NR1,166] gelindert. Ich wiederhole, das Mittel verdient eine sorgfältige Nachprüfung.

Cimicifuga

Cimicifuga o. Actaea racemosa; Wanzenkraut

Nervöse Symptome: Zuckungen[EN373], Krämpfe (tonisch und klonisch[NR2,164]), Neuralgien[GS]; Schaudern, < während der Regel[GS].

Muskelrheumatismus[NR1,208]; Steifigkeit des Halses[EN314], den Kopf zurückziehend und das Drehen des Kopfes verhindernd; Rheumatismus vorzugsweise der Muskelbäuche[GS].

Nach außen und oben *drückender Kopfschmerz*[EN67] mit Gefühl, als ob der Scheitel zerspringen wollte[NZ2,39]; oder von hinten in die Augäpfel fahrende Schmerzen (bei Ziliarneuralgie)[GS]; oder dumpfer

Schmerz im Hinterhaupt mit schießenden Schmerzen den Nacken hinab [NR1,202].

Sehr niedergeschlagen, melancholisch, verbunden mit *Schlaflosigkeit* [NR1,201]; hat das Gefühl, den Verstand zu verlieren [GS;AZ78,32].

Menorrhagie [NR1,205] mit heftigen Schmerzen im Rücken, die über die Hüften bis in die Oberschenkel ausstrahlen, verbunden mit starkem Herabdrängen in der Uterusgegend [GS].

Im Klimakterium anhaltende submammäre Schmerzen, vorwiegend links. [GS]

Modalitäten: < während der Regel und im Klimakterium.

∂ ∽

Auch Cimicifuga ist ein Mittel, das einen großen Einfluss auf den weiblichen Organismus hat. Das Nervensystem offenbart dessen Wirkung in einer großen Anzahl von Symptomen, von denen viele „hysterischen" Charakters sind. Wir finden Zuckungen, Krämpfe, Konvulsionen, Neuralgien, Geistes- und Gemütssymptome in Hülle und Fülle. Die Patientin zittert und schaudert (ohne größere Kälteempfindung, da nervös bedingt), neigt zu Ohnmachtsanwandlungen, schwatzt unentwegt, wobei sie ständig von einem Gegenstand zum nächsten springt [GS]; sie fühlt sich bekümmert und betrübt und seufzt viel dabei [EN6], oder sie ist in einer *so düsteren Stimmung, dass sie deswegen nicht schlafen kann*; glaubt den Verstand zu verlieren, etc.

Im Kopfbereich neigt die Cimicifuga-Patientin zu heftigen Schmerzen, die *nach außen* und oben *drücken*, mit einem Gefühl, als wollte der Scheitel zerspringen oder die Schädeldecke wegfliegen; oder zu solchen, die *in die Augen ausstrahlen* und dort zu fürchterlichen Schmerzen führen; oder die Schmerzen konzentrieren sich auf den *Hinterkopf und schießen den Nacken hinab*. Es gibt, wenn überhaupt, nur wenige Mittel, die schlimmere Ziliarneuralgien haben als Cimicifuga.

Bei den weiblichen Geschlechtsorganen heilt das Mittel „Schmerzen in der Uterusgegend, die blitzschnell von einer Seite auf die andere ziehen" [GS]. Der Menstruationszyklus verläuft höchst unregelmäßig. [GS]

Die Blutungen sind bisweilen spärlich, häufiger jedoch kopiös.[GS] Hinzu kommen im Übermaß die oben aufgeführten psychischen und nervösen Symptome, die im Zusammenhang mit den Menstruationsstörungen auftreten. Cimicifuga ist eines unserer besten Mittel bei Menorrhagien, wenn diese einhergehen mit *„heftigen Schmerzen im Rücken, die über die Hüften bis in die Oberschenkel ziehen und mit einem starken Herabdrängen im Bereich der Gebärmutter verbunden sind"*, wie ich oftmals festgestellt habe. Es ist außerdem ein hervorragendes Mittel bei *linksseitigen submammären Schmerzen* während des Klimakteriums, wie ich ebenfalls gesehen habe.

Cimicifuga passt ferner oft bei Rückenschmerzen und Rückenmarksreizung im Zusammenhang mit Uterusstörungen. Es heilt scharfe, lanzinierende Nerven- oder Muskelschmerzen in verschiedenen Körperregionen, wenn sie mit diesen Uterusstörungen verbunden sind. Bei Rheumatismus befällt das Leiden hauptsächlich die *Muskelbäuche*. Cimicifuga ist ein vielseitiges Mittel, das für alle möglichen nervösen Leiden geeignet sein kann.

Sabina

Juniperus sabina; Sadebaum

Sabina ist eines unserer wichtigsten Mittel bei starken Uterusblutungen, sei es in Form von Menorrhagien[GA3,150] oder Metrorrhagien[KE2,325], bei drohendem Abort[KE2,327] oder nach einer Entbindung[KE2,328].

Diese Blutungen fließen zumeist ruckweise und verstärken sich besonders bei Bewegung[GA3,151] *(Secale)*; das Blut ist dunkel *(Kalium nitricum; Cyclamen)* und klumpig[KE2,328] *(Crocus)* oder teils klumpig, teils dünnflüssig[GA3,154] bis wässrig[AZ5,323] *(Ferrum)*, wobei die geronnenen Stücke schwärzlich aussehen[AZ5,323]; die Blutungen werden befördert durch Verlust des Muskeltonus der Gebärmutter[GS] *(Caulophyllum)*; Blutungen nach Abort oder Geburt, mit ziehenden *Schmerzen vom Kreuz bis in die Schamgegend* [GA3,190]. Dieser Schmerz vom Kreuz bis in die Schamgegend ist das große Leitsymptom von Sabina, und er kommt nicht nur bei Uterusblutungen vor, sondern auch bei drohender Fehlgeburt [KE2,328] sowie bei Menstruationsstörungen allgemein. Manchmal ist, namentlich in Fällen von zu starker Regelblutung, die charakteristische Modalität von *Pulsatilla* vorhanden: „Verschlimmerung durch warme Luft und in einem warmen Raum, Besserung im Freien, in kühler, frischer Luft"; doch wir können *Pulsatilla* nicht verabreichen, weil es die ohnehin schon reichliche Blutung noch vermehren würde. Hier tritt Sabina auf den Plan, denn es hat in seiner Pathogenese dieselbe Verschlimmerung und Besserung *zusammen mit* den profusen Menses. Dies ist eine wichtige diagnostische Unterscheidung zwischen den beiden Arzneien, die sehr verlässlich ist.

Sabina ist angezeigt bei drohender Fehlgeburt im dritten Monat [SK487], besonders wenn der charakteristische ziehende, wehenartige Schmerz vom Kreuz bis in die Schamgegend zugegen ist. [GS;AH1,68] Wenn die Schmerzen im Rücken beginnen, von dort um die Lenden herum bis zum Uterus ziehen und als Krampfschmerzen enden, ist *Viburnum opulus* das Mittel der Wahl. Diese Art von Schmerz scheint für *Viburnum* so charakteristisch zu sein wie der eben beschriebene Schmerz für Sabina.

Sabina hat arthritische Schwellungen der Handgelenke [GA3,207] und ebenso der Zehengelenke [GA3,239]. Wenn dies in Verbindung mit den profusen Uterusblutungen auftritt, wird in manchen Fällen neben Sabina auch *Caulophyllum* in Betracht zu ziehen sein. Die Ovarien leiden bei den Uterusbeschwerden von Sabina häufig mit, besonders nach Abort oder Unterdrückung einer Gonorrhoe oder Leukorrhoe.

Helonias dioica

Falsche Einhornwurzel

Anämische Frauen mit Uterusprolaps, erschöpft von harter (geistiger oder körperlicher) Arbeit. [KN;GS]

Lahmheit, Brennen und Ermüdungsschmerz in der Lendengegend; Schwere in der Beckengegend [KN]; *ist sich ständig ihrer Gebärmutter bewusst, so wund und empfindlich ist diese*, besonders bei Bewegung. [GS]

Besserung durch Ablenkung. [GS]

Ich habe dieses Mittel nützlich gefunden bei allgemeinen Schwächezuständen von Frauen, die zugleich an vielen verschiedenen Symptomen und Beschwerden im Bereich der Gebärmutter leiden, z. B. „*Uterusprolaps infolge Atonie* bei durch Luxus, Gleichgültigkeit und geistige Trägheit geschwächten Frauen; sie fühlen sich besser, wenn sie durch irgend etwas abgelenkt sind, etwa wenn der Doktor kommt; *erschöpft von harter Arbeit*, sie sorgen nicht dafür, daß sie genügend Schlaf bekommen; sie sind todmüde, und die überanstrengten Muskeln brennen und schmerzen." [GS 51]

Mit diesen Beschwerden geht fast immer ein mehr oder weniger anämischer Zustand einher. Diese Anämie kann die Folge von Uterusblutungen oder zu starken Menses sein [GS], sie kann aber auch völlig unabhängig von derlei Ursachen entstehen. In solchen Fällen habe ich häufig Eiweiß im Urin gefunden, manchmal auch in großen Mengen, besonders bei Schwangeren [GS], und unter der Wirkung von Helonias rasche Besserung und Verschwinden der Proteinurie gesehen.

---

51 Nash nennt als Quelle dieses Symptoms H. C. Allen *(Keynotes)*, doch hat dieser es verkürzt und falsch („so tired cannot sleep") aus den *Guiding Symptoms* (Bd. 5, S. 552) wiedergegeben. Aber auch dort ist die Interpunktion missverständlich, wie der Vergleich mit dem „originaleren" Symptom in Herings *Condensed Materia Medica* (S. 467) zeigt: Zwischen „do not care for sleep" und „so tired" muss ein Semikolon stehen!

Die Tatsache, dass diese Anämie- und Schwächezustände unabhängig von der Stärke der Gebärmutterblutungen vorkommen, scheint darauf hinzudeuten, dass die lokalen Symptome sekundärer Natur sind bzw. Folge von allgemeiner Schwäche und Blutarmut. Auch die Tatsache, dass Helonias beide Zustände gleichermaßen gut heilt, scheint dies zu bestätigen.

Was sind nun die Symptome dieses Mittels? Die *führenden* Symptome sind Anämie, große allgemeine Schwäche und Abgespanntheit, außerdem große Niedergeschlagenheit oder tiefe Melancholie[GS]. Dieser Gemütszustand wird vorübergehend durch Ablenkung gebessert; der Patientin geht es regelmäßig besser, wenn sie ihre Gedanken auf etwas anderes lenken kann. Ziehender Ermüdungsschmerz im Kreuz; diverse Uterusverlagerungen, vornehmlich aber Prolaps[GS]; Rückenschmerz mit Lahmheit, Steifheit und Schweregefühl[GS]; Hitze oder Brennen in der Lendengegend[EN100]; der Rücken im unteren Lumbalbereich fühlt sich müde und schwach an[EN96]; *die Patientin ist sich ständig ihrer Gebärmutter bewusst, so wund und empfindlich ist diese.* (*Pyrogenium* hat ein ausgeprägtes Bewusstsein vom eigenen Herzen.) Diesen Zustand und diese Symptome findet man oft im Pubertätsalter, außerdem während der Schwangerschaft sowie nach der Entbindung, und hier ist Helonias fürwahr ein großer Segen. Ich habe das Mittel in der 2. wie in der 30. Potenz wirksam gefunden, je nach Empfänglichkeit der Patientin. Helonias verdient eine gründliche Prüfung in den Potenzen. Man vergleiche es mit *Aletris farinosa*.

Erigeron, Trillium, Millefolium

Erigeron canadensis (Berufkraut);
Trillium pendulum (Amerikan. Waldlilie);
Achillea millefolium (Schafgarbe)

Diese drei Mittel stehen im Ruf, Blutungen rasch zum Stillstand bringen zu können.

Erigeron hat Nasenbluten geheilt, verbunden mit Blutandrang zum Kopf, Gesichtsröte (*Melilotus*) und Fieber[GS]. Bluterbrechen mit heftigem Würgen sowie Brennen im Magen.[GS] Blutende Hämorrhoiden mit Brennen im After.[GS] Bluthusten; Husten mit blutstreifigem Auswurf.[GS] Hämaturie[GS] bei Blasensteinen. Uterusblutungen.[GS] Das neben den Hämorrhagien einzige ausgeprägte Symptom, das vor anderen Mitteln dieser Art zur Wahl von Erigeron führen sollte, besonders bei Vorhandensein von Blutungen aus den Beckenorganen, ist der äußerst heftige *Reizzustand des Rektums* und der Blase[GS]. Hier müssen wir auch an Mittel wie *Cantharis*, *Lilium tigrinum* und *Nux vomica* denken.

Trillium scheint nach den klinischen Erfahrungen ein genuines Blutungsmittel zu sein. Das Blut ist gewöhnlich hellrot, bei aktiven ebenso wie bei passiven Blutungen. Trillium ist besonders von Nutzen, wenn die **Menses alle 2 Wochen** erscheinen, *eine Woche oder länger anhalten und sehr stark fließen*.[GS] Hier wird man gegebenenfalls neben Trillium auch *Calcarea* und *Nux vomica* in Betracht ziehen müssen.

Das Mittel ähnelt *China* in Bezug auf *starke Uterusblutungen* mit *Ohnmachtsanwandlungen*, *Trübsehen*[GS] und *Ohrgeräuschen*[KN]. Natürlich wäre *China* das beste Mittel gegen die Nachwirkungen solcher Blutungen.

Manchmal geht mit diesen Uterusblutungen ein Erschlaffungsgefühl einher, als würden die Hüften, das Sakroiliakalgelenk und die Lendenwirbelsäule *auseinander fallen*, verbunden mit dem Bedürfnis, diese *fest zusammenzubinden*.[GS] Diese Empfindung ist eine spezielle Indikation für Trillium bei postpartalen Blutungen[GS].

Besonders nützlich ist das Mittel ferner im Klimakterium[GS], wenn obige Symptome vorhanden sind. Es hat auch Blutungen aus anderen Organen geheilt, aber da habe ich selbst keine Erfahrungen.

Millefolium ist von diesen drei Mitteln das einzige, das in seiner Pathogenese Hämorrhagien *hervorgerufen* zu haben scheint. Hahnemann sagt darüber [im *Apothekerlexikon*], dass es unter anderem

Nasenbluten und Blutharnen zu *erregen* pflege. Klinische Beobachtungen haben dies bestätigt.

Das Blut aus den verschiedenen Organen ist in der Regel hellrot[KN], wie das von *Aconitum*; aber es fehlt die Angst dieser Arznei; zumindest war in den von mir mit Millefolium behandelten Fällen keine große Angst zu erkennen. Bisweilen bildet das Blut im Urin einen *Blutkuchen* am Boden des Geschirrs.[GS] Als junger Mann wurde ich lange Zeit von häufigen Anfällen starken Nasenblutens geplagt. Dr. T. L. Brown verschrieb mir mehrfach Arzneien dagegen, aber ohne Erfolg. Durch den vielen Blutverlust wurde ich immer schwächer. Schließlich empfahl mir meine Großmutter, Schafgarbenwurzel zu kauen, und zeigte mir die Pflanze, die im Hof meines Vaters wuchs. Ich folgte ihrem Rat und wurde rasch gesund. Während meiner Ferien am Blue Mountain Lake in den Adirondacks traf ich einen Mann im letzten Schwindsuchtstadium. Er hatte Medizin von seinem Arzt in New York bei sich. Bei den heftigen Hustenanfällen spie er täglich große Blutmengen aus, und sein *Secale* konnte dies nicht im Geringsten ändern. Dann fragte er mich: „Herr Doktor, können Sie nicht irgendetwas tun, um diese Blutungen zu verhindern?" Da ich mich nicht näher mit diesem Patienten befassen wollte, bückte ich mich, zog die Wurzel einer Schafgarbe heraus, die zu unseren Füßen wuchs, und gab sie ihm mit dem Rat, diese gut zu kauen. Er sah mich überrascht an, tat es dann aber, und weil ihm der Geschmack behagte, kaute er lange darauf herum. Dies stoppte seine Blutungen und linderte seinen Husten so sehr, dass er sich einen ganzen Korb mit Schafgarbe ausgrub und mit nach Hause nahm. Damit hatte er fortan seine Beschwerden gut unter Kontrolle. Während des Winters begab er sich nach Florida, starb aber im darauf folgenden Frühjahr. Millefolium wird besonders bei Blutungen nach einem Sturz oder anderen Verletzungen empfohlen.[GS] Wenn *Arnica* in solchen Fällen versagt, würde ich als nächstes an Millefolium denken.

Digitalis purpurea

Roter Fingerhut

Extrem verlangsamter, aussetzender Puls [CK663]; Herzschwäche [GS]; oder auch beschleunigter, sehr unregelmäßiger Herzschlag [EN722].

Atmung: unregelmäßig und von häufigen tiefen Seufzern unterbrochen [EN656]; kommt mitunter beim Einschlafen zum Stillstand [GS]; „Athem schwer und langsam, aus der Tiefe geholt" [CK481].

Starke Gelbsucht [CK591] mit grauen bis weißen Stühlen [KE1,694] und langsamem, schwachem Herzen.

Ungemeines Schwäche- oder Flauheitsgefühl im Magen, als ob das Leben verlöschen sollte. [EN403(CK333)]

Gefühl, als würde das Herz aufhören zu schlagen, wenn sie sich bewegt. [KN]

Allgemeine Zyanose der Haut, am meisten an Lippen, Augenlidern, Zunge und Nägeln. [KE3,444]

Erweiterte Venen an Augen, Ohren, Lippen und Zunge. [GS]

                ᚷ ᚸ

Viel ist über Digitalis als Herzmittel gesagt und geschrieben worden. Es wird als Herztonikum bezeichnet, doch die Homöopathie kennt so etwas wie ein Tonikum bei Arzneien nicht. Das einzige Tonikum – im Sinne von etwas, was dem menschlichen Organismus Stärke oder Spannkraft verleiht – ist nahrhaftes Essen. Wenn Digitalis in der Lage ist, einen krankhaften Zustand zu bessern, so geschieht dies, indem es die ihm eigene Heilkraft jener Kraft (auch Krankheit genannt) entgegensetzt, die den Patienten *krank* macht.

Das überragende Charakteristikum von Digitalis ist der *außerordentlich langsame Puls*. Dieser alterniert bisweilen mit einem sehr raschen Puls, und in der Zeit dazwischen kommt es manchmal zu einem sehr unregelmäßigen oder intermittierenden Puls.

Eines Tages sah ich einen alten, aber sehr kräftigen Mann über die Straße auf meine Praxis zustolpern. Ich dachte, er wäre betrunken, doch als ich genauer hinsah, bemerkte ich sein purpurnes Gesicht und seine bläulichen Lippen und trat hinaus, um ihm hereinzuhelfen. Er setzte sich und brachte vor Luftnot minutenlang kein Wort heraus. Sein Puls war höchst unregelmäßig und setzte immer wieder aus. Als er endlich sprechen konnte, berichtete er, dass er schon seit etlichen Wochen diese Anfälle habe, dabei bereits mehrere Male hingefallen sei und auf seinen Wegen immer wieder mal in die Geschäfte gehen müsse, um sich dort hinzusetzen und auszuruhen. Die Auskultation ergab ein lautes, blasendes Geräusch beim ersten Herzton. Als er noch jünger war, hatte er an akutem Gelenkrheumatismus gelitten. Er hatte alle körperliche Arbeit aufgeben müssen und wagte nicht, sein Haus zu verlassen, um seinem Beruf als Brückenbauer nachzugehen. Er würde wohl, wie er meinte, an diesem Herzleiden zugrunde gehen. Ich verabreichte ihm Digitalis D 2 in einigen Tropfen Wasser. Nach einigen Tagen sah ich ihn auf dem Bürgersteig vor seinem Haus Schnee schaufeln. „Hallo", rief er, „meine Herzkrankheit ist vorbei." Ich sah ihn anschließend noch häufiger, und er erzählte, dass ihn diese Arznei von seinen „Anfällen" endgültig kuriert habe.

Ein wohlerzogener junger Mann wurde von Übelkeit und Erbrechen befallen. Er war schläfrig, und nach einigen Tagen wurde er am ganzen Körper stark ikterisch. Die Skleren wie die gesamte Haut einschließlich der Nägel nahmen eine goldgelbe Farbe an. Die Stühle waren von natürlicher Konsistenz, aber *kreideweiß*[GS], ganz ohne Gallenfarbstoffe, während der Urin *braun wie Lagerbier* war, wenn nicht noch dunkler[CK437]; wo man am Rande des Gefäßes hindurchsehen konnte, erschien er gelb wie frische Galle. Der Puls lag etwa bei *30 Schlägen pro Minute* und setzte des Öfteren aus. Dies war ein vollkommener Fall von Digitalis-Gelbsucht, und das Mittel heilte ihn binnen weniger Tage, wobei die psychische Besserung schon kurz nach der ersten Einnahme einsetzte. Stühle, Urin und Haut gewannen allmählich ihre natürliche Farbe zurück. Der charakteristische langsame Puls war das für die Verschreibung von Digitalis ausschlaggebende Symptom, denn alle übrigen Symptome findet man auch in beinahe jedem anderen fortgeschrittenen Fall von Gelbsucht.

Bei kardial bedingten Ödemen[GS] ist Digitalis oft das Heilmittel, und die Haut neigt in diesen Fällen – da durch venöse Stase bedingt – mehr zur Zyanose als bei renal bedingter Wassersucht.

Zu den Beschwerden aufgrund schwacher Herztätigkeit mit Bradykardie, die besonders auf Digitalis ansprechen, gehören vor allem Schwindel[CK37] (namentlich bei alten Leuten), passive Lungenkongestion[GS] sowie Wassersucht im Bereich der Gehirnhöhlen[UE], der Brust[UE] (Pleura[GS]), des Bauches[UE] oder des Skrotums[UE].

Zu den charakteristischeren Symptomen von Digitalis gehören, abgesehen von dem langsamen Puls:

„Allgemeine Zyanose, am meisten an Lippen, Augenlidern, Zunge und Nägeln."

„Schwäche- oder Flauheitsgefühl im Magen, als ob das Leben verlöschen sollte."

„Gefühl, als würde das Herz aufhören zu schlagen, wenn sie sich bewegt." (*Gelsemium*: wenn sie sich *nicht* ständig bewegt; *Lobelia*: als würde es auf jeden Fall stehen bleiben.)

„Atmung schwer oder unregelmäßig, von häufigen tiefen Seufzern unterbrochen."

„Große Schwäche[CK611] oder allgemeines, plötzliches Sinken der Kräfte[CK615]."

„Beim Einschlafen wird die Atmung immer schwächer und scheint schließlich ganz aufzuhören; wacht dann nach Luft schnappend auf[GS]; findet deshalb keinen Schlaf." *(Grindelia, Lachesis.)*

Cactus grandiflorus

Königin der Nacht

Zusammenschnürungsgefühl im Herzen, als würde eine eiserne Hand [52] dessen normale Bewegung verhindern [EN212]; < beim Liegen auf der linken Seite.

Allgemeines Zusammenschnürungsgefühl: Herz, Brust [EN184], Blasenhals [EN132], Rektum [GS], Uterusgegend [EN153], Vagina [GS] etc.

Blutungen in Verbindung mit Herzleiden: Nase [EN65], Lungen [EN182], Magen [EN86], Rektum [EN114], Blase [GS].

Ständiges Herzklopfen, Tag und Nacht, schlimmer beim Gehen sowie nachts beim Liegen auf der linken Seite [EN206]; allmählich schlimmer werdend beim Herannahen der Menses [EN210].

Beständige große Angst vor dem Tod, hält seine Krankheit für unheilbar. [EN18]

Cactus grandiflorus ist ein weiteres wichtiges Herzmittel, dessen großes Charakteristikum aber in keiner Weise *Digitalis* gleicht. Es ist ein „*Zusammenschnürungsgefühl im Herzen, als würde eine eiserne Hand* [siehe Fußnote] *dessen normale Bewegung verhindern.*" (*Jodum* hat ein Gefühl, als würde das Herz *zusammengequetscht*; *Lilium tigrinum*: als ob das Herz *abwechselnd gepackt und wieder losgelassen* würde; *Lachesis*: *Zusammenschnürungsgefühl beim Erwachen*, stößt die Decken von sich; *Arsenicum album*: Zusammenschnürung und Beklemmung *beim Gehen*.) Dieses Gefühl von *Konstriktion* ist bei Cactus keineswegs auf das Herz beschränkt, sondern kann auch in der Brust, im Blasenhals, im Mastdarm, in der Gebärmutter oder in der Vagina auftreten; kurz, es scheint ein allgemeines Charakteristikum dieser Arznei zu sein, wie es z. B. das *Vollheitsgefühl* bei *Aesculus* ist.

---

52 Nach Allens *Encyclopedia* müsste es „eiserner Reifen" (iron *band*) heißen, während andere Quellen, darunter die *Guiding Symptoms* (S. 77), von „iron hand" sprechen.

Cactus grandiflorus

Die Herzbeschwerden von Cactus werden häufig durch akuten Gelenkrheumatismus ausgelöst, wo es eines unserer Hauptmittel ist. Zu den Symptomen, die mehr oder weniger mit den für Cactus typischen Herzaffektionen verbunden sind, gehören:

Schmerzhafte Schwere auf dem Scheitel, wie von einem Gewicht [EN39ff] (*Glonoinum* und *Lachesis*: während des Klimakteriums) – ein häufiges Symptom bei Menschen, die an Herzbeschwerden leiden, verbunden mit zerebraler Kongestion [EH87], starkem Nasenbluten, Bluterbrechen, Blutungen aus dem Anus, Hämaturie oder Hämoptoe. *Bei allen Blutungen, die mit Herzleiden im Zusammenhang zu stehen scheinen*, denke man an Cactus.

Neben dem charakteristischen Leitsymptom von Cactus am Herzen, dem Zusammenschnürungsgefühl, gibt es noch weitere wertvolle Brust- und Herzsymptome:

„Schweratmigkeit; ständige Beklemmung und Unruhe, als ob die Brust von einem Eisenreifen zusammengeschnürt würde und sich nicht genügend ausdehnen könnte." [EN178]

„Periodische Erstickungsanfälle mit Ohnmacht, kaltem Gesichtsschweiß und Pulslosigkeit." [EN179]

„Gefühl von Herzflattern, als würde ein Vogel mit den Flügeln schlagen." [GS]

Herzklopfen, < *beim Liegen auf der linken Seite* (*Natrium muriaticum*) und beim Gehen.

„Große Unregelmäßigkeit der Herzaktion, zuweilen aussetzend." [GS]

Klappengeräusche bei organischen Herzerkrankungen. [GS;HC4,69f]

Ödem der Hände (besonders links) [GS], *der Füße* bzw. Unterschenkel [EH88], *der unteren Extremitäten* [HC4,70]

Rheumatismus sämtlicher Gelenke [GS], *beginnend in den oberen Extremitäten*. (*Ledum*: in den unteren.)

Taubheit des linken Arms [AZ86,173] (*Aconitum*; Taubheit oder Schmerz: *Rhus toxicodendron*)

„Cactus ist ein Mittel von nicht sehr großem Wirkungskreis, aber von größter Bedeutung innerhalb seiner Grenzen."

Spigelia

Spigelia anthelmia; Wurmkraut

Ungewöhnlich starker Herzschlag [RA(334)], der die ganze Brust erschüttert; ist manchmal noch in einiger Entfernung vom Brustkorb zu hören.

Überwiegend linksseitige Neuralgien des Kopfes, des Gesichts und der Augen; die Schmerzen nehmen oft mit dem Lauf der Sonne zu und ab; mit Tränen des Auges auf der betroffenen Seite. [GS]

Modalitäten: < durch Bewegung, Geräusche, Einatmung, Bewegen der Augen, kaltes, feuchtes, regnerisches Wetter, Sonnenaufgang; > durch Ruhe, trockene Luft, Sonnenuntergang.

༺ ༻

Auch Spigelia ist ein wertvolles Herzmittel. Die Herzschmerzen dieser Arznei sind ebenso heftig wie die von *Cactus*, die Herztätigkeit aber sehr viel ungestümer als die von *Cactus* oder *Digitalis*. Der Herzschlag ist so heftig, dass man ihn nicht selten *durch die Kleidung sehen kann* [RA(334)]; *er erschüttert den ganzen Brustkorb, und das Geräusch ist oft noch etliche Zentimeter vor der Brustwand wahrzunehmen.*
Spigelia ist nicht nur bei akuten Herzattacken von größtem Wert, sondern auch bei den oft darauf folgenden chronischen Klappenaffektionen [GS], einhergehend mit laut blasenden Auskultationsgeräuschen [GS] und *Anfällen von heftigstem Herzklopfen* [RA(339)]. Ich habe solche heftigen Palpitationen unter der Wirkung dieser Arznei sich nicht nur rasch mildern, sondern auch die Klappenstörungen allmählich und vollkommen heilen sehen. Bei diesen Beschwerden kann der Patient häufig nur *auf der rechten Seite (Phosphorus, Natrium muriaticum) oder mit hochgelagertem Kopf liegen*; die leiseste Bewegung verschlimmert das Herzklopfen [HC3,96] *(Naja)*.
Spigelia ist eines unserer wichtigsten Mittel bei Neuralgien des Kopfes, des Gesichts und der Augen. Die Kopfschmerzen sind gewöhnlich halbseitig; sie beginnen im Hinterkopf, breiten sich nach vorn aus

und setzen sich dann über dem linken Auge fest (rechts: *Sanguinaria* und *Silicea*). Sie verschlimmern sich durch jedes Geräusch [RA(62)] und jede Erschütterung [HE4]. *Sie nehmen mit Sonnenaufgang zu und mit Sonnenuntergang wieder ab* [HC2,172] *(Natrium muriaticum, Tabacum)*; das Auge auf der betroffenen Seite tränt häufig (*Chelidonium*: Tränen des rechten Auges).

Spigelia ist von größtem Nutzen bei Ziliarneuralgie [HC2,211], wobei die Schmerzen vom selben Charakter sind wie die Kopfschmerzen. Oft sind sie scharf stechend und fahren durch den Augapfel nach hinten in den Kopf; oder sie drücken, wie bei *Cimicifuga*, nach außen, als sei der Augapfel zu groß für die Augenhöhle [AR1,3,176f] *(Comocladia)*.

Bei jedem der oben genannten Leiden, bei denen Spigelia so wirksam ist, erfährt der Patient durch Bewegung, Geräusche, Einatmung und Bewegen der Augen eine Verschlimmerung, besonders aber durch *nasskaltes, regnerisches Wetter*. Spigelia erinnert uns in mancher Hinsicht an *Bryonia, Kalmia* und *Natrium muriaticum*, in Bezug auf seine Empfindlichkeit gegenüber Bewegung an *Cimicifuga*, gegenüber Geräuschen an *Belladonna* und gegenüber selbst leichter Berührung an *China*. Es ist ohne Zweifel ein höchst wertvolles Mittel, wenngleich, soweit bekannt, keines von sehr großem Wirkungskreis.

Kalmia latifolia

Breitblättriger Berglorbeer

Die Besprechung von Kalmia erfolgt am besten an dieser Stelle, denn es scheint auf den ersten Blick viel Ähnlichkeit mit *Spigelia* zu haben; zudem sagt Hering, dass es bei Herzkrankheiten gut auf *Spigelia* folge.

Beide Arzneien haben schwerste Gesichtsneuralgien, Kalmia jedoch überwiegend auf der rechten [GS] und *Spigelia* mehr auf der linken Seiten. Beide haben Schmerzen in den Augen, die bei Bewegung weh tun [AA76], doch Kalmia kennzeichnet darüber hinaus ein Gefühl von

Steifheit um die Augen herum^{AA69} *(Rhus toxicodendron, Natrium muriaticum)*. *Spigelia*-Augen schmerzen, als seien sie zu groß für die Augenhöhlen. ==Beide Mittel wirken stark auf das Herz und sind hilfreich bei Herzleiden rheumatischen Ursprungs.==^{AA174} Beide neigen zu heftiger, äußerlich sichtbarer, stürmischer Herztätigkeit^{LM1,194}, *Spigelia* fast ausnahmslos, während Kalmia bisweilen auch eine deutliche Verlangsamung des Pulses^{AA175} aufweist. Der Kalmia-Rheumatismus breitet sich, wie bei *Cactus*, zumeist von oben nach unten aus (*Ledum*: von unten nach oben), und die rheumatischen Schmerzen wandern ganz plötzlich von einem Gelenk zum anderen.^{GS;KN} Wenn wir zu einem solchen Fall von wanderndem Rheumatismus gerufen würden, bei dem auch das Herz beeinträchtigt zu sein scheint, so würden wir – selbstredend unter Berücksichtigung auch aller *anderen* Symptome – noch vor *Pulsatilla* an Kalmia denken. Die rheumatischen Herzschmerzen von Kalmia erstrecken sich mit Vorliebe bis in die linke Hand.^(GS) *(Rhus toxicodendron.)*

Was die neuralgischen Symptome von Kalmia betrifft, so haben sie keine große Ähnlichkeit mit *Spigelia*, abgesehen davon, dass sie im Gesicht lokalisiert und sehr heftig sind. Die Seiten und die Verschlimmerungszeiten sind verschieden, und Kalmia zieht auch nicht so oft den ganzen Kopf in Mitleidenschaft wie *Spigelia*. Hering erwähnt, dass bei Kalmia „Schwäche die einzige *allgemeine* Begleiterscheinung einer Neuralgie"^{GS} ist. Hin und wieder werden die neuralgischen Gesichtsschmerzen von Kalmia auch von **Taubheit** der betroffenen Teile begleitet oder gefolgt^{GS}, hierin *Aconitum, Chamomilla, Gnaphalium* und *Platinum* ähnelnd. Wir müssen jene Mittel, die eine besondere Affinität zu derselben Körperregion oder demselben Organ haben, im Hinblick auf ihre Ähnlichkeiten und vor allem auch ihre *Unterschiede* untersuchen. Dies trägt außerordentlich zur Vervollkommnung des wahren Homöopathen bei; keine andere Mühe wird so reichlich belohnt.

Ipecacuanha

Cephaëlis ipecacuanha; Brechwurzel

Anhaltende, *durch nichts zu lindernde Übelkeit*, bei fast allen Beschwerden. [GS;GY1]

„Kopfweh, wie von Zerschlagenheit des Gehirns und Schädels, welches durch alle Kopfknochen hindurchdringt bis zur Zungenwurzel herab, *mit Uebelkeit*." [RA8]

Stuhlgang: durchfällig und wie *gegoren* [RA57]; *grasgrün* [RA(48)]; mit Bauchschmerzen und *Übelkeit* [GS].

Anhaltender Abgang vielen hellroten Bluts aus der Gebärmutter, mit beständiger *Übelkeit* [GY5f] und schwerem Atem [GS].

Krampfhafter oder asthmatischer Husten; starkes Beklemmungsgefühl [RA75 53] und giemendes Atmen; das Kind wird ganz steif und läuft im Gesicht blau an [RA78].

Fieber: Rückenschmerzen, kurzes Frost- und langes Hitzestadium; Fieberhitze gewöhnlich mit Durst, rasendem Kopfweh, *Übelkeit*, Husten und nachfolgendem Schweiß [HC1,139]; *Übelkeit* während der Pyrexie.

Bei Intermittens besser als Chinin oder auch nach Missbrauch desselben [GS] – sofern die Symptome übereinstimmen.

↝ ↜

Ipecacuanha steht bei den Mitteln gegen *Übelkeit* an allererster Stelle. Die ausbleibende Linderung durch Erbrechen – dem Patienten ist danach genauso übel wie zuvor – ist das, was wir unter *anhaltender* Übelkeit verstehen; sie sollte uns sofort an Ipecacuanha denken lassen. Übelkeit kommt oft im Zusammenhang mit Magenbeschwerden aufgrund von Ernährungsfehlern vor, und mitunter wird man zwischen Ipecacuanha und *Pulsatilla* zu wählen haben, weil beide bei Magenstörungen von Nutzen sind, die entstanden sind durch zu viel

---

53 Nash schreibt statt *oppression* versehentlich „depression".

Durcheinander-Essen, etwa von Kuchen, Eiscreme, Schweinefleisch, fetten Speisen usw. Hier mag *Pulsatilla* als das bessere Mittel erscheinen, solange das Essen *im* Magen ist; doch das Heilmittel heißt Ipecacuanha, wenn das Essen wieder *draußen* ist, aber die Übelkeit unverändert fortbesteht.

Darüber hinaus ist die Zunge bei *Pulsatilla* normalerweise dick belegt, wie bei *Antimonium crudum*, während bei Ipecacuanha entweder nur ein leichter Belag vorhanden oder die Zunge ganz rein ist[GS]. Dieses Erbrechen bei reiner Zunge ist allerdings kein untrüglicher Hinweis auf Ipecacuanha, denn bisweilen finden wir es auch in Verbindung mit Wurmsymptomen, wo *Cina* das Zeichen ebenso deutlich hat und das heilende Mittel ist. Auch *Digitalis* weist es bei Herzkrankheiten auf. Ipecacuanha affiziert den gesamten Verdauungstrakt; ein höchst charakteristisches Symptom ist dabei ein Gefühl, als würden Magen[RA40] und Eingeweide *schlaff herunterhängen*.

Es gibt drei Arten von Durchfall bzw. drei charakteristische Stühle bei Ipecacuanha:

1. gegorene Stühle – schaumig, in Farbe und Konsistenz gärenden Hefen gleichend[TL11(Vorw.)];
2. grasgrüne Stühle – schleimig[AJ8,367] oder wässrig;
3. schleimige Stühle – dysenterisch[KE1,868], mit mehr oder weniger Blutbeimengungen.

All diese Stühle findet man sehr häufig bei Kindern, besonders im Sommer, oft als Folge übermäßigen oder falschen Essens. Eine Gabe Ipecacuanha C 200 wird die Sache wieder in Ordnung bringen und das Kleine davor bewahren, in eine so genannte Cholera infantum bzw. eine Enterokolitis zu verfallen, woraus sich nicht selten ein hartnäckiges und ernstes Leiden entwickelt. Die charakteristische Übelkeit ist dabei eine sichere Indikation für das Mittel.

Wir finden diese Art von Übelkeit auch dann, wenn Ipecacuanha bei *Kopfschmerzen* das passende Mittel ist: Zerschlagenheitsschmerz in allen Schädelknochen, bis zur Zungenwurzel herab – mit Übelkeit. Dieser Kopfschmerz kann rheumatischen Ursprungs sein oder nicht, die Übelkeit ist stets die gleiche, wenn Ipecacuanha das Heilmittel ist.

Ferner gibt es migräneartige, „gastrische" Kopfschmerzen, bei denen Übelkeit und Erbrechen [GS] noch vor den Schmerzen einsetzen und den ganzen Anfall hindurch anhalten. Beim so genannten Hydrozephaloid [= Säuglingstoxikose] hat Ipecacuanha, wenn das Leiden mit dieser speziellen Übelkeit einherging, oft binnen weniger Stunden den ganzen Fall bereinigt.

Wir finden die Übelkeit auch in Begleitung des Hustens bei Erkrankungen der Atemwegsorgane, ferner bei den Blutungen und den Fiebern, wo Ipecacuanha häufig angezeigt ist. Kurz, wir können am besten Herings Zusammenfassung aus den *Guiding Symptoms* übernehmen, wo es heißt: „Übelkeit: beschwerlich [RA(30)]; beständig, bei fast allen Beschwerden; wie vom Magen ausgehend, mit leerem Aufstoßen und Zusammenfluss vielen Speichels [RA(32)]; mit Ekel und Heben zum Erbrechen [RA(29)]" – **durch nichts zu lindern**.

Während der Übelkeit ist das Gesicht gewöhnlich blass [RA14], die Augen eingesunken und blau umrändert [GS], und oft bestehen konvulsivische Zuckungen der Gesichtsmuskeln und Lippen [UE] sowie Schläfrigkeit nach dem Erbrechen [HC1,22]. Wir haben eine Vielzahl an starken Brechmitteln, wie *Antimonium tartaricum, Zincum sulfuricum, Lobelia* und *Apomorphinum*, doch meines Wissens ist bei keinem von ihnen die Übelkeit so beständig, noch wird sie in Verbindung mit so vielen anderen Beschwerden angetroffen wie bei Ipecacuanha. Natürlich würde kein einzelnes Symptom, wie ausgeprägt es auch sein mag, die Verschreibung eines Mittels rechtfertigen, wenn im selben Fall ebenso ausgeprägte Symptome eines anderen Mittels zugegen sind. Wenn z. B. – zusätzlich zur Übelkeit – Brennen im Magen, starker Durst bei Unfähigkeit, diesen zu löschen, große Unruhe und Erschöpfung bestünden, so würden wir eher an *Arsenicum album* denken; und *Arsenicum* ist oft auch das beste Folgemittel nach Ipecacuanha, wenn sich der Fall nach Gabe des letzteren verschlechtert.

Ipecacuanha affiziert die Schleimhäute der Atmungsorgane fast ebenso heftig wie die des Verdauungstrakts. In der Lunge kommt es zu starker Schleimansammlung, die die Alveolen und Bronchien verstopft, bis der Patient zu ersticken droht. Beachten Sie diese Symptome:

„*Starke Atemnot, mit Pfeifen und Druck auf der Brust sowie Präkordialangst.*"[EN228] (*Antimonium tartaricum*: grobes Schleimrasseln.)
„*Drohendes Ersticken durch Schleimanhäufung.*"[GS]
Diese übermäßige Ansammlung von Schleim in den unteren Atemwegen scheint wie ein Fremdkörper einen Bronchospasmus zu erzeugen, und die Folge davon ist Asthma oder Krampfhusten oder beides zusammen. Doch scheinen Krampfhusten und Asthma keineswegs immer von Schleimansammlung abhängig zu sein, denn Ipecacuanha ist oft auch im ersten Stadium von Asthma und Keuchhusten unser bestes Mittel, wo noch gar kein Schleim vorhanden ist. Wichtige Hustensymptome sind:
„*Erstickungshusten, wobei das Kind ganz steif wird und im Gesichte blau.*"[RA78]
„*Keuchhusten: mit Nasenbluten (Indigo) oder mit Bluten aus dem Mund*[KH]*; mit Erbrechen* [Brecherlichkeit[RA83]]; *den Atem bis zum Ersticken hemmend*[RA77]*; wird blaß oder blau und ganz steif.*"[GS]
Pneumonie bei Kindern mit schleimbeladener Brust, rascher, röchelnder Atmung[RA70], livider Haut und blassem Gesicht findet in Ipecacuanha häufig ein sehr wirksames Mittel.[(GS)] Alte Leute mit chronisch-emphysematischem Asthma erfahren ebenfalls oft durch Ipecacuanha Erleichterung.[KE5,799] So können wir die Atembeschwerden von Ipecacuanha auf zwei Zustände einschränken:
1. solche, die durch starke Schleimansammlung gekennzeichnet sind;
2. solche, bei denen Spastik das charakteristische Merkmal ist.

Natürlich müssen alle Symptome in die Waagschale gelegt werden, um zwischen Ipecacuanha und anderen Mitteln, die die gleichen objektiven Zustände haben, unterscheiden zu können.
Die Macht dieses Mittels über Blutungen verdient rühmend erwähnt zu werden. Es hat Blutungen aus Nase[RA(16)], Magen[GS], Mastdarm[RA(49)], Gebärmutter, Lungen[RA(66)] und Blase[RA(51)] – aus allen Körperöffnungen[UE]. Auch *Crotalus* hat z.B. diese Blutungen aus allen Körperöffnungen, doch bei Ipecacuanha ist das Blut *hellrot*[GS], nicht zersetzt. Ein weiteres Mittel ist *Sulfuricum acidum*, doch die Begleitsymptome sind hier ganz andere. Bei Ipecacuanha sind die Blutungen aktiv, pro-

fus und hellrot. Es ist bei postpartalen Blutungen[GS] ein besseres Mittel, als *Secale* jemals war oder sein kann, und es ist nicht nötig, es in großen und giftigen Dosen zu verwenden; es stoppt die Blutung in der 200. Potenz und wirkt schneller als *Secale*. Lassen Sie mich hier einige „Blutungsmittel" kurz charakterisieren:

Ipecacuanha:	Blutung hellrot, profus, mit Dyspnoe und Übelkeit.
Aconitum:	Aktive, hellrote Blutungen, mit großer Furcht und Angst.
Arnica:	Blutungen durch stumpfe, mechanische Verletzungen; Folgen von körperlicher Erschöpfung oder Anstrengung.
Belladonna:	Blut heiß, klopfende Karotiden, Blutandrang zum Kopf.
Carbo veg.:	Fast vollständiger Kreislaufkollaps, blasses Gesicht, möchte angefächelt werden.
China:	Starker Blutverlust, Klingen in den Ohren, große Schwäche.
Crocus:	Blut schwarz, zäh, klumpig, in langen, dunklen Fäden herunterhängend.
Ferrum:	Blutungen von teils flüssigem, teils klumpigem Blut; Gesicht hochrot oder abwechselnd rot und blass.
Hyoscyamus:	Delirium mit Rucken und Zucken von Muskeln.
Lachesis:	Bei Darmblutungen: Flocken aus zersetztem Blut am Boden des Gefäßes, die aussehen *wie verkohltes Stroh*.
Crotalus, Elaps u. *Sulfuricum acid.:*	Schwarzes, flüssiges Blut, bei ersterem und letzterem aus allen Körperöffnungen.
Nitricum acid.:	Aktive Blutungen von hellrotem Blut.
Phosphorus:	Profuse und anhaltende Blutungen, selbst aus kleinen Wunden sowie aus Tumoren.
Platinum:	Blut teils flüssig, teils aus harten, schwarzen Klumpen bestehend.
Pulsatilla:	Intermittierende Blutungen.

Secale:	Passive Blutungen bei stark geschwächten, kachektischen Frauen.
Sulfur:	Bei psorischer Veranlagung, wenn andere Mittel versagt haben.

Andere Arzneien und Indikationen könnten hier noch hinzugefügt werden, doch „Hämorrhagie" ist nur ein einzelnes Symptom und kann als solches niemals eine verlässliche Indikation für irgendein Mittel sein. Doch zweifellos ist Ipecacuanha eines der effektivsten Blutungsmittel, *wenn es angezeigt ist.*

Ipecacuanha ist ein wohlbekanntes Mittel unserer Schule bei intermittierendem Fieber. Jahr empfiehlt es zu Beginn jeder Behandlung [gleich nach Ende des Froststadiums], sofern „keine deutlichen, unabweislichen Anzeigen für ein anderes [Mittel] vorliegen", und ergänzt: „Ich kann sagen, dass ich auf diesem Wege schon gar manches Wechselfieber mit dem ersten Griff geheilt und mir dadurch viel unnöthiges Suchen und Kopfbrechen erspart habe."[TL311] Was man auch immer an Verurteilendem zu dieser lockeren Verschreibungsweise sagen mag, so ist sie sicher der unvermeidlichen Chinin-Medikation seitens der alten Schule und einiger Möchtegern-Homöopathen überlegen, und zwar aus dem Grund, weil sie mehr Fälle als Chinin *heilen* und sehr viel weniger Schaden anrichten wird. Ipecacuanha vermag zwar mehr Fälle als Chinin zu heilen, doch beide Arzneien können dies nur in den Fällen, zu denen sie in homöopathischer Beziehung stehen, und das auch nur in potenzierter Form. Wir haben so klare Indikationen für den Gebrauch vieler unserer Mittel, dass wir nicht ein einziges Mal fehlzugehen brauchen, wo es die Allopathen mit ihrer wahllosen Chinin-Behandlung zwanzigmal tun.

Bei Fieber hängt der ganze Fall gewöhnlich an ein, zwei oder drei Leitsymptomen, z. B.:

Ipecacuanha:	Anhaltende Übelkeit in einem oder in allen Stadien.
Arsenicum:	Unregelmäßige Wiederkehr und Ausprägung der Anfälle; starker Durst während der Hitze, aber nur auf kleine Mengen.

Eupatorium perf.:	Knochenschmerzen; Galleerbrechen gegen Ende des Frostes; Frost beginnt zwischen 7 und 9 Uhr morgens.
Ignatia:	Frost mit rotem Gesicht, > durch äußere Wärme; häufiges Seufzen.
Capsicum:	Frost beginnt zwischen den Schulterblättern und breitet sich von dort aus.
Nux vomica:	Fängt während der Hitze bei der geringsten Entblößung an zu frieren.
Natrium mur.:	Frost von 10 bis 11 Uhr vormittags; berstender Kopfschmerz während der Hitze; Schweiß bessert; nach Chinin-Missbrauch.
Rhus tox.:	Husten während des Frostes; Unruhe und trockene Zunge während der Hitze; Hinundherwälzen.
Podophyllum:	Große Geschwätzigkeit während der Hitze und des Frostes; Gelbsucht.
Antimonium tart.:	Große Schläfrigkeit während der Hitze und des Schweißes, mit Gesichtsblässe.

Diese Charakteristika sind sehr verlässlich, und viele weitere könnten hinzugefügt werden, wenn genügend Platz und Zeit vorhanden wäre; doch sie sind alle in H.C. Allens Buch über *Fieber [The Therapeutics of Fevers]* nachzulesen. Sie zeigen, wie verschieden die Mittel sind und wie sorgfältig der gewissenhafte Homöopath arbeiten muss, wenn er für dieses Leiden wie auch für andere Krankheiten das passende Mittel auszuwählen hat.

Remittierende Fieber fallen ebenfalls oft in den Wirkungsbereich von Ipecacuanha.

Antimonium tartaricum

Tartarus emeticus; Brechweinstein

Starke Schleimansammlung in den Atemwegen, mit groben Rasselgeräuschen und Unfähigkeit zu expektorieren; drohende Lungenlähmung [KE3,253].

Gesicht auffallend blass [GA1,53] oder zyanotisch [AZ53,111].

Große Schläfrigkeit [GA1,327] bei den meisten Beschwerden [GS], bis hin zu Sopor und Koma [GS].

Heftige Übelkeit und viel Erbrechen [GA1,112], mit großer Erschöpfung [EN351]; ganzer Körper eiskalt [AZ53,59], kalter Schweiß [GA1,391] und Schläfrigkeit.

Zittern [GA1,405]; inneres Zittern [GA1,407]; „lang anhaltendes Kopfzittern, und in den Händen wie ein paralytisches Zittern bei jeder Bewegung" [GA1,406].

„Ein reichlicher, den Pocken gleicher Ausschlag, oft erbsengroßer, mit Eiter gefüllter Pusteln." [GA1,274]

Modalitäten: > durch Auswurf.

Ein Mittel besonders für Kinder und alte Leute. Das Kind klammert sich an die Umstehenden [AZ53,111]; will immer getragen werden [GA1,289]; jämmerliches Schreien, sobald es angefasst wird [GA1,290]; lässt sich nicht den Puls fühlen.

☙ ❧

Antimonium tartaricum ist ein weiteres machtvolles Brechmittel. Ich erinnere mich noch an die Zeit, als die alten Allopathen es fast ebenso häufig gebrauchten, wie die Pflanzenheilkundler es mit *Lobelia inflata* taten, um „den Magen auszuräumen". Heutzutage ist das Ausspülen des Magens durch die Gastrolavage und des Rektums und Kolons durch Klistiere in Mode gekommen, doch diese Methode ist immerhin viel vernünftiger als die sonstige schulmedizinische Therapie.

Trotz dieser Verbesserungen wird immer noch sehr oft – als so genannte „Reinigung des Organismus" – der Darm „durchgeputzt", als ob der Verdauungstrakt nicht eine sich selbst reinigende Einrichtung wäre, wenn er in gesundem Zustand erhalten oder in einen solchen versetzt wird, sondern regelmäßig in gewissen Abständen wie beim häuslichen Großreinemachen „auf Vordermann gebracht" werden müsste. Gewiss ist das töricht, aber sie machen es eben so gut, wie sie es verstehen. Weder der Brechweinstein noch irgendein anderes Emetikum wird von uns zu Therapiezwecken als Brechmittel eingesetzt.

Die Homöopathie verwendet es wie jedes andere Mittel nach dem Grundsatz *Similia similibus curentur*. Die Übelkeit von Antimonium tartaricum ist genauso groß wie die von *Ipecacuanha*, aber nicht so anhaltend, und der Patient erfährt nach Erbrechen Erleichterung. Von allen Mitteln ist meines Erachtens Antimonium tartaricum dasjenige, das bei Cholera nostras [= Sommerdiarrhoe] einem Spezifikum am nächsten kommt (ein absolutes Spezifikum gibt es natürlich bei keiner Krankheit). Seit mehr als 25 Jahren habe ich hier nur selten ein anderes Mittel benötigt, und dies auch nur dann, wenn zugleich heftige Magen-Darm-Krämpfe bestanden; diese wurden dann durch *Cuprum metallicum* gelindert.

Antimonium tartaricum hat die Übelkeit, das Erbrechen, die Durchfälle, die Prostration, den kalten Schweiß und die Schläfrigkeit bzw. den Sopor, wie man sie in fast allen schlimmen Fällen dieser Krankheit findet, und ich habe selten mehr als zwei oder drei Gaben – nach jedem Erbrechen eine – davon verabreichen müssen, ehe Besserung eintrat. In den Lehrbüchern wird das Mittel bei Cholera nostras gewöhnlich nicht empfohlen, doch es ist ein Juwel, wie ich aus reicher Erfahrung sagen kann.[54]

Wenn Antimonium tartaricum nur die eine Heilkraft besäße, die es in Bezug auf die Atmungsorgane ausübt, so wäre es schon unverzichtbar. Gleichgültig, welchen *Namen* die Krankheit trägt, sei es Bronchitis, Pneumonie, Keuchhusten oder Asthma, Antimonium tartaricum

---

54 Im englischen Kent-Repertorium ist Ant-t. in der Rubrik „Cholera morbus" (der alten engl. Bezeichnung für diese sommerliche Enteritis) einwertig aufgeführt, als eines von 26 Mitteln. Man wird es nach Nashs Erfahrungen gewiss in den 3. Grad erheben können.

ist, wenn starke Schleimansammlung mit *groben Rasselgeräuschen* besteht, bei gleichzeitiger Unfähigkeit, diesen auszuwerfen, das erste Mittel, an das wir denken müssen. Dies gilt für alle Lebensalter und Konstitutionen, besonders aber für Kinder und alte Leute.

Es gibt ein Symptom, das mit großer Wahrscheinlichkeit in all diesen Fällen zugegen ist, und das ist *große Schläfrigkeit*, die sich manchmal bis zum Koma steigern kann. Wir finden sie nicht nur bei Atemwegserkrankungen, sondern auch bei Cholera infantum, Cholera nostras und intermittierendem Fieber. Bei Lungenentzündung können sowohl Antimonium tartaricum als auch *Opium* soporös sein, doch dürfte die Wahl des Mittels hier keine Schwierigkeiten bereiten: Bei *Opium* ist das Gesicht düsterrot bis purpurfarben, verbunden mit seufzender oder stertoröser Atmung, während das Gesicht bei Antimonium tartaricum stets blass oder zyanotisch ist – ohne jede Röte – und die Atmung in der Regel nicht stertorös.

Drei Arzneien fallen durch ihre hochgradige Schläfrigkeit aus dem Rahmen, nämlich *Opium*, Antimonium tartaricum und *Nux moschata*, doch abgesehen von diesem einen Symptom weisen sie keine besondere Ähnlichkeit auf.

Antimonium tartaricum ist ferner eines unserer Hauptmittel bei nach Pneumonie zurückbleibender Lungenhepatisation.[KE3,253ff] Es bestehen dumpfer Klopfschall über den betroffenen Lungenpartien, fehlendes Atemgeräusch und Kurzatmigkeit, und der Patient bleibt blass, schwach und schläfrig.

Falls *Sulfur* in einem solchen Fall die Resolution nicht befördert, ist oft Antimonium tartaricum dazu in der Lage. Ich habe es von der 200. bis zu den CM-Potenzen mit gleich gutem Erfolg eingesetzt.

Iris versicolor

Buntfarbige Schwertlilie

Brennen von Mund, Zunge[EN87] und Hals, bis hinunter in den Magen[EN107]; starkes Brennen des Afters bei Durchfall[GS].

Erbrechen eines eiweißartigen, zähen Schleims, der in Fäden vom Mund bis zum Gefäß auf dem Boden herunterhängt.

Saures [EN130f], bisweilen auch bitteres Erbrechen.

Migräne offenbar gastrischen oder hepatischen Ursprungs, in der Regel mit einem Schleier vor den Augen beginnend. [GS]

☙ ❧

Auch Iris gehört zu den Mitteln mit starker Übelkeit und Erbrechen. [EN130] Das Erbrochene ist gewöhnlich extrem *sauer*, so sauer, dass es den Hals wund macht. [GS] Das Mittel ist manchmal hilfreich bei Cholera infantum. [GS]

Die gastrischen Beschwerden des Mittels gehen oft einher mit *Brennen der Zunge, des Halses,* der Speiseröhre und des Magens sowie, wenn Durchfall besteht, mit Brennen des Afters. Dieses Brennen im Bereich des Verdauungskanals ist für das Mittel sehr charakteristisch.

Das Erbrochene ist nicht immer sauer, es kann auch bitter oder süßlich [GS] sein. Typisch für Iris ist außerdem ein sehr starker Speichelfluss. [EN90] Ich behandelte einmal eine Dame mittleren Alters wegen eines Magenleidens. Sie hatte häufige Anfälle von Erbrechen eines eiweißartigen Schleims, der so zäh war, dass er in Fäden vom Mund bis zum Gefäß auf dem Boden herunterhing. Einige Zeit später verfärbte sich das Erbrochene dunkel wie Kaffeesatz. Die Patientin wurde immer schwächer und erbrach schließlich alles, was sie zu sich nahm. Zudem litt sie unter einer kopiösen, fadenziehenden Salivation. Im Glauben, Magenkrebs zu haben, machte sie ihr Testament und regelte ihre Angelegenheiten, um in Frieden sterben zu können. Sie erhielt *Kalium bichromicum*, ohne irgendeinen positiven Effekt; Iris aber heilte sie innerhalb kurzer Zeit vollständig, und es geht ihr jetzt seit zehn Jahren unverändert gut.

Iris ist außerdem eines unserer wichtigsten Mittel bei Migräne. Diese Kopfschmerzen scheinen bei Iris gastrischen oder hepatischen Ursprungs zu sein, und sie beginnen häufig mit einem Schleier vor den Augen. Früher habe ich die Arznei immer in der 3. Potenz gegeben, doch in den letzten Jahren habe ich die 50M vorgezogen und bin mit den Ergebnissen zufriedener, da diese schneller und anhaltender wirkt. Iris wird bei Ischiasbeschwerden empfohlen [GS], ich habe allerdings in dieser Hinsicht keine Erfahrungen sammeln können. Das Mittel scheint darüber hinaus einen sehr großen Einfluss auf den Verdauungstrakt zu haben. Bei Hauterkrankungen habe ich es niemals angewendet.

Sanguinaria canadensis

Kanadische Blutwurzel

Kopfschmerzen beginnen im Hinterhaupt, breiten sich nach oben aus und setzen sich schließlich über dem rechten Auge fest [GS;AZ112,77], verbunden mit Übelkeit und Erbrechen [GA3,39]; dabei empfindlich gegen Geräusche und Licht [GS].
Lockerer Husten mit übel riechendem Auswurf; Atem und Auswurf stinken entsetzlich, was dem Patienten selbst am widerlichsten ist [GA].
„Rheumatischer Schmerz im rechten Arme und Schulter, am ärgsten Nachts im Bette, kann den Arm nicht aufheben." [GA1,287] Auch Schmerzen in den nur von wenig Fleisch bedeckten knöchernen Partien des Körpers. [GA1,326]
Hitze [Brennen [GS]] und Spannung hinter dem Brustbein.
Husten Tag und Nacht, mit Schwäche und starker Abmagerung. [GS]
Anfallsweises Brennen und Drücken in der Brust, stets mit dem Gefühl endend, als ergösse sich heißes Wasser aus der Brust in den Unterleib, gefolgt von Durchfall. [GA]
Das Mittel wirkt besonders auf die rechte Lunge und die rechte Brustseite.

Migräne: Die Schmerzen beginnen im Hinterhaupt, verbreiten sich von dort nach oben über den Kopf und setzen sich über dem rechten Auge fest (über dem linken Auge: *Spigelia*), verbunden mit Übelkeit und Erbrechen; die Patientin möchte sich in einem dunklen Raum aufhalten und benötigt absolute Ruhe. Ich habe mit Sanguinaria einige schöne Heilungen von solchen chronischen Migränefällen erzielt. Die Arznei vermag dieses Leiden wahrscheinlich ebenso oft zu heilen bzw. zu lindern wie die anderen großen Migränemittel. Ich verwende die 200. Potenz.

Lockerer Husten mit übel riechendem Auswurf; Atem und Auswurf stinken entsetzlich, was dem Patienten selbst am widerlichsten ist. Bisweilen bestehen dabei Schmerzen hinter dem Brustbein. *(Kalium jodatum.)* Diese Art von Husten stellt sich gewöhnlich nach einer schweren Bronchitis oder einer Pneumonie ein, und der Patient vermittelt den Eindruck, als sei er im Begriff, rasch der Schwindsucht anheim zu fallen. Zudem kommt es zu Fieberschüben mit umschriebener Wangenröte [GS], wie beim hektischen Fieber. Bei so manchem Fall dieser Art hat sich Sanguinaria als hilfreich erwiesen. Dr. T.L. Brown benutzte – durchaus mit Erfolg – die erste Verreibung des Alkaloids; doch die 200. Potenz hat ebenso gute Heilungen bewirkt. Bei typhöser Pneumonie [GA] mit großer Atemnot und umschriebener Wangenröte hat Sanguinaria in meinen Händen gute Dienste geleistet. Bei akuten wie chronischen Brustaffektionen scheint die rechte Lunge besonders betroffen zu sein.

„*Rheumatischer Schmerz im rechten Arme und Schulter, am ärgsten Nachts im Bette, kann den Arm nicht aufheben.*" Bei diesen Beschwerden hat sich mir Sanguinaria oftmals bewährt, und es hat mir viel Ehre eingetragen. Ich habe gesehen, wie *eine einzige Gabe* der ersten Verreibung selbst hartnäckige Fälle dieser Art geheilt hat, und ich habe die CM-Potenz das Gleiche leisten sehen. Bei Hitzewallungen im Klimakterium mit Brennen der Handflachen und Fußsohlen [GS;GA] ist Sanguinaria eines der in Frage kommenden Heilmittel. Es ist hier bisweilen angezeigt, nachdem *Sulfur* und *Lachesis* versagt haben, besonders wenn auch noch die umschriebene Wangenröte hinzutritt.

Phosphoricum acidum

Phosphorsäure

Höchste, apathische Gleichgültigkeit [SK361] und Schläfrigkeit [CK744]; ist sich seiner Umgebung nicht bewusst, kann aber zu vollem Bewusstsein erweckt werden [GS].

Chronische Folgen von Kummer und Gram [SK358], mit Grauwerden und Ausfallen der Haare [SK363]; hoffnungsloses, abgehärmtes Aussehen.

Kinder und Jugendliche, die zu schnell wachsen und hoch hinausschießen, mit Wachstumsschmerzen in den Knochen. [GS]

Große körperliche und geistige Schwäche infolge Onanie oder sexueller Ausschweifungen.

Weißgraue [CK409], wässrige [SK367], schmerzlose [GS] Durchfälle, mit hörbarem Kollern im Bauch [GS;CK391]; mit meteoristischer Bauchauftreibung [GS]; Durchfälle wider Erwarten nicht schwächend [CK407].

Reichlicher [CK426], wässriger [CK428] Harnabgang; oder milchartiger Harn [SK367].

Modalitäten: < durch schlechte Nachrichten und niederdrückende Gefühle; durch Masturbation oder geschlechtliche Ausschweifungen [KE2,62]; durch Zugluft, Wind, Schneeluft [GS]; > schon nach kurzem Schlaf [GS].

Kopfschmerzen bei Schulmädchen infolge Überanstrengung der Augen. [GS] Hinterhauptschmerzen. [CK137f]

Schwäche der Brust von längerem Sprechen [CK;SK368] oder Husten [GS].

Husten mit eiterartigem, sehr übel riechendem Auswurf. [UE]

Bluthusten mit heftigen Brustschmerzen. [AZ9,247]

Auswurf salzigen Schleims. [AZ84,44]

☙ ❧

Das Hauptcharakteristikum dieser Arznei zeigt sich in seiner depressorischen Wirkung auf das Sensorium [GS]. *„Befindet sich im Sopor oder in betäubtem Schlaf, all dessen, was um ihn herum vor sich geht, nicht bewusst; doch wenn man ihn wachrüttelt, ist er bei vollem Be-*

wusstsein." ᴳˢ Dies ist Phosphoricum acidum in seinem höchsten Grad, wie man ihn z. B. beim Typhus findet, wo es eines unserer wichtigsten Mittel ist. Doch nicht nur hier treffen wir auf diese sensorische Depression. Sie kann sich auch, wenngleich in geringerer Ausprägung, in den Folgen von niederdrückenden Gefühlen bemerkbar machen, wie Kummer über den Verlust eines Freundes, eines Geliebten, des Arbeitsplatzes oder von Vermögen. Und die Wirkung des Mittels scheint sogar noch tiefer zu gehen als in jenen Fällen, die nach *Ignatia* verlangen. (Vgl. auch *Lachesis*.) Der Patient scheint vor Kummer wie **betäubt** zu sein. Wir finden nicht die nervösen Zuckungen von *Ignatia*, vielmehr tiefe Verzweiflung und allgemeine Schwäche ᶜᴷ⁷³⁶ᶠᶠ oder Erschöpfung. Das Haar ergraut, und ein müdes, angegriffenes, abgehärmtes, hoffnungsloses Aussehen prägt das Antlitz. Es ist mir gelungen, einen solchen Fall mit Phosphoricum acidum zu heilen, nachdem *Ignatia* versagt hatte. Die Patienten klagen dabei mitunter über *Schmerzen auf dem Scheitel wie von einem Gewicht, das das Gehirn zerquetscht* ᴳˢ, oder auch über Schmerzen im Hinterhaupt oder Nacken, und in beiden Fällen erscheinen die Kranken körperlich schwach und erschöpft; sie möchten die ganze Zeit liegen, mögen keine Gesellschaft, wollen unbeachtet bleiben und nicht angesprochen werden. Häufig tritt die Depression des Sensoriums im Zusammenhang mit den Folgen von Onanie oder übermäßigem Geschlechtsverkehr auf. Der Patient wird durch die Schuldhaftigkeit seines (masturbierenden) Tuns gequält ᴳˢ, grämt sich darüber und ist der Verzweiflung nahe. Dies gilt für beide Geschlechter, und die Depression ist umso schlimmer, wenn der Patient zu schnell *wächst* oder wenn er geistig oder körperlich überfordert ist. Bei *Calcarea carbonica* werden die Jugendlichen zu dick, bei Phosphoricum acidum werden sie zu lang und wachsen zu schnell. Mit Phosphoricum acidum steht uns ein Heilmittel bei Kopfschmerzen von Schülern und Studenten zu Gebote, namentlich von solchen, die zu schnell wachsen. Es ist eine Sünde, diese jungen Menschen ständig dazu anzuhalten, sich hinter ihre Bücher zu klemmen. Wenn es auch richtig ist, dass die Jugend die Zeit der Ausbildung ist, so ist es doch ebenso wahr, dass in diesem Lebensalter eine zu große Beanspruchung in dieser Richtung einen Geist völlig zugrunde richten und für immer unfähig machen kann, der, hätte man ihm mehr Zeit gegeben und mehr Fürsorge angedeihen lassen, ein Segen für die Welt hätte werden können.

Phosphoricum acidum kann in solchen Fällen, in angemessener, sprich potenzierter Form verabreicht, von unermesslichem Nutzen sein. Bisweilen wird man zwischen Phosphoricum acidum, *Natrium muriaticum* und *Calcarea phosphorica* zu wählen haben, dann müssen die anderen Symptome entscheiden.

Was die Verwendung von Phosphoricum acidum bei Typhus abdominalis angeht, so gibt es kein anderes Mittel, das diesem in seiner herabstimmenden Wirkung auf das Sensorium genau gleicht. Auch *Arnica* hat seine Apathie oder Gleichgültigkeit, doch die Eintrübung der Sinne geht bei *Arnica* noch erheblich tiefer, desgleichen bei *Baptisia*; bei beiden Arzneien schläft der Patient beim Beantworten einer Frage ein, was zeigt, wie überwältigend hier der Sopor ist. Darüber hinaus kommt es bei *Arnica* gewöhnlich zu Petechien oder Ekchymosen, was bei Phosphoricum acidum nicht so ausgeprägt ist. Bei *Baptisia* imponiert vor allem die Neigung zur Zersetzung von Körperflüssigkeiten, wie sie sich beispielsweise in den entsetzlich stinkenden Stühlen oder im übel riechenden Harn manifestiert. *Opium* übertrifft all diese Mittel hinsichtlich seiner betäubenden Eigenschaften, und das Gesicht, die Atmung sowie das allgemeine Erscheinungsbild haben mit Phosphoricum acidum keinerlei Ähnlichkeit.

Rhus toxicodendron und *Hyoscyamus* zeigen bei Typhus ebenfalls große Benommenheit, sind aber in anderer Hinsicht völlig verschieden. Die Beschreibung dieser Mittel in Bezug auf typhöse Erkrankungen ist jeweils in den ihnen gewidmeten Kapiteln zu finden. *Nux moschata* sollte ebenfalls in diesem Zusammenhang erwähnt werden.

Wir dürfen die Wirkung von Phosphoricum acidum auf den Darm nicht vergessen. Es zeitigt keine sonderlich charakteristische Wirkung auf den Magen, wohl aber auf die Bauchregion, wie die folgenden, oftmals bestätigten Symptome zeigen: *„Meteoristische Bauchauftreibung; Kollern im Bauch und Gluckern wie von Wasser*[CK392f];

schmerzlose Stühle." GS „*Diarrhoe: **weiß** oder gelb* CK410*; wässrig; chronisch oder akut; ohne Schmerzen und ohne nennenswerte Schwäche oder Erschöpfung."* GS Nachdem wir so viel über die allgemeine Depression und Schwäche dieses Mittels gehört haben, erscheint es höchst seltsam, als charakteristisch festhalten zu müssen, dass ausgerechnet der reichliche und zuweilen lang anhaltende Durchfall den Patienten *nicht* schwächen soll. Nun, es gibt bei den Krankheiten wie in der Arzneimitteltherapie viele Dinge, die wir nicht erklären können, und dieses Phänomen ist eines davon; doch die *Tatsache* bleibt, und wir handeln danach. Denken wir daran, dass die profunde Schwäche und Depression von Phosphoricum acidum sich auf das *Sensorium* und das *Nervensystem* bezieht, und dort bleibt sie auch, unabhängig davon, ob Durchfall vorhanden ist oder nicht. Sehr deutlich sehen wir das beim Bauchtyphus, wie ich aus reicher Erfahrung bezeugen kann. Bei *China* wird die Schwäche durch die Diarrhoe oder allgemein durch Säfteverlust verursacht. Phosphoricum acidum hingegen greift primär das Nervensystem an; selbst bei Onanie spielt nicht so sehr der Verlust von Samen als „Lebenssaft" eine Rolle, wie es bei *China* der Fall ist, vielmehr wird das Nervensystem auch dann stark in Mitleidenschaft gezogen, wenn die Samenabgänge weder sehr häufig noch sehr reichlich ausfallen. So leiden z. B. Phosphoricum-acidum-Knaben unter den Auswirkungen des bei der Onanie auftretenden *Orgasmus*, bevor überhaupt nennenswerte Samenmengen ejakuliert werden. Dies gilt es bei der Wahl zwischen den beiden Mitteln wohl zu bedenken.

Es gibt einen Zustand, bei dem ich Phosphoricum acidum sehr wertvoll gefunden habe, vor allem bei Männern, und das Leitsymptom ist dabei ein „Schwächegefühl in der Brust von längerem Sprechen". Sie werden sich entsinnen: *Stannum* hat dieses Symptom sehr stark (und auch *Sulfur*) und kann uns daher zu einer falschen Verschreibung verleiten, wenn wir nur dieses eine Symptom heranziehen. Wenn der Patient ein junger Mann ist, ob verheiratet oder ledig, wenn er ferner geistesträge CK39 erscheint, teilnahmslos, apathisch und verschlossen und wenn er schließlich zu schnell gewachsen ist, so würden all diese Dinge zusammengenommen Phosphoricum acidum indizieren; und der angemessene Gebrauch der Arznei würde ihn höchstwahrscheinlich vor der Schwindsucht bewahren, welcher so viele auf diese Weise verfallen. Wenn der junge Mann darüber hinaus unter Husten mit Auswurf leidet, so wäre letzterer bei Phosphoricum acidum kopiös, eitrig und übel riechend, während er bei *Stannum* dick, grünlich und von süßlichem Geschmack wäre. All diese Beschwerden können, wenn Phosphoricum acidum das passende Mittel ist, in einem oder beiden der folgenden Umstände ihre Ursache haben: Onanie bzw. sexuelle Ausschweifungen, zweitens zu rasches Wachstum.

Phosphoricum acidum hat zwei Besonderheiten in Bezug auf den Urin, nämlich entweder reichlichen, wasserhellen [CK431], blassen [CK432] Harn oder aber milchigen Harn. Ersteren findet man bei allgemeiner Herabsetzung der nervösen Funktionen, und wenn dabei Kopfschmerzen auftreten, so werden diese wie bei *Gelsemium* durch reichliche Harnabsonderung *gebessert*. Die zweite Form (der milchige Urin) entsteht durch ein Übermaß an Phosphaten und deutet auf einen Abbau von Nervensubstanz hin. Wir müssen auch zwischen dem profusen Harnabgang von *Ignatia* und dem von Phosphoricum acidum unterscheiden: Ersterer ist hysterisch bedingt, letzterer keineswegs.

Muriaticum acidum

Salzsäure

Aufgrund extremer Schwäche rutscht der Kranke, im Schlaf stöhnend und ächzend, zum Fußende des Bettes herab. [CK526;KE4,755] (Abdominaltyphus.)

Zunge trocken [KE4,754], von lederähnlicher Beschaffenheit [GS], auf ein Drittel ihrer normalen Größe geschrumpft [CK164]. (Abdominaltyphus.)

Blaue, geschwollene Hämorrhoiden [CK273], sehr schmerzhaft bei Berührung [HY23,284]; so *berührungsempfindlich*, dass selbst das Bettlaken als unangenehm empfunden wird [GS].
Große Schwäche und Hinfälligkeit [CK507]; sobald er sitzt, fallen ihm vor Mattigkeit die Augen zu [CK509]; Unterkiefer hängt herunter (Typhus); rutscht im Bett herab. [GS]
Maligne Affektionen des Mundbereichs: tiefe, dunkelblaue Geschwüre mit schwarzem Grund [(CK163)]; fauler [KE4,57], übler Geruch aus dem Mund [GS].
Beim Harnen unwillkürlicher Abgang von dünnem, wässrigem Stuhl [CK261]; kann kein Wasser lassen, ohne dass zugleich auch Stuhl abgeht.

~ ~

Auch Muriaticum acidum gehört zu unseren großen Typhusmitteln, und die Fälle, wo es von Nutzen ist, weisen ein höheres Maß an Adynamie auf als diejenigen, die *Phosphoricum acidum* benötigen. Es kommt *Carbo vegetabilis* näher als jedes andere Mittel.
Seine Indikationen bei dieser Krankheit werden in Herings *Guiding Symptoms* hervorragend wiedergegeben. Es kommt zu einer Zersetzung der Körperflüssigkeiten; Stühle gehen unwillkürlich beim Urinieren ab; dunkle, dünnflüssige Stühle [GS]; oder Hämorrhagien von dunklem, flüssigem Blut. Der Mund ist voll von dunkelblauen Geschwüren. Unbesinnlichkeit. [ST1,225] Bedingt durch die ungeheure Schwäche *rutscht der Patient im Bett herab*, und er stöhnt und ächzt im Schlaf; der Unterkiefer hängt herunter; *die Zunge ist trocken, lederartig und auf ein Drittel ihrer normalen Größe geschrumpft*; Lähmung der Zunge [UE]; Puls schwach [EN438] und aussetzend [CK567]. Nur schwer dürfte sich ein verzweifelterer Fall von Typhus darstellen lassen, als es hier geschehen ist. Es ist unnötig, auf Chinin, Weinbrand oder sonstige modische „Stimulanzien" zurückzugreifen. Etwas Fleischbrühe, Milch oder Haferschleim als Ernährung, und Muriaticum acidum wird alles tun, was zur Lebensrettung eines solchen Patienten erforderlich ist, und es wird dies schneller und mit gerin-

gerer Rezidivgefahr bewerkstelligen als jedes andere Behandlungskonzept. Natürlich sind die Angehörigen sehr besorgt oder auch verzweifelt, und dann muss eine Art *Scheinbehandlung* veranstaltet werden. Wenn viel Druck ausgeübt wird in Form von Vorschlägen oder Forderungen nach Konsultation eines weiteren Kollegen, wenn alle möglichen wunderbaren Verordnungen ins Spiel gebracht werden, die bereits viele Fälle dieser Art geheilt hätten, so lasse man *Saccharum lactis* alle fünf Minuten verabreichen. Es ist (für die Angehörigen und alle sich sonst berufen Fühlenden) eine wundervoll *beruhigende* Medizin und sollte niemals vergessen werden. Den ärgsten Schreihals schicke man nach Möglichkeit viele Meilen weg, um irgendetwas zu besorgen, egal was. All dies ist für die Genesung des Kranken unverzichtbar. Die *größte Gefahr* für den Patienten besteht darin, dass der Arzt seine Geistesgegenwart verliert und selbst zu leiden beginnt, um dann von der einzig hilfreichen Behandlung abgebracht zu werden. Dieser Rat gilt nur all denjenigen, die ihn nötig haben. So mancher Patient ist gestorben, weil sein Arzt unter solcher Art von Druck „den Kopf verloren" hat.

Muriaticum acidum ist sehr nützlich bei blauen, geschwollenen Hämorrhoiden, die so **berührungsempfindlich** sind, dass sie nicht einmal die Berührung durch das Bettlaken vertragen [GY4].

Das Rektum prolabiert leicht *(Ignatia, Ruta)*; der Patient kann nicht urinieren, ohne dass sich der Mastdarm herausstülpt [CK271]; Prolaps auch bei Wind- oder Stuhlabgang.

Schwäche der Harnblase [CK292]; der Harn geht nur langsam ab [CK291], oder der Patient muss so stark pressen, dass der Mastdarm hervortritt. [GS]

Die weiblichen Genitalien vertragen nicht die leiseste Berührung, nicht einmal die des Bettlakens. [GS] *(Murex.)*

Nitricum acidum

Salpetersäure

Hat eine besondere Affinität zu den Haut-Schleimhaut-Grenzen an den Körperöffnungen[GS], mit Entstehung von Rissen, Rhagaden[GS] und Fissuren.
Fein stechende Schmerzen wie von einem Splitter in den erkrankten Teilen.
Unerträglich stark riechender, beißender Urin[CK692]; so übel riechend und säuerlich wie Pferdeharn[CK694].
Blutungen aus allen Körperöffnungen; Blut hellrot.[GS]
Stechende Schmerzen in Geschwüren[CK1209f]; Hautwucherungen, wie z. B. syphilitische oder sykotische Kondylome[GS].
Nervöse, leicht erregbare[CK45] Personen von eher dunklem Teint[GS] (Brünette[CK]).
Modalitäten: > beim Fahren in einem Wagen.

ھ ې

Nitricum acidum ist eines unserer wirksamsten Antidote gegen die Folgen von allopathischen Quecksilbergaben bei Syphilis. Für die anderen üblen Folgen des Merkurmissbrauchs eignen sich andere Mittel besser, namentlich *Hepar sulfuris*. Nitricum acidum hat eine besondere Affinität zu den Körperöffnungen, zu Bereichen also, wo die Schleimhäute in die Haut übergehen, wie z. B. an Mund (Mundwinkeln), Nase und After. Im Bereich des Mundes sind die Winkel rissig, geschwürig und schorfig[CK323]. Auch finden wir Aphthen und Stomatitiden[Kl133] mit viel Speichelfluss[CK397], geschwollenem Zahnfleisch[CK366], stinkendem Mundgeruch[CK403] etc.
Wenn *Mercurius* bereits ohne Erfolg angewandt worden ist, folgt Nitricum acidum gut und wird oftmals die Heilung herbeiführen.
Dieser ulzerierte, geschwollene, schwammige Zustand am Zahnfleisch kann sich bis in den Rachen erstrecken, und wenn er das Ergebnis von schulmedizinisch mit Quecksilber behandelter Syphilis

ist, ist Nitricum acidum das erste Mittel, an das wir denken müssen. Gleichermaßen deutlich ist die Wirkung der Arznei auf den Ausgang des Verdauungstrakts.

Der After weist, ähnlich wie die Mundwinkel, Rhagaden oder auch Fissuren auf *(Ratanhia)*; Hämorrhoiden treten hervor [CK645], reißen ein, bluten [CK646] und sind sehr schmerzhaft [CK641]. Kein Mittel hat eine entschiedenere Wirkung auf den After, und ein sehr charakteristisches Symptom ist: „Starke Schmerzen nach Abgang von Stuhl [CK657], *selbst von weichem Stuhl* [GS]". Der Kranke geht nach dem Stuhlgang ein bis zwei Stunden von Schmerzen gequält im Zimmer auf und ab. *(Ratanhia.)* Bei Dysenterie unterscheidet dieses Symptom Nitricum acidum von *Nux vomica*, wo der Stuhlgang *Erleichterung* bringt, und von *Mercurius*, das *die ganze Zeit über*, d. h. vor, während und nach dem Stuhlgang Tenesmus hat.

Ein weiteres sehr bezeichnendes Merkmal von Nitricum acidum bei all diesen Leiden sind *„fein stechende Schmerzen wie von einem Splitter in den erkrankten Teilen"*. Das Mittel hat Blutungen aus allen Körperöffnungen, und das Blut ist gewöhnlich hellrot, insbesondere bei Bauchtyphus und bei Hämorrhoiden. Nitricum acidum ist eines unserer bedeutendsten Mittel bei chronischer Diarrhoe [CK606ff]. Es gehört, neben *Thuja* und *Staphisagria*, zu der berühmten Trias der Mittel gegen Kondylome.

Es ist außerdem eines von drei Mitteln mit äußerst übel riechendem Harn, neben *Benzoicum acidum* und *Sepia*:

Benzoicum acidum: „Harn dunkelfarbig, mit überaus starkem Harngeruche."

Nitricum acidum: Harn sehr dunkel [CK685], wie Pferdeharn riechend.

Sepia: Übel und *säuerlich* riechender Harn.

Sulfuricum acidum

Schwefelsäure

Größte Mattigkeit [CK485], mit Gefühl von *innerlichem* Zittern, für andere nicht erkennbar [CK486].

Blutungen aus allen Körperöffnungen [GS], mit kleinen Ekchymosen unter der Haut.

Das Kind riecht sauer, trotz regelmäßigen Waschens [GS]; saures Erbrechen [MA3,21].

Besonders geeignet für Hellhaarige [GS]; oft bei älteren Menschen indiziert,[55] vor allem bei Frauen [GS]; Hitzewallungen während des Klimakteriums [GS, KN].

Aphthen im Mund [CK151] und am Zahnfleisch [GS]; aphthöse Geschwüre an der ganzen Mundschleimhaut [GS]; leicht blutendes Zahnfleisch [CK140]; schmerzhafte Mundgeschwüre [GS]; fauliger Mundgestank [AZ54,124, KN].

Böse Folgen von mechanischen Verletzungen [SK654], verbunden mit Quetschung, Aufschürfen und bläulicher Verfärbung der Haut [GS]; Prostration. [KN]

„Gefühl in der Stirn-Gegend, als wäre das Gehirn locker und fiele hin und her." [CK73] *(Belladonna, Bryonia, Rhus toxicodendron, Spigelia.)* [KN]

Oft hilfreich bei den gastrischen Beschwerden der Branntweinsäufer. [AZ54,124]

☙ ❧

Sulfuricum acidum ist ein weiteres wertvolles Mittel bei Aphthenbildung. Es ist besonders wirksam bei sehr geschwächten Patienten sowie bei marastischen Kindern mit diesem von Schwämmchen überzogenen Mund. Oft findet sich ein übersäuerter Magen [Z2,107] (*Iris versicolor* und *Robinia*: saures Aufstoßen und Erbrechen) mit saurem Erbrechen, und Sulfuricum-acidum-*Kinder riechen auch am ganzen*

---

[55] Nash schreibt versehentlich: „Adapted to the light haired, old people".

Körper sauer, trotz der größten Anstrengungen in Bezug auf Sauberkeit (Rheum, Hepar sulfuris und *Magnesia carbonica).* Eines der größten Charakteristika, vielleicht *das* größte, bei entkräfteten Personen, die Sulfuricum acidum benötigen, ist ein *Gefühl von innerlichem Zittern.* Es ist dies ein *subjektives* Symptom, denn bei aller Eindeutigkeit der Empfindung, welche höchst quälend werden kann, ist äußerlich keinerlei Zittern erkennbar. Man findet dieses Symptom häufig bei alten Säufern (siehe *Ranunculus bulbosus*), die durch ihren Alkoholkonsum gesundheitlich heruntergekommen oder fast zu einem Wrack geworden sind. Doch ist das Symptom keineswegs auf solche Menschen beschränkt, sondern erscheint oft auch in anderen Fällen, wo die Entkräftung auf andere Ursachen zurückzuführen ist; wenn es, aus welchen Gründen auch immer, sehr ausgeprägt ist, sollte Sulfuricum acidum nie vergessen werden. Der Nutzen der Arznei bei Purpura haemorrhagica wurde bereits an anderer Stelle angesprochen. Wie *Crotalus* hat es Blutungen aus allen Körperöffnungen *(Aceticum acidum, Thlaspi),* und das Blut kann sich außerdem als *ekchymotische Flecken unter der Haut ansammeln.* Letzteres deutet darauf hin, dass Sulfuricum acidum auch bei „blauen Flecken" infolge von Prellungen hilfreich sein könnte, und die Praxis bestätigt dies; es folgt in solchen Fällen gut auf *Arnica. Ledum palustre* gehört ebenfalls zu unseren Hauptmitteln bei Blutunterlaufungen durch stumpfe Gewalteinwirkung, wie z. B. beim „blauen Auge". Natürlich bezieht sich dies auf Quetschungen, die sich unter der Haut abspielen, während *Ruta* vor allem bei Quetschungen der Knochenhaut wirksam ist. Bei Sulfuricum acidum hat das *Sulfur*-Element genügend Einfluss, dass die Arznei bei Hitzewallungen im Klimakterium noch erfolgreich sein kann, wo *Sulfur* zuvor versagt hat.

Picricum acidum

Pikrinsäure

Dies ist ein relativ neues Mittel, das aber schon einige wertvolle therapeutische Kräfte offenbart hat. Picricum acidum greift in erster Linie die Lebenskraft an, wie es sich in extremer Mattigkeit[EN401] oder anhaltendem **Müdigkeitsgefühl**[EN387] im ganzen Körper manifestiert, begleitet zumeist von entsprechender Schwäche des Geistes[EN10], Gleichgültigkeit[EN6], mangelnder Willenskraft[EN6] sowie einem starken Bedürfnis, sich hinzulegen[EN404]. Es besteht ein großes Schweregefühl in den Beinen[EN347], sodass sie kaum angehoben werden können[EN360]. Dumpf schmerzhaftes Müdigkeitsgefühl im Rücken mit etwas Brennen[GS] *(Phosphorus, Zincum metallicum)*, zuweilen auch in der Lendengegend[GS]. Selbst das Gehirn ist erschöpft[GS], und die geringste körperliche oder geistige Anstrengung ruft Kopfschmerzen hervor[AZ99,79f]. Diese Kopfschmerzen treten am häufigsten bei Studenten und überarbeiteten Geschäftsleuten auf, ferner bei Menschen, die durch Kummer oder andere niederdrückende Emotionen seelisch erschöpft sind[GS].

Die Schmerzen lokalisieren sich zumeist in der Okzipitozervikalregion[GS] *(Natrium muriaticum, Silicea)*; < besonders durch geistige Anstrengung[AZ99,80]. Kurz gesagt, Picricum acidum bietet ein vollkommenes Bild *nervöser Erschöpfung*. Ich fand das Mittel sehr nützlich beim offensichtlichen Versagen der Geisteskraft eines alten Mannes, der bis etwa ein Jahr vor seinem Besuch bei mir immer gesund gewesen war. Nun klagte er über Schwere im Hinterkopf, Unfähigkeit zu geistiger Anstrengung, zu reden oder zu denken sowie über ein allgemeines Gefühl von Müdigkeit und „Verbrauchtheit". Ich befürchtete Gehirnerweichung, verordnete ihm aber dennoch Picricum acidum in der 6. Verreibung, und das Mittel *heilte* ihn prompt.

Picricum acidum hat hinsichtlich seiner Wirkung auf die Geschlechtsorgane, insbesondere die männlichen, viele Ähnlichkeiten mit *Phosphoricum acidum* wie auch mit *Phosphorus*. Es besteht starkes sexuelles Verlangen mit heftigsten Erektionen[EN280], gefolgt von entsprechender Schwäche oder völliger Impotenz. Zweifellos scheint Picricum acidum dafür prädestiniert zu sein, eines unserer wertvollsten Mittel bei zerebraler, spinaler und allgemeiner nervöser Erschöpfung zu werden, besonders wenn diese mit geschlechtlichen Ausschweifungen zusammenhängen oder davon herrühren. Man sollte es gemeinsam mit *Gelsemium, Phosphoricum acidum, Phosphorus, Argentum nitricum, Sulfur, Alumina, Silicea* und all jenen Mitteln studieren, die stark auf das Gehirn, das Rückenmark und allgemein das Nervensystem einwirken.

Carbo animalis

Tierkohle

Carbo animalis gehört zu den Arzneien, die allgemein durch **große Schwäche**[KE2,352], *Energiemangel*[CK638] und *Abgeschlagenheit*[CK685] gekennzeichnet sind. Die Patienten neigen oft zu Schwellung, Verhärtung[CK] und Eiterung von Drüsen und Lymphknoten.[GS]

Gutartige Eiterungen nehmen leicht einen jauchigen Charakter an, Geschwülste werden leicht szirrhös.

Die Schwellungen scheinen vorzugsweise die *axillären* und inguinalen Lymphknoten sowie die Brustdrüsen zu betreffen.[GS] Ferner fallen die Geschlechtsorgane stark unter den Einfluss des Mittels. Alte, eiternde, bläulich verfärbte *(Lachesis, Tarantula cubensis)*, stinkende Bubonen[KE5,557].

Menses zu früh[CK408] und zu lang[CK410]. Menorrhagie infolge chronischer Uterusverhärtung; Menorrhagien kachektischer Frauen mit Drüsenaffektionen.[GS]

Die Regelblutung schwächt sie stets so sehr, dass sie kaum sprechen kann.[CK]

Mammatumoren in Form von *harten Knoten* in der Brust.[KE2,374f]

Kupferfarbene Hautausschläge.[GS]

Schwäche der Knöchel bei Kindern.[GS] *(Natrium carbonicum, Silicea.)*

Leichtes Verheben.[CK] *(Calcarea carbonica.)*

Gelsemium

Gelsemium sempervirens; Wilder Jasmin

Vollständige Erschlaffung und Ermattung der gesamten Muskulatur, mit mehr oder weniger vollständiger motorischer Lähmung. [EN493;GS] Herunterhängen der Augenlider. [EN119] Die Muskeln gehorchen nicht dem Willen. [GS]

Zittern der Hände oder Beine, wenn er diese zu bewegen versucht; muss ganz still liegen.

Trägheit aller Geisteskräfte [EN14], unfähig zu denken [EN18]; schläfrig [EN545], mit abgestumpftem, rotem Gesicht.

Empfindlichkeit gegenüber jeder Störung des seelischen Gleichgewichts, wie z. B. Aufregung oder plötzliche Gemütsbewegungen; Durchfälle dadurch. [(GS)]

Dumpfer, ermattender Kopfschmerz an der *Gehirnbasis*; möchte den Kopf hochgelagert haben; manchmal > durch profusen Harnfluss [EN49].

Schwindel mit verschwommenem Sehen [EN31]; Pupillen dilatiert [EN132]; Doppeltsehen [EN160]; Gefühl wie betrunken.

Nervöser Frost mit heftigem Schütteln, gleichwohl kein Kältegefühl.

Bedürfnis, ruhig zu sein, nicht zu sprechen [GS]; fühlt sich zu schwach, sich zu bewegen.

Kinder klammern sich aus Furcht zu fallen am Kindermädchen oder an ihrem Bett fest [GS], besonders bei Wechselfieber.

Langsamer, schwacher Puls bei alten Leuten.

Große Schwere der Lider [EN125]; kann die Augen nicht offen halten [EN123].

Fürchtet, das Herz würde aufhören zu schlagen, wenn sie sich nicht ständig umherbewegt. [GS]

Allgemeine, tief sitzende Muskelschmerzen mit Prostration (Grippe).

Dieses Mittel affiziert hauptsächlich das Nervensystem. Dabei ist sein hervorstechendstes Symptom: *„Vollständige Erschlaffung und Ermattung der gesamten Muskulatur, mit mehr oder weniger vollstän-*

diger motorischer Lähmung." Diese muskuläre Erschöpfung scheint von der Unfähigkeit der Nerven herzurühren, Eindrücke weiterzuleiten; daher auch das Symptom: „Die Muskeln gehorchen nicht dem Willen." Dieser Zustand stellt sich ganz allmählich ein, wobei das erste Symptom ein Gefühl von Mattigkeit oder eine allgemeine Abgespanntheit ist. Der Patient möchte sich niederlegen, weil er sich *so schwach* fühlt *(Picricum acidum)*, und er neigt zu Schläfrigkeit; der Puls wird schwach und langsam, beschleunigt sich aber sehr durch die geringste Bewegung. Dann *zittern die Beine*, sobald er versucht zu gehen, die *Hände zittern*, wenn er versucht, sie hochzuheben [GS], und die *Zunge zittert*, wenn er sie herauszustrecken versucht [GS]. All dies wird durch *Schwäche* verursacht, durch objektive wie auch subjektive Schwäche. Wenn ich dieses Mittel mit einem Adjektiv versehen müsste, um auf sein Hauptcharakteristikum hinzuweisen, so würde ich es das *Zittermittel* nennen. Manchmal ist das Zittern so heftig, dass es den Patienten wie in einem Fieberfrost regelrecht *durchschüttelt*, doch weder objektiv noch subjektiv ist Kälte oder Frost vorhanden. Diese Schwäche kann sich bis zu völliger Lähmung steigern, und dann erscheinen Symptome wie die folgenden: *Herunterhängen der Augenlider (Sepia, Causticum)*, bis sie ganz geschlossen sind; Kontrollverlust über die Finger, sodass sie z. B. nicht mehr zum Klavierspielen zu gebrauchen sind; Unfähigkeit beim Versuch zu gehen, die Füße in eine bestimmte Richtung zu lenken, wenngleich die Sinnesorgane ungetrübt bleiben, mit Ausnahme vielleicht einer gewissen Schläfrigkeit; der Patient weiß genau, was er tun möchte, kann es aber nicht ausführen.

Darüber hinaus können in verschiedenen Regionen Neuralgien auftreten; es können allenthalben dumpf drückende Schmerzen *(Myalgien)* bestehen, oder der Patient wird von plötzlichen, schießenden Schmerzen gequält, die so heftig sind, dass sie ihn unvermittelt auffahren lassen [GS]. Die Arznei kann aber auch Krämpfe oder Konvulsionen auslösen; doch all diese Erscheinungen gehen mit der charakteristischen *Prostration* einher, z. B. hängen bei Gesichtsneuralgie [GS] schwächebedingt die Augenlider herunter. Darum sei es noch einmal wiederholt: *Gelsemium ist in erster Linie ein Nervenmittel.*

Nachdem wir die Hauptwirkung dieses großen Mittels, wie sie sich am Nervensystem offenbart, dargelegt haben, wollen wir nun auf einige lokale Besonderheiten eingehen, die freilich stets mehr oder weniger mit der Hauptwirkung verbunden sind. Beim Geist und Gemüt schlägt sich die niederdrückende Macht der Arznei an Symptomen wie diesen nieder: *Der Gelsemium-Patient ist apathisch, schläfrig und scheut jede Bewegung.*[GS] *Die Geisteskräfte liegen darnieder; der Patient kann weder klar denken noch sich auf etwas konzentrieren*[EN18]. „Bedürfnis, ruhig zu sein; möchte nicht sprechen noch irgend jemanden in seiner Nähe haben, selbst wenn der Betreffende schweigt."[GS] Dieser psychische Zustand steht ganz im Einklang mit der bereits beschriebenen allgemeinen nervösen Erschöpfung. Zwar ist der Zustand bisweilen auf Zeit aufgehoben, um einer Phase der Erregung Platz zu machen; doch ist letztere nicht die vorherrschende, charakteristische und eigentliche Wirkung der Arznei, sondern stellt nur die Reaktion des Organismus auf das Mittel dar – ähnlich wie sich ein schlafloser Zustand zur charakteristischen Schläfrigkeit oder zum Sopor von *Opium* verhält. Ich halte das Verabreichen großer Dosen dieser beiden Mittel, wie es einige Kollegen praktizieren, um durch deren toxische, sedierende oder paralysierende Wirkung auf das Muskelsystem Erregungszustände zu dämpfen oder Krampfanfälle zu kupieren, für eine antipathische Methode und in keiner Weise für wirklich kurativ. Es gibt einen äußerst empfindlichen Zustand der Nerven, der sehr eigentümlich ist und den Gelsemium bedeutend bessert, nämlich *Empfindlichkeit gegenüber jeglicher Störung der Psyche, namentlich Aufregung oder plötzliche Gemütsbewegungen, das Empfangen schlechter Nachrichten, Schreck oder auch das Bevorstehen einer ungewohnten Prüfung*[GS]. Eine Folge dieser Umstände sind Durchfälle. Viele Menschen leiden unter derartigen Beschwerden. Gelsemium heilt nicht nur die aktuelle Diarrhoe, sondern häufig auch den ganzen abnormen Zustand. Ich habe nie erlebt, dass in diesen Fällen das Mittel unterhalb der 30. Potenz viel Gutes bewirkt, umso mehr aber in weit darüber liegenden Potenzen.

Wie aus seiner allgemeinen Wirkung auf das Nervensystem vermutet werden kann, übt das Mittel auch einen deutlichen Einfluss auf die Sinnesorgane und das Gehirn aus. *Schwindel mit verschwommenem Sehen, Pupillenerweiterung, Doppeltsehen, Gefühl wie betrunken – das weist auf diesen Einfluss hin.* Es gibt ein sehr charakteristisches Schwindelsymptom, das nur noch bei einem anderen Mittel ähnlich prominent hervorsticht, nämlich: *„Das Kind fährt hoch, klammert sich am Kindermädchen fest und schreit auf aus Furcht, es könnte fallen."*[GS] Wenn es hier einen Unterschied gibt zwischen Gelsemium und *Borax*, dann ist es der, dass das Kind bei *Borax* diese Furcht nur dann zeigt, wenn es in sein Bettchen gelegt wird bzw. bei jeder anderen *Abwärtsbewegung*.

Der charakteristischste Kopfschmerz von Gelsemium ist ein dumpfer, ermattender Kopfschmerz an der *Gehirnbasis*; der Kranke möchte den Kopf auf einem dicken Kissen hochgelagert haben und vollkommen still liegen. Die Kopfschmerzen verschlimmern sich durch geistige Anstrengung[GS], Tabakrauchen[EN69], Tiefliegen des Kopfes sowie durch Sonnenhitze *(Glonoinum, Lachesis, Lyssinum, Natrium carbonicum)*. Sie werden vorübergehend durch Druck und durch Anregungsmittel gelindert. Solche Kopfschmerzen folgen oft auf eine Völlerei. Manchmal kommt es bei Gelsemium auch zu Kopfschmerzen infolge passiver Kongestion; dann beginnen die Schmerzen im Hinterkopf und breiten sich von dort über den ganzen Kopf aus. Die Verschlimmerungen sind in etwa dieselben wie bei der ersten Kopfschmerzart oder bei nervösen Kopfschmerzen. Ein bemerkenswertes Charakteristikum ist darüber hinaus, dass die Kopfschmerzen zuweilen *durch profusen Harnfluss gebessert* werden. (*Lac defloratum* hat profusen Harnfluss während Migränekopfschmerzen, doch werden die Schmerzen durch den Harnabgang nicht so deutlich gebessert.) Gelsemium hat ferner Migränebeschwerden, denen *Blindheit* vorangeht.[GS] Sobald der Kopf dann zu schmerzen beginnt, verschwindet die Sehstörung. Die Migräne dieser Arznei geht nicht mit viel Übelkeit und Erbrechen einher, wie etwa die von *Sanguinaria, Iris versicolor* oder *Lac defloratum*, doch wird sie von der für das Mittel so typischen Schwäche und dem charakteristischen Zittern begleitet.

Gelsemium ist eines der so genannten Fiebermittel. Es ist von Nutzen bei den remittierenden Fiebern von Kindern. ᴳˢ Das Fieber ist niemals von jener intensiven oder heftigen Art, wie sie *Aconitum* oder *Belladonna* kennzeichnet, sondern es verläuft milder. Das Kind liegt schläfrig in seinem Bett und möchte sich nicht bewegen, oder falls doch, so kann es sich nicht viel bewegen aufgrund der Schwäche. Ein Autor hat geschrieben, Gelsemium stehe in der Mitte zwischen *Aconitum* und *Veratrum viride*. Ich würde es eher zwischen *Baptisia* und *Belladonna* ansiedeln. Wie bei *Baptisia* besteht erhebliche Prostration, doch sind die typhöse Zunge und andere Symptome nicht so ausgeprägt. Beide können ein dunkelrotes Gesicht und einen wie betrunkenen Gesichtsausdruck haben; doch ist bei *Baptisia* das Sensorium stärker betroffen, sodass der Patient schon einschläft, wenn er gerade versucht, eine Frage zu beantworten. Auch findet man den üblen Geruch des Schweißes, des Stuhls und des Urins von *Baptisia* nicht bei Gelsemium. Wie bei *Belladonna* bestehen Hirnkongestion und Pupillenerweiterung, doch sind diese nicht so ausgeprägt und werden nicht von einem so aktiven, heftigen Delirium begleitet wie bei *Belladonna*. Gelsemium ist kein sehr wichtiges Mittel bei intermittierendem Fieber, umso mehr aber bei *nervösem Frost*. (Gelsemium-Frostschauer laufen in Wellen den Rücken hinauf und hinunter, vom Kreuzbein zum Hinterkopf und zurück. Frost beginnt zwischen den Schulterblättern: *Capsicum, Sepia*; Frost beginnt in der Lendengegend: *Eupatorium purpureum, Natrium muriaticum*; Frost beginnt im Bereich der Brustwirbelsäule: *Eupatorium perfoliatum, Lachesis*.) Der Frost geht bei Gelsemium mit heftigem Schütteln und Zähneklappern ᴳˢ einher, gleichwohl besteht objektiv keinerlei Kälte und nicht einmal subjektiv ein Kältegefühl. *„Der Patient möchte gehalten werden, damit es ihn nicht so schüttelt."* ᴳˢ Diese Art von Frost findet man oft bei hysterischen Leiden sowie bei (organischen) Herzkrankheiten. Der Puls des Gelsemium-Patienten ist in Ruhe *verlangsamt*, doch bei Bewegung stark beschleunigt. Bei dem langsamen, schwachen Puls alter Leute ist kein Mittel häufiger von Nutzen als Gelsemium. Bei der bereits beschriebenen nervös bedingten Prostration, wie sie etwa Typhus direkt vorausgeht, kommt nichts Gelsemium gleich. Viele Fälle von Bauchtyphus habe ich, wie ich glaube, mit diesem Mittel abortiv verlaufen lassen.

Baptisia tinctoria

Wilder Indigo

Benommen und geistig verwirrt, als wäre er betrunken[GS]; kann nicht einschlafen, weil er sich nicht „zusammenfinden" kann[HC1,33]; hat das Gefühl, der Kopf oder der Körper[KN] läge verstreut umher, und wälzt sich im Bett herum, um die Teile zusammenzusuchen[HC1,33].

Gesicht düsterrot, mit berauschtem, blödem Aussehen[GS]; Augen trübe und verschwommen.

Mund geschwürig[EN114], mit fauligem Gestank[GS]; oder Mund trocken[GS]; Zunge belegt, braun und trocken, besonders in der Mitte[KE6,50].

Empfindlichkeit der rechten Leistengegend[GS], mit Kollern in den Därmen[EN195].

Durchfallstuhl, Urin und alle anderen Absonderungen *höchst übel riechend.*

Wacht mit Atembeklemmung auf, braucht dringend frische Luft.[EN232]

Große Erschöpfung[GS] mit Schmerzen und Wundheitsgefühl am ganzen Körper. Großes Typhusmittel.

Kann nur Flüssiges herunterschlucken; die geringste feste Speise verursacht Würgen.[GS]

In welcher Position der Patient auch immer liegt, die aufliegenden Körperteile fühlen sich wund und zerschlagen an. *(Lachesis, Pyrogenium.)*

Baptisia tinctoria fügt sich hier ganz natürlich ein, da es bei Fieberkrankheiten häufig im Anschluss an das *Gelsemium*-Stadium angezeigt ist. Der Verlauf eines Typhus kann unter richtiger homöopathischer Behandlung deutlich abgekürzt werden, was auch immer an Gegenteiligem die alte Schule dazu sagen mag. In sieben Jahren habe ich nur einen Fall von Abdominaltyphus erlebt, der seinen klassischen Verlauf nahm, und das war der Fall einer jungen Dame, deren Mutter so lange versucht hatte, sie zu behandeln, bis sich die Krankheit vollständig entwickelt hatte.

Die Symptome, die nach Baptisia verlangen, sind im ersten Stadium große Erregbarkeit, Frost, Schmerzhaftigkeit des ganzen Körpers, besonders aber des Kopfes, des Rückens und der Glieder, sowie ein *allgemeines Wundheits- und Zerschlagenheitsgefühl.* Dann wird der Patient schwächer, erschöpft, schläfrig, benommen; das Gesicht wird rot, die Augen trübe, sodass er wie berauscht aussieht. Die Sinne sind so abgestumpft, dass der Kranke, wenn ihm eine Frage gestellt wird, mitten in der Antwort oder sogar schon vorher einschläft. Dann entsteht ein Streifen in der Mitte der Zunge, zuerst weiß und später braun, in scharfer Abgrenzung zum Zungenrand. Wenn der Typhus weiter voranschreitet, kommt es zu Gemurmel, Flockenlesen und Umherwälzen im Bett. Falls der Kranke überhaupt noch etwas äußert, sagt er, dass er das Gefühl habe, *„im Bett verstreut zu liegen"*, und dass er *„die Teile wieder zusammensuchen"* wolle. Bald setzen Kollern und Poltern in den Därmen ein, besonders in der rechten Leistengegend, die zudem sehr empfindlich ist. Später beginnen die Därme sich zu entleeren, und alle Absonderungen (Stuhl, Urin und Schweiß) sind höchst übel riechend.

Dies ist das getreue Bild eines Baptisia-Typhus. Ich habe viele solcher Fälle im ersten Stadium kupiert und sogar (in anderen Fällen) das Fortschreiten der Krankheit aufgehalten und sie noch nach acht bis zwölf Tagen Dauer zur Aushellung gebracht. Ich habe niedrige wie auch hohe Potenzen gleichermaßen erfolgreich eingesetzt, bevorzuge jetzt aber die 30. Potenz.

Ferrum phosphoricum
Eisenphosphat

Dieses Schüßler'sche Gewebemittel hat sich bei einigen entzündlichen Erkrankungen als wertvolles Heilmittel erwiesen. In Übereinstimmung mit seinem Bestandteil *Eisen* zeigt es dessen *Neigung zu lokalen Kongestionen*, mit seinem *Phosphor*-Element eine Affinität zu Lunge und Magen; und die Verbindung der beiden Elemente erweist sich als wichtiges *Blutungsmittel*. Die Blutungen bestehen aus hellrotem Blut und können aus jeder Körperöffnung kommen. Weitere Prüfungen und klinische Erfahrungen werden uns in die Lage versetzen, das Mittel wissenschaftlicher anzuwenden, als wir es heute tun. Nach meinen Beobachtungen passt es nicht für vollblütige Sanguiniker mit einem Überschuss an arteriellem Blut, die von *Aconitum* geheilt werden, sondern eher für blasse Anämiker, die bei all ihrer Schwäche dennoch zu plötzlichen und heftigen lokalen Kongestionen und Entzündungen neigen, etwa zu Pneumonie, plötzlichem Blutandrang nach Kopf, Eingeweiden oder irgendeinem anderen Körperteil, oder auch zu entzündlichen Affektionen rheumatischen Charakters. Doch Ferrum phosphoricum hilft nur im ersten Stadium solcher Entzündungen, bevor das Exsudationsstadium einsetzt. Das Mittel hat sich außerdem bei den erwähnten geschwächten Anämikern bewährt, die unter Magenbeschwerden mit *saurem Aufstoßen* leiden, also unter dem, was gewöhnlich als Dyspepsie bezeichnet wird.[AZ104,51] Im ersten Stadium der Dysenterie[GS], mit ziemlichen Mengen Blut in den Stühlen, ist das Mittel von großem Wert und heilt oft in kürzester Zeit.

Ferrum phosphoricum hilft darüber hinaus oft bei den kopiösen Nachtschweißen[AZ95,115] der besagten Schwachen und Anämischen. Ich bedaure, dass ich keine charakteristischen Indikationen für den Gebrauch dieser Arznei angeben kann, gleichwohl bin ich fest davon überzeugt, dass wir es mit einem sehr wertvollem Mittel zu tun haben, das einer gründlichen Prüfung nach Hahnemanns Art unterzogen werden sollte.

Veratrum viride

Grüne Nieswurz

Ein schmaler, scharf umrissener roter Streifen genau die Mitte der Zunge entlang. (EN103)
Hohes Fieber, mit Zuckungen und Neigung zu Krämpfen.

Veratrum viride ist ein weiteres Mittel, das einst einen großen Ruf für das erste oder kongestive Stadium von entzündlichen Krankheiten hatte, besonders bei Entzündungen von Organen, die unter Kontrolle des Nervus vagus stehen, namentlich Pharynx, Ösophagus, Magen und Herz. Eine Zeitlang quollen die Fachzeitschriften geradezu über von Berichten über Pneumonieheilungen mit Veratrum viride, wobei dessen Heilkraft dem regulierenden Einfluss auf Herztätigkeit und Puls zugeschrieben wurde. Es wurde behauptet, dass, wenn die beschleunigte Blutzirkulation eingedämmt werden könnte, um so die in die kongestionierte Lunge gepresste Blutmenge zu reduzieren, dadurch der Lunge die Möglichkeit eröffnet würde, sich selbst von der bestehenden Blutfülle zu befreien.

Dies schien ganz plausibel zu sein, und sicher wurden auch in vielen Fällen bemerkenswerte Heilungen erreicht, und das in vergleichsweise kurzer Zeit. Ich war damals noch ein junger Arzt und glaubte, mit diesem Mittel das große Los gezogen zu haben. Doch eines Tages ließ ich einen Kranken, dem ich mit Veratrum viride Erleichterung bei einer akuten und heftigen Lungenentzündung verschafft hatte, allein, um in eine fünf Meilen entfernte Stadt zu fahren, und als ich zurückkam, war mein Patient tot. Nach diesem Vorfall achtete ich verstärkt auf andere Patienten, die mit Veratrum viride behandelt wurden, und immer mal wieder war ein Pneumoniepatient darunter, der – nach anfänglicher Besserung – *plötzlich* verstarb.

Heute ist der Ruhm von Veratrum viride als wichtigstes Heilmittel für das erste Stadium dieser Erkrankung deutlich verblasst. Was sind die Gründe? 1. Die Arznei wurde (wie andere Modemittel) zu wahllos angewandt. 2. Es ist nicht wünschenswert, ja es ist falsch, *den Puls* ohne Berücksichtigung der sonstigen Gegebenheiten zügeln oder gar *senken zu wollen*. 3. Diejenigen Patienten, die ein schwaches Herz hatten, sind von diesem die Herztätigkeit massiv herabsetzenden Mittel getötet worden. Eine beschleunigte Blutzirkulation aber ist bei allen entzündlichen Erkrankungen *heilsam*, und sie zeigt an, dass die *natürlichen Abwehrkräfte* vorhanden und bereits am Werk sind. Der Puls wird sich normalisieren, wenn die Ursache für seine Störung beseitigt ist; solange dies nicht der Fall ist, sollte er niemals dazu gezwungen werden. Dies ist ein häufig begangener Fehler der alten Schule, ungeachtet ihrer Parole von *„kausaler Therapie"*. Ebenso habe ich etwas auszusetzen an Guernseys Keynote „Große Aktivität des arteriellen Systems; sehr rascher Puls". Nächst *Digitalis verlangsamt* Veratrum viride den Puls, wie die Prüfungen zur Genüge zeigen. Wann immer ein rascher Puls Wirkung dieser Arznei ist, handelt es sich um eine sekundäre oder reaktive Wirkung, wie Schlaflosigkeit bei *Opium* oder Verstopfung bei Abführmitteln. So scheint es mir, dass Veratrum viride als „Antiphlogistikum", zusammen mit dem als solches einst gepriesenen *Digitalis*, in Vergessenheit geraten sollte.

In welchen Fällen ist Veratrum viride dann aber von Nutzen? Meines Erachtens ist der Wirkungskreis des Mittels noch keineswegs vollständig erschlossen – und kann es ohne weitere Prüfungen und klinische Bestätigungen auch kaum sein. Immerhin sind die Prüfungen weit genug getrieben worden, um sagen zu können, dass es sich um ein sehr mächtiges und nützliches Arzneimittel handeln muss. Dass es die Speiseröhre und den Magen entzündet[GS], ist wohlbekannt, ebenso die Tatsache, dass es Hirn und Lunge kongestioniert[GS]; doch was die charakteristischen Symptome sind, die uns in die Lage versetzen, eher dieses Mittel zu verschreiben als andere, die das gleiche vermögen, das ist weniger gut bekannt. Ein eigentümliches Symptom, das ich für charakteristisch halte und das ich in einem schweren Fall von Erysipel, begleitet von heftigem Delirium, bestätigt gefunden habe, ist *„ein schmaler, scharf umrissener roter Streifen genau die Mitte der Zunge entlang"*. Auch glaube ich, dass Veratrum viride eines unserer wichtigsten Mittel bei Krämpfen, Zuckungen und Konvulsionen ist, kenne aber keine wirklich verlässlichen Symptome, die uns im konkreten Fall zu seiner Wahl veranlassen könnten. Ich heilte einmal mit dieser Arznei einen Mann von einem äußerst heftigen und hartnäckigen Erbrechen, das sich beim Aufstehen verschlimmerte. Er hatte schon früher des Öfteren ähnliche Anfälle durchgemacht, nach dem letzen Anfall aber, der jetzt bereits Jahre zurückliegt, nie mehr wieder.

Veratrum album

Weiße Nieswurz

Kollaps [RA265], mit Kälte des ganzen Körpers [RA289] und mit kaltem Schweiß [RA288], besonders auf der Stirn [UE;RA23]; hippokratisches Antlitz [GS;RA43].

„Wahnsinn: mit Bestreben, alles zu zerschneiden und zu zerreißen, besonders seine Kleider [RA(371)]; mit Geilheit und unzüchtigen Reden [AZ2,113]; religiöser [RA7] oder verliebter Art [SK711]." [GS]

Hang zum Schweigen [RA296]; redet nicht, außer wenn er gereizt wird, dann schimpft er [RA297] oder führt Schmähreden [GS]; sucht bei anderen Fehler und wirft sie ihnen vor [RA299].

Profuse, erschöpfende Reiswasserstühle [GS]; Wadenkrämpfe [RA232], Kälte, Kollaps.

Rheumatische Gliederschmerzen, < durch Bettwärme und bei nasskaltem Wetter; > durch Aufstehen und Umhergehen. [UE;SK709]

Die Schmerzanfälle machen ihn rasend, lassen ihn ins Delirium geraten. [GS]

Reichlichkeit der Absonderungen: Stuhl [RA(193)ff], Erbrechen [RA(161)], Harn, Speichel [RA93], Schweiß [RA(358)f].

☙ ☙

Veratrum album ist ein Mittel, das ein besonders charakteristisches Merkmal aufweist: „*Kalter Stirnschweiß.*"[RA23] Gleichgültig, ob es sich um Cholera handelt, um Cholera infantum, Pneumonie, Asthma, Typhus oder Stuhlverstopfung, wenn dieses Symptom deutlich hervortritt und der Patient stark erschöpft[RA265] ist, ohnmächtig[RA261] oder im Kollapszustand, so ist Veratrum album das erste Mittel, an das wir denken müssen. Es gehört – neben *Camphora* und *Cuprum metallicum* – zu Hahnemanns Trias von Arzneien gegen die asiatische Cholera, und die von Hahnemann angegebenen Indikationen sind heute noch genauso gültig wie zu der Zeit, als er sie erstmals der Homöopathenschaft mitteilte. Das Mittel hat den Praxistest bestanden, weil seine Anwendung auf ein natürliches Heilgesetz gegründet ist, welches stets dasselbe ist, „gestern, heute und für alle Zeit".

Veratrum album hat einige sehr ausgeprägte Geistessymptome, wie z. B. diese: „*Wahnsinn: mit Bestreben, alles zu zerschneiden und zu zerreißen, besonders seine Kleider; mit Geilheit und unzüchtigen Reden; religiöser oder verliebter Art*".[GS 56]

Hier wird man manchmal zwischen dieser Arznei und *Stramonium* zu entscheiden haben. Beide Mittel sind sehr geschwätzig[RA(393)], beide streng religiös; auch können beide zuweilen ziemlich gewalttätig sein[GS]. Doch das Gesicht von *Stramonium* ist im Allgemeinen hochrot und aufgedunsen, während das von Veratrum album eher blass ist[RA53], eingefallen[SK713] oder hippokratisch; auch besteht bei Veratrum eine größere allgemeine Schwäche[RA264]. Mitunter alterniert die heftige oder gewalttätige Form des Veratrum-Wahnsinns mit einer Neigung zu „Stillschweigen"[RA296]; doch wenn der Kranke gereizt wird, reagiert er wütend, verfällt in Beschimpfungen und Schmähungen und hält anderen ihre Fehler vor. Diese Formen des Wahnsinns sind häufig die Folge unterdrückter Menses[GS], oder sie entstehen im Wochenbett[GS]. Sie können akut auftreten oder auch

---

56 Dieses „Symptom" aus den *Guiding Symptoms* darf nicht als einheitlich angesehen werden, wie es die Zeichensetzung bei Nash suggeriert; vielmehr handelt es sich um vier verschiedene Arten von Wahnsinn, die alle bei verschiedenen Prüfern bzw. Patienten aufgetreten sind (vgl. die Quellenangaben in der Symptomenübersicht).

chronisch werden; in beiden Fällen kann Veratrum album das heilende Mittel sein.

Wenn wir *mit einem Wort* so treffend wie möglich den Allgemeinzustand beschreiben sollten, für den dieses Mittel besonders geeignet ist, so wäre es **Kollaps**. Lassen Sie mich zitieren: „Schnelles Sinken aller Kräfte [RA267]; völlige Erschöpfung; kalter Schweiß [RA288] und kalter Atem." [GS] „Haut: kalt, von bläulicher oder violetter Farbe [UE]; welk und ohne Spannkraft [SK709]; sie bleibt stehen, wenn man sie gezogen hat [UE]." [GS] „Kaltes, todtenähnlich entstelltes Gesicht, mit spitzer Nase und eingefallenen Wangen." [SK709] „Ganzer Körper eiskalt." [GS] „Kalte Haut." [EN950] „Kälte durch den Rücken." [NZ7,73] „Eisige Kälte der Hände." [SK719] „Eiseskälte der Füße [SK719], der Unterschenkel." (Eisige Kälte der Körperoberfläche, von kaltem Schweiß bedeckt: *Tabacum.*) „Klamm in den Waden." [RA232] All dies sind klinisch bestätigte Symptome; sie zeigen, in welch hohen Grad von Kollaps ein Fall geraten und wie er dennoch geheilt werden kann. Ein solcher Zustand kann in rasch fortschreitenden, akuten Fällen auftreten, wie etwa bei der Cholera, ebenso aber auch bei unterdrückten Exanthemen, im Verlauf einer Bronchitis, einer Pneumonie, eines Typhus oder eines Wechselfiebers. Unabhängig davon, wo oder in Verbindung mit welcher Krankheit er auftritt, wenn dieser Kreislaufkollaps vorhanden ist und besonders auch das große Keynote „*Kalter Gesichtsschweiß, besonders vor der Stirn*" [UE] nicht fehlt, können wir Veratrum album verabreichen voller Vertrauen darauf, dass es alles tun wird, was getan werden *kann* – und in jedem Fall weit mehr als die alte Schule mit ihrer Stimulation durch Alkoholika.

Bei Choleraerkrankungen kommt *Camphora* Veratrum am nächsten, doch sind bei Veratrum die Stühle profus und reiswasserähnlich, während sie bei *Camphora* nur spärlich sind oder auch ganz fehlen. Die Schmerzen von Veratrum sind bisweilen äußerst heftig und können den Kranken rasend machen oder gar in ein Delirium verfallen lassen. Veratrum album soll ein gutes Mittel bei Rheumatismus sein, der sich bei feuchtem Wetter verschlimmert und der den Patienten [am frühen Morgen, wegen Unverträglichkeit der Bettwärme [SK709]] aus dem Bett treibt *(Ferrum metallicum)*. Veratrum album ist ein Mittel von weitem Wirkungskreis, weil es einen Zustand abdeckt, der in vielen verschiedenen Krankheiten eintreten kann.

Helleborus niger

Schwarze Nieswurz

Helleborus niger ist, nach den klinischen Erfahrungen zu urteilen, ein Mittel mit eingeschränktem Wirkungskreis, gleichwohl aber von unschätzbarem Wert.
Wir kennen seinen Nutzen in fortgeschrittenen Stadien schwerer Gehirnerkrankungen, wie etwa Meningitis [SK475] oder sonstiger Hirnaffektionen mit drohendem oder bereits eingetretenem Hirnödem [UE]. Symptome: Ständiges Hin-und-her-Drehen des Kopfes im Kissen, von einzelnen, durchdringenden Schreien unterbrochen [AZ19,40]; starke Benommenheit [RA1], soporöser Schlaf [KE1,123]; begieriges Trinken [AZ19,40]; gerunzelte Stirn [UE;RA(36)] mit kaltem Schweiß [GS]; ständige Kaubewegungen des Mundes [GS;AZ19,40]; erweiterte Pupillen [RA18]; Abstumpfung des inneren Sensoriums, kann trotz Intaktheit der äußeren Sinnesorgane Gesehenes, Gehörtes etc. nicht wirklich wahrnehmen [RA8]; ständiges, unwillkürliches Bewegen oder Umherschleudern eines Arms und eines Beins [GS], während die anderen Gliedmaßen wie gelähmt daliegen; *Harnabsonderung spärlich* [KE4,51] *oder auch ganz unterdrückt* [GS], bisweilen kaffeesatzähnlicher Niederschlag [GY1] im Urin. Diese Symptome zeigen einen verzweifelten Zustand an, und der Patient wird bald im Koma oder unter Krämpfen sterben, wenn nicht das passende Mittel gefunden werden kann.
Helleborus niger heilt nicht selten derartige Fälle, wie ich oft beobachtet habe, nicht nur in meiner eigenen Praxis, sondern auch bei Kollegen. Manchmal habe ich festgestellt, dass das erste Besserungszeichen in solchen Fällen eine deutliche Zunahme der Harnsekretion war, gefolgt von einem Nachlassen aller anderen üblen Erscheinungen. Ich habe die Arznei mit überaus raschen und befriedigenden

Ergebnissen in der 1000. Potenz (Boericke & Tafel) sowie in der 33M (Fincke) angewandt.

Helleborus ist auch ein ausgezeichnetes Mittel bei plötzlich entstehender wassersüchtiger Anschwellung der Haut im Anschluss an Scharlachfieber. [KE4,50] Das kaffeesatzähnliche Sediment im Urin kann vorhanden sein, kann aber auch fehlen. Hier fällt die Wahl manchmal nicht leicht zwischen dieser Arznei und *Apis mellifica*.

Cuprum

Metallisches Kupfer

Krämpfe [CK346] ist *das* Wort, das diese Arznei am meisten kennzeichnet. Schmerzhafte, tonische Krämpfe in Gliedmaßen [CK302], klonische Krämpfe [UE] oder allgemeine Konvulsionen [CK336] – bei Meningitis, Cholera asiatica [KE1,938ff], Cholera nostras, Keuchhusten [KH], Scharlach [KE4,48] etc.

Die Krämpfe *beginnen meist an Fingern und Zehen* [SK385] und breiten sich von dort über den ganzen Körper aus. [KN]

An Geist und Körper stark erschöpft infolge geistiger Anstrengung und Nachtwachens. [HY12,123]

Beschwerden infolge von unterdrückten Hauterkrankungen, besonders akuten Exanthemen.

☙ ❧

Das große, zentrale Charakteristikum von Cuprum lässt sich mit einem Wort ausdrücken: **Krämpfe**. Wenn bei Hirnaffektionen, zerebraler Kongestion, Meningitis oder Apoplexie Cuprum zu etwas nütze sein soll, sollten in einem gewissen Grad Krämpfe vorhanden sein, wenigstens ein einfaches Zucken in Fingern und Zehen – bis hin zu generalisierten Krämpfen. Wenn es bei Magenschmerzen helfen soll, ist heftiges, *krampfhaftes* Kneifen und Drücken vorhanden, gefolgt von Erbrechen. Bei der asiatischen Cholera, bei Cholera nostras oder Cholera infantum sind die Krampfschmerzen meistens *schrecklich*. Dunham sagt [in Bezug auf Cholera]: „Bei *Camphora* steht der Kollaps ganz im Vordergrund, bei *Veratrum album* sind es die Ausleerungen und das Erbrechen, bei Cuprum die *schmerzhaften Krämpfe*." Bei manchen Arten von Keuchhusten, die durch Cuprum Linderung erfahren, *„werden die Kinder ganz starr, der Athem bleibt weg, sie haben Zuckungen; kommen erst nach einer Weile langsam zu sich,* erbrechen dann und erholen sich mit vieler Mühe."[CH198] „Bei jedem Keuchhustenanfall verfallen die Kinder in eine allgemeine, katalepsieähnliche Starre."[GS] Bei allen Arten von Krämpfen aufgrund zurückgedrängter Exantheme ist Cuprum das erste Mittel, an das wir denken müssen (siehe den Vergleich mit *Zincum*).

Diese Krämpfe können auch bei Dysmenorrhoe[GS], im Wochenbett[GS] oder bei Nachwehen[GS] entstehen. Cuprum kann aber auch unabhängig von irgendwelchen lokalen Affektionen bei Epilepsie[KE4,555], Chorea[KE4,508] und anderen rein nervösen, allgemeinen Krampfleiden angezeigt sein. Es gibt bei den Cuprum-Krämpfen eine Besonderheit, die ich oft beobachtet habe und die ein starker Hinweis auf das Mittel ist, nämlich: Die Krämpfe beginnen mit Zuckungen an *Fingern und Zehen* und breiten sich von dort über den ganzen Körper aus.

Es gibt ein weiteres Symptom, welches von Farrington für besonders wertvoll erachtet wurde, nämlich: „Starke *geistige und körperliche Erschöpfung* durch geistige Anstrengung und[57] nächtliches Wachen."[GS] Dies ist ähnlich wie bei *Cocculus* und *Nux vomica*; hier müssen die anderen Symptome zwischen den Mitteln entscheiden. Ich habe bei Cuprum stets das potenzierte Metall, nicht das Azetat eingesetzt, und es hat immer prompt gewirkt.

---

57 Nicht „oder", wie es in den *Guiding Symptoms* heißt. „Loss of sleep" (hier mit „nächtliches Wachen" übersetzt) bedeutet nicht (wie es in der alten Nash-Übersetzung heißt) „Schlaflosigkeit", sondern *Schlafmangel* – in diesem Fall durch (prüfungsbedingtes) nächtliches Wachbleiben und Lernen. (Vgl. die originale Kasuistik in *Hygea*, Bd. 12, S. 123.)

Cicuta virosa

Wasserschierling

Auch Cicuta ist ein Mittel, das durch *außerordentlich* **heftige** *Krämpfe* charakterisiert ist.[RA(173)ff] Der Patient wird bei dieser Arznei in alle möglichen seltsamen Stellungen und extremen Verdrehungen[RA(182)] versetzt, doch eine der häufigsten Deformierungen ist die *Rückwärtsbeugung* von Kopf, Hals und Rückgrat, der Opisthotonus[RA(131)]. Dies ist der Grund, warum Cicuta immer wieder bei Zerebrospinalmeningitis versucht wurde. Dr. Baker aus Moravia, N. Y., heilte während einer Epidemie dieser schrecklichen Krankheit 60 Fälle in allen Stadien und Graden der Bösartigkeit, ohne einen einzigen Patienten zu verlieren.[AZ86,15] Dies ist eine erstaunliche Bilanz, und Dr. Baker glaubt, dass Cicuta bei diesem Leiden fast die Rolle eines Spezifikums zukommt.

Cicuta ist auch ein vorzügliches Mittel gegen Krämpfe während der Zahnung[GS] oder, falls *Cina* versagt, gegen Krämpfe bei Wurmbefall[AZ51,74]. Es ist ferner hervorragend geeignet bei den Folgen von Erschütterung des Gehirns[SK319] oder des Rückenmarks, wenn Krämpfe zu den chronischen Nachwirkungen gehören und *Arnica* keine Erleichterung bringt.[GS] Bei den Leiden, für die Cicuta passt, sind die Handlungen und Äußerungen des Patienten ebenso heftig wie die Krämpfe – er wimmert, winselt und heult[RA(199)], gestikuliert und macht seltsame Bewegungen, ist sehr erregt, usw.

Alle Arten von Krampferscheinungen – tonische[RA(173)], klonische[GS], epileptische[RA(180)], kataleptische[RA(172)], wurmbedingte, puerperale[AZ35,301] etc. – sollten, wenn sie von sehr heftigem Charakter sind, an Cicuta denken lassen.

Cicuta ist auch ein wunderbares Mittel bei manchen Hauterkrankungen, insbesondere bei „Pusteln, die zusammenfließen und dicke, gelbe Grinde bilden – im Gesicht, auf dem Kopf und an anderen Teilen des Körpers".[GS;AZ12,324] Ich behandelte einmal eine junge Frau wegen eines langwierigen Eczema capitis, das die ganze Kopfhaut wie eine Mütze dicht bedeckte. Ich verabreichte ihr Cicuta C 200 und heilte sie damit in kürzester Zeit vollständig. Zuvor hatte sie ohne Erfolg viele Mittel lokal angewandt.

Causticum

Causticum Hahnemanni; „Ätzstoff"

Große Schwäche [CK1376], ohnmachtartiges Sinken der Kräfte [CK1377], gipfelnd in lokalen Paralysen (Stimmbänder [AZ88,185], Zunge [SK273], Schlingorgane [SK273], Augenlider [GS], Gesicht [SK271], Blase [GS], Gliedmaßen [GS;CK1379]).

Hartnäckige Neuralgien, besonders solche psorischen Ursprungs; Schmerzen von krampfhaftem, ziehendem Charakter.

Gefühl von *Wundheit und Rauheit* (Kopfhaut [GS], Hals [CK450f], Kehlkopf [GS] und Luftröhre [CK874], Brust [CK878], Mastdarm, After [CK713], Harnröhre, Hautausschläge – in Verbindung mit Brennen).

Kontrakturen von Bändern (Arthritis deformans).

Trockener Husten mit Schmerz in der Hüfte und unwillkürlichem Harnabgang. [(GS)] Wundheit und Rauheit oder Rohheit in den Atemwegen; Unfähigkeit, den losgehusteten Schleim auszuwerfen [CK]; Husten < bei jedem Ausatmen [CK860], > durch einen Schluck kaltes Wasser [GS].

Wundschmerzhaftigkeit der Hämorrhoiden, < durch Gehen und Nachdenken [Darandenken [GS]]. [CK716] Stuhlverstopfung [CK661]; häufiger, aber vergeblicher Stuhldrang [CK662]; der Stuhl geht besser im Stehen ab [CK667].

Modalitäten: < bei trockenem, klarem Wetter [GS], durch Gehen (Hämorrhoiden); > bei feuchtem Wetter [GS], durch einen Schluck kaltes Wasser (Husten).

☙ ❧

Causticum 275

Dies ist ein einzigartiges Mittel, das von Hahnemann geprüft und in die Klasse der Antipsorika eingereiht wurde. Seine genaue chemische Zusammensetzung ist nicht bekannt, doch nimmt man an, dass es sich um eine Art Kali-Präparat handelt. Es zeichnet sich durch eine stattliche Zahl eigentümlicher Symptome aus, die gleichwohl sehr verlässlich sind. An erster Stelle wäre die *große Schwäche* zu nennen, wie sie überhaupt den Kalisalzen eigen ist. Wir finden bei Causticum *„zitterige Schwäche"*[CK] oder *„ohnmachtartiges Sinken der Kräfte"* mit *„allgemeinem Zittern"*[CK1366]. Hierin ähnelt es *Gelsemium*, und noch ein weiteres Symptom im Zusammenhang mit der Schwäche erinnert an *Gelsemium*, nämlich *„Herunterhängen der oberen Augenlider"*[KN]. *Sepia*, Causticum und *Gelsemium* ist die Trias, die diese Eigentümlichkeit sehr ausgeprägt hat. Die Schwäche von Causticum schreitet fort in Form einer *„allmählich erscheinenden Paralyse"*[GS]. Tatsächlich kommt *Lähmung* bei Causticum häufig vor, und sie befällt im Allgemeinen die ganze rechte Seite[KN] (*Lachesis*: links); die Arznei hat aber auch lokale Paralysen, so z. B. Lähmung der *Stimmbänder*, der *Zunge*, der *Schlingmuskeln*, der *Augenlider*, des *Gesichts*, der *Blase* oder der *Extremitäten*. Auf der anderen Seite finden wir alle Grade von nervösem Muskelzucken[CK1299], bis hin zu Chorea[UE], Krämpfen[SK265] und epileptischen Anfällen[SK266], ja sogar bis zu fortschreitender lokomotorischer Ataxie [Tabes dorsalis]. Ich kann diese Krankheiten hier nur mit Namen nennen, werde aber später noch die Symptome und Zustände beschreiben, die mit ihnen einhergehen.

Neuralgische Beschwerden kommen bei Causticum ebenfalls häufig vor und sind gewöhnlich recht hartnäckig. Das Mittel hat mir in solchen Fällen nicht selten geholfen, wo zuvor andere, scheinbar angezeigte Arzneien versagt hatten. Einer unserer ältesten und angesehensten Autoren, die sich mit der Materia medica befasst haben, Charles J. Hempel, spöttelte noch über die Vielzahl von Symptomen bei diesem Mittel, wie man sie in den *Chronischen Krankheiten* findet; doch seine Erprobung am Krankenbett hat gezeigt, dass es ein Mittel von großem Nutzen und weitem Wirkungskreis ist. Auf das Gemüt übt es, im Einklang mit seiner allgemeinen Wirkung auf das Nervensystem, einen zutiefst niederdrückenden Einfluss aus: *Melancholie*[CK];

Traurigkeit[CK1]; Hoffnungslosigkeit[CK]; sieht bei allen Dingen schwarz[GS]. Diese Melancholie kann in Sorge, Gram oder Kummer ihren Ursprung haben.[GS;NZ17,44] Oft rührt sie her von lange währendem Gram oder Kummer, und Causticum sollte hierbei, neben *Ignatia*, *Natrium muriaticum* und *Phosphoricum acidum*, vornehmlich in Betracht gezogen werden. Melancholie ist die vorherrschende Stimmung von Causticum, sie kann aber auch abwechseln mit Ängstlichkeit[CK6], Reizbarkeit[CK37] und Hysterie[GS].

Wir haben bereits von der Lähmung der Augenlider gesprochen. Auch das Sehvermögen wird bei Causticum oft beeinträchtigt; der Patient hat die Empfindung, als befände sich ein Schleier vor den Augen[CK240], eine Wolke[GS] oder dichter Nebel[CK244]. Dies ist häufig bei beginnendem Katarakt[CK] der Fall, und Causticum ist dabei oft das passende Mittel.

Alle möglichen Ohrgeräusche, wie Sausen[CK292], Klingen[CK288] und Summen[CK]. Causticum ist eines unserer ersten Mittel bei Schwerhörigkeit[CK296] und Taubheit[GS], die mit solchen Geräuschen einhergehen. Widerhall in den Ohren von Tönen[CK287], besonders der eigenen Stimme[CK286], findet in Causticum oft das heilende Mittel. Die äußeren Ohren brennen und sind hochrot.[GS] *Sulfur* hat dieses Symptom ebenso und sehr ausgeprägt, wie wir überhaupt feststellen können, dass zwischen diesen beiden Mitteln viele Ähnlichkeiten bestehen, und sie folgen einander auch gut, besonders bei chronischen Krankheiten.

Im Bereich des Gesichts finden wir vier hervorstechende Besonderheiten:

1. Ein krankes[CK316], gelblich verfärbtes[CK317f] Gesicht (keine Gelbsucht).
2. Lähmung (halbseitig[UE]) rheumatischen oder psorischen Ursprungs.
3. Gesichtsschmerzen[SK271] derselben Genese.
4. Steifheit der Kiefergelenke[GS], sodass kaum der Mund geöffnet werden kann[CK360f].

Auch dieses letzte Symptom scheint rheumatisch bedingt zu sein und kann Teil einer Arthritis deformans sein, von der später noch zu sprechen sein wird.

Bei der Zunge finden wir: 1. Lähmung [SK273]; oder undeutliches Sprechen [SK273] ohne völlige Lähmung *(Gelsemium)*. 2. Zunge an beiden Rändern weiß belegt, rot in der Mitte – jedoch nicht so scharf abgegrenzt wie bei *Veratrum viride*.

Der Hals unterliegt stark dem Einfluss von Causticum: „Brennender Schmerz im Hals; nicht < durch Schlucken; Brennen auf beiden Seiten des Halses, scheint aus der Brust emporzusteigen." [GS]

„Rauheit und Kitzeln im Hals, mit trockenem Husten und etwas Auswurf nach längerem Husten." [GS]

Auch dies ähnelt wieder *Sulfur*, das ebenfalls Brennen im Hals hat, jedoch mehr auf der rechten Seite. Ich habe festgestellt, dass Causticum nach einer vergeblichen Gabe von *Sulfur* häufig noch Erleichterung gebracht hat.

Verdauungstrakt. – „Gefühl beständigen Aufwallens, als wenn Kalk in seinem Magen gelöscht würde, mit rollendem Luft-Aufstossen." [CK537] Guernsey rühmte dieses Symptom und hielt es für zuverlässig. Ich habe es bisher nicht bestätigen können. Causticum ist eines unserer bedeutendsten Mittel bei Analbeschwerden, wo es sehr charakteristische Symptome hat. „*Stuhlverstopfung; häufiger, aber vergeblicher Stuhldrang.*" [GS] *(Nux vomica.)* „Vergeblicher Stuhldrang, öfters, mit vielen Schmerzen, Aengstlichkeit [58] und *Röthe im Gesichte.*" [CK662] „Der Stuhl geht besser im Stehen ab." [CK667] „Hämorrhoiden: den Stuhlgang hindernd [CK714]; geschwollen, mit juckendem Stechen und vielem Feuchten [CK718]; äußerst schmerzhaft stechend und brennend [CK717]; *wundschmerzhaft*, durch **Gehen** und Nachdenken [Darandenken [GS]] unerträglich erhöht [CK716]; hervorgerufen durch Predigen oder sonstiges Anstrengen der Stimme." [GS] All diese Symptome sind immer wieder bestätigt worden. Es gibt auch noch andere, sehr wertvolle Symptome in dieser Region, aber ich schreibe ja keine vollständige Materia medica. Ergänzend will ich nur noch anmerken, dass uns bei allen

---

58 Statt *anxiety* schreibt Nash irrtümlich „straining".

Analbeschwerden Causticum stets mit als erstes in den Sinn kommen sollte, wenn wir nach dem Simillimum forschen. Wir wissen nicht, in welchem Körperteil das eigentümliche und charakteristische Symptom, das uns zum Simillimum führt, auftauchen wird, müssen aber wachsam sein, um es sofort erkennen zu können.

Causticum hat ferner eine sehr ausgeprägte Wirkung auf die Harnwegsorgane, wie die folgenden Symptome zeigen: „Jücken an der Mündung der Harnröhre." [CK758] „Ständiger, vergeblicher Harndrang; wenn trotzdem ein paar Tropfen kommen, so schmerzen die Harnwege heftig, bei Stuhlverstopfung und Krämpfen im Mastdarm." [GS;CK722f]

Dies ist wie bei *Nux vomica* und *Cantharis*. Ich befreite einmal mit Causticum eine verheiratete Frau von einer chronischen Zystitis, die jahrelang den größten Bemühungen mehrerer tüchtiger Schulmediziner widerstanden hatte. Es gab in diesem Fall aber noch ein anderes Symptom, welches in den Vordergrund trat, und das war eine Empfindung von *Wundheit* oder *Rohheit*. Mehr dazu, wenn wir allgemein auf *Empfindungen* zu sprechen kommen.

Weitere Symptome seitens der Harnwege: „Harnverhaltung, mit häufigem und starkem Drang; nur gelegentlich können ein paar Tropfen oder eine winzige Menge abgehen." [GS(CK724f)] „Unwillkürlicher Harnabgang: beim *Husten*, *Schnauben* [CK734], Niesen und Gehen [CK]; nachts *im Schlaf* [CK733]." [GS] „So leichtes Harnen, dass er den Strahl gar nicht empfindet und kaum im Finstern glauben kann, dass er harnt, bis er sich mit der Hand davon überzeugt." [R2,130] Ich kenne kein anderes Mittel, bei dem diese Schwäche des Blasenhalses so deutlich hervortritt. Causticum verändert auch den Urin selbst. Nach Hughes ist der Harn „mit Harnsäure und harnsauren Salzen überladen" [MP375], und es finden sich dicke, verschiedenfarbige Sedimente (von dunkel bis hell). Dies sind einige der führenden Harnwegssymptome, die die Bedeutung der Arznei bei derartigen Leiden aufzeigen.

Respirationsorgane. – Heiserkeit < am Morgen, mit Rauheit im Hals [CK841] und Klanglosigkeit der Stimme [AZ88,185]. Plötzliche Stimmlosigkeit. [AZ88,185ff] „Die Kehl-Muskeln versagen ihre Dienste; er kann trotz aller Anstrengung die Worte nicht laut hervorbringen." [CK846]

Chronische Heiserkeit[CK], nach einer akuten Laryngitis zurückbleibend. [GS] Heiserkeit mit tiefer Bassstimme [AZ88,185] (wie bei *Drosera*). All dies sind sehr zuverlässige Symptome, und kein Mittel beseitigt sie häufiger als Causticum. Der Verlust der Stimme kann von einer Parese der Stimmbänder[GS] herrühren, kann aber auch katarrhalisch bedingt sein. Weiter unten in den Atemwegen finden wir große *Rohheit*[CK839] und Reizung der Luftröhre. Trockener, hohler Husten, mit einem wunden oder *rohen* Gefühl auf einem Streifen im Innern der Luftröhre. [CK874] *Beim Husten Schmerz in der Hüfte*[CK882;UE] *und unwillkürlicher Abgang von Harntropfen.* [GS] Husten mit einem Gefühl, als könne er nicht tief genug husten, um den Schleim zu lösen. [GS] Hustenreiz bei jedem Ausatmen. [CK860] *(Aconitum.) Husten gelindert durch einen Schluck kaltes Wasser.* Unfähigkeit, den losgehusteten Schleim auszuwerfen, er muss heruntergeschluckt werden. [GS] Das charakteristischste Merkmal aber von allen Husten- und Brustsymptomen ist das Gefühl von *Wundheit und Rohheit*, das diese begleitet. Manche Patienten werden die Wundheit beim Husten auch als ein *Brennen* empfinden und beschreiben[CK872]; in dem Fall müssen wir besonders auch an *Jodum* und *Spongia* denken. Bei Influenza oder Grippe[AZ59,100] liegt Causticum mit *Eupatorium perfoliatum* und *Rhus toxicodendron* im Wettstreit um den ersten Platz. Alle drei haben ein Mattigkeits-, Wundheits- und Zerschlagenheitsgefühl am ganzen Körper, und sie alle haben auch Wundheitsgefühl in der Brust beim Husten, doch wenn dabei außerdem unwillkürlicher Harnabgang auftritt, gewinnt Causticum. Kein Homöopath kann ohne die Kenntnis der Causticum-Wirkung auf die Respirationsorgane auskommen.

Nun zum Rücken und den Extremitäten: „Steifheit des Nackens und Halses, mit Schmerz am Hinterkopfe; die Muskeln waren wie gebunden, sodass sie den Kopf fast gar nicht bewegen konnte." [CK993] „Schmerzhafte Rücken-Steifheit, besonders beim Aufstehen vom Sitzen."[CK] Lähmung eines Arms[AZ83,153] oder beider Arme[GS], eines Beins oder beider Beine. Dumpfes Ziehen und Reißen in Armen und Händen. [GS(CK1023)] Ziehen und Reißen in Ober- und Unterschenkeln, in Knien und Füßen; < in freier Luft, > in der Bettwärme. [GS] Schwäche und Zittern in allen Gliedern. [CK1364] Rheumatische und gichtige Entzündungen mit Verkürzung der Beugemuskeln[UE] und Steifheit der Gelenke.[GS] All diese und viele weitere Symptome zeigen, welch nützliches Mittel Causticum in seiner allgemeinen Wirkung auf den Rücken und die Extremitäten sein muss. Und lassen Sie mich an dieser Stelle sagen: Hätte ich zur Behandlung von chronischem Rheumatismus und von Paralysen die drei wichtigsten Arzneien – unter Ausschluss aller übrigen – auszuwählen, so wären dies Causticum, *Rhus toxicodendron* und *Sulfur*. Das Studium dieser drei Arzneien hinsichtlich ihrer Übereinstimmungen und Beziehungen zueinander wird den gewissenhaft Forschenden mehr als belohnen, und Causticum kann sich bei dem Vergleich sehr wohl behaupten. Sie werden sich erinnern, dass ich auf die Ähnlichkeiten zwischen Causticum und *Sulfur* bereits mehrfach angespielt habe, und ich werde das wohl auch noch öfter tun. An dieser Stelle möchte ich nur, wenngleich „von Natur aus" eher dagegen eingestellt, allzu viel auf die so genannten komplementären und inkompatiblen Mittel zu geben, feststellen, dass keine zwei Mittel so häufig nacheinander angezeigt sind und dann so gut wirken wie diese beiden. Wenn Hahnemann der Homöopathie kein anderes Mittel hinterlassen hätte als Causticum, so wäre ihm die Nachwelt dennoch zu bleibendem Dank verpflichtet.

Empfindungen. – *Reißende Schmerzen* sind charakteristisch für dieses Mittel[CK1308ff]; sie treten häufig anfallsartig auf. Man findet diese Art von Schmerzen oft bei Gesichtsneuralgien.[NZ17.44] Besondere Aufmerksamkeit möchte ich auf das Gefühl von **Wundheit**, **Rauheit** oder **Rohheit** lenken. Es kommt vor auf der Kopfhaut, im Hals und Kehlkopf, in der Luftröhre und Brust, im Mastdarm und After, in der Harnröhre und bei Hautausschlägen. Wie wir feststellen können, ist dieses Wundheitsgefühl nicht identisch mit dem von *Arnica*, wo es mit einem Zerschlagenheitsgefühl verbunden und in der Regel muskulären Ursprungs ist, noch gleicht es dem von *Rhus toxicodendron*, wo es sich mit einem dumpfen Verrenkungsschmerz mischt und am häufigsten im Bereich der Sehnen, der Muskelfaszien und des lockeren Bindegewebes vorkommt. Vielmehr betrifft das Wundheitsgefühl von Causticum im Wesentlichen, wenn nicht zur Gänze, die Schleimhautoberflächen, als wären dort Areale erodiert und wie *roh*. Dies ist wichtig und als Empfindung immer wieder beschrieben worden, insofern eine „sehr zuverlässige Empfindung". Weiterhin gibt es bei Causticum *viel Brennen*. Dieses Brennen kann fast überall auftreten – und auch darin sehen wir wieder die Ähnlichkeit zu *Sulfur*. Lassen Sie mich aber daran erinnern, dass das Brennen von *Sulfur* mit *Jucken* verbunden ist, das von *Apis* mit *Stechen* und das von Causticum mit *Wundheit*. Wir müssen also stets lernen zu differenzieren, denn nur so können wir das eine passende Mittel aus einer mehr oder weniger großen Gruppe von Arzneien mit gleichen oder ähnlichen Symptomen auswählen. Das *Ziehen*, das in vielen Fällen dazu beiträgt, die Gliedmaßen zu verunstalten und so das als *Arthritis deformans* bekannte schreckliche Leiden zu verursachen, findet sich in besonderem Maße bei Causticum, welches bei der Linderung oder Heilung dieses Gebrechens zu unseren nützlichsten Arzneien gehört.

Causticum ist eines von Hahnemanns Antipsorika. Sicherlich gehört es zu den bedeutendsten Heilmitteln von Beschwerden, die entstanden sind aufgrund der Unterdrückung einer Krätze oder eines anderen chronischen Hautausschlags [SK265], etwa eines Ekzems. Ich wurde einmal konsultativ zu einem Fall von Gesichtsschmerz gerufen, der lange Zeit der Kunst eines sehr guten homöopathischen Arztes getrotzt hatte. Unfähig, der Patientin Linderung zu verschaffen, war er entmutigt und hatte, weil die Schmerzen so qualvoll waren, auf Schmerzmittel zurückgegriffen, jedoch mit dem üblichen Ergebnis, dass es der Patientin, nachdem sich die Analgetika „erschöpft" hatten, schlechter ging als je zuvor. Beim sorgfältigen Studium des Falls bemerkte ich, außer dem abgemagerten und sehr geschwächten Zustand der Patientin infolge des langen Leidens, dass die Schmerzen in Anfällen kamen und von ziehendem Charakter waren; zudem erfuhr ich, dass die Patientin früher, bevor die jetzigen Schmerzen erschienen, über Jahre zu verschiedenen Zeiten an einem Ekzem gelitten hatte. *Sulfur* war bereits gegeben worden, ohne Erfolg. So riet ich zu Causticum, und nach Gabe der 200. Potenz kam es zu einer raschen und anhaltenden Heilung. Ob man Causticum ebenso gut wie als Antipsorikum auch als Antisykotikum bezeichnen könnte oder nicht, weiß ich nicht. Fest steht aber, dass es eines unserer erfolgreichsten Mittel bei Warzen ᶜᴷ¹³⁵² ist. Es kommt hierin *Thuja* nahe, wenn nicht sogar gleich. Causticum ist außerdem führend bei alten Geschwüren, die von Verbrennungen herrühren.

Dem Causticum-Patienten geht es allgemein *schlechter bei klarem, schönem Wetter, besser hingegen bei feuchtem, regnerischem Wetter.* (*Nux vomica*: Asthma < bei trockenem, > bei feuchtem Wetter.)

Ich habe Causticum hier ausführlicher behandelt, weil ich überzeugt bin, dass dieses große Mittel allgemein nicht die Wertschätzung erfährt, die es verdient. Ich kenne kein anderes Mittel, das, wenn es angezeigt ist, so zuverlässig und zugleich so zufriedenstellend wirkt.

Hepar sulfuris

Kalkschwefelleber

Extreme Empfindlichkeit gegen Berührung ᴱᴺ⁵⁸¹, kalte Luft ᴳˢ und Schmerz; Ohnmacht durch Schmerz ᶜᴷ⁵⁸⁸.

Allgemeine Neigung zu Eiterungen; selbst geringe Verletzungen oder leichte Kratzer auf der Haut fangen an zu eitern. ⁽ᶜᴷ⁵⁶⁴⁾

Neigung zu kruppösen Exsudationen (Kehlkopf und Nieren ᴳˢ; auf allen Schleimhäuten).

Atonie; Stühle gehen nur unter großer Anstrengung ab, selbst wenn sie weich sind ᶜᴷ²⁹³; Harn fließt nur langsam heraus ᶜᴷ³¹⁶ – der Patient muss eine Weile warten, ehe etwas kommt, und dann tropft der Harn kraftlos senkrecht herab ᶜᴷ³¹⁴.

Sauer riechende Durchfälle ᵁᴱ; das ganze Kind riecht sauer ᴳˢ.

Husten (bei Krupp, Bronchitis und Schwindsucht) < bei der geringsten Kälteexposition. ᴳˢ

Modalitäten: < durch Einwirkung von trocken-kalter Luft; > bei feuchtem, regnerischem Wetter. *besser*

Wie *Sulfur* entspricht Hepar der psorisch-skrofulösen Diathese.

Dieses Mittel, das genau zwischen den beiden großen Antipsorika *Calcarea carbonica* und *Sulfur* steht, hat einige höchst charakteristische Symptome, die uns bei vielen verschiedenen Krankheiten zu seiner Anwendung veranlassen. Sein stärkstes Charakteristikum ist seine ausgesprochene **Überempfindlichkeit** gegen *Berührung, Schmerz* und *kalte Luft*. Die Patientin reagiert so empfindlich auf Schmerzen, dass sie davon in Ohnmacht fällt, auch wenn diese nur ganz gering sind. Wenn irgendwo eine Entzündung, eine Schwellung oder auch nur ein Hautausschlag besteht, sind diese so empfindlich, dass die Kranke es *nicht ertragen kann, wenn sie berührt werden*, ja nicht einmal, wenn kalte Luft darüber streicht. Dies ist wie bei *China*, nur dass *China* bei aller Empfindlichkeit gegen leichte Berührung starken Druck durchaus vertragen kann. (Mittel mit besonderer Empfindlichkeit gegen kalte Luft sind neben Hepar sulfuris *Arsenicum album, Calcarea carbonica, Nux vomica, Psorinum, Silicea* und *Tuberculinum*.) Die Überempfindlichkeit gegen Schmerz zieht sich durch das ganze Mittel; sie zeigt sich nicht nur auf der körperlichen, sondern auch auf der seelischen Ebene: Der Patient regt sich über jede Kleinigkeit auf – bis zur größten Heftigkeit [CK18] –, verbunden mit schneller, hastiger Sprache [UE].

Das nächste große Charakteristikum von Hepar ist seine Wirkung auf das Eiterungsstadium lokaler Entzündungen. Dabei kommt es nur in Frage, wenn die Eiterbildung entweder unmittelbar bevorsteht oder schon stattgefunden hat. Wenn wir es sehr hoch geben, ehe Eiter entstanden ist, und nicht zu schnell oder zu häufig wiederholen, können wir die Eiterung verhindern und dem ganzen Entzündungsprozess Einhalt gebieten. Wenn sich aber schon Eiter gebildet hat, wird Hepar den Prozess des Reifens und der Absonderung beschleunigen und anschließend zur Abheilung des Ulkus beitragen. Ich bin im Übrigen ganz und gar nicht sicher, dass das Mittel, wie allgemein gelehrt wird, niedrig gegeben werden müsse, um die Eiterung zu beschleunigen. Im Gegenteil: Nie habe ich ein schnelleres Reifen und Aufbrechen und ein vollkommeneres Abheilen gesehen als bei einem Kind mit einer großen Lymphknotenschwellung am Hals unter der Wirkung einer CM-Potenz. Hepar neigt allgemein zur Suppuration;

selbst Hautausschläge und geringste Verletzungen der Haut eitern leicht. *(Graphites, Mercurius, Petroleum.)*
Auch bei Erkrankungen der Atemwege ist das Mittel von großem Wert. Ich habe es bei chronischem Schnupfen sehr hilfreich gefunden, wenn die Nase jedes Mal verstopfte, sobald sich der Patient nach draußen an die kalte Luft begab. Er sagt: Es scheint, als würde ich mich jedes Mal neu erkälten, wenn ich frische Luft einatme *(Tuberculinum)*. Besserung tritt ein in einem warmen Raum. Bei Krupp gehört Hepar zu unseren Standardmitteln, seit Bönninghausen seine berühmten fünf „Krupp-Pulver" zu verordnen pflegte. Jedoch benutzen wir die fünf Pulver nicht wie Bönninghausen in einer bestimmten Reihenfolge, sondern wenden sie entsprechend den Indikationen an. Der Hepar-Krupp geht mit einem recht lockeren Husten einher, mit Keuchen und Schleimrasseln.[GS] Der Husten hört sich an, als würde Schleim heraufkommen, aber er tut es nicht. Das Mittel ist selten als erstes angezeigt, in der Regel kommt es erst nach *Aconitum* oder *Spongia* in Betracht. Wie *Aconitum* scheint es am wirksamsten in jenen Fällen zu sein, die durch Einwirkung trocken-kalter Luft entstanden sind. *Jedoch setzt der Aconitum-Krupp bereits am Abend während des ersten Schlafs ein, der Hepar-Krupp hingegen erst in den frühen Morgenstunden.* Die Neigung zu kruppösen Exsudationen auf den Schleimhäuten scheint für Hepar charakteristisch zu sein, und sie ist keineswegs auf die Atemwege beschränkt. Kafka verwendet das Mittel wegen dessen Fähigkeit, derartige entzündliche Prozesse [in den Nieren] bei postskarlatinöser Wassersucht zu beherrschen, sei es prophylaktisch oder therapeutisch, und er schreibt diesem Vorgehen große Erfolge zu.[AZ89,195f] Ich glaube, es ist in solchen Fällen eines unserer besten Vorbeugemittel; der Grund dafür ist, dass während und nach dem Abschuppungsstadium [des Scharlachexanthems] die Haut für eine Verkühlung in kalter Luft ungewöhnlich anfällig ist – und dies stimmt mit dem führenden Charakteristikum von Hepar überein. Das Mittel *stärkt* den Patienten gegen solche Witterungseinflüsse.
Beim Krupp wird, wie auch bei anderen Hepar-Beschwerden, der Husten, die Atemnot und alle anderen Symptome verschlimmert durch jedes Einatmen von kalter Luft, wovor der kleine Patient sorg-

sam bewahrt werden muss. Auf dem Weg nach unten wird als nächstes der Kehlkopf angegriffen, dann die Bronchien und schließlich sogar die Lungen, und wenn dem Prozess nicht durch Hepar Einhalt geboten wird, kommt es auch dort zur Ausschwitzung kruppöser Exsudate. Die Atmung wird in all diesen Fällen rasselnd, beengt[CK368] und pfeifend, bis hin zu Erstickungsnot, sodass der Kranke asthmatisch zu sein scheint. Hier ist Hepar oft noch in der Lage, Erleichterung zu bringen, besonders wenn der Zustand im Gefolge einer heftigen Erkältung aufgetreten ist und die akuten Entzündungszeichen durch *Aconitum* oder ein anderes Mittel gelindert worden sind.

Bei chronischem Asthma bronchiale ähnelt Hepar oft *Natrium sulfuricum*, doch gibt es einen entscheidenden diagnostischen Unterschied: Das Hepar-Asthma verschlimmert sich in *trocken-kalter* Luft und wird besser in feuchter Luft, während es bei *Natrium sulfuricum* genau umgekehrt ist, wie bei *Dulcamara*. Ich kenne kein anderes Mittel, bei dem die Besserung durch feuchtes Wetter so ausgeprägt ist wie bei Hepar. Ein Charakteristikum dürfen wir in diesem Zusammenhang nicht vergessen: „*Husten, sobald irgendein Körperteil entblößt wird.*"[GS(CK377)] *(Baryta carbonica, Rhus toxicodendron.)* Dieses Phänomen findet man bei Krupp, Laryngitis, Bronchitis und Schwindsucht, und es verschlimmert sich dabei nicht nur der Husten, sondern auch der „ganze Fall". Es muss außerdem daran erinnert werden, dass es sich bei Hepar um eines unserer machtvollsten Antipsorika handelt, und aus diesem Grund sollte es bei allen Atemwegserkrankungen, zu denen es ja eine sehr große Affinität hat, in Betracht gezogen werden, besonders wenn diese Erkrankungen im Anschluss an einen unterdrückten oder zurückgetretenen Hautausschlag aufgetreten sind.

Entsprechend seiner großen Macht über Eiterungsprozesse aller Art sollten wir auch bei Lungenabszessen an Hepar denken, natürlich besonders in den Fällen, wo auch die Symptome insgesamt für das Mittel sprechen.

Im Bereich des Halses treten die beiden folgenden Beschwerden am meisten hervor: „Stechen im Halse, wie von einem Splitter, beim Schlingen, und bis nach dem Ohre zu beim Gähnen."[CK187] „Gefühl, als stäke eine Fischgräte oder ein Splitter im Hals"[GS] *(Argentum nitricum, Dolichos* und *Nitricum acidum).* Doch wahrscheinlich sind die Halsbeschwerden, bei denen Hepar am häufigsten von Nutzen ist, jenes qualvolle Leiden namens *eitrige Mandelentzündung.* Wie bei Krupp ist Hepar auch hierbei gewöhnlich nicht am Anfang indiziert. Da ich bei der Behandlung dieser Erkrankung viel Erfahrung habe und auch sehr erfolgreich gewesen bin, möchte ich Ihnen an dieser Stelle einiges über die Indikationen für die wichtigsten Arzneien mitteilen:

Belladonna:	Hohes Fieber, starke Anschwellung und intensive Röte, Kopfschmerz, klopfende Karotiden.
Mercurius vivus:	Keine Seite bevorzugt, stinkender Atem, schlaffe, feuchte Zunge mit Zahneindrücken sowie Schweiße ohne Erleichterung.
Mercurius jodatus flavus:	Dieselben Symptome, doch Beginn auf der rechten Seite, zudem der Zungengrund dick *gelb* belegt.
Lachesis:	Beginn auf der linken Seite, dann auf die rechte übergreifend, große Berührungsempfindlichkeit und Verschlimmerung nach Schlaf.
Lycopodium:	Beginn auf der rechten Seite, dann auf die linke übergreifend, Zunge geschwollen mit Neigung, aus dem Mund herauszutreten, Nasenverstopfung.
Lac caninum:	Wechsel der Seiten: einen Tag schlimmer auf der einen, den nächsten Tag schlimmer auf der anderen Seite.
Hepar sulfuris:	Wenn trotz all der anderen Mittel der Fall in Eiterung überzugehen scheint und viel *klopfende* Schmerzen bestehen.

Mit jedem dieser Mittel habe ich viele Anginafälle ohne Eiterung zu einem raschen Ende gebracht – bei Patienten, die nicht mehr an eine endgültige Ausheilung ihres chronisch rezidivierenden Leidens geglaubt hatten und in diesem Glauben von Seiten der Schulmedizin bestärkt worden waren; sie alle wurden schließlich auch von der Neigung zu Rezidiven befreit. Ich will hier hinzufügen, dass Hepar auch ein gutes Mittel bei chronisch-hypertrophischer Tonsillitis ist, besonders wenn diese mit Schwerhörigkeit einhergeht. [GS] In solchen Fällen, die im Allgemeinen sehr hartnäckig sind, müssen, je nach den Indikationen, auch *Baryta carbonica*, *Lycopodium*, *Plumbum* und andere Mittel erwogen werden.

Auf den Verdauungstrakt hat Hepar einen deutlichen Einfluss. Seine Wirkung auf den Halsbereich haben wir bereits umrissen. Der Hepar-Patient verdirbt sich leicht den Magen [GS], und er hat dabei normalerweise ein *Verlangen nach sauren Dingen* [CK208] *(Veratrum album)*. Dieses Verlangen besteht häufig bei chronischer Dyspepsie, und dann ist Hepar nicht selten das heilende Mittel. Man findet einen solchen Zustand des Magens bisweilen bei Marasmus von Kindern. Er geht oft einher mit Diarrhoe, und ein sehr wichtiges Merkmal dabei ist, dass die Durchfälle sauer riechen; tatsächlich scheint sogar *das ganze Kind sauer zu riechen*, egal wie oft es gebadet wird. Der saure Stuhl spielt auch bei *Magnesia carbonica* und *Calcarea carbonica* eine große Rolle. Dann gibt es noch einen anderen bemerkenswerten Zustand des Darmtrakts, nämlich eine Art *Atonie*: Die Stühle gehen nur sehr schwer ab, selbst wenn sie weich sind. [59]

Dieser Zustand der Atonie erfasst auch die Harnblase: „Harn-Abgang verhindert; er muss eine Weile warten, ehe der Urin kommt, und dann fließt er langsam heraus ..." [CK316] „Er kann nie auspissen; es scheint immer noch etwas Harn in der Blase zurück zu bleiben." [CK315] „Schwäche der Blase; der Urin fliesst nur senkrecht langsam ab und er muss warten, ehe etwas kommt." [CK314] Diese Unfähigkeit zur Austreibung lässt auch an *Alumina*, *Veratrum album* und *Silicea* denken.

---

59 Nash schreibt: „... even though they are soft and claylike [?], as they sometimes are under this remedy." Nash scheint unter „claylike" (lehmartig) offenbar eine Konsistenz zu verstehen; diese gibt es aber als stets gleichbleibende nicht – je nach Wassergehalt kann die Konsistenz von Lehm zwischen wässrig und steinhart schwanken. (Entsprechend zu hinterfragen wäre mithin auch die gleichnamige Rubrik im Kent'schen Repertorium!) In den Quellen finden sich nur *lehmfarbige* Stühle (*CK*301), doch die Nennung einer Farbqualität hätte im obigen Kontext keinen Sinn ergeben.

Hepar sulfuris ist auch ein bedeutendes „Schweißmittel", sowohl bei lokalen wie bei allgemeinen Schweißen. So kann es zum Beispiel nach *Mercurius* bei Rheumatismus angezeigt sein, wenn der Patient *„Tag und Nacht schwitzt, ohne Erleichterung"*[GS], und *Mercurius* nicht hilft. Gleiches gilt für die eitrige Mandelentzündung, für große Furunkel und andere entzündliche Schwellungen. Im Übrigen ist Hepar überhaupt eines unserer wichtigsten Folgemittel nach *Mercurius*, sowohl in der homöopathischen Praxis wie auch als Antidot bei den Quecksilbervergiftungen der alten Schule.[60] Ebenso ist es unser führendes Gegenmittel bei den Jodkalivergiftungen aus derselben Quelle. Ohne diese wertvolle Arznei könnten wir schwerlich auskommen.

Calcarea sulfurica

Calciumsulfat; Gips

Eines von Schüßlers so genannten Gewebemitteln, das bis heute nicht sonderlich gut verstanden worden ist; so viel lässt sich allerdings sagen, dass es in seiner Wirkungsrichtung *Hepar sulfuris* sehr ähnlich ist. Ich hatte einmal einen Fall, bei dem einen Tag und eine Nacht lang heftige Nierenschmerzen bestanden hatten. Dann kam es zu einer massiven Ausscheidung von Eiter mit dem Urin, welche mehrere Tage anhielt und die Patientin sehr schwächte. Ein Spezialist aus Chicago hatte den Harn kurze Zeit vorher untersucht und den Fall zur *Bright'schen Krankheit* erklärt. Ich verordnete schließlich Calcarea sulfurica D 12. Unter dessen Wirkung besserte sich ihr Zustand fast augenblicklich, und es kam zu einer ungewöhnlich raschen und anhaltenden Genesung. Seither habe ich Calcarea sulfurica in verschiedenen Krankheitsfällen als gutes Mittel bei profusen Eiterungen schätzen gelernt. Das ist alles, was ich über das Mittel weiß.

---

60 Gemeint sind die Nebenwirkungen der früher üblichen Quecksilberpräparate in der Syphilisbehandlung durch die Schulmedizin.

Calcarea hypophosphorica

Calciumhypophosphit

Ich hatte einst folgenden Fall: Ein Junge von 8 Jahren hatte mehrere (vier oder fünf) Abszesse im Bereich des Kniegelenks. Die Ulzeration hatte außerdem bereits den Tibiakopf angegriffen, der zur Hälfte weggefressen war, sodass der zerklüftete, nekrotisierte Knochen offen zu Tage trat. Der kleine Kerl war stark abgemagert, hatte keinen Appetit und war leichenblass. Ich sagte der Mutter, dass der Junge meines Erachtens ein Fall für den Chirurgen sei, dass ich aber versuchen wolle, ihn vorher für die Operation in einen besseren Zustand zu bringen. Ich erinnerte mich, Jahre zuvor über Heilungen von Abszessen mit Calcarea hypophosphorica durch Dr. Searles aus Albany gelesen zu haben, und beschloss aufgrund dieser Erfahrungen, das Mittel in diesem Fall versuchsweise zur Anwendung zu bringen.
Ich verordnete ihm als tägliche Dosis ein Gran der ersten Verreibung. Als ich nach einer Woche wieder vorbeischaute, hatte eine große Veränderung zum Besseren stattgefunden. Schon beim Eintritt ins Haus rief mir die Mutter entgegen: „Oh, Herr Doktor, der Junge isst uns die Haare vom Kopf!" Unter der fortgesetzten Anwendung des Mittels genas er rasch und vollständig, nur das Schienbein blieb ein wenig verbogen. Ich habe das Mittel seitdem bei einigen sehr großen Anschwellungen eingesetzt, in denen sich bereits Eiter angesammelt hatte, mit der Folge, dass der Eiter komplett resorbiert wurde und der Abszess sich nicht nach außen öffnete. Einer dieser Fälle war der eines Hüftleidens, das von einem *Spezialisten* für unheilbar erklärt worden war. (Was ist das für ein Spezialist, der für solche Fälle doch eine Ausbildung genossen hat?)
Die verschiedenen Kalziumsalze sollten so gründlich geprüft werden, dass wir in der Lage sind, jedes von ihnen an den ihm gebührenden Platz zu stellen. Gleiches gilt für die Verbindungen von Kalium, Magnesium, Natrium, Quecksilber etc.

Graphites

Graphit, Reißblei

Hautausschläge, die eine dicke, honigähnliche Flüssigkeit absondern.
Körperöffnungen: Augenlider [Lidränder [CK151]] entzündet, mit Pusteln besetzt; Ausfluss aus den Ohren [CK], nässende, wunde Stellen hinter den Ohren [CK196]; Mundwinkel eingerissen; am After Ausschläge, Jucken [CK540], Fissuren [GS].
Die Nägel verdicken sich [CK823] und verkrüppeln [CK], werden leicht rissig.
Stuhlverstopfung [CK]; Stühle knotig, mit großen, durch Schleimfäden verbundenen Kotballen. [GY10;CK509]
Diarrhoe: Stühle braun und flüssig, mit unverdauten Substanzen vermischt und von unerträglichem Gestank. [GS(CK524)]
Traurig, wehmütig, zum Weinen geneigt [CK9]; lauter Todesgedanken [CK8].
Besonders geeignet für Menschen mit Neigung zur Fettsucht [GY43] und Obstipation, vor allem bei Frauen mit verzögerter Regelblutung [CK, GS].
Hört besser bei Lärm [GS], beim Fahren in einem Wagen [CK199], bei Vorhandensein rumpelnder Geräusche.
Beständiges Gefühl wie von Spinnweben im Gesicht [CK244]; ist sehr bemüht, sie abzuwischen.

֍

Das wichtigste Charakteristikum dieses Arzneimittels findet sich unter seinen Hautsymptomen. Hoyne hat es recht gut in Worte gefasst: „Hautausschläge, die eine dicke, honigähnliche Flüssigkeit absondern." Diese können an jedem Körperteil auftreten, vorzugsweise aber an oder hinter den Ohren, auf dem Kopf, im Gesicht, an den Augenlidern oder im Bereich der Genitalien.
Ich behandelte einmal einen Fall von Unterschenkelekzem, das bereits seit zwanzig Jahren bestand. Es handelte sich um eine alte,

fettleibige Frau – einen Patiententypus, bei dem sich das Mittel als besonders wirksam erwiesen hat. Ich gab ihr, wegen vielen Brennens der Füße, eine Dosis *Sulfur* CM. Nach zwei oder drei Wochen hatte sich am ganzen Körper ein Ausschlag entwickelt, der eine zähe, klebrige Flüssigkeit absonderte. Eine Gabe Graphites CM, trocken auf die Zunge, heilte dieses Übel ebenso wie das Unterschenkelekzem und hinterließ ihre Haut so glatt wie die eines Kindes. Erysipele nehmen bisweilen diese [sezernierende[GS]] Form an und kehren in solchen Fällen immer wieder. Der Arzt hat wegen dieser ständigen Rezidive natürlich den Eindruck, dass hier eine psorische Veranlagung vorliegt, die er dann mit *Sulfur* zu bekämpfen sucht. Wir dürfen jedoch nicht in den allzu häufigen Fehler verfallen, zu glauben, dass *Sulfur* wegen seiner großen antipsorischen Kräfte das passende Mittel sei oder dass es verordnet werden müsse aufgrund der oft irreführenden Indikation „Wenn scheinbar angezeigte Mittel nicht wirken". *Sulfur* ist schließlich nicht das einzige Antipsorikum und erst recht nicht für einen konkreten Fall, bei dem Graphites angezeigt ist. Kurz gesagt, wir dürfen nicht gegen Psora (was letztlich auch nur ein Name ist) verschreiben ohne entsprechende Indikationen für ein bestimmtes Mittel, ebenso wenig wie wir nur auf den Namen Scharlach oder Diphtherie hin verschreiben würden. Graphites ist ein machtvolles Antipsorikum, wie auch *Psorinum, Lycopodium, Causticum* und viele andere. Hier wie überall müssen die Symptome entscheiden. Um Ihnen noch weiter die wunderbaren antipsorischen Eigenschaften dieser Arznei zu demonstrieren, will ich einen anderen Fall aus meiner Praxis schildern.

Ein dreijähriges Kind litt an einem Ekzem der Kopfhaut. Unter allopathischer Lokalbehandlung verschwand das Ekzem, doch trat bald darauf eine höchst hartnäckige Enterokolitis auf. Damit konnten die „regulären" Ärzte nicht „fertig werden", wie sie es mit dem Ekzem geschafft hatten. Nachdem sie das Leiden für Unterleibsschwindsucht erklärt und den Fall aufgegeben hatten, wurde der Homöopath (ich selbst) zu Rate gezogen mit der Begründung, dass er, wenn er schon nichts bewirken könne, so doch wenigstens keinen Schaden anrichten werde (so ihre Worte). *Befund*: stark abgemagertes Kind, wenig bis kein Appetit, sehr unruhig und *„braune, flüssige Stühle, mit unverdauten Substanzen vermischt und von unerträglichem Gestank"*. Unter Berücksichtigung der Vorgeschichte mit dem unterdrückten Ekzem verordnete ich Graphites 6M (Jenichen), und binnen kurzer Zeit war das Kind völlig wiederhergestellt. *Psorinum* hat einen ähnlichen Stuhl wie der in diesem Fall, doch sind die Ausschläge der beiden Arzneien verschieden; das Kopfhautekzem entsprach Graphites, daher schied *Psorinum* aus. Wenn das Kind früher nicht den Ausschlag gehabt hätte, hätte ich wegen der extremen Schwäche infolge des lang anhaltenden Säfteverlusts wohl an *China* gedacht, denn auch *China* gehört zu den Mitteln, die *braune, durchfällige, fötide Stühle* haben. Wir müssen daher *den ganzen Fall* bedenken, die Psora und alles andere. In chronischen Fällen, die nach Graphites aussehen, sollten wir besonders auf Affektionen der *Augenlider* achten, die denselben ekzematösen Charakter haben wie die Ausschläge auf dem Kopf, hinter den Ohren etc.

Beachten Sie bitte: „Lidekzem, mit nässendem, schrundigem Ausschlag; Lidränder von Schuppen oder Krusten bedeckt." [GS] Bei *Sulfur* sind die Lidränder *hochrot*, wie überhaupt *alle Körperöffnungen*. Graphites steht an der Spitze aller Mittel gegen ekzematöse Lidaffektionen, und *Staphisagria* steht an zweiter Stelle. Natürlich müssen dann spezielle Indikationen lokaler und/oder allgemeiner Art zwischen den beiden Mitteln entscheiden.

Graphites ist eines unserer wichtigsten Mittel bei Beschwerden im Analbereich. Wir haben die für das Mittel charakteristische Art von Durchfall schon erwähnt. Dieser stellt jedoch eher eine Ausnahme dar, denn gewöhnlich neigt der Graphites-Patient zu Stuhlverstopfung. „Harter, allzu *dick geformter* Stuhl." „*Knotiger, mit Schleimfäden verbundener Stuhl*, und auch nach demselben noch Schleim am After." [CK509] Häufig findet sich ein Ekzem am After, und zudem ist Graphites eines unserer Hauptmittel bei *Analfissuren* [GS]. Nach dem Stuhlgang leiden diese Patienten oft unter erheblichen Schmerzen, und beim Abwischen entsteht ein „schründendes Wehthun" [GY12]. Wenn nun all diese Beschwerden bei Patienten vorkommen, die auch zu klebrigen Ausschlägen neigen, sollten wir nicht zögern, Graphites zu verabreichen – es besteht große Aussicht auf Erfolg.

Eine weitere sehr charakteristische Anzeige für dieses Mittel findet sich in den *Nägeln*: Finger- wie auch Zehennägel werden dick und deformiert. Vergessen Sie nie Graphites, wenn Ihnen solche Nägel unter die Augen kommen! Darüber hinaus hat Graphites Rhagaden oder Fissuren an den Fingerspitzen *(Sarsaparilla)* und Brustwarzen, in den Mundwinkeln, am Anus und zwischen den Zehen[GS] *(Petroleum)*. Es ist auch ein hervorragendes Mittel bei *Balggeschwülsten*[SK448], die bei Menschen mit Veranlagung zu Flechtenbildung[CK] auftreten. Alte, verhärtete Narben[GS] werden unter der Wirkung von Graphites weich und verschwinden, namentlich solche, die von Abszessen oder Eiterungen der Brustdrüsen zurückgeblieben sind.[GY34] Auch suspekt erscheinende Knoten in den Mammae lösen sich häufig auf. Bei Menstruationsbeschwerden ähnelt die Arznei *Pulsatilla*, doch gibt es viele Punkte, anhand derer man die Mittel unterscheiden kann. Von seinem Naturell oder Wesen her ist Graphites mit *Calcarea carbonica* zu vergleichen; aber bei ersterem sind die Menses zumeist spärlich[CK] und verspätet[CK], bei letzterem zu reichlich und zu früh.

Graphites heilt Beschwerden *vielerlei Art*, wenn zusätzlich zwei Dinge vorhanden sind:

1. die besondere Neigung zu Fettleibigkeit;
2. die typischen klebrigen Ausschläge.

Psorinum

Inhalt von Krätzebläschen

Melancholisch, sehr traurig[GA2,423]; ohne Hoffnung[GS]; trübsinnig, verzweifelnd[GA2,421].

Große Mattigkeit[GA2,375]; schwitzt bei der geringsten Anstrengung[GS], bei leichter körperlicher Bewegung[GS] [Gehen[GA2,392]]; möchte damit aufhören und sich hinlegen.

Hautausschläge, trocken oder feucht; oder Haut schuppig und trocken wie Pergament; schmutzig und ungewaschen wirkende Haut.[GS]

Heftiges Jucken der Haut, < in der Bettwärme. [GS]

Absonderungen und Ausdünstungen extrem übel riechend.

Höchst empfindlich gegen kalte Luft; trägt selbst im heißesten Sommer eine Pelzmütze. [GS]

Modalitäten: < in kalter Luft, in der Bettwärme (Jucken), durch aufrechtes Sitzen oder durch Bewegung, durch Anlegen der Arme an den Körper (im Liegen)[GA2,307]; > im Liegen (selbst die Kurzatmigkeit[GA2,296]), durch warmes Einhüllen, durch Wiederkehr psorischer Manifestationen.

Große Schwäche und Mattigkeit: durch Säfteverlust; nach akuten Krankheiten zurückbleibend; ohne irgendwelche organischen Störungen oder offensichtliche Ursachen. [KN]

Husten und trockene, schuppige Ausschläge verschwinden im Sommer und kehren im Winter regelmäßig zurück. [GS]

Eitrige Mandelentzündung – um die Neigung dazu zu beseitigen. [KN]

ও ৎ

Die Krankheitsprodukte sind machtvolle Arzneien und haben, wenn sie in potenzierter Form eingesetzt werden, viele wunderbare Heilungen zustande gebracht. Von manchen wird angenommen, dass diese Substanzen in potenzierter Form so weit verändert worden sind, dass sie zu der Krankheit, die sie hervorgebracht hat, nur noch in homöopathischer [nicht isopathischer] Beziehung stehen, besonders bei einer anderen Person als jener, in der die ursprüngliche Krankheit einst existiert hat.

Ich habe mit diesen so genannten Nosoden, seit sie von Dr. Swan so breit bekannt gemacht wurden, immer mal wieder Versuche angestellt. Nie habe ich sie in ihren Ursprungskrankheiten sonderlich wirksam gefunden, wohl aber bemerkenswerte Erfolge durch sie in Fällen gesehen, die z. B. gonorrhoischen, syphilitischen oder psorischen Beschwerden *ähnelten*, ohne dass jedoch die entsprechende

Krankheit früher wirklich bestanden hatte. Ich habe krätzeähnliche Ausschläge mit Psorinum geheilt, rheumatische Beschwerden, die sich gegenüber unseren „normalen" Mitteln als resistent erwiesen hatten, mit *Medorrhinum* und einen langwierigen Fall von Wirbelsäulenkaries mit *Syphilinum*. Doch in keinem einzigen dieser Fälle hatte ein Patient, soweit ich es zurückverfolgen konnte, je Krätze, Tripper oder Syphilis gehabt. Viele Kollegen scheinen in dieser Beziehung andere Erfahrungen gemacht zu haben, ich teile hier nur meine eigenen mit. Dass jede Nosode fähig zu sein scheint, dieselben oder ähnliche Symptome hervorzurufen, wenn sie anlässlich einer Prüfung über den Mund zugeführt wird, wie wenn sie auf die übliche Art in den Körper eingebracht wird, scheint sich im Fall von Psorinum bestätigt zu haben. Mir ist nicht klar, warum die konstitutionellen Symptome, die nach einer Infektion entstehen, nicht ebenso als Prüfung angesehen werden sollten wie jene, die einem Bienenstich folgen, einem Kantharidenpflaster oder einer lokalen, äußerlichen Vergiftung durch eine der *Rhus*-Arten. Wenn *Rhus* in sehr hoher Potenz eine *Rhus*-Vergiftung zu heilen vermag, warum sollte nicht auch *Syphilinum* Syphilis heilen? Wer weiß darauf eine Antwort?

Alle Nosoden sind gleichermaßen fähig zu heilen wie zu vergiften. Wenn nun eine Nosode nicht die ihr zugrunde liegende Krankheit heilen kann, warum kann sie es nicht? Vorgefasste Meinungen dürfen einer redlichen Forschung nicht im Wege stehen. Wie zur Untermauerung der Theorie, dass das potenzierte Krankheitsprodukt die Krankheit heilen könne, von der es hervorgebracht worden ist, zeigen die *Prüfungen* von Psorinum, dass die hauptsächliche Wirkung und Heilkraft des „Psoragifts" sich auf die Haut bezieht. Und ist es nicht auch bemerkenswert, dass Psorinum so stark *Sulfur* ähnelt, dem altgedienten Krätzemittel, und dass die beiden Mittel bei der Behandlung von Hauterkrankungen einander gut folgen oder ergänzen? Hier einige der führenden Hautsymptome von Psorinum:

„Jucken, wenn der Körper warm wird." GS

„Unerträgliches Jucken, < im Bett und durch Wärme." GS (*Mercurius solubilis.*)

„Jucken; kratzt, bis es blutet." GS

„Jucken zwischen den Fingern GS und in den Gelenkbeugen." *(Sepia.)*
„Trockene und schuppige Ausschläge, ... die im Sommer verschwinden, aber wiederkehren, wenn das Wetter kalt wird." GS
„Ständig rezidivierende Hautausschläge."
„Die Haut hat ein schmutziges, schmuddeliges Aussehen, als würde sich der Patient nie waschen." GS
„Der Körper riecht ekelhaft, selbst nach einem Bad."

Diese und viele andere Symptome (zu zahlreich, um sie hier aufzuführen) zeigen, welch unschätzbares Mittel Psorinum bei Hautleiden sein müsste, und tatsächlich bekräftigen reiche Erfahrung und viele Beobachtungen die Wahrheit unseres Heilgesetzes auch in Bezug auf die Heilkraft von Krankheitsgiften – wie sie es seit langem bei den pflanzlichen, mineralischen, Insekten- und tierischen Giften tun.

Psorinum wird auch bei den Folgen von unterdrückten Hautausschlägen hilfreich gefunden und sollte in solchen Fällen nie vergessen werden, wenn andere Antipsorika versagen. Dr. Wm. A. Hawley aus Syracuse, N. Y., gelang einst eine glänzende Heilung einer massiven Wassersucht bei einer alten Frau, wobei er durch das Erscheinungsbild der Haut dazu gebracht worden war, das Mittel zu verabreichen. Eine Dosis der 42M-Potenz Finckes, trocken auf die Zunge gegeben, heilte den ganzen Fall in kürzester Zeit. Es war ein Fall, der schon lange bestanden hatte.

Wenn wir Psorinum näher untersuchen, werden wir feststellen, dass es auch mit *Graphites* in vielen Punkten Ähnlichkeiten aufweist. Ein genauer Vergleich zwischen den beiden Mitteln ist für den ernsthaften Materia-medica-Studenten eine lohnende Sache. Der Psorinum-Kranke neigt von seinem Gemüt her zu *großer Depressivität*. „Größte Niederschlagenheit, die ihm und den Menschen in seiner Umgebung das Leben unerträglich macht." GS Dieser Gemütszustand wird, wenn er sich nach akuten Krankheiten wie z. B. Typhus entwickelt, besonders von Psorinum positiv beeinflusst. Als ich über *Graphites* schrieb, erwähnte ich die Ähnlichkeit der beiden Arzneien hinsichtlich ihrer *„dunkelbraunen, dünnflüssigen und unerträglich stinkenden Stühle"* (GA2,244). Dieses Symptom findet man in schlimmen Fällen von Cholera infantum oder chronischer Diarrhoe. Bei aller Ähnlichkeit der Mittel gibt es aber doch einen wertvollen diagnostischen Unterschied, und der besteht darin, dass die aus den Ausschlägen heraussickernde Feuchtigkeit bei *Graphites klebrig* und *zäh* ist, während dies bei Psorinum bei weitem nicht so deutlich ist.

Psorinum ist ferner ein überaus nützliches Mittel bei Schwäche und Mattigkeit während der Genesung von schweren akuten Krankheiten. Der Patient *schwitzt heftig*, wenn er sich nur geringfügig anstrengt. Trotzdem ist die Haut in aller Regel *trocken*, inaktiv und kaum fähig zu schwitzen."[GS] Wie schon bei dem Stuhlsymptom, so muss auch hier, bei der Schwäche in der Genesungszeit, Psorinum von einem anderen Mittel abgegrenzt werden, nämlich *China*. Verlust von Flüssigkeiten, von Blut, von Eiter etc. würde eher zu Gunsten des letzteren sprechen, ein juckender Hautausschlag oder die Neigung dazu – vor oder während der aktuellen Krankheit – eher zu Gunsten des ersteren. Im Zusammenhang mit dem übel riechenden Stuhlgang vergaß ich ein weiteres Symptom zu erwähnen: „Alle Ausscheidungen – Durchfall, Leukorrhoe, Regelblutung, Schweiß – verbreiten einen aashaften Geruch; auch der Körper selbst riecht widerlich, trotz häufigen Badens."[GS] Der Psorinum-Patient reagiert „*höchst empfindlich auf kalte Luft* oder auf Wetterwechsel *(Hepar sulfuris)*, trägt selbst im heißesten Sommer eine Pelzmütze, einen Mantel oder einen Schal."[GS]

Chronische Leiden, die auf eine vor Jahren unvollkommen geheilte oder unterdrückte akute Krankheit gefolgt sind bzw. darauf zurückzuführen sind. *(Carbo vegetabilis.)* Ich empfehle jedem, sich ein Exemplar von H.C. Allens *Keynotes* zuzulegen, worin sich sehr gute Abhandlungen über die Nosoden finden.

Alles in allem erkennen wir in Psorinum, seit es *geprüft* ist, ein großartiges Mittel bei sehr ernsten Zuständen, und ich habe keine Zweifel, dass alle Nosoden ähnlich wertvoll sind, wenn sie erst einmal genauso gut verstanden worden sind.

Aurum

Gold

Möchte Selbstmord begehen [CK]; glaubt nicht in die Welt zu passen [CK5].
Gichtknoten [CK]; Exostosen [SK124]; nächtliche Knochenschmerzen [CK]; Knochenkaries [CK;UE]; Knochennekrosen: all dies in Verbindung mit großer Niedergeschlagenheit [CK2].
Nachteile von Quecksilbermissbrauch [CK] bei Syphilis.

☙ ❧

„Sieht alles schwarz [GY2]; weint und betet [AR12,3,141]; glaubt nicht in die Welt zu passen und sehnt sich daher nach dem Tode [CK5]; starke *Neigung zum Selbstmord* [CK]." [GS] Seltsam, dass dieses Edelmetall, nach dem die Menschheit wegen seines Geldwertes strebt, die größte Traurigkeit verursacht, wenn es dem Organismus zugeführt wird.
Der Aurum-Patient ist von tiefster Melancholie [CK5] und Verzweiflung umfangen. Das Leben ist ihm eine einzige Last; er *wünscht sich sehnlichst* den Tod herbei und trägt sich fortwährend mit Suizidgedanken. Bei Männern habe ich dies am häufigsten im Zusammenhang mit Lebererkrankungen beobachtet, bei Frauen mit Gebärmutterleiden, insbesondere Vergrößerung, Verhärtung [AZ38,278] oder Vorfall [CK] des Uterus. In beiden Fällen scheinen diese lokalen Affektionen das Ergebnis wiederholten Blutandrangs zu den betroffenen Organen zu sein, was schließlich mit Hypertrophie derselben endet. Wie die Leber ist auch die Gebärmutter vergrößert, und der Prolaps erklärt sich allein schon aus der Gewichtszunahme des Organs. Diese für das Mittel so charakteristischen Kongestionen finden auch im Kopf [CK74], im Herzen, in der Brust [CK] und in den Nieren [GS] statt; doch wann und wo immer sie sich auch einstellen, die typischen Gemütssymptome sind stets vorhanden und liefern die Hauptindikation für Aurum. Der Aurum-Patient ist zuweilen auch „aergerlich und auffahrend; der geringste Widerstand kann ihn zum größten Zorne reizen." [CK30] Selbst wenn die charakteristischere Depression und Schwermut bei einem

Kranken stark überwiegen, wird er gelegentlich diese emotionalen Ausbrüche herauslassen. Andere Arzneimittel zeigen eine ähnliche Depression und Selbstmordneigung, wie etwa *Naja* und *Nux vomica*, doch keines hat sie in einer solchen *Ausprägung* wie Aurum. Ich heilte einmal eine junge Frau mit diesem Mittel, die sich durch Ertränken hatte das Leben nehmen wollen. Nachdem sie geheilt war, lachte sie über den Vorfall und sagte, sie habe sich nicht anders zu helfen gewusst. Es sei ihr so vorgekommen, als ob sie zu nichts nütze wäre in der Welt. Von diesem *Gefühl* sei sie ganz und gar durchdrungen gewesen.

Aurum hat sich auch bei der Therapie mancher Knochenaffektionen syphilitischen Ursprungs als wirksam erwiesen, besonders wenn diese Fälle schulmedizinisch mit Quecksilber behandelt worden waren. *Die Ärzte hätten deutlich weniger zu tun, wenn die alte Schule lernen könnte, ihre Patienten zu heilen, ohne sie mit ihren Medikamenten zu vergiften.* Die besten Ergebnisse bei diesem syphilitisch-merkuriellen Knochenleiden hat Aurum bei Knochenfraß der Nasen- und Gaumenknochen [CK] sowie des Warzenfortsatzes [SK126] erzielt (Karies der langen Röhrenknochen: *Fluoricum acidum, Angustura*). Was besagte Nasenaffektion betrifft, so ist es manchmal von großem Nutzen bei chronischem Schnupfen [CK264f] oder Ozaena [SK126], bevor das Übel zu wirklicher Karies fortgeschritten ist. Die Nasenlöcher sind „geschwürig, zugebacken und schmerzhaft" [CK129], die Nase verstopft [SK126] und von Krusten angefüllt [ÖZ3,2,247], oder es besteht (bei Ozaena) ein „entsetzlich riechender Nasenausfluss" [AZ54,6] – und der Patient ist melancholisch und suizidgefährdet.

Aurum gehört zu den wenigen Mitteln, die Hemianopsie oder Halbsichtigkeit [CK112] haben können, und es hat diese selbst in der 200. Potenz geheilt. *Lycopodium* und *Lithium carbonicum* haben ebenfalls Halbsichtigkeit, doch während für den Aurum-Patienten die obere Hälfte des Gesichtsfeldes unsichtbar bleibt [CK112], ist es für letztere Mittel die rechte Hälfte des Gesichtsfeldes, die fehlt oder verdüstert ist.

Aurum erzeugt und heilt nicht nur Verhärtungen des Uterus bei Frauen, sondern auch Verhärtungen der Hoden [CK] bei Männern, und in beiden Fällen liefern die stets vorhandenen Gemütssymptome von Aurum und die syphilitisch-merkurielle Vorgeschichte die Hauptindikationen für die Anwendung der Arznei.

Bei fettiger Herzdegeneration von rotgesichtigen, korpulenten alten Leuten ist Aurum eines unserer wichtigsten Mittel. In diesen Fällen bestehen viele vaskuläre Störungen. „Heftiges Herzklopfen, mit Angst und Blutandrang nach Kopf und Brust."[GS] „Sichtbares Klopfen der Karotiden und Temporalarterien."[GS] *Belladonna* kann hier unter Umständen die Anfälle lindern, doch Aurum reicht insgesamt tiefer und ist in seiner Wirkung nachhaltiger.

Aurum ist eines unserer Hauptmittel bei *Knochenschmerzen*. Vergessen Sie das nie! Bei Periostaffektionen steht Aurum zusammen mit *Kalium jodatum, Asa foetida* sowie den *Merkur*salzen auf einer Stufe.

Argentum nitricum

Silbernitrat; Höllenstein

Impulsivität[GS]; Ängstlichkeit, die zum Geschwindgehen zwingt[RA8]; Zeit vergeht zu langsam[GS].

Lauter Befürchtungen, wenn er sich für den Kirchgang, die Oper o. Ä. fertig macht, mit Einsetzen von Durchfall.[GS]

Schwindel und Ohrensausen, bei allgemeiner Abgeschlagenheit der Glieder und Zittern.[ÖZ2,1,78]

Blutrote Augenwinkel; Geschwulst der Tränenkarunkel: sie ragt wie ein rotes Fleischklümpchen aus dem Augenwinkel hervor.[ÖZ2,1,84]

Unwiderstehlicher Appetit auf Zucker.[ÖZ2,1,90]

Die meisten Verdauungsstörungen gehen mit heftigem, lautem Luftaufstoßen einher.

Durchfall: grünschleimig[ÖZ2,1,94] oder wie gehackte Spinatblätter[EN452]; wird grün, wenn er länger in der Windel verbleibt[KN]; spritzt unter viel Blähungsgetöse heraus[ÖZ2,1,94].

Neigung sämtlicher Schleimhäute zu reichlichen, teilweise eitrigen Absonderungen.
Ausgetrocknete, verschrumpfte Patienten, die durch Krankheit so geworden sind.
Starkes Verlangen nach frischer Luft. ᴷᴺ

☙   ❧

Guernsey sagt: „Denken Sie an dieses Mittel, wenn Sie eine ausgetrocknete, verschrumpfte Person sehen, *die durch Krankheit so geworden ist.*" Dies gilt besonders für Kinder. ᴳˢ „Der Knabe sieht aus wie ein kleiner, verhutzelter Greis." (*Fluoricum acidum*: junge Leute, die alt aussehen.) Argentum nitricum beeinflusst wie *Aurum* zutiefst die menschliche Psyche. Wie *Aurum* ist es eines unserer wichtigsten Mittel bei Hypochondrie. Die diesbezüglichen Symptome sind so zahlreich, dass hier nur auf die *Guiding Symptoms* verwiesen werden kann, wo sie im einzelnen verzeichnet sind. Ich will an dieser Stelle nur einige besonders hervorstechende und eigentümliche Symptome erwähnen, die häufig bestätigt worden sind:
„Der Anblick hoher Häuser macht ihn schwindlig und bringt ihn zum Wanken; es kommt ihm dabei vor, als wollten die Häuser von beiden Seiten sich ihm nähern und ihn erdrücken." ᴸᴴ³²¹
„Beim Gehen auf der Straße wagt er es nicht, an einer Straßenecke vorbeizugehen, weil die Häuserecke vorzuspringen scheint und er Angst hat, dagegen zu laufen."
„Impulsiv, muß sehr schnell gehen ..." ᴳˢ „Stets in Eile." ᴳˢ (*Lilium tigrinum.*)
„Lauter Befürchtungen, wenn er sich für den Kirchgang oder die Oper fertig macht, mit Einsetzen von Durchfall." (*Gelsemium.*)
Die Hast und Eile von Argentum nitricum und *Lilium tigrinum* kommen zumeist bei Uterusleiden vor, während der durch Aufregung bedingte Durchfall von Argentum nitricum im Zusammenhang mit der allgemeinen Nervosität zu stehen scheint. Wenn bei diesen beiden Mitteln die Hinweise auf eines von ihnen nicht deutlich genug hervortreten, ist es unter Umständen sinnvoll, erst das pflanzliche

Mittel zu probieren. Die mineralischen Mittel wirken gewöhnlich länger und tiefer und sind eher dann vorzuziehen, wenn der Fall chronisch verläuft.

Einige der höchst merkwürdigen Symptome bei diesem und anderen Mitteln kommen in der alltäglichen Praxis kaum vor, sind aber, wenn sie uns doch einmal begegnen, umso wertvoller, weil die Fälle, in denen sie auftreten, rar, nicht leicht zu verstehen und durch die gewöhnlichen Mittel nicht zu heilen sind. Einige unserer glänzendsten Heilungen sind uns in ebensolchen Fällen gelungen, und sie sind für den Arzt wie für den Patienten überaus erfreulich.

Argentum nitricum ist bisweilen das passendste Mittel bei Hemikranie [KE5,71]; diese Art von Kopfschmerz ist oft äußerst quälend und nur schwer zu heilen. Ein für Argentum nitricum typisches Kopfschmerzsymptom ist ein *Gefühl von Ausdehnung* [ÖZ2,1,107]; der Patient hat das Gefühl, als sei der Kopf enorm vergrößert und als gingen die Schädelknochen auseinander [ÖZ2,1,107], und wie bei *Pulsatilla* und *Apis* verspürt er Linderung, wenn der Kopf *fest umwickelt* wird [HC4,143]. Dieses Ausdehnungsgefühl ist auch ein allgemeines Symptom; der Kranke meint, der Körper oder ein Teil davon würde sich ausdehnen [ÖZ2,1,107], was von manchen auch als Vollheitsgefühl *(Aesculus)* beschrieben wird. Das Symptom findet sich auch bei anderen Mitteln, in besonderem Maße aber bei Argentum nitricum.

Argentum nitricum hat sehr viel *Schwindel*, welcher oft mit Ohrensausen, allgemeiner Abgeschlagenheit und Zittern einhergeht. Der Patient kann nicht bei geschlossenen Augen gehen [LH319]; der Anblick hoher Häuser macht ihn schwindelig. Diese Symptome erinnern an *Gelsemium*: Beide Arzneien zeichnen sich durch viel Schwindel aus; beide haben große zittrige Schwäche, d.h. allgemeine Mattigkeit, verbunden mit Gefühl von innerem Zittern oder wirklichem Zittern, und beide haben sich bei lokomotorischer Ataxie als hilfreich erwiesen. Ich würde, wenn andere Symptome keine Unterscheidung gestatten, zu Anfang oder in noch frischen Fällen *Gelsemium* den Vorzug geben und Argentum nitricum erst im weiteren Verlauf einsetzen. Doch gewöhnlich gibt es diagnostische Hinweise, die uns die Wahl zwischen beiden Mitteln ermöglichen.

Argentum nitricum

Bei Augenaffektionen ist Argentum nitricum eines unserer wertvollsten Mittel, und wie alle Mittel, die für irgendetwas nützlich sind, ist es von der alten Schule schrecklich missbraucht worden. Es ist höchst bedauerlich, dass die Schulmediziner nicht genügend wissen, um sich die guten Wirkungen solcher wertvollen Substanzen zunutze zu machen und die schädlichen zu vermeiden; denn vielfach bringen die verheerenden Folgen ihres Missbrauchs die betreffenden Arzneien in solchen Verruf, dass andere Mediziner sich scheuen, sie überhaupt anzuwenden. Dies war auch der Grund, warum die alten Pflanzenheilkundler alle mineralischen Mittel ablehnten – so sehr hatte sie Quecksilber in Schrecken versetzt. Es obliegt dem Homöopathen, die Ärzteschaft darüber aufzuklären, wie all diese Mittel einzusetzen sind, damit die positiven Wirkungen erzielt und die negativen vermieden werden können. In Bezug auf Augenerkrankungen schreiben Allen & Norton folgendes: „Größte Dienste leistet Argentum nitricum bei eitrigen Augenentzündungen. Bei reicher Erfahrung aus Krankenhaus- wie Privatpraxis haben wir kein einziges Auge aufgrund dieser Erkrankung verloren, und jeder Fall ist mit *innerlichen Mitteln*, die meisten mit Argentum nitricum in höheren Potenzen (C 30 oder 200) behandelt worden. Wir sind Zeuge geworden, wie heftige Chemosis – mit eingeschnürten Gefäßen, profuser Eiterung und sogar beginnender Eintrübung der Hornhaut, die aussah, als ob sie sich ablösen wollte – unter Argentum nitricum (innerlich) sehr schnell abklang. Subjektive Symptome waren bei diesem Leiden fast nicht vorhanden. Gerade ihr Ausbleiben aber – trotz der *starken Eiterabsonderung*, der durch Eiteransammlung im Auge vorgetriebenen Lider oder der Schwellung des subkonjunktivalen Gewebes der Lider selbst – stellt eine Indikation für dieses Mittel dar. *(Apis, Rhus toxicodendron.)*"

Später schreibt Norton: „Ich bin überzeugt, daß wir Argentum nitricum als lokales Ätzmittel im Augenbereich entbehren können, außer in der *gonorrhoischen* Form von eitriger Konjunktivitis." Ein solches Zeugnis aus solchem Munde sollte Schande bringen über den Missbrauch dieses Mittels durch die Schulmedizin und mancher Pseudohomöopathen. Bei Ophthalmia neonatorum habe ich in meiner eigenen Praxis als Allgemeinarzt sehr oft größeren Erfolg mit *Mercurius solubilis* gehabt, besonders wenn beim Öffnen der Augen viel Eiter herausfloss. Bei Blepharitis waren mir *Graphites* und *Staphisagria* häufiger von Nutzen als Argentum nitricum; dies ist vielleicht nicht die Erfahrung von anderen, denn wie bei allen Leiden müssen auch bei Augenerkrankungen die Indikationen sorgfältig studiert und in ihrer Gesamtheit gewürdigt werden. (*Borax* darf bei Blepharitis nicht außer Acht gelassen werden.) Spezialisten neigen dazu, dies aus den Augen zu verlieren und zu lokaler Behandlung Zuflucht zu nehmen, wo eine konstitutionelle Therapie unendlich viel besser wäre.

Das Symptom „Rothe, schmerzhafte Zungenspitze; aufgetretene [= angeschwollene] Zungenwärzchen" [ÖZ2,1,87] hat zur Heilung der verschiedensten Krankheitsfälle durch Argentum nitricum geführt. Es gibt auch einige wertvolle Symptome im Bereich der Verdauungsorgane, wie etwa diese: *„Unwiderstehlicher Appetit auf Zucker."* „Flüssigkeiten gehen geradewegs durch ihn durch." [GS] „Die meisten Digestionsstörungen sind mit Luftaufstossen vergesellschaftet." [ÖZ2,1,90] „Aufstoßen nach jeder Mahlzeit; der Magen fühlt sich an, als wollte er vor lauter Luft platzen; willkürliches Aufstoßen ist schwierig, schließlich strömt die Luft *mit großer Heftigkeit und geräuschvoll* heraus." [GS] All dies sind charakteristische Zeichen, und zweifellos ist bisweilen Argentum nitricum indiziert, wo *Carbo vegetabilis, China* oder *Lycopodium* verabreicht werden, weil man im Allgemeinen sehr viel mehr von ihnen weiß. Dyspepsien [GS], Gastralgien [GS] und sogar Magengeschwüre [AZ58,53] haben manchmal in Argentum nitricum ein wirkungsvolles Heilmittel gefunden; auch hat das Mittel oft bei hartnäckigsten Diarrhoen verschiedener Art viel Gutes bewirkt.

„Durchfall: grünschleimig oder *wie gehackte Spinatblätter* aussehend."

„Durchfall wird grün, wenn er länger in der Windel verbleibt."

„Durchfall spritzt mit laut stotterndem, sprudelndem Geräusch heraus."

„Dysenterische Stühle, bestehend aus Schleimhautfetzen und Epithelmassen, die durch schleimige Lymphe miteinander verbunden sind; rot- oder grünfarbig ..." [HC1,32]

„Während des Stuhls viel lauter Blähungsabgang."

Es gibt andere Mittel, die ebenfalls einige dieser Symptome sehr ausgeprägt haben, vor allem *Calcarea phosphorica*, das besonders durch den unter lautem Windabgang „sprudelnd" herausspritzenden Durchfall charakterisiert ist. Beide Mittel sind außerdem von großem Wert beim Hydrozephaloid,[61] das aus lang anhaltendem Flüssigkeitsverlust in hartnäckigen Fällen von Enterokolitis resultiert. Wenn die Knochenentwicklung verzögert sein sollte, mit offenen Fontanellen und Neigung zu Kopfschweiß, so verdiente selbstverständlich *Calcarea phosphorica* den Vorrang. Zudem verlangt das Kind bei *Calcarea phosphorica* nach Rauchfleisch, Schinken und ähnlichem, bei Argentum nitricum aber nach Zucker oder Süßigkeiten. Doch haben beide Mittel starke Abmagerung, wobei das Kind alt und runzlig aussieht, und es bedarf manchmal genauer Individualisierung, um zwischen ihnen zu unterscheiden.

Argentum nitricum hat seinen ganz eigenen Platz bei der Behandlung von Halsentzündungen. Der Patient neigt zu Ansammlung von dickem, zähem Schleim im Hals, der ihn zu häufigem Räuspern nötigt und leichte Heiserkeit erzeugt.[ÖZ2,1,89] „Rauhheit und Wundheit im Halse."[HV10,343] „Kratzende Empfindung in der Kehle reizt zum Räuspern und Husten."[AZ29,72] Gefühl, als stecke ein Splitter im Halse.[ÖZ2,1,89] *(Nitricum acidum, Hepar sulfuris, Dolichos.)* Warzenähnliche Gebilde im Hals, die sich beim Schlucken wie spitze Fremdkörper anfühlen.[GS] Dieser Zustand des Halses kann sich nach unten ausdehnen und den Kehlkopf in Mitleidenschaft ziehen, besonders bei Sängern, Geistlichen oder Anwälten, die viel ihre Stimme benutzen müssen. In diesem Fall ist das Mittel doppelt indiziert.

Auch bei Beschwerden des Rückens oder der Gliedmaßen kann unser Mittel unter Umständen reüssieren. „Kreuzschmerz, im Stehen und Gehen gebessert[ÖZ2,1,57]; < im Sitzen und beim Aufstehen vom Sitzen[ÖZ2,1,59]."[GS] Dies ist ein Zustand, dem man in der Praxis häufig

---

[61] Exsikkosebedingte, wasserkopfähnliche Hirnaffektion bei Kindern (vgl. Fußnote im Kapitel über *Calcarea phosphorica*).

begegnet. Ich habe ihn oft mit *Sulfur* oder *Causticum* gebessert, doch dürfen wir hier auch Argentum nitricum nicht vergessen. Wenn Rückenbeschwerden mit großer *Abgeschlagenheit und Müdigkeit* in der Lendengegend [ÖZ2,1,58] einhergehen *(Kalium carbonicum)*, mit Mattigkeit besonders der Vorderarme und Unterschenkel [LH320] und speziell der Waden [ÖZ2,1,58], oder wenn zusätzlich noch Schwindel und Zittern der Glieder [ÖZ2,1,107] auftreten, dann dürfen wir sicher sein, dass Argentum nitricum helfen wird. Bei Paraplegie aufgrund schwächender Ursachen [GS] oder bei postdiphtherischer Lähmung [GS] kann die Arznei ebenso angezeigt sein, desgleichen bei Epilepsie [GS] und allgemein bei Krämpfen [GS]. Bei Epilepsie ist charakteristisch, dass Stunden oder Tage *vor dem Anfall* die Pupillen erweitert sind [GS], während den Krämpfen kurz vorher große Unruhe vorausgeht [GS]. (*Cuprum metallicum* hat große Unruhe *zwischen* den Anfällen.)

Natrium muriaticum ist das beste Antidot bei Missbrauch von Argentum nitricum [GS], besonders im Bereich der Schleimhäute.

Ferrum

Metallisches oder essigsaures Eisen

Anämie, mit großer Blässe aller Schleimhäute [KN]; extreme Blässe des Gesichts [RA32], das aber plötzlich feuerrot werden kann [SK433].

Profuse Blutungen aus jedem beliebigen Organ; hämorrhagische Diathese [KN]; Blut hellrot, mit dunklen Klumpen; gerinnt leicht [GS].

Lokale Kongestionen und Entzündungen, mit hämmernden, pochenden Schmerzen [RA25]; Venen angeschwollen; Gesicht abwechselnd gerötet und blass.

Heißhunger im Wechsel mit völliger Appetitlosigkeit. [AZ5,164]

Nach dem Essen ruckweises Aufstoßen und Herausrülpsen der Speisen, ohne Übelkeit [RA75]; nachts Erbrechen von Speisen [RA61f], die den ganzen Tag über im Magen liegengeblieben waren; Durchfälle

ohne Schmerz und Anstrengung, zumeist unverdaute Speisen enthaltend [AZ5,164].
Glühende Hitze und Röte des Gesichts während des Frostes. [RA286;GS]
Modalitäten: < nach Essen und Trinken, in der Ruhe, besonders beim Stillsitzen; > *durch langsames Umhergehen.*

                              ✂   ✂

Auch Ferrum gehört zu den Mitteln, mit denen viel Missbrauch getrieben wird. Wie in der alten Schule Chinin für Malaria steht, so steht dort auch Ferrum für Anämie. Doch vermag jedes dieser Mittel *beide* Krankheitszustände zu heilen, allerdings nur die ihm eigene Art und keine andere, und jedes von ihnen wirkt, wenn es richtig gewählt ist, am besten in der potenzierten Form. Dr. Hughes schreibt: [62] „Die Behandlung der Anämie mit Eisen ist eine der wenigen befriedigenden und sicheren Maßnahmen in der modernen Medizin. ... Was auch immer die Ursache für diesen Zustand sein mag, ob es Bleichsucht [SK431] ist aufgrund einer Menstruationsstörung oder einfach Blutarmut infolge von Blutungen, Mangel an frischer Luft, Licht und geeigneter Ernährung oder infolge von erschöpfenden Krankheiten, Eisen ist *das* eine große Heilmittel dieser Zustände." Ich würde sagen, dass man einem Mann, der Derartiges über fast jedes Mittel von sich zu geben pflegt, nicht auch noch Vorwürfe machen muss, wenn er von den „wenigen befriedigenden und sicheren Maßnahmen in der modernen Medizin" spricht. Eisen ist ebenso wenig ein Universalmittel gegen Anämie, wie es Chinin gegen Malaria oder Kalziumphosphat gegen mangelhafte Knochenentwicklung ist. Meine Erfahrung hat mich gelehrt, dass es für diese Zustände mehrere andere, gleich wirksame Arzneien gibt und dass die genannten Mittel jedes Mal, wenn sie verordnet werden, ohne wirklich indiziert zu sein, nicht nur nicht heilen, sondern im Gegenteil sogar schaden, besonders in den materiellen Dosen, in denen sie gewöhnlich von

---

62 *A Manual of Pharmacodynamics,* S. 481.

solchen Lehrern empfohlen werden. Aus meiner Erfahrung heraus, die sich auf viele Beobachtungen und eine umfangreiche Praxis gründet, muss ich hier konstatieren, dass eine solche Art des Verordnens nicht nur unhahnemannisch, sondern auch in jeder Hinsicht unhomöopathisch ist, und ich möchte allen Anfängern nachdrücklich davon abraten, in dieser Richtung zu praktizieren. Anderenfalls werden auch sie dahin kommen, von den „wenigen befriedigenden und sicheren Maßnahmen in der modernen Medizin" zu reden. Nachdem wir dieses Zitat von Dr. Hughes gebracht haben, ist es ihm gegenüber nur fair, ihn noch einmal zu zitieren, insofern als er sich bei diesem zweiten Zitat sehr viel vernünftiger äußert. Im Zusammenhang mit Anämie sagt er Folgendes [S. 482 f.]: „Die Krankheit entsteht normalerweise nicht aufgrund eines Mangels an Eisen in der Nahrung. Wenn das Element im Blut nicht ausreichend vorhanden ist, so liegt der Fehler im Assimilationsprozeß. Allerdings hat Reveil ... festgestellt, daß es bei Anämie zu gar keiner Veränderung der Eisenmenge im Blut kommt. Wie spärlich die roten Blutkörperchen auch sein mögen, so enthalten sie doch den vollen Anteil des Metalls, wie er für den Gesunden normal ist; und auch wenn sich die Blutkörperchen unter dem Einfluß von Eisen an Zahl verdoppeln oder verdreifachen, so tragen sie doch nicht mehr Eisen in sich." Und Cowperthwaite führt ergänzend aus: [63] „Außerdem ist es so, daß Eisen, wenn es zur Behebung eines Eisenmangels im Blut dem Organismus in großen Mengen zugeführt wird, nicht assimiliert, sondern durch den Darm wieder eliminiert wird und aus den Fäzes fast vollständig zurückgewonnen werden kann. ... Es ist daher einleuchtend, daß Eisen nicht dank seiner Resorption als Blutbestandteil heilend wirkt; vielmehr lassen seine physiologischen Wirkungen auf die Organe und Gewebe des Körpers darauf schließen, daß es seine heilenden Kräfte im Grunde derselben dynamischen Wirkung verdankt, wie sie auch anderen Arzneien eigen ist, und seine Anwendung unterliegt daher denselben Heilgesetzen." Vernünftige Worte! Niemand verschreibe

---

63 *A Textbook of Materia Medica and Therapeutics*, S. 333.

daher Eisen oder irgendein anderes Mittel gegen Anämie oder irgendeine andere Krankheit ohne *Indikationen* entsprechend unserem Heilgesetz. Von *Natrium muriaticum* in Potenz habe ich beeindruckendere Heilungen schlimmer Anämiefälle gesehen als jemals von Eisen in irgendeiner Form – wenngleich auch Ferrum in manchen Anämiefällen passt, wie darüber hinaus *Pulsatilla, Cyclamen, Calcarea phosphorica, Carbo vegetabilis, China* und viele andere Arzneien. Lassen Sie uns nun aber die Aufmerksamkeit auf jene Symptome richten, die bei Anämie oder jedwedem anderen Leiden wirklich auf Ferrum hindeuten:

„*Aschfahles oder grünliches Gesicht, das sich bei Schmerzen oder anderen Symptomen leuchtend rot verfärbt.*"[HC1,58] (Raue.)

„*Die geringste Gemütserregung oder Anstrengung läßt das Gesicht erröten.*"[GS] (Guernsey.)

„*Blutandrang zum Kopf, mit Anschwellung der Kopfvenen und fliegender Hitze im Gesicht.*"[GS]

„*Hämmernder, pochender*[RA25]*, pulsierender Kopfschmerz.*"[GS] (*Belladonna, China, Natrium muriaticum, Glonoinum.*)

„*Große Blässe der Schleimhäute, besonders im Bereich der Mundhöhle*[KE4,919]." (Raue.)

„*Stets besser durch langsames Umhergehen, auch wenn Schwäche die Patientin häufig zwingt, sich niederzulegen*[RA253]." (Guernsey.)

„*Menses: zu früh, zu stark, zu lange anhaltend, mit feuerrotem Gesicht*[SK434] *und Klingen in den Ohren*[EN163] (China); *Blutung blass, wässrig und schwächend.*"[GS]

Wenn zusätzlich zu diesen Symptomen, ungeachtet der allgemeinen Anämie, häufige lokale Kongestionen hinzutreten, nicht nur zum Kopf und zum Gesicht, sondern auch zur Brust und anderen Orten, haben wir es mit einem typischen Ferrum-Fall zu tun und können mit Zuversicht eine Heilung erwarten, wenn das Mittel in Potenz und in gehörigen Zeitabständen verabfolgt wird. Wenn Ihre Patientin aber bereits mit Eisen „überhäuft" worden ist, nach der Theorie, dass das Blut damit „gefüttert" werden müsse, ist es zumeist so, dass sie unter der Überdosierung mehr leidet als unter der ursprünglichen Krankheit. Dann haben Sie, hier wie anderenorts durch die Symptome geleitet, das beste Antidot herauszufinden, und indem Sie ein solches Mittel nach den Gegebenheiten des *konkreten* Falls auswählen, werden Sie oft in der Lage sein, sowohl die natürliche Krankheit wie auch die Arzneikrankheit zugleich zu beheben.

Es ist ein großes Glück, dass dies so ist, denn wenn die Chinin-, Eisen- und anderen Arzneikachexien, die sich unter uns breit machen, nicht heilbar wären und das allopathische Dosieren weiterhin erlaubt bliebe, würden wir als menschliche Wesen einen traurigen Anblick darbieten. Wo wir gerade von Ferrum als so genanntem Blutmittel sprechen, können wir auch gleich seine allgemeine Neigung zu Hämorrhagien abhandeln.

Die für Ferrum so charakteristischen lokalen Kongestionen gehen mit Blutungen aus Nase [RA43], Lunge [RA180], Gebärmutter [RA143], Nieren [EN436] etc. einher; von daher ist es eines unserer Hauptmittel gegen Blutungen bei anämischen oder entkräfteten Patienten mit den oben erwähnten Besonderheiten. In der Form von *Ferrum phosphoricum*, das wir bereits besprochen haben, wird es in dieser Hinsicht quasi doppelt wirksam, wenn man bedenkt, dass beide Bestandteile des Salzes entschiedene hämorrhagische Tendenzen haben.

Der Nutzen von Ferrum ist jedoch keineswegs auf Störungen des Blutes beschränkt. Ich will im Folgenden kurz einige andere Indikationen dieses wertvollen Heilmittels erwähnen. Bei Magen-Darm-Erkrankungen ist es manchmal das einzige in Frage kommende Mittel, und es hat eine Reihe von eigentümlichen und charakteristischen Symptomen, die es hierbei anzeigen:

„*Heißhunger (China) im Wechsel mit völliger Appetitlosigkeit.*"

„*Nach dem Essen ... ruckweise Aufstoßen und Herausrülpsen der Speisen ...*"[RA75]

„*Er kann bloß Brod mit Butter essen; Fleisch bekommt ihm nicht.*"[RA86] (Gegenteil: *Natrium muriaticum.*) *Unverträglichkeit auch von Bier*[RA67ff] *und Tee*[GS]. *Speisen bleiben den ganzen Tag im Magen liegen und werden dann in der Nacht erbrochen.*

„*Beim Befühlen des Unterleibes und beim Husten thun die Eingeweide weh, wie zerschlagen oder als wenn sie durch Purganzen angegriffen worden wären.*"[RA111]

Lienterische, schmerzlose Stühle nachts, auch beim Essen oder Trinken. [GS] *(Croton tiglium, China.)*

Diese und viele andere Symptome lassen hier den Wert von Ferrum erkennen. Bemerkenswert sind in diesem Zusammenhang die Ähnlichkeiten zwischen Ferrum und *China*. Es ist manchmal schwierig, zwischen diesen beiden Mitteln zu wählen; allerdings weist *China* deutlich mehr *Flatulenz* auf. Beide Arzneien haben, sehr ausgeprägt, Lienterie und schmerzlose Durchfälle. Unter bestimmten Bedingungen sind sie zugleich Antidote und Komplementärmittel zueinander. Sie sollten als „*Schwächemittel*" miteinander verglichen werden.

Gleich nach dem leichten und plötzlichen Erröten des Gesichts als Charakteristikum kommt die folgende Besonderheit: „Gelinde Bewegung[RA250] und *langsames Umhergehen bessern*." (Nur ein weiteres Mittel hat dieses allgemeine Charakteristikum ähnlich, wenn nicht gleich stark ausgeprägt, nämlich *Pulsatilla*.) Diese Modalität gilt für die allgemeine Unruhe[GS] von Ferrum und sogar für die große Schwäche[RA244]. Die Patientin fühlt sich besser, wenn sie sich langsam umherbewegt, auch wenn sie so schwach ist, dass sie sich immer wieder hinsetzen muss, um sich auszuruhen.[(GS)] Hüftgelenksschmerzen treiben aus dem Bett und werden nur durch langsames Umhergehen gelindert.[RA209] Ich behandelte einmal eine recht blasse Dame wegen Schmerzen in den Unterarmen. Nachdem ich eine Woche lang keinen Erfolg mit meinen Verordnungen gehabt hatte, erwähnte sie das Symptom, dass sie sich nachts (wo die Schmerzen fast unerträglich waren) nur dadurch Erleichterung verschaffen könne, dass sie aus dem Bett aufstehe und langsam im Zimmer umherwandere. Ferrum in der 1000. Potenz heilte sie umgehend, und sie hatte niemals einen Rückfall. Manche Leute glauben ja, dass Metalle nicht potenziert werden können, doch wenn ich zahlreiche Heilungen wie diese mit Ferrum, *Stannum*, *Zincum* oder *Platinum* bewerkstelligen kann, kann ich einen solchen Glauben nicht teilen. Herzklopfen, Bluthusten und Asthma[RA156] werden in gleicher Weise durch langsames Umhergehen gebessert.[GS] Man sollte es kaum für möglich halten, dass derartige Beschwerden auf diese Weise gelindert werden können; aber es gibt in unserer Materia medica viele solcher kuriosen und unerklärlichen Phänomene, die zuverlässige Leitsymptome für die Verordnung bestimmter Mittel geworden sind.

Ferrum ist eines unserer Hauptmittel bei Husten mit Erbrechen von Speisen.^{GS} Es gehört ferner zu den ganz wenigen Mitteln, die *Gesichtsröte während des Fieberfrostes* haben, und mehr als einmal hat Ferrum, auf dieses Symptom hin gegeben, zur Heilung eines Wechselfiebers geführt. Es ist darüber hinaus eines der Mittel, die erfolgreich bei mit Chinin traktierten Wechselfiebern eingesetzt worden sind.^{SK432} In diesen Fällen finden wir oft die Milzregion druckempfindlich und stark geschwollen.

Plumbum

Metallisches oder essigsaures Blei

Bauchdecke stark einwärts gezogen; der Nabel scheint wie mit einer Schnur ans Rückgrat angeheftet zu sein. [R1,412ff;GS]
Deutliche blaue Linie entlang dem Zahnfleischrand. [EN804]
Lähmung besonders von Streckmuskeln, namentlich Fallhand. [GS]

Trotz der umfangreichen Prüfungen hat sich dieses Mittel als nicht so nützlich erwiesen, wie es ursprünglich den Anschein hatte. Ein Symptom hat sich allerdings als besonders charakteristisch herausgestellt und bei verschiedenen Krankheiten zur erfolgreichen Verschreibung von Plumbum geführt, nämlich: *„Bauchmuskeln wie von einer Schnur zum Rückgrat hin eingezogen."*^{GS} Dieses Symptom umfasst nicht nur den objektiven Befund, es kann auch lediglich das *Gefühl* des Einziehens bestehen, oder beides tritt gleichzeitig auf. Es zeigt sich hauptsächlich bei Koliken, kann aber auch bei Uterusbeschwerden, wie Menorrhagie etc., vorkommen, außerdem bei Obstipation.^{GS} Heftigste Schmerzen im Bauch, die von dort in alle

Teile des Körpers ausstrahlen.[GS] *(Dioscorea.)*[64] H. N. Guernsey schrieb dem Mittel große Heilkräfte bei Gelbsucht[R1,951] zu; Skleren, Haut, Stühle, Urin – sie alle sind stark gelb verfärbt. Auch ich habe Plumbum hierbei mit Erfolg eingesetzt. Die Macht des Bleis, Lähmungen[R1,895] hervorzurufen, ist wohlbekannt, und der gleichen Macht entspringen auch die Bleikoliken[R1,390], die mit zu den quälendsten und gefährlichsten Krankheiten gehören. Ich heilte einst mit Plumbum einen sehr schweren Fall von postdiphtherischer Lähmung: Bei einem Mann mittleren Alters waren die unteren Extremitäten vollständig gelähmt, und gleichzeitig bestand ein Symptom, das ich in einem solchen Fall weder davor noch danach je wieder gesehen habe, nämlich eine extreme Hyperästhesie der Haut.[EN3797;ZÖ1,49] Er konnte es nicht ertragen, irgendwo berührt zu werden, so sehr schmerzte es ihn. Nach langem Suchen fand ich diese Überempfindlichkeit in Allens *Encyclopedia* präzise beschrieben. Zusammen mit der Lähmung schien mir dieses Symptom ein guter Grund zu sein, Plumbum zu verabreichen. Der Patient erhielt eine Dosis von Finckes 40M, und das Resultat war eine schnelle und stetige Besserung, bis schließlich völlige Heilung erreicht war. Der Mann erhielt nur diese eine Dosis, eine Wiederholung war nicht mehr erforderlich.

Der Schwiegervater von Dr. T. L. Brown, über 70 Jahre alt, wurde von heftigen Schmerzen im Unterbauch befallen. Schließlich entwickelte sich eine große, harte Geschwulst in der Blinddarmgegend, die äußerst empfindlich war gegen Berührung und die geringste Bewegung. Sie begann eine bläuliche Farbe anzunehmen, und angesichts des Alters und der großen Schwäche des Patienten glaubte man, dass er sterben müsse. Seine Tochter aber studierte den Fall und fand in Raues *Special Pathology* unter den therapeutischen Hinweisen für *Typhlitis* die Indikationen für Plumbum. Das Mittel wurde in der 200. Potenz gegeben, und es folgte Besserung und schließlich völlige Genesung.

---

64 Wie ein Vergleich mit der 1. Auflage zeigt, hat Nash dieses Symptom erst später eingefügt – allerdings an einer unpassenden Stelle, nämlich *vor* dem vorherigen Satz, der damit einen falschen Bezug bekommt.

Plumbum hat *extreme*[R1,938] *und rasche Abmagerung*; allgemeine oder partielle[R1,884ff] Lähmungen; Fallhand. *Deutliche blaue Linie entlang dem Zahnfleischrand.*

Chelidonium majus

Schöllkraut

Festsitzender Schmerz (dumpf drückend bis heftig stechend) unter dem unteren inneren Winkel des *rechten Schulterblattes.*[GS]
Gelbfärbung der Skleren[AZ71(MB)28], des Gesichtes[AZ71(MB)29] oder der Haut (Hals, Brust, Hände)[AZ71(MB)25]; Stuhl lehmfarben[NR1,187] oder *goldgelb*; Urin intensiv gelb; *Zunge dick gelb belegt*, mit rotem Rand[AZ70,99].
Rechtsseitiges Mittel: supraorbital, Hypochondrium, Lunge, Hüfte, Fuß eiskalt, etc.

☙ ❧

Das Wirkungszentrum dieses bemerkenswerten Mittels liegt in der Leber, und sein charakteristischstes Symptom ist ein *festsitzender Schmerz* (dumpf drückend bis heftig stechend) *unter dem unteren inneren Winkel des rechten Schulterblattes*. Dieses überaus charakteristische Symptom kann im Zusammenhang mit Gelbsucht, Husten, Diarrhoe, Pneumonie, Menstruation, Agalaktie, Erschöpfung usw. auftreten. Doch gleichgültig, wie der Name der Krankheit ist: Wenn dieses Symptom vorhanden ist, sollte man immer an Chelidonium denken, und gewöhnlich wird eine nähere Untersuchung ein Leberleiden oder eine Leberkomplikation erkennen lassen – wie man es bei einer solchen Arznei natürlich erwarten würde.
Chelidonium ist wie *Lycopodium* ein überwiegend rechtsseitiges Mittel: Supraorbitalneuralgie rechts[AZ63,135]; rechtes Hypochondrium und Magengrube gespannt und bei Druck schmerzhaft[AZ72,125]; rechtsseitige Pneumonie[GS]; Schmerzen in der rechten Schulter[AZ72,125]; ste-

chende Schmerzen in der rechten Hüfte, in den Unterleib ziehend [AZ71,189]; ziehender Schmerz in den Hüften, in den Ober- und Unterschenkeln sowie in den Füßen, mehr auf der rechten Seite [GS;AZ71(MB)41f]; rechter Fuß eiskalt, der linke normal [GS]. Ein näheres Studium von Chelidonium ergibt, dass es nicht nur ein rechtsseitiges Mittel ist, sondern auch in vielen anderen Punkten *Lycopodium* sehr nahe steht, und meiner Erfahrung nach ist eines häufig nach dem anderen indiziert. Wenngleich dieser charakteristische infraskapuläre Schmerz so verlässlich ist wie kaum ein anderes Symptom in der Materia medica, kann es Fälle geben, bei denen er überhaupt nicht auftritt und die dennoch allein durch Chelidonium zu heilen sind, insbesondere Leber- und Lungenleiden. Wenn wir drückende Schmerzen in der Lebergegend [AZ70,165] finden, sei die Leber vergrößert und druckempfindlich oder nicht, bitteren Mundgeschmack [RA(42)], *dicken, gelben Zungenbelag mit rotem Zungenrand und sichtbaren Zahneindrücken* [AZ70,99], Gelbfärbung von Skleren, Gesicht, Händen und Haut, hellgrauen [AZ70,198], lehmfarbenen oder *goldgelben* Stuhlgang, desgleichen goldgelben [GS], zitronengelben [AZ70,124] oder dunkelbraunen [AZ70,131] Urin, der beim Ausleeren eine gelbe Farbschicht im Gefäß hinterlässt, Appetitlosigkeit, Ekel und Brechreiz [ZG176] sowie biliöses Erbrechen [AZ71,188], so haben wir es, besonders wenn der Patient nichts als heißes Wasser im Magen behalten kann [GS], mit einem klaren Fall von Chelidonium zu tun, selbst wenn der Schmerz unter dem rechten Schulterblatt fehlen sollte. All diese Symptome können sowohl in chronischen als auch in akuten Fällen gefunden werden. Wenn es sich um einen chronischen Fall handelt, muss möglicherweise ein Antipsorikum wie *Lycopodium* – natürlich gemäß den vorhandenen Indikationen – zur Vervollständigung der Heilung eingesetzt werden; gleichwohl bliebe Chelidonium weiterhin das Hauptmittel.

Die Leberstörungen von Chelidonium reichen von einfacher Kongestion und Entzündung des Organs bis hin zu den ernsteren und tiefer sitzenden Leiden wie Fettleber [GS;AZ71,190], Gallensteine [GS] etc. Chelidonium ist eines der führenden Mittel bei Pneumonie, die durch Lebersymptome kompliziert ist. [KN] Manchmal hilft das Mittel in Fällen von chronischem Husten, der mit heftigen Schmerzen durch die rechte

Brustseite bis zur Schultergegend einhergeht, und es bewahrt den Patienten vor einem Verlauf, der leicht in Schwindsucht enden könnte.

Aurum muriaticum natronatum

Natriumchloraurat

Als ich über *Aurum metallicum* schrieb, hätte ich auch etwas über diese Verbindung sagen können, und zwar als Heilmittel bei Gelbsucht[JB3,338] und Leberbeschwerden. Vor einigen Jahren litt ich an häufigen Anfällen von Leberstörungen, die durch folgende Symptome gekennzeichnet waren: zunächst weiße Stühle über mehrere Tage hinweg, verbunden mit Benommenheit, schlechtem Mundgeschmack, belegter Zunge[GS], Vollheit und Schmerzhaftigkeit des rechten Oberkörpers einschließlich der rechten Schulter sowie mit Gelbfärbung der Haut. Dies pflegte dann entweder in einem Anfall von Galleerbrechen und Durchfall zu kulminieren oder in tagelangen Teerstühlen, einhergehend mit allmählicher Besserung der allgemeinen biliösen Symptome. Ich versuchte verschiedene Mittel, so gut ich sie zu wählen vermochte, darunter *Mercurius, Leptandra, Podophyllum, Lycopodium* und andere, mit nur vorübergehender Erleichterung und manchmal nicht einmal das. Anlässlich eines Aufenthalts in New York City suchte ich deswegen Dr. M. Baruch auf, teilweise auch um den Mann kennen zu lernen, der mir als ebenso tüchtiger Homöopath wie ungewöhnlicher Mensch beschrieben worden war. Während meines Besuchs schilderte ich ihm meinen Fall. Er verschrieb mir eine Gabe Aurum muriaticum natronatum C 1000, gefolgt von je einem Pulver *Veronica officinalis* C 500, C 200 und C 30, wies mich an, sie in der genannten Reihenfolge einzunehmen, alle 60 Stunden eine Dosis, und sagte: „In drei Monaten sind Sie wieder gesund." Ich nahm die Pulver wie angeordnet und habe seither nie wieder Probleme dieser Art gehabt. Seit dieser Zeit habe ich Aurum muriaticum natronatum verschiedentlich gegen hartnäckige Fälle von Gelbsucht mit abwechselnd weißen und schwarzen Stühlen verordnet und habe gute Erfolge damit gesehen.

Leptandra virginica

Virginischer Ehrenpreis

Im Kapitel über *Aurum muriaticum natronatum* erwähnte ich *Veronica officinalis*, das Dr. Baruch bei der Heilung meines eigenen Falls auf jene Arznei folgen ließ. Nach meiner Heimkehr versuchte ich, etwas über diese beiden Mittel in den Büchern herauszufinden. *Aurum muriaticum natronatum* fand ich in Herings *Guiding Symptoms*, und obwohl die Angaben dort relativ mager waren, hatte ich doch etwas, wonach ich mich bei der Behandlung anderer Fälle richten konnte – mit den dort erwähnten positiven Ergebnissen. Ich konnte allerdings keine Prüfung von *Veronica officinalis* entdecken, sieht man einmal von Leptandra virginica ab, das zur Veronica-Gattung gehört. Also fragte ich Dr. Baruch, als ich ihn das nächste Mal sah, ob es vielleicht Leptandra gewesen sei, was er mir gegeben hatte, und er antwortete: „Nein, es war *Veronica officinalis*" (Echter Ehrenpreis). Das Mittel hat bis heute keinen Eingang in unsere Materia medica gefunden. Es besteht kein Zweifel, dass die Veronica-Arten und besonders Leptandra virginica gute Lebermittel sind, doch abgesehen von den alternierend aschfarbenen und schwarzen Stühlen haben wir nichts Eindeutiges, was uns zu ihrer Wahl führen könnte. Die beiden einzigen Prüfungen wurden mit dem Alkaloid [„Leptandrin"] gemacht, und das mit zu starken Konzentrationen, um von größerem Wert zu sein. Bei einer schwerkranken Dame, die laut ihrem früheren Arzt an Bauchtyphus litt, gelang mir einmal eine Heilung mit Leptandra, zumindest besserte sich ihr Zustand so weit, dass es ihr wieder gut ging. Folgende Indikationen, die ich in *Jahr's Clinical Guide* (von Lilienthal, 1. Auflage) fand, führten mich zu seiner Verschreibung: „Große Erschöpfung [NR1,395]; Sopor [GS]; Hitze und Trockenheit der Haut [GS]; brennende Hitze oder Kälte der Extremitäten; *dunkle, fötide, teerartige* oder wässrige Stühle [GS], vermischt mit blutigem Schleim; ikterische Haut." Ansonsten habe ich in keinem anderen Fall einen deutlichen Nutzen dieser Arznei gesehen. Dennoch glaube ich, dass es – nach einer wissenschaftlichen Prüfung und in Potenz verabreicht – fähig ist, große Heilkräfte zu entfalten. Wenn ich mit diesen kurzen Anmerkungen ein paar junge Ärzte inspirieren sollte, das Mittel gründlich zu prüfen, hätte ich nicht umsonst geschrieben.

Berberis vulgaris

Sauerdorn; Berberitze

Zerschlagenheitsschmerz in der Nierengegend, mit Gefühl von Taubheit, Steifigkeit und Lahmheit, < morgens im Bett. [JH569+585]

Wundheitsschmerz [AZ70,69] oder Glucksen [JH584] [= schmerzloses *Pulsieren*] in der Nierengegend; < durch Auftreten und jede andere erschütternde Bewegung. [GS]

Rheumatismus oder gichtartige Schmerzen in den Gelenken [GS]; die Schmerzen strahlen von einem Zentrum in die Umgebung aus.

                                           ☙ ❧

„Zerschlagenheits- oder Quetschungsschmerz im Kreuz, mit Steifigkeit und Lahmheit, so daß er sich nur schwer vom Sitz aufrichten konnte." [(JH569)] „Kreuzschmerzen schlimmer im Sitzen und Liegen, besonders morgens beim Liegen im Bett." [GS(JH585)] „Gefühl von *Taubheit, Steifheit* und *Lahmheit* in der Lenden- und Nierengegend, verbunden mit drückenden oder spannenden Schmerzen." [(JH566f)] Diese Schmerzen verbreiten sich manchmal über die Hüften bis in die hinteren Oberschenkel. [JH566] Guernsey sagt: „Eine Vielzahl chronischer

Rückenbeschwerden, besonders durch körperliche Anstrengung verschlimmert." Man könnte sagen, all diese Symptome finden sich auch unter *Rhus toxicodendron*. Stimmt, aber in den Berberis-Fällen rühren sie von Nieren- oder Harnwegsbeschwerden her oder hängen damit zusammen, bei *Rhus toxicodendron* hingegen nur selten. Bei Berberis erstrecken sich die Rückenschmerzen häufig bis in die Blase und Harnröhre, und der Urin selbst ist verändert. Er kann einen dicken, „trüben, molkigen, thonwasserähnlichen Schleimbodensatz"[JH482] bilden, auf dem sich eventuell noch ein weißes und rötliches Kleiensediment[JH482] ablagert, er kann zudem insgesamt durch Blut rot verfärbt sein; doch die beständigen Schmerzen im Rücken sind die führenden Indikationen für das Mittel. Man muss an Berberis vor allem bei arthritischen und rheumatischen Beschwerden denken, wenn diese mit Harnveränderungen einhergehenden Rückensymptome vorhanden sind. Ein sehr charakteristisches Symptom ist dabei ein „glucksendes" [= schmerzlos *pulsierendes*] Gefühl in der Nierengegend, ein weiteres ist *Wundheitsschmerz* daselbst, wenn man von einem Wagen herunterspringt, beim Treppabgehen stark auftritt oder andere den Körper erschütternde Bewegungen macht. Die Rückenschmerzen von Berberis gehen fast immer mit großem Erschöpfungs- oder Schwächegefühl im Rücken einher; das Gesicht ist blass und erdfahl, mit eingefallenen Wangen und hohlen, blau umrandeten Augen.[SK160;JH159] Egal was den Patienten sonst noch plagt, wenn die oben beschriebenen ständigen Schmerzen in der Lenden- und Nierengegend vorhanden sind, vergessen Sie Berberis nicht!

Terebinthina

Terpentinöl

Brennen [AN3,140] und Beißen in der Harnröhre beim Wasserlassen; Urin rot [EN194], braun, schwarz [GS] oder *rauchgrau* [GS].
Zunge glatt, glänzend, rot [GS], verbunden mit extremer tympanitischer Bauchauftreibung [GS]. (Typhus abdominalis.)
Blutungen aus allen Körperöffnungen, besonders in Verbindung mit Harnwegs- oder Nierenbeschwerden.

Terebinthina gehört hierher, weil es wie *Berberis* viel Rückenschmerzen im Zusammenhang mit Nieren- und Blasenleiden hat. Bei Anstreichern kommt es durch Terpentingeruch während der Arbeit oft zu ernsthaften Beeinträchtigungen der Gesundheit; manche sind überhaupt außerstande, bei diesem Geruch zu arbeiten. Bei den Nierenleiden von Terebinthina besteht normalerweise mehr Strangurie [AN3,126] als bei *Berberis* und auch mehr Blutharnen [AN3,138]. Der Urin nimmt eine braune, schwarze oder *rauchgraue* Farbe an durch mehr oder weniger starke Blutbeimengungen. Bezüglich des Brennens und Beißens beim Urinieren steht Terebinthina *Cantharis* oder *Cannabis sativa* näher als *Berberis*. Alle vier können im ersten Stadium einer Proteinurie von Nutzen sein, wobei Terebinthina den ersten Platz einnimmt, und es bedarf mitunter eines erheblichen vergleichenden Studiums, um hier eine Wahl zu treffen. *Mercurius corrosivus* kommt gewöhnlich erst später an die Reihe. Terebinthina ist eines unserer wichtigsten Blutungsmittel; es kommt in Betracht bei Hämaturie, Hämoptysis [GS] und Darmblutungen [GS], besonders aufgrund von Bauchtyphus, und selbst bei Purpura haemorrhagica kann es hervorragende Dienste leisten. Eine seiner wichtigsten und charakteristischsten Indikationen ist die *glatte, glänzende, rote Zunge* (*Crotalus horridus, Pyrogenium*), eine weitere die *extreme tympanitische Bauchauftreibung*. Diese beiden Symptome findet man oft bei Typhus abdominalis, und dann ist Terebinthina das Heilmittel. Allgemeine Wassersucht nach Scharlach [GS], verbunden mit rauchfarbenem Urin, kann durch Terebinthina geheilt werden, doch werden ihm hierbei oft *Lachesis, Apis, Helleborus* oder *Colchicum* den Rang streitig machen. Die alte Schule macht bei vielen anderen Leiden starken Gebrauch von Terpentinöl als Lokalmittel. Ich habe manche üble Folgen für die Brust gesehen, wenn das Mittel auf diese Weise bei Pneumonien eingesetzt wurde. Ich würde die Methode nicht empfehlen.

Cannabis sativa

Hanf

Cannabis sativa ist ein weiteres Mittel, das eine starke Wirkung auf die Harnorgane hat, vor allem auf die Harnwege und speziell die Harnröhre. Es ist das Arzneimittel par excellence, mit dem man die Behandlung der Gonorrhoe beginnt, sofern nicht ein anderes Mittel besonders angezeigt ist, und solche Fälle sind sehr selten. Das charakteristischste Symptom ist, dass die *Harnröhre höchst empfindlich gegen Berührung und äußeren Druck* ist.[KN;RA166] Der Patient kann nur breitbeinig gehen, weil ihn jeder Druck auf die Harnröhre schmerzt.[KN] Wenn die Entzündung die Harnröhre hochgewandert ist und die Blase befallen hat, treten oft alle paar Minuten heftige Rückenschmerzen auf, und der Urin ist nicht selten blutig[GS]. Zu Beginn meiner Praxis pflegte ich fünf Tropfen der Cannabis-Urtinktur in einem Achtelliter Wasser aufzulösen und den Tripperkranken dreimal täglich einen Teelöffel davon nehmen zu lassen. Nach etwa vier Tagen waren dann die Entzündungssymptome gewöhnlich abgeklungen, und der dünne Ausfluss war dick und grünlich geworden. In diesem Stadium pflegte *Mercurius solubilis* in der 3. Verreibung, ein Pulver dreimal täglich, dem Fall ein Ende zu bereiten. War aber noch etwas dünnflüssiger Nachtripper bestehen geblieben, so heilte ich diesen mit *Sulfur, Capsicum* oder *Kalium jodatum*. Viele

Fälle habe ich auf diese Weise binnen ein oder zwei Wochen geheilt. Später bin ich dann im ersten Stadium auf die CM-Potenz übergegangen und habe seither die zweite Arznei manchmal gar nicht mehr nötig. Wenn doch, so ist gewöhnlich *Mercurius corrosivus* (in der CM) das Mittel der Wahl und gelegentlich zusätzlich noch *Pulsatilla*, *Sulfur* oder *Sepia*, um den Fall endgültig abzuschließen. Es gibt Ausnahmen, doch die Regel ist, dass die Fälle unter dieser Behandlung umgehend ausheilen. Nach Cannabis sativa *Mercurius corrosivus*, wenn der Ausfluss dick und grün ist und das Brennen fortbesteht; *Pulsatilla* oder *Sepia*, wenn der Ausfluss grün und mild ist; *Sulfur* bei postgonorrhoischem Katarrh. Natürlich habe ich hier nicht alle Mittel erwähnt, die bei dieser Krankheit nötig werden können. Ich habe sie alle in der CM-Potenz verwendet und weiß, da ich beides probiert habe, dass diese besser heilen als die tiefen Potenzen.

Es gibt ein kurioses Symptom, das ich schon mehrmals durch Cannabis sativa beseitigt habe, nämlich ein Gefühl des Heruntertropfens in der Herzregion. [*Guiding Symptoms*: „Gefühl, als würden kalte Wassertropfen vom Herzen herunterfallen."] Ich kenne die pathologische Bedeutung dieses Symptoms nicht, aber es ist sehr lästig, und der Patient ist überaus dankbar, wenn er es los ist.

Benzoicum acidum

Benzoesäure

Das große, zentrale Charakteristikum dieser Arznei findet sich in der Beschaffenheit des Urins: Er ist spärlich[AA141], *dunkelbraun* (wie französischer Cognac) und *von überaus starkem Harngeruch*[AA148]. Dieser Geruch entsteht *sofort beim Harnen* und bleibt auch danach erhalten; man braucht nicht zu warten, bis die Urinprobe abgestanden ist, um ihn wahrzunehmen. Diese Harnbeschaffenheit tritt auf im Zusammenhang mit Rheumatismus[GS], Angina tonsillaris[AA91], Wassersucht, Diarrhoe[AA130f], Kopfschmerzen und anderen Krankheiten. Natürlich haben auch viele andere Mittel übel riechenden Urin, wie z. B. *Nitricum acidum* (riecht wie Pferdeharn), *Berberis* (aber mit trübem Bodensatz) oder *Calcarea carbonica* (mit weißem Bodensatz). Benzoicum-acidum-Urin stinkt dagegen oft entsetzlich, ohne irgendeinen Bodensatz zu bilden. [AA] Sowohl Benzoicum acidum als auch *Berberis* sind großartige Mittel bei arthritischen bzw. Gichtbeschwerden in Verbindung mit besagten Harnsymptomen. Auch *Lycopodium* und *Lithium carbonicum* verdienen bei diesem Leiden Aufmerksamkeit, wobei die Begleitsymptome letztlich die Wahl entscheiden. Ich habe bei Nierenkoliken [GS;AA133] mit dem charakteristischen übel riechenden Harn wunderbare Besserungen durch Benzoicum acidum gesehen. Auch bei Harntröpfeln alter Männer mit vergrößerter Prostata hat es mir gute Dienste geleistet; der Urin in der Kleidung durchdringt den ganzen Raum. Menstruationsstörungen und Uterusprolaps [AA152] mit den charakteristischen Harnsymptomen werden ebenfalls durch Benzoicum acidum gebessert, desgleichen Herzbeschwerden rheumatischen Ursprungs. [GS] Es gibt also eine ganze Reihe verschiedenartigster Leiden, die alle auf *dieses eine* Mittel ansprechen, und sie alle haben offenbar als gemeinsamen Nenner dieses eine, höchst charakteristische Symptom.

Sarsaparilla

Wurzel von Smilax officinalis (sarsaparilla)

Weißer Sand im Urin [GS]; auch schleimiger [CK297] oder flockiger [CK307] Urin.
Viel Schmerz am Ende des Harnens, beinahe unerträglich. [MM544]
Marasmus [HC4,41]; der Hals magert ab [MM679]; die Haut wird überall schrumplig und faltig [UE].

🙢 🙠

Auch der Sarsaparilla-Patient neigt zu nephralgischen [65] Beschwerden, mit Anfällen von quälenden Koliken von der (vorwiegend) rechten Niere abwärts.[MM474] „Nierenkoliken mit Abgang von Nierengrieß[SK499]."[GS] „Blasen- und Nierensteine."[KE2,31] Dr. Hering bringt viele Zeugnisse für die Wirksamkeit des Mittels bei Beschwerden, die mit Harngrieß verbunden sind, besonders wenn außerdem rheumatische Symptome zugegen sind. *Lycopodium* hat *roten Sand mit klarem Urin*, Sarsaparilla weißen Sand mit spärlichem[CK298], schleimigem oder flockigem Urin. Beide Mittel können bei chronischem Rheumatismus von größtem Nutzen sein, wenn er mit diesen Harnsymptomen kompliziert ist. Das charakteristischste Symptom von Sarsaparilla ist: *„Viel Schmerz in der Harnröhre am Ende des Harnens*, beinahe unerträglich." *(Berberis, Equisetum, Medorrhinum, Thuja.)* Häufig besteht dabei zugleich auch heftiger Blasentenesmus[GS]. Kein Mittel hat dieses Symptom so ausgeprägt wie Sarsaparilla. *Pulsatilla* hat, soweit es den Blasentenesmus betrifft, etwas Ähnliches, und zwar im Zusammenhang mit *Prostatahypertrophie*. Und *Natrium muriaticum* hat: „Nach dem Harnen: Brennen und Schneiden in der Harnröhre; krampfartiges Zusammenziehen im Unterbauch; etc." Wir müssen also vorsichtig sein, allein auf ein Symptom hin zu verschreiben, sei dieses auch noch so hervorstechend. Bei *Marasmus* steht Sarsaparilla neben Mitteln wie *Jodum, Natrium muriaticum* und *Abrotanum*. Der Sarsaparilla-Patient magert besonders am Hals ab, und die Haut wird am ganzen Körper faltig. (*Sanicula, Natrium muriaticum* und *Lycopodium*: Abmagerung von oben nach unten; *Abrotanum*: von unten nach oben.) Der *Jodum*-Patient magert überall ab und möchte die ganze Zeit essen. Auch der *Natrium-muriaticum*-Patient magert trotz guten Appetits stetig ab, *besonders auffällig im Bereich des Halses*. *Abrotanum*: allgemeiner Marasmus, besonders abgemagert an den Beinen. Das *Argentum-nitricum*-Kind sieht alt und vertrocknet aus, wie eine Mumie. Sarsaparilla ist eines der wichtigsten Mittel bei

---

65 Statt *Nephralgie* heißt es bei Nash und in den *Guiding Symptoms* (Bd. 9, S. 234) irrtümlich „Neuralgie".

rheumatischen Knochenschmerzen nach unterdrückten Trippern [GS;SK493], desgleichen bei Kopfschmerzen aus diesem Grund; hier habe ich gute Erfolge durch die C 200 gesehen. Es passt ferner häufig gut bei syphilitischen Hautausschlägen, die mit starker Abmagerung einhergehen. Rhagaden an Händen und Füßen, besonders schmerzhaft an den Seiten von Fingern und Zehen. [MM1107]
Brustwarzen zurückgezogen. [GS] *(Silicea.)*

Podophyllum

Podophyllum peltatum; Entenfuß

Durchfälle: profus [GS] (scheinen den Kranken ganz zu „entwässern"), stinkend [AH2(B)123]; schlimmer morgens [AH2(B)115] und während der Zahnung [AH2(B)125].

Beständiges *Aufsperren des Mundes wie zum Würgen*, aber ohne Beteiligung des Magens und somit ohne Erbrechen. [AH2(B)123;GS]

Hin-und-her-Rollen des Kopfes im Bett [AH2(B)18]; Stöhnen im Schlaf mit halboffenen Augen [AH2(B)216].

Große *Geschwätzigkeit* während der Fieberhitze [AH2(B)234], besonders bei ikterischer Haut.

Gebärmuttervorfall [AH2(B)160]; Mastdarmvorfall [AH2(B)132].

᎒ ᎑

Es gibt in der Materia medica viele kräftige Abführmittel, und Podophyllum ist eines von ihnen. Ein oberflächliches Verständnis unseres Heilgesetzes könnte einen Anfänger zu dem Schluss verleiten, dass das einzige, was man in einem Fall von Diarrhoe zu tun hätte, wäre, Podophyllum zu verschreiben. Ein solches Vorgehen würde natürlich oft mit einem Fehlschlag enden. Die bloße Tatsache eines Durchfalls

ist, was die Wahl der heilenden Arznei betrifft, nur *ein* Faktor in dem betreffenden Fall; denn kein Abführmittel hat einfach nur Durchfall, vielmehr zeichnet sich jedes von ihnen durch eine besondere Art von Durchfall aus, die man bei keinem anderen Mittel findet. Die Diarrhoe von Podophyllum ist gekennzeichnet durch:
1. die *große Menge* des Stuhls; 2. den *Gestank* des Stuhls; 3. die Verschlimmerung *am Morgen, bei heißem Wetter*[GS] und *während der Zahnung*. Darüber hinaus sind die Begleiterscheinungen sehr eigentümlich; oft ist gleichzeitig vorhanden: langwieriger Aftervorfall[AH2(B)131]; Schlafen mit halboffenen Augen, Hin-und-her-Rollen des Kopfes sowie Stöhnen im Schlaf; vergebliches Würgen[GS] bzw. beständiges Aufsperren des Mundes wie zum Würgen, ohne Erbrechen. Das Vorhandensein dieser Symptome hat oftmals zur erfolgreichen Verschreibung dieses großartigen Mittels geführt. Was die profusen Durchfälle angeht, so kommen diese in solchen Mengen heraus, dass sie den Patienten jedes Mal ganz zu „entwässern" scheinen. Sie können gelb-[AH2(B)118] oder grün-wässrig[AH2(B)119] sein, und wenn wässrig, dann stets profus. Sie können auch breiig[AH2(B)123] und profus sein *(Gambogia)* oder schleimig und gering[AH2(B)107], stets aber sind sie bei Podophyllum extrem übel riechend. Ich habe Fälle dieser Art in allen Stadien geheilt. Sowohl ganz zu Beginn der Krankheit wie in den weit fortgeschrittenen und scheinbar hoffnungslosen Fällen von Cholera infantum hat mir die 1000. Potenz (B. & T.) beste Dienste geleistet.
Wenngleich Podophyllum zu einer langen Reihe von Mitteln gehört, die bei Leberstörungen mit Durchfall wie auch Verstopfung hilfreich sein können, habe ich es bei letzterem nicht sonderlich wirksam gefunden. Ich kann allerdings wohl verstehen, wie es bei Leberleiden mit Verstopfung wirken kann, welcher Durchfall vorangegangen ist – wie *Opium* bei Schlaflosigkeit helfen kann, die auf vorangegangenen Sopor folgt, oder *Coffea* bei Schläfrigkeit nach vorangegangener Übermunterkeit. Alle Arzneien haben die ihnen eigene Doppelwirkung oder das, was man als primäre und sekundäre Wirkung [Erst- und Nachwirkung (Hahnemann)] *bezeichnet*. Doch die sicherste und am längsten anhaltende Heilwirkung einer Arznei ist diejenige, bei der der zu heilende Zustand der Erstwirkung der Arznei gleicht. Denn

wie ich schon anderenorts vertreten habe, ist das, was man sekundäre Wirkung nennt, meines Erachtens nicht die eigentliche Wirkung der *Arznei*, sondern Zeichen der aufgerüttelten Widerstandskraft des Organismus *gegen* die Arznei. Daher ist die in manchen Krankheiten abwechselnd auftretende Diarrhoe und Obstipation in Wirklichkeit ein Kampf zwischen der Krankheit (wie z. B. Diarrhoe) und der sich ihr widersetzenden Lebenskraft. Es ist deshalb von einiger Bedeutung, in einem solchen Fall erkennen zu können, ob es die Diarrhoe oder die Verstopfung ist, welche die Krankheit darstellt, gegen die der Alternativzustand als Bemühen der Lebenskraft, die Gesundheit zu erhalten, gerichtet ist. Dennoch ist eine solche Kenntnis nicht immer unbedingt erforderlich, denn in beiden Fällen gibt es gewöhnlich genügend Begleitsymptome, um sich für ein Mittel entscheiden zu können. Ja, die Mittelwahl muss sogar immer entweder auf den eigentümlichen und charakteristischen Symptomen beruhen, die in dem Fall vorkommen, oder auf der *Gesamtheit* der Symptome. Nur der wahre Homöopath weiß dies wirklich zu würdigen. Das ist auch der Grund, warum das so genannte pathologische Verschreiben so oft zu einem Fehlschlag führt; denn *die Mittelwahl kann von Symptomen abhängen, die ganz außerhalb jener Symptomengruppe liegen, welche die Pathologie des Falles ausmacht* (zumindest so wie wir bis jetzt Pathologie verstehen).

Das Podophyllum-Kind hat während der Zahnung das Bedürfnis, das Zahnfleisch zusammenzupressen. [GS] Wenn dieses Symptom stark ausgeprägt ist, wird die Wahl zwischen Podophyllum und *Phytolacca* zu treffen sein – beides im Übrigen wichtige Mittel bei Cholera infantum. Bei der Übelkeit [AH2(B)64] von Podophyllum kommt das Erbrechen nicht so stark zum Zuge wie z. B. bei *Ipecacuanha*; dafür fällt das *„Aufsperren des Mundes wie zum Würgen*, ohne Erbrechen" umso mehr auf, ähnlich wie bei *Secale cornutum*. Poltern der Blähungen besonders im Bereich des aufsteigenden Kolons [AH2(B)76+80] ist eine starke Indikation für Podophyllum, selbst bei chronischen Darmaffektionen. Ein weiteres hervorstechendes Symptom ist Analprolaps sowie Uterusprolaps, vornehmlich im Gefolge von Überanstrengung [GS], Verheben [GS] und nach der Entbindung [AH2(B)158] auftretend. Hier wird man oft zwischen Podophyllum, *Rhus toxicodendron* und *Nux vomica* wählen müssen.

Podophyllum scheint auch eine große Affinität zu den Ovarien zu haben, und einige bemerkenswerte Heilungen sind erzielt worden auf folgendes Symptom hin: „Schmerz im rechten Ovar [AH2(B)146], der den Oberschenkel dieser Seite hinunterläuft." [KN] *(Lilium tigrinum.)* Manchmal geht dieser Schmerz auch mit Taubheitsgefühl einher. [GS] Ovarialtumoren sind unter der Wirkung von Podophyllum verschwunden, wenn dieses Symptom vorhanden war. Mir gelang mit Podophyllum einmal eine glänzende Heilung eines hartnäckigen Falls von Wechselfieber. Die Frostanfälle waren sehr heftig und wurden jeweils gefolgt von intensiver Hitze mit *großer Geschwätzigkeit*; außerdem bestand starker Ikterus. Wenn das Fieber vorüber war, fiel der Patient in Schlaf und konnte sich beim Erwachen nicht erinnern, was er während seines geschwätzigen Deliriums [AH2(B)234] gesagt hatte. Das Spektrum dieses Arzneimittels scheint nicht sehr groß zu sein, doch innerhalb seiner Grenzen ist seine Wirkung erstaunlich prompt und tiefgreifend.

Aloe

Aloe socotrina

Gefühl der „Unsicherheit" im Rektum und mangelnde Verlässlichkeit des Sphincter ani; das Rektum fühlt sich an, als wäre es voll von schwerer Flüssigkeit, die herausdrängt; und sie tritt tatsächlich heraus, wenn er sich nicht augenblicklich zur Toilette begibt. [GS] (Diarrhoe.)

Fester Stuhl, der (in großen Ballen) unwillkürlich und unbemerkt abgeht. [GS]

Große Vollheit [AA486] und Schwere [AA870] im ganzen Bauch, mit Schweregefühl im Mastdarm [AA868] und Hämorrhoidalknoten, die in großen

Mengen traubenartig aus dem After treten^{AA926}; letzteres > durch Kaltwasserumschläge^{AA942}.

Aloe sollte im Zusammenhang mit *Podophyllum* betrachtet werden, handelt es sich doch auch bei ihm um ein so genanntes Abführmittel. Obwohl beide eine gleich stark abführende Wirkung haben, sind die Charakteristika, die zu ihrer Wahl führen, höchst verschieden.
Beide neigen zu Verschlimmerung bei heißem Wetter.
Beide neigen zu Verschlimmerung am Morgen.
Beide werden häufig gut durch *Sulfur* ergänzt.
Lassen Sie uns nun aber einen Blick auf die markanteren und besonders eigentümlichen Symptome von Aloe werfen. Stühle gelb^{AA655}, kotartig^{AA670}, mit Blut vermischt^{AA688} oder aus transparenten Klumpen gallertigen Schleims^{GS} bestehend. Manchmal tritt dieser gallertige Schleim *(Kalium bichromicum)* in großen Massen auf und tropft fast unbemerkt aus dem Rektum heraus. Auch entgeht häufig wider Willen Stuhl, wenn Blähungen abgehen^{AA754} oder Wasser gelassen wird^{AA827f.} Es scheint nicht nur eine wirkliche Schwäche des Sphinkters zu bestehen, sondern auch ein quälendes *Gefühl* von Schwäche in diesem Bereich. Der Mastdarm fühlt sich an, als wäre er voll von schwerer Flüssigkeit, die heraustreten oder dem Patienten bei Windabgang entschlüpfen will – und das tut sie tatsächlich, wenn er sich nicht augenblicklich zur Toilette begibt. Dieses Entschlüpfen von Stuhl mit dem Abgang von Blähungen bei Aloe findet sein Pendant bei *Oleander*. Keine zwei Mittel sind sich in diesem Punkt ähnlicher, wenngleich *Muriaticum acidum* ebenfalls Ähnlichkeiten aufweist. Ein sehr charakteristisches Symptom der Aloe-Diarrhoe sind „laute Darmgeräusche unmittelbar vor dem Stuhlgang"^(AA944). Das bereits angesprochene Schweregefühl (im Rektum) betrifft nicht immer nur den Mastdarm, sondern kann sich auch im ganzen Bauch- und Beckenbereich bemerkbar machen. Hämorrhoiden[66] treten in Men-

---

[66] Nicht das „Rektum", wie Nash schreibt.

gen traubenartig aus dem After hervor und finden Erleichterung durch Anwendung von *kaltem Wasser*. *Muriaticum acidum* wird dabei durch warmes Wasser gebessert. Beide Mittel haben blaue Hämorrhoiden; die von Aloe jucken heftig[AA938], während bei denen von *Muriaticum acidum* Wundheitsschmerz und Berührungsempfindlichkeit im Vordergrund stehen, selbst gegenüber Bettwäsche. Zusätzlich zu den schon erwähnten Verschlimmerungen wird die Diarrhoe von Aloe auch beim Gehen und Stehen verstärkt[GS(AA833)], ebenso nach Essen oder Trinken[AA829ff]. Bei Ruhr bestehen heftiger Tenesmus[GS], Hitze im Mastdarm[AA877], Prostration bis hin zur Ohnmacht[GS] sowie kopiöse, kalt-klebrige Schweiße. Die Schwäche des Sphincter ani findet sich auch bei Stuhlverstopfung. Es ist ein kurioses Symptom, und ich wollte zuerst nicht daran glauben, bis ich es mit eigenen Augen sah: „Fester Stuhl, der unwillkürlich und unbemerkt abgeht." Ich wurde einmal zu einem fünfjährigen Kind gerufen, das seit seiner Geburt an einer überaus hartnäckigen Form von Verstopfung litt. Der Junge musste zum Stuhlgang gezwungen und festgehalten werden, wobei er die ganze Zeit weinte und schrie; dennoch war er selbst nach einem Klistier nicht in der Lage, etwas Kot zu entleeren. Nachdem ich schon mehrere Arzneien vergeblich versucht hatte, bat ich schließlich die Mutter, den Jungen auf die Seite zu drehen (er lag im Bett), damit ich After und Mastdarm untersuchen konnte. Als sie die Bettdecke aufschlug, um ihn umzudrehen, kam ein großer, fester Kotballen im Bett zum Vorschein. „Da", sagte sie, „so geht das immer. Trotz seiner Unfähigkeit, Stuhl auszuscheiden, wenn er es versucht, finden wir häufig diese Bescherung im Bett, und so wenig wie wir merkt er selbst, wenn ihm das Malheur passiert." Ich verordnete ein paar Dosen Aloe C 200 und heilte so das ganze Übel rasch und dauerhaft. Aloe neigt wie *Podophyllum* zu Uterusprolaps[GS]; dabei ist das Gefühl von Hitze, Schwere und Vollheit im Abdomen, Becken und Rektum[(GS)] wahlanzeigend für das Mittel. Und wie bei *Podophyllum* ist auch der Wirkungskreis von Aloe nicht sehr groß, aber klar umrissen, verlässlich und zufriedenstellend.

Croton tiglium

Tinktur der reifen Samen („Purgierkörner")

Gelb-wässrige Stühle, die in einem einzigen Guss regelrecht herausschießen [HC4,132]; < durch geringstes Essen oder Trinken [GS].
Brustwarze äußerst berührungsempfindlich; entsetzlicher Schmerz, der beim Saugen des Kindes von der Brustwarze zum Schulterblatt derselben Seite zieht. [GS]
Ekzem besonders des Hodensacks [GA1,327]; juckt heftigst [GS], ist aber so empfindlich und schmerzhaft bei Berührung, dass Kratzen unmöglich ist.

Immer wenn die Allopathen in einem Fall, bei dem sie *ein reges Tätigsein der Därme* für zwingend notwendig erachteten, all ihre Möglichkeiten erschöpft hatten, fuhren sie Croton tiglium als ihr „schwerstes Geschütz für die letzte Breitseite" auf. Mit anderen Worten, dies ist ein überaus heftiges und effektives Abführmittel. Wenn das Ähnlichkeitsgesetz nicht gelten würde, müsste Croton tiglium völlig ungeeignet sein, Diarrhoe zu heilen; aber es *gilt*, und obwohl diese Arznei dessen Richtigkeit immer wieder unter Beweis gestellt hat, verwerfen die Allopathen die Homöopathie und leugnen ihre Erfolge. Wie *Podophyllum* und *Aloe*, so heilt auch Croton tiglium nur die ihm eigene Art von Durchfall und keine andere. Seine Leitsymptome sind:
Erstens: „Gelbe [GA1,276f], wässrige [GA1,267] Stühle."
Zweitens: „Plötzliche, schussförmige Stuhlentleerungen [GA1,258], alles auf einmal."
Drittens: „Verschlimmerung durch das geringste Essen oder Trinken."
In dieser Kombination steht Croton tiglium einsam an der Spitze aller Mittel. Das erste Symptom findet man besonders bei *Apis, Calcarea, China, Gratiola, Hyoscyamus, Natrium sulfuricum* und *Thuja*. Das zweite bei *Jatropha, Gratiola, Podophyllum* und *Thuja*. Das dritte bei

Argentum nitricum und *Arsenicum album*. *Calcarea* verordnen wir bei einer typischen *Calcarea*-Konstitution, *China* in Fällen, die durch Flüssigkeitsverlust geschwächt worden sind, und alle übrigen Mittel haben stark ausgeprägte Symptome, die sie von Croton tiglium unterscheiden. Mangels Platz können wir sie hier nicht alle aufführen. *Aloe* hat lautes Poltern, Knurren oder Kollern vor dem Stuhlgang, während sich Croton tiglium durch „Gedärmschwappern wie von Wasser" [GA1,185] auszeichnet.[67] Da beide Arzneien durch Essen und Trinken verschlimmert werden, müssten wir nach anderen Symptomen Ausschau halten, um zwischen ihnen unterscheiden zu können. Ein weiteres Symptom, das bei Croton tiglium oft bestätigt wurde, ist: „Entsetzlicher Schmerz, der beim Saugen des Kindes von der Brustwarze zum Rücken (Schulterblatt) derselben Seite zieht." Ich habe, geleitet nur durch dieses eine Symptom, schlimme Fälle von Mastitis geheilt. Croton tiglium heilt Ekzeme besonders des Skrotums, wenn der Ausschlag heftig juckt, aber bei Berührung so schmerzhaft und empfindlich ist, dass der Patient nicht zu kratzen wagt. Dies fasst die Hauptanwendungen dieser wertvollen Arznei zusammen.

Natrium sulfuricum

Natriumsulfat; Glaubersalz

Diarrhoe: akut oder chronisch [GS]; < morgens nach dem Aufstehen [AN4,157], wenn man sich zu bewegen beginnt *(Bryonia)*; mit viel Flatulenz [GS] *(Aloe* und *Calcarea phosphorica)* und Poltern im rechten Unterbauch, besonders in der Ileozäkalgegend.

Lockerer Husten [AN4,201], mit heftigem *Schmerz* in der Brust, vornehmlich der *unteren linken Brust* (rechts: *Chelidonium*).

---

[67] Ein ähnliches „Wassergeräusch" von Croton tiglium ist: „Gießen in den Gedärmen, wie wenn lauter Wasser darin wäre ..."*(GA1,192)*

Modalitäten: < bei feuchtem Wetter [GS], in feuchten Kellern; hydrogenoide Konstitution [LH332f] (Diarrhoe, Rheumatismus, Asthma).
Psychische Störungen aufgrund von Kopfverletzungen. [GS]
Chronische Folgen von Schlägen oder Stürzen.
Zahnschmerzen > durch kaltes Wasser im Mund [AZ85,146], durch Einatmen kalter Luft [AN4,66]. *(Coffea, Pulsatilla.)*
Gonorrhoe: grünlichgelber, schmerzloser, dicker Harnröhrenausfluss. [KN] *(Pulsatilla.)*

☙ ❧

Auch Natrium sulfuricum gehört zu unserem Rüstzeug bei Diarrhoe, sei diese akut oder chronisch. Wie bei *Podophyllum, Sulfur, Nuphar luteum* und *Rumex* verschlimmert sich der Durchfall am Morgen. Der *Sulfur*-Durchfall treibt den Patienten aus dem Bett, während sich der von Natrium sulfuricum, wie bei *Bryonia*, erst dann meldet, wenn sich der Kranke nach dem Aufstehen zu bewegen beginnt. Wie *Aloe* neigt Natrium sulfuricum ferner sehr zu blähungsbedingten Darmgeräuschen. Das Poltern und Kollern der umgehenden Blähungen wird vom Natrium-sulfuricum-Patienten besonders in der rechte Bauchseite, namentlich dem Ileozäkalbereich lokalisiert.
Der Natrium-sulfuricum-Stuhl geht zudem, wie bei *China, Argentum nitricum, Calcarea phosphorica, Agaricus* und *Aloe*, mit viel Windabgang einher. Diese Flatulenz ist nicht immer, aber häufig zugegen.
Bei chronischer Diarrhoe bestehen auch fast immer Leberbeschwerden, die sich durch schmerzhafte Empfindlichkeit des rechten Hypochondriums kundtun, vor allem beim Befühlen und Gehen [AN4,117] oder bei jeder anderen Art von Erschütterung. Höchst charakteristisch für Natrium sulfuricum bei diesem Leiden ist Verschlimmerung des Durchfalls, der Schmerzen etc. bei feuchtem Wetter. Hierin ähnelt es *Dulcamara* und *Rhododendron*. Der *Dulcamara*-Patient verspürt die Verschlimmerung hauptsächlich beim Wechsel von warmem zu kaltem Wetter, gleichgültig ob es feucht oder trocken ist. Diese Verschlimmerung bei feuchtem Wetter ist bei Natrium sulfuricum keineswegs auf die Diarrhoe beschränkt, sie zeigt sich besonders auch in Fällen von chronischem Asthma. Bei dieser beschwerlichen und hart-

näckigen Krankheit habe ich von Natrium sulfuricum großen Nutzen gesehen, und da Verschlimmerung durch feuchtes Wetter hierbei allgemein häufig vorkommt, ist es bei lange bestehendem Asthma auch häufig angezeigt. Bei Panaritien [GS;KE5,913] dagegen, für die es so empfohlen wird, habe ich es nicht sonderlich nützlich gefunden; umso bessere Ergebnisse habe ich damit bei sehr hartnäckiger Gonorrhoe erzielt, wenn der Ausfluss dick, grünlich und schmerzlos war.

Lockerer Husten, mit Wundheitsgefühl [GS] *und heftigem [stechendem* [AN4,205] *] Schmerz durch die untere linke Brust ist sehr charakteristisch.* Eines der wichtigsten Unterscheidungskriterien zwischen *Bryonia* und Natrium sulfuricum besteht in der Art des Hustens: Während bei beiden die Brust beim Husten heftig und wie wund schmerzt, ist der Husten bei *Bryonia* trocken und bei Natrium sulfuricum locker. Bei Natrium sulfuricum schmerzt die Brust ebenso stark wie bei *Bryonia*, und wenn der Patient husten muss, fährt er im Bett hoch und hält mit den Händen die schmerzhafte Seite, damit es nicht so weh tut. Dieses Symptom kann bei chronischen Erkrankungen der Atmungsorgane gefunden werden, wie etwa bei Asthma, Tuberkulose etc., und auch bei Lungenentzündung habe ich, wenn es vorhanden war, schon des Öfteren nach Gabe von Natrium sulfuricum bemerkenswert rasche Erleichterung und Heilung gesehen. Dieser Schmerz durch die untere linke Brust ist für Natrium sulfuricum ebenso charakteristisch, wie es der durch die untere rechte Brust ziehende Schmerz für *Kalium carbonicum* ist.

Natrium muriaticum

Natriumchlorid; Kochsalz

Melancholische Niedergeschlagenheit [CK5], traurig [CK1], sehr zum Weinen geneigt [CK18]; Trost verschlimmert [CK20].
Starke Abmagerung [CK1161], trotz reichlichen Essens [GS]; am auffälligsten im Bereich des Halses [GS].

Anämie ᴳˢ, mit berstenden Kopfschmerzen ᶜᴷ¹⁴⁸, besonders während der Regel ᶜᴷ⁷⁷⁵; auch Schulmädchenkopfschmerz ᴳˢ.

Große Trockenheit der Schleimhäute ᴳˢ, von den Lippen bis zum Anus; Lippen trocken und *aufgesprungen* ᶜᴷ³⁵⁴, besonders in der Mitte ᶜᴷ³⁵⁵ᶠ; After trocken, eingerissen; langwierige Stuhlverstopfung ᶜᴷ.

Herzklopfen ᶜᴷ⁹⁰¹; flatternde Bewegung des Herzens ᶜᴷ⁹⁰⁸; Aussetzen der Herzschläge ᶜᴷ¹¹⁷³; heftiges Pulsieren, das den ganzen Körper erschüttert ᶜᴷ¹¹⁶⁸; Herzklopfen < durch Liegen auf der linken Seite ᶜᴷ⁹⁰⁰.

Juckende Hautausschläge, trocken oder nässend; < an der Haargrenze ᶜᴷ²⁰⁴.

Modalitäten: < 10 bis 11 Uhr (viele Beschwerden), besonders Malariafieberanfälle ᴳˢ; beim Liegen, besonders auf der linken Seite; Sonnenhitze oder Hitze im Allgemeinen; Chininmissbrauch ᴳˢ; > durch Schwitzen.

Zunge belegt, mit inselartigen roten Flecken; Landkartenzunge. ᴳˢ

Üble Folgen von: Ärger und Zorn ˢᴷ¹⁸⁸; Silbernitrat; zu viel Salz.

Verlangen nach Salz ᴳˢ und salzigen Speisen.

Niednägel ᶜᴷ¹⁰³³ – Haut um die Nägel trocken und eingerissen ᴳˢ.

Flechte am After ᶜᴷ⁶⁷⁷, an der Haargrenze.

Warzen im Handteller ᶜᴷ¹¹³⁴ (berührungsempfindliche Warzen: *Natrium carbonicum*). ᴷᴺ

༄ ༄

Da wir gerade bei den Natriumsalzen sind, wollen wir auch damit fortfahren, und zwar mit dem Kochsalz. Ein Gentleman sagte einmal zu mir, als ich ihm eine Dosis *Sulfur* C 30 verschrieb: „Pah, mit jedem Ei, das ich esse, nehme ich mehr Schwefel zu mir. Wie soll das also etwas nützen?" Meine Antwort: „Warten Sie es ab!" Und er wurde sowohl von seinen Zweifeln wie von seiner Krankheit kuriert. Ich glaube, es gibt in der Materia medica kein anderes Mittel, das den Verfechtern ausschließlicher Tiefpotenzen so auf die Nerven geht wie Natrium muriaticum. Die unbezweifelbare Heilung der hartnäckigsten Malariafälle mit der 200. oder höheren Potenzen des Kochsalzes verunsichert sie zutiefst. Dass Menschen, die jeden Tag Salz in erheblichen Mengen zu sich nehmen und ohne dieses nicht auskommen können, davon nicht gesund werden, *wohl aber* von demselben Stoff in potenzierter Form, wovon weder das Mikroskop noch die Molekültheorie, noch die Spektralanalyse oder irgendeine andere (angeblich) wissenschaftliche Methode je eine materielle Spur entdecken können, will ihnen einfach nicht in den Kopf. Aber die Heilungen sind da, wie der Blinde, den Jesus heilte. Es ist nicht leicht, mit solchen Tatsachen gegen unsere Vorurteile konfrontiert zu werden. „Nun ja", sagte einer dieser Zweifler, „Menschen werden manchmal auch ohne Medizin gesund." Und ebenso *mit*, antwortete ich. Ist es nicht seltsam, wie manche Ärzte über eine Potenz spötteln und dann wie eine aufgescheuchte Krähe vor einem Bazillus von 0,004 bis 0,006 mm Größe flüchten können? Sie können kaum essen, trinken oder schlafen aus Furcht, eine kleine Mikrobe aus der 15. Kultur könnte sich irgendwo auf ihnen niedergelassen haben, während in einer Potenz oberhalb der C 12 nichts mehr drin ist. Was für eine Logik! Wenn Vorurteile von redlicher, ernsthafter Suche nach Wahrheit abgelöst würden, so stünde es wohl besser um die Welt.

Natrium muriaticum ist eines unserer Hauptmittel bei Anämie. Dabei scheint es einerlei zu sein, ob diese durch Säfteverlust *(China, Kalium carbonicum)* verursacht wurde, durch Menstruationsstörungen *(Pulsatilla)*, Samenverlust *(Phosphoricum acidum, China)*, Kummer oder andere seelische Leiden. Bei diesen Fällen von Blutarmut, für die Natrium muriaticum passt, finden wir neben der allgemeinen Blässe häufig noch folgende Symptome: Abmagerung, obwohl der Patient gut isst; heftige Anfälle von hämmernden [CK] oder klopfenden [CK176] Kopfschmerzen; Kurzatmigkeit, besonders beim Treppensteigen [GS] oder anderen körperlichen Anstrengungen [CK861]; spärliche Menses [CK767]; mehr oder weniger Verstopfung und im Allgemeinen eine ausgeprägte Niedergeschlagenheit. In der Tat ist eine traurige, melancholische Gemütsstimmung charakteristisch für diese Arznei; der Patient weint viel, wie *Pulsatilla*, wobei der Unterschied ist, dass der *Pulsatilla*-Patient durch Zuspruch beruhigt und getröstet wird,

während es dem Natrium-muriaticum-Patienten dadurch schlechter geht.
Diese Fälle von Anämie sind fast immer mit viel Herzklopfen verbunden, mit „flatternder Bewegung des Herzens" und sogar mit Aussetzen der Herztätigkeit. Ich habe viele solcher Fälle mit einzelnen Hochpotenzgaben von Natrium muriaticum kuriert, wobei diese nur dann wiederholt wurden, wenn die Besserung keine Fortschritte mehr machte. Ich erinnere mich an einen Patienten, der 40 Pfund an Gewicht verloren hatte (er wog zuletzt 160 Pfund), obwohl er ständig reichlich aß, und der dann nach einer Einzeldosis des Mittels binnen drei Monaten 200 Pfund erreicht hatte. Er war zu Beginn der Behandlung sehr hypochondrisch [CK22] gewesen. Ich weiß bei solchen Leiden nur Lobendes über Natrium muriaticum zu berichten.
Natrium muriaticum ist eines unserer wichtigsten Mittel bei chronischen Kopfschmerzen. Sie kommen in Anfällen und erinnern durch ihre heftig klopfende Art sehr an *Belladonna*, nur dass sie meist bei Anämiekranken auftreten und das Gesicht in der Regel blass ist [GS] oder allenfalls geringfügig gerötet. Wenn das Gesicht rot ist und brennt, die Augen injiziert und der Schmerz von heftig pochendem oder klopfendem Charakter, würden wir sofort an Mittel wie *Melilotus, Belladonna* oder *Nux vomica* denken und nach Begleitsymptomen Ausschau halten, um zwischen ihnen entscheiden zu können. Die Kopfschmerzen von Natrium muriaticum treten vorzugsweise nach der Regel auf [GS], als würden sie durch den Blutverlust hervorgerufen, und wie Sie wissen, hat auch *China* in solchen Fällen klopfende Kopfschmerzen. Allerdings sind die Kopfschmerzen von Natrium muriaticum unabhängig davon, ob die Menses spärlich oder reichlich ausfallen. Das Mittel vermag auch die Kopfschmerzen von Schulmädchen zu heilen, wobei es mitunter nicht leicht ist, es von *Calcarea phosphorica* abzugrenzen, zumal beide Arzneien eine besondere Neigung zu anämischen Zuständen haben. Und in der Tat bin ich gelegentlich fehlgegangen und musste *Calcarea phosphorica* geben, nachdem Natrium muriaticum nichts bewirkt hatte, und umgekehrt, weil ich keine sichere Wahl treffen konnte. Diese Kopfschmerzen werden oft durch Überanstrengung der Augen ausgelöst, wie z. B. durch viel Ler-

nen, feine Näharbeiten, etc. Dann treten zu dem Kopfweh Verschwommensehen und eventuell andere asthenopische Beschwerden hinzu, und wir müssen außerdem noch *Argentum nitricum* und *Ruta graveolens* in Betracht ziehen. In der Praxis kommen solche Fälle nicht selten vor – die Symptome sind nicht weit genug entwickelt, um es dem Arzt zu ermöglichen, zwischen zwei etwa gleich stark indizierten Mitteln zu wählen. Wenn ein Arzt das richtige Mittel trifft, ohne je mehr als zwei Versuche machen zu müssen, so ist ihm das erste Misslingen durchaus zu verzeihen, und dieses Verziehenwerden würde ich auch für mich selbst in Anspruch nehmen wollen. Stets ist jedoch in derartigen Fällen dem *Homöopathen* das Misslingen zuzuschreiben, nicht der Homöopathie, die niemals versagt. Migränekopfschmerzen [HC4,138] finden oft in Natrium muriaticum ihr Simillimum; mangels Platz können wir aber nicht die ganzen Symptome aufzählen, die dabei auf das Mittel hindeuten.

Natrium muriaticum wirkt auf den gesamten Verdauungstrakt, vom Mund bis zum After, und hat hier sehr charakteristische Symptome, die zu seiner Verschreibung hinführen. Lippen und Mundwinkel sind trocken, ulzeriert [CK352] oder rissig (*Cundurango* [rissige Mundwinkel]). Hierin ähnelt es *Nitricum acidum* – wie auch am anderen Ende des Verdauungskanals: Bei beiden Mitteln ist der After eingerissen, wund [CK675] und schmerzhaft, und manchmal blutet er auch. *Antimonium crudum* und *Graphites* müssen in dem Zusammenhang ebenfalls bedacht werden; *Graphites* hat diese Beschwerden zwar auch am Mund und am After, doch treten sie – anders als bei den übrigen Mitteln – eher im Rahmen eines lokalen Ekzems oder sonstigen Ausschlags auf. Natrium muriaticum hat oft Durst mit starkem *Trockenheitsgefühl* im Mund, ohne dass wirklich Trockenheit besteht. *Mercurius* hat etwas Ähnliches: Durst bei feuchtem Mund; doch ist bei *Mercurius* die Zunge geschwollen oder schlaff, mit Zahneindrücken an den Rändern und höchst üblem Mundgeruch, was alles bei Natrium muriaticum nicht sehr ausgeprägt ist, sodass nicht die Gefahr besteht, die beiden Mittel zu verwechseln. Trotz der großen Ähnlichkeit ihrer Gemütssymptome hat *Pulsatilla*, wie Sie sich gewiss erinnern werden, im Hinblick auf dieses Trockenheitssymptom im Mund genau das Gegenteil von Natrium muriaticum, nämlich *trockenen Mund ohne Durst*; dies liefert uns, wenn wir einmal zwischen den beiden Arzneien zu wählen haben, ein klares Unterscheidungskriterium. Eine weitere Ähnlichkeit besteht darin, dass beide Mittel zu bitterem Mundgeschmack [CK454] neigen; auch Geschmacksverlust [CK448] ist beiden eigen. Mit *Silicea* verbindet Natrium muriaticum unter anderem die Empfindung wie von einem Haar auf der Zunge [UE] (auch *Kalium bichromicum*). Eine „tiefe, schmerzhafte Spalte in der Mitte der Oberlippe" [CK356] wird in den *Guiding Symptoms* angegeben, ich habe diese Spalte aber überwiegend in der *Unterlippe* gesehen und halte diese Lokalisation darum für ebenso charakteristisch. Mir gelang einst eine glänzende Heilung, bei der ich durch dieses Symptom veranlasst wurde, Natrium muriaticum näher in Betracht zu ziehen.

„Blasen wie Perlen um den Mund" [GS] treten vorzugsweise bei Wechselfieber auf. Wenn die Oberlippe stark verdickt oder geschwollen [SK197] ist (jedoch nicht von erysipelatösem Charakter), würden wir in erster Linie an *Belladonna, Calcarea carbonica* und Natrium muriaticum denken. Allein würde dieses Symptom keine große Bedeutung haben, doch untermauert es die Diagnose sehr, wenn es in Verbindung mit anderen Symptomen von einem dieser drei Mittel auftritt. Die Zahnfleischsymptome von Natrium muriaticum können in einem Begriff zusammengefasst werden: skorbutisch [SK198]. Hier sind aber auch noch andere Arzneien zu berücksichtigen, wie *Mercurius, Carbo vegetabilis, Muriaticum acidum* etc.

Es gibt noch ein merkwürdiges Symptom, bei dem mir in einem Fall, der mir lange Zeit Rätsel aufgegeben hatte, der ältere Lippe [Adolf zur Lippe] zur erfolgreichen Verordnung von Natrium muriaticum verholfen hatte, nämlich „Taubheit und Kribbeln der Lippen [CK339], der Zunge [CK415] und der [inneren [CK313]] Nase". Diese Beschwerde trat im Zusammenhang mit einer chronischen Leberentzündung und Verdauungsstörungen auf, wie sie oft bei dem im Volksmund als Gallenleiden bezeichneten Zustand anzutreffen sind. Wenn hier (nach Lippe) Natrium muriaticum in sehr hoher Potenz (etwa der CM) gegeben wird, kommt der Fall in kürzester Zeit wieder in Ordnung.

Landkartenzunge findet sich außer bei Natrium muriaticum z. B. auch bei *Arsenicum album, Lachesis, Nitricum acidum* und *Taraxacum*; doch habe ich Natrium muriaticum dabei häufiger mit Erfolg eingesetzt als die übrigen Mittel. Für den Halsbereich ist Natrium muriaticum meiner Erfahrung nach kein sonderlich bedeutendes Mittel, außer bei der chronisch-hyperplastischen Pharyngitis, die durch lokales Betupfen mit Silbernitrat malträtiert worden ist.[GS] Bei postdiphtherischer Lähmung der Schlingmuskeln[GS] haben mir *Lachesis* und *Causticum* weitaus größere Dienste geleistet. Starker[SK198], wässriger[CK442] und salziger[ÖZ4,1,22] Speichelfluss ist die Sekundär- oder Nachwirkung von Natrium muriaticum und kann in diesem sein Heilmittel finden; doch solche Salivation findet man seltener als den gegenteiligen Zustand der Trockenheit. Natrium muriaticum hat einige ausgeprägte Charakteristika im [*Guiding-Symptoms-*] Kapitel „Appetit, Durst, Verlangen und Abneigungen". Kein Mittel hat größeren Hunger[CK482], doch trotz reichlichen Essens nimmt der Patient an Gewicht ab. *(Aceticum acidum, Abrotanum, Jodum, Sanicula* und *Tuberculinum.)* Auch *Jodum* hat diesen mit Abmagerung einhergehenden Heißhunger; doch der Natrium-muriaticum-Patient ist nach dem Essen matt und schläfrig[ÖZ4,1,113], während sich der *Jodum*-Patient besser fühlt. Der Natrium-muriaticum-Patient hat danach „Eingenommenheit des Kopfes"[CK505], Schwere, Druck und Völlegefühl im Magen[CK497] sowie großes Unbehagen in der Magen- und Lebergegend, was sich aber mit fortschreitender Verdauung bessert (vgl. *China*); der *Jodum*-Patient dagegen möchte die ganze Zeit essen und fühlt sich nur wohl, wenn der Magen voll ist oder gerade „gefüllt" wird. Es gibt neben Natrium muriaticum und *Jodum* noch mehrere andere Mittel, die entweder starken Hunger oder auffallende Besserung durch Essen haben, namentlich *Anacardium, Chelidonium* und *Petroleum*; als weitere „Hungermittel" könnte man auch noch *China* und *Lycopodium* hinzufügen. *Anacardium* hat stechende Magenschmerzen, die sich bis ins Kreuz erstrecken, sowie ein *großes Schwäche- und Leeregefühl* im Magen und Bauch, das durch Essen gelindert werden kann, aber nach zwei Stunden wiederkehrt, sodass erneut gegessen werden muss. Der *Chelidonium*-Hunger geht mit den für das Mittel typischen Lebersymptomen einher (siehe das *Chelidonium*-Kapitel). Beim *China-*, *Natrium-muriaticum-* und *Lycopodium*-Hunger *schlägt sich der Patient rasch den Magen voll*, und Völlegefühl, Flatulenz und Unbehagen sind die Folge, bis der Verdauungsprozess fortgeschritten ist und dadurch Erleichterung eintritt. Natrium muriaticum ist ein überaus nützliches Mittel bei abnormem Verlangen nach Salz.[EN893] Der Patient salzt fast alles, was er isst. Eine Gabe der CM normalisiert dieses Verlangen und heilt oft noch andere, damit einhergehende Symptome. *Causticum* hat dieses Symptom ebenfalls und muß den Vorzug bekommen, wenn es durch die übrigen Symptome indiziert ist. Natürlich ist der große Durst nach Salzgenuss wohlbekannt, und er kann es in seiner Intensität mit dem Hunger aufnehmen. Diesen Durst sehen wir z. B. bei Diabetes, wo Natrium muriaticum das Heilmittel sein kann, wenn es auch sonst passt. In all diesen Fällen muss es natürlich hochpotenziert gegeben werden, denn niedrig nehmen wir es ja täglich mit der Nahrung zu uns.

Was „Stuhl und Rektum" betrifft, so haben nur wenige Mittel ausgeprägtere Symptome aufzuweisen. Ich zitiere wörtlich aus den *Guiding Symptoms*:

„Stuhlverstopfung: hartnäckige Stuhlverhaltung[ÖZ4,1,120]*; Stuhl hart*[CK635]*, unregelmäßig und ungenügend*[CK639]*; einen Tag um den andern*[CK635]*; ungewöhnlich harter, trockener, bröckeliger Stuhl*[ÖZ4,1,58]*; während der Regel [sehr harter Stuhl*[CK791]*]; Stühle in großen Mengen; fester, trockener Stuhl, wie Schafkot*[ÖZ4,1,31]*; durch Untätigkeit des Mastdarms; After krampfhaft zusammengeschnürt*[CK644]*; mit der größten Anstrengung erfolgt harter Kot, der den After aufreißt, daß er blutet und wund schmerzt*[CK665]*; nach dem Stuhl Brennen im After*[CK657f]*; mit heftigen Stichen im Mastdarm*[ÖZ4,1,31]*;* [68] *Hypochondrie oder Übellaunigkeit veranlassend; durch große, aber schmerzlose Trägheit des Rektums; Trockenheit der Schleimhäute durch Mangel an Feuchtigkeit, mit wässrigen*

---

68 In den *Guiding Symptoms* heißt es: „Constipation: ... stitches in rectum, causing hypochondriasis or ill humor ..." Hier muss das Komma wohl durch ein Semikolon ersetzt werden, sodass die Hypochondrie sich auf die Verstopfung bezieht und nicht auf die Stiche. Einer der Hinweise auf diese Deutung ist das Symptom aus dem *Mind*-Kapitel der *GS*: „Hypochondriacal mood, with constipation".

Sekretionen anderenorts; ... bei Uterusverlagerung; mit Hämorrhoiden einhergehend [ÖZ4,1,194]*; bei Morbus Addison."* Um dies richtig zu verstehen, müssen wir die Symptome, die hier nur durch ein Semikolon getrennt sind, völlig voneinander trennen und vor jedes das Wort „Stuhlverstopfung" setzen. Dies bewahrt uns vor dem Irrglauben, all die hier zitierten Symptome müssten in einem einzigen Fall von Obstipation vorhanden sein, damit Natrium muriaticum passen könne.

Es ist eine der besten Übungen für das Studium der Materia medica, diese verschiedenen Verstopfungssymptome wie folgt zu vergleichen: „Stuhl trocken, bröckelig" findet sich auch unter *Ammonium muriaticum* und *Magnesia muriatica*. „Verstopfung durch Untätigkeit des Mastdarms": *Alumina, Veratrum album, Silicea* etc. „After zusammengeschnürt, aufgerissen, blutend und brennend schmerzend nach dem Stuhlgang": *Nitricum acidum*. „Trockenheit der Schleimhäute mangels Feuchtigkeit": *Bryonia* und *Opium*. „Nach dem Stuhl starker Wundheitsschmerz": *Ignatia, Nitricum acidum, Alumen*.

Natrium muriaticum kann bisweilen auch das Heilmittel bei Cholera infantum [GS], chronischer Diarrhoe und anderen Erkrankungen sein, wo *durchfällige Stühle* im Vordergrund stehen. Ich will hier nicht alle Symptome im Einzelnen aufführen, doch meistens sind, besonders bei Cholera infantum, Abmagerung, Hunger und Durst vorhanden, wobei die Abmagerung des Halses am stärksten ausfällt. (*Abrotanum, Ammonium muriaticum* und *Argentum nitricum*: Abmagerung der Beine; allgemeine Abmagerung: Natrium muriaticum, *Sarsaparilla* und *Jodum*).

In Bezug auf die Harnorgane möchte ich nur auf die vermehrte Harnsekretion [CK685] aufmerksam machen, die ich bereits erwähnt habe, auf den unwillkürlichen Harnabgang [CK690], wie man ihn auch bei *Causticum, Pulsatilla, Zincum* und anderen Mitteln findet, sowie auf ein „Brennen und Schneiden in der Harnröhre nach Harnen" [CK709]. *Sarsaparilla* kommt diesem letzten Symptom am nächsten, und wir erinnern uns bei dieser Gelegenheit an die Ähnlichkeit der beiden Arzneien hinsichtlich der Abmagerung bei Cholera infantum. Das Schneiden in der Harnröhre kommt bei chronischem Nachtripper [CK] vor, und in diesen Fällen ist die Absonderung fast immer klar und wässrig.[GS], wie es bei Natrium muriaticum für alle Schleimhäute typisch ist.

Natrium muriaticum gehört zu den wenigen Mitteln mit herabdrängenden Schmerzen im Bereich des Uterus, die sich am frühen Morgen verschlimmern; die Patientin muss sich setzen, um einen Gebärmuttervorfall zu verhüten.[CK759] Dies gleicht den herabdrängenden Schmerzen der *Sepia*-Patientin, die aus demselben Grund das Bedürfnis hat, ihre Beine übereinanderzuschlagen. Wenn nun zu den Uterusbeschwerden auch noch die Stuhl- und Analsymptome und besonders die Hypochondrie von Natrium muriaticum hinzukämen, so wäre die Verschreibung des Mittels eine ziemlich klare Sache. Die Uterussymptome von Natrium muriaticum gehen oft mit Rückenschmerzen einher, die durch Liegen auf dem Rücken gebessert werden, wie bei *Rhus toxicodendron*. Ich habe bereits von den Kopfschmerzen gesprochen, die die Menses begleiten und besonders auf sie folgen. Sie sind von klopfendem Charakter und gehen mit starken Schmerzen der Augen einher, vor allem beim Bewegen derselben. Ich habe zur Zeit eine Patientin, die gelegentlich genau diese Art von Kopfschmerzen hat. Sie neigt zur Anämie und war besonders in ihrer Jugend stark anämisch. Sie findet stets durch Natrium muriaticum in der 250M Linderung und gewinnt allmählich auch ihre frühere Farbe und allgemeines Wohlbefinden zurück.

Natrium muriaticum hat eine starke Wirkung auf Herz und Kreislauf, wie die folgenden markanten Symptome zeigen: „Flatternde Bewegung des Herzens, mit Schwächegefühl und Mattigkeit, < im Liegen."[GS] „Unregelmäßiges Aussetzen der Herzschläge und des Pulses, < im Liegen auf der linken Seite."[GS(SK204)] „Heftiges Pulsieren des Herzens, das den ganzen Körper erschüttert."[GS(CK1168)] *(Spigelia.)* All diese Symptome treten verstärkt bei anämischen Patienten in Erscheinung, deren Konstitution allgemein durch Kummer, sexuelle Ausschweifungen, Blutverluste und andere schwächende Ursachen untergraben wurde. Das Mittel ist besonders wirksam bei Menschen, die unter den Folgen von Chininmissbrauch leiden.[CK] Bei Fiebern ist Natrium muriaticum unter den Anhängern Hahnemanns zu gut bekannt, als dass es hier viel Platz benötigen würde. Bei intermittierendem Fieber hilft es besonders in Fällen, die durch Chinin unterdrückt, aber nicht geheilt worden sind, und sein führendes Charakteristikum bezieht sich dabei auf den *Zeitpunkt des Erscheinens des Frostes:*

Natrium mur.:	typischerweise zwischen 10 bis 11 Uhr vormittags.
Eupatorium perf.:	7 Uhr früh.
Apis mellifica:	15 Uhr.
Lycopodium:	16 Uhr.
Arsenicum album:	1 bis 2 Uhr mittags oder nachts.

Es gibt viele andere Mittel, die Fieberfrost z. B. am Morgen oder am Abend haben, ohne dass die Zeit genau auf die Stunde festgelegt werden kann. Ebenso charakteristisch sind diese Verschlimmerungszeiten aber auch bei nicht intermittierenden Fieberarten; so ist die von Natrium muriaticum z. B. 10 Uhr vormittags, die von *Arsenicum* 1 Uhr mittags oder nachts, etc.

Fieber, Kopfschmerzen und alle anderen Symptome von Natrium muriaticum werden *durch Schweiße gelindert*, desgleichen auch die von *Arsenicum*.

Es gibt noch einige wichtige Symptome im Bereich der Extremitäten, wie z. B. *Niednägel*. Diese sind bei einer Natrium-muriaticum-Konstitution praktisch immer vorhanden. Ferner sollten *Taubheit und Kribbeln in Fingern* [CK] *und Zehen* [GS], ähnlich dem in Lippen und Zunge, stets an Natrium muriaticum denken lassen. Die Fußgelenke sind schwach und knicken leicht um, besonders bei Kindern, die zudem auch erst spät laufen lernen. [GS] *Schmerzhaftes Spannen in den Gelenkbeugen* [GS], als ob die Sehnen zu kurz wären [ÖZ4,1,123]. Dies kann zu regelrechten Deformierungen führen, wie bei *Causticum, Guajacum* und *Cimex*. Die Wirbelsäule ist sehr gereizt und berührungsempfindlich, erfährt aber *durch starken Druck* Linderung [GS]; damit einher gehen Schwäche und sogar Paresen der Gliedmaßen sowie flatternde Herzbewegungen [GS]. Diese spinale Schwäche kann sich zu allgemeiner Kraftlosigkeit ausweiten [CK1192], gegen die es kein besseres Mittel gibt als Natrium muriaticum. Die geistigen und körperlichen Kräfte scheinen sehr abgespannt zu sein^CK1174, geistige wie körperliche Arbeit gleichermaßen ermüdend^(CK1176). Dieser Zustand kann allmählich lähmungsartige Formen annehmen, und nicht selten ist er das Ergebnis einer falsch behandelten Malaria, von geschlechtlichen Ausschweifungen^SK188, von Diphtherie, von niederdrückenden Emotionen oder anderen Ursachen nervöser Erschöpfung.

Die Wirkung von Natrium muriaticum auf die Haut darf nicht übersehen werden. An allererster Stelle steht seine Neigung zu wunden, entzündeten Ekzemen, *besonders an den Rändern des Kopfhaares*.^GS Dann kommen Flechten in den Gelenkbeugen^(CK); sie springen auf, überziehen sich mit Krusten und sondern eine scharfe Feuchtigkeit ab. Schließlich rangiert das Mittel bei Urtikaria^CK1130 gleichauf mit *Apis, Hepar sulfuris* und *Calcarea*.

Ich habe Natrium muriaticum, wie schon *Lachesis* und *Causticum*, mehr Platz eingeräumt als den meisten anderen Mitteln, und zwar aus folgenden Gründen: Erstens, es sind Mittel, die in Hochpotenzen sehr viel wirksamer sind; zweitens, sie werden von der Kollegenschaft nicht hinreichend gewürdigt; drittens hoffe ich, dass ich diejenigen, die sie nicht verwenden, dazu bewegen kann, sie zu prüfen und zu erforschen. Ich habe festgestellt, dass die Kollegen, die diese drei Arzneien hochschätzen, im Allgemeinen auch gute Homöopathen sind.

Natrium carbonicum

Natriumcarbonat; Soda

Eines der am häufigsten bestätigten Symptome dieser Arznei ist die Modalität *Schlimmer durch geistige Anstrengung*. Der Patient ist unfähig, zu denken^CK83f oder eine geistige Arbeit zu verrichten, ohne davon Kopfschmerzen^UE *(Argentum nitricum, Sabadilla)*, Schwindel^CK75 oder ein Gefühl der Benommenheit^CK69 oder Betäubung^CK73 im Kopf zu bekommen. Allein dieses Symptom macht Natrium carbonicum zu einem unschätzbaren Mittel, da wir diesem Patiententyp häufig in der Praxis begegnen. Zumindest ist es mir so ergangen, und durch die Linderung derartiger Beschwerden ist mir viel Anerkennung zuteil geworden. Ich verwende hierbei gewöhnlich die 30. Potenz. Diese Kopfschmerzen verschlimmern sich in der Regel auch durch Einwirkung von Sonnenstrahlen [CK] oder beim Arbeiten unter Gaslampen [HC4,154]. Menschen, die unter den Folgen von Überhitzung durch die Sonne leiden, finden meist Erleichterung durch Natrium carbonicum, *Glonoinum, Lachesis* oder *Lyssinum*.

Wie die anderen Natriumsalze ist auch das Karbonat durch *große Niedergeschlagenheit und Schwermut* [CK1+6] gekennzeichnet; der Patient ist ganz mit traurigen Gedanken beschäftigt [CK5]. Natrium carbonicum ist eines unserer wichtigsten Mittel bei chronischem Nasenkatarrh, der sich bis in die Choanen und den Rachen erstreckt. Es geht viel Nasenschleim durch den Mund ab [CK317], sodass sich der Patient häufig und zum Teil heftig räuspern muss [CK312]. „Oefteres Ausrachsen dicken Schleimes, der sich immer wieder erzeugt." [CK314] *(Corallium.)* Natrium carbonicum hat sich klinisch als bedeutendes Mittel bei herabdrängenden Schmerzen im Uterusbereich herausgestellt, auch wenn das Symptom in den Prüfungen nie hervorgerufen worden ist. Zur Untermauerung der Wahl bedarf es hierbei begleitender Gemütssymptome, wie Traurigkeit [CK], Überempfindlichkeit gegen Geräusch [CK35], besonders Musik [CK32], usw. Schwäche der Fußgelenke [mit leichtem Vertreten und Verrenken derselben [CK]] seit der Kindheit findet bisweilen in Natrium carbonicum ein hilfreiches Mittel. Ich heilte einmal einen extremen Fall dieser Schwäche bei einem sehr korpulenten jungen Mann, der auf seinen Innenknöcheln ging, die Füße nach außen gebogen, weil die Fußgelenke ihn nicht mehr tragen konnten, besonders wenn er körperlich schon etwas übermüdet war. Dies sind die einzigen Anwendungen von Natrium carbonicum, die ich aus eigener Erfahrung oder Anschauung kenne.

Magnesia carbonica

Magnesiumcarbonat; kohlensaure Bittererde

Stühle grün und schaumig[CK455], wie der Schaum auf einem Froschteich[HC1,33]; zum Zusammenkrümmen zwingende Bauchkoliken, > nach Stuhlgang.

Zahnschmerzen vor allem in hohlen Zähnen, < nachts; muss das Bett verlassen und umhergehen (besonders während der Schwangerschaft[CK]). [KE1,464]

Für die strapazierten Nerven von erschöpften Frauen ist Magnesia carbonica das, was *China* für Blutverluste ist.

Menses: Blutfluss ganz überwiegend nachts[CK510] bzw. während des Schlafs[CK511],[69] außerdem nur dann, wenn keine uterinen Schmerzen bestehen[CK511].

Die Magnesiumsalze sind der Ärzteschaft als Heilmittel keineswegs neu. Besonders ist das hier zu besprechende Magnesiumcarbonat in seiner Wirkung auf den Darmkanal allgemein so wohlbekannt, dass es lange Zeit „Mylady's" Gewohnheitsmittel bei Magenübersäuerung und Stuhlverstopfung gewesen ist. Demzufolge müsste es in den Händen eines Homöopathen natürlich ein sehr nützliches Mittel bei Diarrhoe sein – und das ist es tatsächlich. Bei der Art von Durchfall, für die es am meisten passt, sind die *„Stühle grün und schaumig, wie der Schaum auf einem Froschteich."* Alle Magnesiumsalze erzeugen heftige Schmerzen, und entsprechend lindern sie diese auch; daher überrascht es nicht, dass den Stühlen von Magnesia carbonica *kneifende, kolikartige Bauchschmerzen* vorangehen, die den Patienten zwingen, sich *zusammenzukrümmen*. Im Hinblick auf die Koliken mag es mitunter schwierig erscheinen, zwischen Magnesia carbonica

---

[69] Nash schreibt stattdessen „im Liegen", wofür es in den Quellen keinen Hinweis gibt, im Gegenteil: „Beim Gehen und Stehen ist der Blut-Abgang am stärksten." (*CK* 512)

und *Colocynthis* zu wählen, doch sind sich die Stühle ganz und gar unähnlich. *Rheum* kommt Magnesia carbonica insofern sehr nahe, als beide Mittel Kolikschmerzen vor dem Stuhlgang haben, *sauer riechende Durchfälle* [SK82] *und sauren Geruch des ganzen Körpers* [GS;CK890]; doch steht bei Magnesia carbonica die *Grünfärbung des Stuhls* im Vordergrund, bei *Rheum* dagegen mehr der *saure Geruch*. Der Stuhl von *Rheum* ist häufiger *dunkelbraun* als grün. *Chamomilla* hat ebenfalls grüne Stühle mit viel Schmerzen, doch der Stuhl ist wässrig, während der von Magnesia carbonica eher schleimig [CK456] ist. *Mercurius* hat den schleimigen Stuhl, der auch einmal grün sein kann; aber bei *Mercurius* ist Tenesmus das führende Symptom, und die typischen Mundsymptome sowie die nicht erleichternden Schweiße unterscheiden es deutlich von den anderen Mitteln. Magnesia carbonica hat Zahnschmerzen, die oberflächlich betrachtet denen von *Mercurius* zu gleichen scheinen – sie treten in hohlen Zähnen auf und sind schlimmer nachts. Es gibt jedoch feine Nuancen, in denen sie sich unterscheiden. Der *Mercurius*-Zahnschmerz wird verschlimmert durch *Bettwärme* (ein allgemeines Charakteristikum des Mittels), während der von Magnesia carbonica verschlimmert wird durch *Ruhe*. Der Patient muss *umherwandern*, um Erleichterung zu bekommen. Diese Art von Zahnschmerz ist oft bei Schwangeren anzutreffen, und ich habe ihn häufig mit Magnesia carbonica geheilt. *(Ratanhia.)* Ich habe die 200. Potenz für diese Beschwerden angewandt, für Durchfälle niedrigere Potenzen.

Ich heilte einmal einen schweren Fall von hartnäckigen und lange währenden Steißbeinschmerzen. Die Schmerzen traten ganz plötzlich auf, hatten einen stechend-durchdringenden Charakter [AZ84,77] und ließen die Patientin fast ohnmächtig werden. Magnesia carbonica C 200 heilte prompt. *Lobelia inflata* hat *extreme Empfindlichkeit über dem Kreuzbein*; die Kranke sitzt vornübergebeugt und erträgt nicht einmal den Druck eines weichen Kissens in diesem Bereich.

Magnesia muriatica

Magnesiumchlorid; salzsaure Bittererde

Stuhlverstopfung: Stühle knollig, hart [CK] oder knotig, wie Schafmist [CK337]; sowie der Kot an den Rand des Afters kommt, bröckelt er ab [GY4].

Nervöse Kopfschmerzen, > durch starken Druck [AZ83,127] *(Pulsatilla)* sowie warmes Einhüllen des Kopfes [CK88] *(Silicea)*.

Herzklopfen nur in der Ruhe [AZ113,139] bzw. im Sitzen [CK483], bei Bewegung vergehend [CK484].

Blassgelber Urin [CK397]; geht nur durch Anstrengung der Bauchmuskeln ab [CK384]; Blasenschwäche [GS].

Passt vorzüglich für hysterische [SK86], nervöse Frauen, die zu Krämpfen neigen [SK87].

ᴥ ᴥ

Dieses Magnesiumsalz scheint anders als *Magnesia carbonica* zu wirken, denn während letzteres typischerweise Diarrhoe erzeugt und wir es dabei am häufigsten dienlich finden, ruft Magnesia muriatica Verstopfung hervor. Das Mittel hat eine ganz besondere Art von Obstipation: Die Stühle sind „knollig, hart, schwierig, ungenüglich und zögernd" [CK], bisweilen knotig, wie Schafmist, und *sobald sie aus dem After treten, bröckeln sie ab.* [70] Die Arzneien, die Magnesia muriatica

---

70 Nach der 1. Auflage hat Nash hier unpassenderweise folgenden Satz eingefügt: „Bisweilen gehen sie nur durch *Anstrengung der Bauchmuskeln* ab." Dies ist in Bezug auf Stuhlverstopfung freilich eine normale Erscheinung und somit nicht erwähnenswert. Tatsächlich bezieht sich die Benutzung der Bauchpresse aber auf den Harnabgang, wie das Hahnemann'sche Symptom Nr. 384 zeigt. Nash gibt dieses Symptom in der 4. und letzten Auflage auch korrekt in der einleitenden Symptomenübersicht wieder, versäumt es aber, den Text entsprechend abzuändern; auf diese Besonderheit des Harnabgangs wird dort gar nicht eingegangen.

Der im Text nachfolgende Vergleich mit **Nat-m.** und **Am-m.** bezieht sich demnach nicht auf die „Anstrengung der Bauchmuskeln", sondern in erster Linie auf die bröckelige Beschaffenheit des Stuhls. (Vgl. die entsprechende Repertoriumsrubrik „Stool, crumbling", wo neben **Merc.** allein die genannten drei Arzneien im höchsten Grad erscheinen.)

bei dieser Form von Verstopfung am meisten ähneln, sind *Natrium muriaticum* und *Ammonium muriaticum*. Wo ich gerade daran denke, möchte ich an dieser Stelle auf eine Ähnlichkeit zwischen *Ammonium muriaticum* und *Magnesia carbonica* aufmerksam machen, die ich im vorigen Kapitel zu erwähnen vergaß, nämlich folgendes für beide Mittel charakteristische Symptom: „Die Regelblutung fließt überwiegend in der Nacht."[71] Vielleicht bleibt das Symptom wegen dieser Unterbrechung umso besser im Gedächtnis haften. Bei Magnesia muriatica ist die Menstruation sehr schmerzhaft, sie geht einher mit heftigen Uteruskrämpfen[CK], die sich zu allgemeinen Krämpfen hysterischer Natur steigern können. Dieser nervöse Zustand ist, wenn er im Verein mit der oben beschriebenen eigentümlichen Obstipation auftritt, ein sicherer Hinweis auf Magnesia muriatica.

Das Mittel hat einen besonderen nervösen Kopfschmerz, der durch starken Druck *(Pulsatilla)* oder warmes Einhüllen des Kopfes *(Silicea)* gelindert wird. Dieser Kopfschmerz ist auch oft hysterischen Ursprungs. Für die in Verbindung mit Uterusbeschwerden auftretenden Krämpfe gibt es konkurrierende Arzneien in *Cimicifuga* und *Caulophyllum*; hier muss jeweils das Gesamtbild entscheiden. Magnesia muriatica ist ein bedeutendes Lebermittel, und in manchen Punkten ähnelt es *Mercurius*, vor allem in Bezug auf *Zahneindrücke am Zungenrand* und eine *Verschlimmerung beim Liegen auf der rechten Seite*. Aber die Stühle dieser Mittel sind typischerweise sehr verschieden. Außerdem passt Magnesia muriatica eher bei chronischen Leberleiden, während *Mercurius* am besten bei akuten Erkrankungen dieses Organs geeignet ist. Bei *Ptelea* verschlimmern sich die Leberbeschwerden, wenn der Kranke *auf der linken Seite liegt*. Ein häufig bestätigtes, eigenartiges Magnesia-muriatica-Symptom ist: *Herzklopfen nur in der Ruhe,* besser durch Bewegung.

Kleinkinder können während des Zahnens *keine Milch verdauen (Sepia).*

---

[71] Die Erwähnung dieses Symptoms in der Übersicht am Anfang des *Magnesia-carbonica*-Kapitels erfolgte erst in der letzten Auflage.

Magnesia phosphorica

Magnesiumphosphat; phosphorsaure Bittererde

Krampfschmerzen allenthalben, blitzartig kommend und gehend. (AT15)

Krämpfe ohne Fieber AT38; Koliken AT42, Keuchhusten AT44, Wadenkrämpfe AT53, etc.

Modalitäten: < durch kalte Luft, kaltes Wasser und leise Berührung AT15; > durch Wärme AT15 bzw. Hitze, Druck AT15 und Zusammenkrümmen AT15.

Wir kommen nun zum ungekrönten König unter den Magnesiumsalzen. Es ist ein verhältnismäßig neues Mittel, und bisher ist ihm noch keineswegs ein seiner Bedeutung und seinen Vorzügen angemessener Platz in unserer Materia medica eingeräumt worden. Dr. H.C. Allen bietet uns die beste Darstellung des Mittels in den *Transactions of the International Hahnemannian Association* von 1889. Magnesia phosphorica nimmt den ersten Rang unter unseren wichtigsten Neuralgie- und Schmerzmitteln ein. Und keines weist eine größere Vielfalt an Schmerzen auf: scharf, schneidend, durchbohrend AT15, messerstichartig, schießend AT15, stechend AT35, blitzartig kommend und gehend *(Belladonna)*, intermittierend AT35, in fast unerträglichen Anfällen, oft urplötzlich die Lokalisation wechselnd AT15 – sowie **krampfartig**. Letzteres ist meiner Meinung nach *am charakteristischsten*, und Krampfschmerzen treten am häufigsten im Magen, Bauch und Becken auf. Bei Blähungskoliken von Kleinkindern AT42 rangiert Magnesia phosphorica gleichauf mit *Colocynthis* und *Chamomilla*, und bei Dysmenorrhoe neuralgischer Art AT51 mit den typischen krampfhaften Schmerzen kenne ich überhaupt kein Mittel, das ihm gleichkäme. Bei dieser letzteren Beschwerde verschreibe ich gewöhnlich die 55M, die ich selbst mit einer Gravitationspotenziermaschine herstelle, sodass ich genau weiß, womit ich es zu tun habe.

So oft werden wir, wenn wir über Heilungen mit Hochpotenzen berichten, mit der Frage konfrontiert, wo wir diese bezogen haben und ob wir auch wirklich sicher sind, dass es sich um das handelt, was sie angeblich sein sollen. Lassen Sie mich an dieser Stelle sagen (falls ich es nicht schon früher gesagt habe), dass wir über Potenzen bis zur MM verfügen, die wir auf dieser exakt selbstregistrierenden Potenziermaschine selber hergestellt haben und die ganz wunderbare Heilkräfte besitzen. Wir (Dr. Santee und ich selbst) haben die Maschine für unseren persönlichen Gebrauch entworfen, die Potenzen aber noch nie öffentlich zum Verkauf angeboten. So können uns kaum gewinnsüchtige Motive unterstellt werden, wenn wir von Heilungen durch diese Potenzen berichten.

Neben den charakteristischen Krampfschmerzen von Magnesia phosphorica steht seine ebenso charakteristische Modalität *Besserung durch warme oder heiße Anwendungen*. Kein Mittel hat dies deutlicher als *Arsenicum album*; doch werden Sie bemerken, dass unter all den verschiedenen Schmerzarten, die wir als zu Magnesia phosphorica gehörig erwähnt haben, gerade der für *Arsenicum* so typische Schmerz durch Abwesenheit glänzt: das *Brennen*. Ich habe einmal näher auf diesen Unterschied geachtet und herausgefunden, dass dann, wenn brennende Schmerzen durch Wärme gelindert wurden, fast mit Sicherheit *Arsenicum* Abhilfe schaffte, wohingegen nichtbrennende, aber gleichfalls durch Wärme gebesserte Schmerzen mit Magnesia phosphorica geheilt wurden. Ich glaube, dass sich dies als wertvolles Unterscheidungskriterium zwischen den beiden Mitteln erweisen wird; zumindest ist es bei mir so gewesen. Bei schmerzhafter Menstruation[AT51] wirkt Magnesia phosphorica schneller als *Pulsatilla, Caulophyllum, Cimicifuga* oder jedes andere mir bekannte Mittel. *Cimicifuga* scheint mir dabei besser in Fällen rheumatischer Natur zu passen bzw. bei rheumatischen Patientinnen, während Magnesia phosphorica eher jene rein neuralgischen Charakters heilt. Die Regelschmerzen hören bei Magnesia phosphorica auf, sobald die Blutung beginnt.[GS]

Bei Gesichtsschmerzen hat dieses Arzneimittel viele Heilungen bewirkt.[AZ88,46] Ja, es scheint bei Neuralgien jedweder Lokalisation geeignet zu sein, wenn die typischen Modalitäten vorhanden sind. Was seine Heilkraft bei Spasmen oder Konvulsionen betrifft, so habe ich darüber keine Erfahrung, die diese belegen könnte, es sei denn, man betrachtet seine Wirkung bei Krampfschmerzen als Beleg. Der Schüßler'schen Theorie hinsichtlich der fast universellen Anwendbarkeit des Mittels bei Krämpfen schenke ich keinen Glauben. *Similia similibus curentur* hat den Test bei anderen Mitteln bestanden – und wird es auch bei den sog. Gewebemitteln, ungeachtet aller Theorien. Wenn ein Symptom wie die für Magnesia phosphorica so charakteristischen **Krampfschmerzen** so sehr herausragt, ist es ein großes *Leitsymptom* und engt damit die Wahl auf eine *kleine Gruppe* von Arzneien ein, die dasselbe haben. Lassen Sie mich hierfür einige Beispiele nennen:

Krampfschmerzen: *Cuprum, Colocynthis, Magnesia phosphorica.*
Brennen: *Arsenicum, Cantharis, Capsicum, Phosphorus, Sulfuricum acidum.*
Kältegefühl: *Calcarea carbonica, Arsenicum, Cistus, Heloderma.*
Kälte (objektiv): *Camphora, Secale, Veratrum album, Heloderma.*
Vollheitsgefühl: *Aesculus hippocastanum, China, Lycopodium.*
Leeregefühl: *Cocculus, Phosphorus, Sepia.*
Herabdrängen: *Belladonna, Lilium tigrinum, Sepia* etc.
Wundheits- und Zerschlagenheitsgefühl: *Arnica, Baptisia, Eupatorium perfoliatum, Pyrogenium, Ruta.*
Zusammenschnüren: *Cactus grandiflorus, Colocynthis, Anacardium.*
Erschöpfung oder Mattigkeit: *Gelsemium, Picricum acidum, Phosphoricum acidum*
Taubheit (Empfindungslosigkeit): *Aconitum, Chamomilla, Platinum, Rhus toxicodendron*
Wandernde Schmerzen: *Lac caninum, Pulsatilla, Tuberculinum.*
Schmerzempfindlichkeit: *Aconitum, Chamomilla, Coffea.*
Berührungsempfindlichkeit: *China, Hepar sulfuris, Lachesis.*
Knochenschmerzen: *Aurum, Asa foetida, Eupatorium perfoliatum, Mercurius.*
Stechende Schmerzen: *Bryonia, Kalium carbonicum, Squilla.*
Pulsieren oder Klopfen: *Belladonna, Glonoinum, Melilotus.*

Blutungen (passiv): *Hamamelis, Secale, Crotalus horridus, Elaps*.
Blutungen (aktiv): *Ferrum phosphoricum, Ipecacuanha, Phosphorus*.
Abmagerung: *Jodum, Natrium muriaticum, Lycopodium, Sarsaparilla* etc.
Phlegmasia alba dolens: *Calcarea carbonica, Graphites, Capsicum*.
Psorische Konstitution: *Sulfur, Psorinum* etc.
Sykotische Konstitution: *Thuja, Nitricum acidum, Medorrhinum* etc.
Syphilitische Konstitution: *Mercurius, Kalium jodatum, Syphilinum* etc.
Blaue Geschwülste: *Lachesis, Pulsatilla, Tarantula cubensis*.

Auf diese Weise könnten wir fortfahren und jeweils ein bis drei oder mehr Arzneien benennen, die eine charakteristische Heilkraft gegenüber bestimmten Symptomen oder Zuständen haben. Es lohnt sich, diese im Gedächtnis zu behalten, denn mit einer solchen Grundlage können wir sehr viel leichter die diagnostischen Unterschiede zwischen ihnen erkennen oder herauszufinden versuchen. Solches Wissen wappnet, bereitet den homöopathischen Arzt auf Notfälle vor, und oft genug befähigt es ihn auch zu diesen wunderbaren Blitzheilungen, die den Kranken und alle Beobachter in Erstaunen versetzen.

Opium

Papaver somniferum; Saft des Schlafmohns

Abnorme Schmerzlosigkeit. [SK300]
„Allgemeine Unempfindlichkeit des Nervensystems und Mangel an Reaktion auf gegebene Arzneien." [SK300]
Zittern am ganzen Körper. [UE]
Abgestumpfte Moral; notorische Verlogenheit [GS] – die schlimmsten Lügner überhaupt.
Umgekehrte Peristaltik und Koterbrechen [UE].
Folgen von großem Schreck, wobei die Furcht vor dem schreckhaften Ereignis bestehen bleibt. [GS]

Bei aller Schläfrigkeit Unvermögen, in Schlaf zu kommen [RA527]; Gehör überempfindlich [GS], hört plötzlich Geräusche, die er sonst nie wahrnimmt.

Große Hitze der Haut bei allgemeinem Schweiß [RA597]; starke Neigung zu Schweißen [RA590].

Sopor mit dunkelrotem Gesicht und röchelnder Atmung. [GS]

„Das Bett dünkt ihr so heiss, dass sie kaum darauf liegen kann, alle paar Augenblicke sucht sie eine kühlere Lage im Bette." [GY18] Neigung, sich zu entblößen. [RA587]

༺ ༻

Dies ist eines der am schlimmsten missbrauchten, weil zu häufig eingesetzten Mittel aller medizinischen Schulen. Ich muss dies näher erklären. Ich sagte: *aller* Schulen. Der wahre Homöopath missbraucht Opium nicht, aber viele Mitglieder unserer Schule, die sich Homöopathen nennen, tun es sehr wohl. Ein Lehrer an einem der homöopathischen Colleges verteidigte die häufige Opiumgabe in narkotischen Dosen mit der Absicht, Schlaf und Schmerzlinderung herbeizuführen. Lassen Sie mich hier feststellen, dass jeder homöopathische Arzt, der sich verpflichtet fühlt, Opium oder sein Alkaloid [Morphin] auf diese Weise und zu diesem Zweck zu verwenden, sein Handwerk nicht versteht und lieber seine Materia medica studieren sollte sowie die Prinzipien ihrer Anwendung nach Hahnemann. Anderenfalls sollte er lieber zur alten Schule wechseln, wo sie nicht den Anspruch erheben, irgendein Heilgesetz zu haben. Opium ruft in narkotischen Dosen in erster Linie keinen Schlaf hervor, sondern Sopor [eine schwere Bewusstseinstrübung oder „eine Art betäubten Schlafes" [RA471]], und es lindert Schmerzen nur dadurch, dass es den Patienten diese nicht mehr spüren lässt. Wie viele Fälle sind durch eine solche Behandlung wohl so verschleiert worden, dass die Krankheit fortschreiten konnte, bis keine Heilungschance mehr bestand? Schmerzen, Fieber und alle anderen Symptome sind die Stimme der Krankheit, die uns sagt, wo das Übel sitzt, und uns zum passenden Mittel führt. Das wahre Heilmittel lindert Schmerzen oft sogar noch schneller als Opium, und zwar dadurch, dass es den Zustand heilt, von dem diese abhängen. Und selbst in Fällen, wo es die Schmerzen nicht so rasch beheben kann, ist es oft sehr viel besser, noch eine Weile zu leiden, bis das Heilmittel seine Arbeit aufgenommen hat. Wahrscheinlich sind 99 Prozent der Menschen, die unter der schrecklichen Gewohnheit des Morphium-Konsums leiden, erstmals durch Ärzte dazu verleitet worden, die das Mittel verschrieben haben, um „Schmerzen zu lindern und Ruhe und Schlaf herbeizuführen". Wenn man dann noch den Missbrauch von Stimulanzien hinzurechnet, die unter dem Namen „Tonikum" von derselben Gattung von Ärzten gewohnheitsmäßig verordnet werden, dann verwundert es nicht, wenn man diese häufig sagen hört: Ich weiß nicht, ob ich mehr Nutzen gestiftet oder mehr Schaden angerichtet habe.

Es ist eben dieser narkotische Zustand, der die charakteristische Hauptindikation zum homöopathischen Gebrauch von Opium darstellt. Kein Mittel erzeugt einen so tiefen Sopor, was in unserer Materia medica wie folgt ausgedrückt wird: *„Betäubter, komatöser Schlaf*[SK302]*, mit rasselnder*[RA508]*, schnarchender*[RA510] *oder röchelnder*[RA480] *Atmung."*[GS] Zudem ist das Gesicht rot und aufgedunsen[RA99], die Augen sind blutunterlaufen und halb geöffnet[RA471], die Haut von heißem Schweiß bedeckt[GS]. Dieser Zustand ist nichts anderes als eine solche Blutfülle im Gehirn oder Kopf, dass durch den Druck eine beid- oder halbseitige Lähmung jener Nerven hervorgerufen wird, die z. B. die Atmung regulieren, den Unterkiefer (welcher herabfällt) an Ort und Stelle halten oder die Schweißdrüsen schließen. Es gibt viele Krankheiten, bei denen sich dieser Zustand entwickeln kann, wie etwa beim Typhus, wo der Patient völlig bewusstlos wird[SK303] und von seiner Umgebung nichts mehr wahrnimmt. Es gibt keine Reaktion auf Licht, Berührung, Geräusch oder irgendeinen anderen Reiz – außer auf das angezeigte Mittel, und das heißt Opium. Oder z. B. bei der Pneumonie[GS], wo Opium in den Händen von Homöopathen bemerkenswerte Heilungen erzielt hat, während es in den massiven oder, wie sie es zu nennen belieben, heroischen Dosen der Schulmediziner (verabreicht, um die Schmerzen zu stillen und Schlaf herbeizuführen) so manches arme Opfer seiner letzten Ruhestätte zugeführt hat. Auch in vielen anderen Krankheiten, ja eigentlich bei jeder Krankheit, wo diese Symptome auftreten, können wir zuversichtlich erwarten, dass Opium den Fall entweder heilt oder den Zustand so verändert, dass andere Mittel folgen und den Kranken endgültig heilen können. Andere Arzneien können mit Opium konkurrieren, beispielsweise beim Typhus, wie etwa *Lachesis* oder *Hyoscyamus*. Diese beiden verdienen oft bei typhöser Lungenentzündung Beachtung, und man muss schon sehr genau unterscheiden, um zwischen ihnen wählen zu können. Apoplexie [SK305] verlangt häufig nach Opium, doch auch hier müssen, wie überall, letztlich die Symptome entscheiden.

Die Tatsache, dass Opium imstande ist, Schmerzen zu vertreiben oder, wie ich besser sagen sollte, den Organismus unfähig zu machen, Schmerzen zu empfinden, ist eine der Hauptindikationen für seine Anwendung in der homöopathischen Therapie. Es besteht nicht nur eine völlige Abwesenheit von Schmerzen, sondern auch eine ebenso vollständige Unempfänglichkeit für jedwede Arzneieinwirkung. Sie wissen, dass es heißt: Wenn das scheinbar angezeigte Mittel nicht wirkt, gebe man *Sulfur*. Nun kann es aber sein, dass Opium hier ein sehr viel besseres Mittel ist, wenn all das, was man von einem Fall weiß, das Fehlen jeder Reaktion der Lebenskraft zu sein scheint. *Sulfur* wäre wahrscheinlich das beste Mittel, wenn der Reaktionsmangel im Zusammenhang mit einer psorischen Belastung stünde; doch selbst hier müssten natürlich sämtliche Symptome berücksichtigt werden. *Laurocerasus* ist ein weiteres Mittel, um die Reaktion anzufachen, besonders wenn sie infolge zutiefst darniederliegender Lebenskraft auszubleiben scheint. *Psorinum* kommt in Betracht, wenn die Reaktion der Lebenskraft durch Psora behindert ist und *Sulfur* versagt hat. Nichts ist beim homöopathischen Verschreiben mehr zu verurteilen als *routinemäßiges* Arbeiten.

Derselbe lähmende Effekt von Opium ist auch beim Darm zu beobachten. [RA239] Die Irritabilität des Intestinums ist verloren gegangen, jede Peristaltik gänzlich aufgehoben [GS]; es besteht nicht einmal ein *Drang* zum Stuhlgang. Die Fäzes liegen in den Darmwindungen und bilden kleine, harte [RA249], schwarze [GS] Kugeln, die allenfalls durch

Klistiere [RA249] oder Abführmittel zu entfernen sind. Auch die Harnwegsorgane unterliegen dieser lähmenden Wirkung. Durch Lähmung des Blasenfundus wird der Urin zurückgehalten [RA278ff]; weil die Empfindlichkeit der Blasenwand und des Blasenhalses abgestumpft ist, merkt der Patient nicht, wenn die Blase voll ist, und kann auch deshalb kein Wasser lassen [GS]. Oder das andere Extrem: unwillkürlicher Harn- [GS] oder Stuhlabgang [SK307] durch Lähmung der Sphinkteren. Überall erzeugt Opium *Unempfindlichkeit* [SK304] und partielle oder vollständige Lähmung – und ist dabei angezeigt, wenn auch die übrigen Symptome passen.

Wir finden bei Opium aber auch einen dem bisher beschriebenen genau entgegengesetzten Zustand, worauf die folgenden Symptome hindeuten: „Delirant, Augen weit geöffnet [RA639] und glänzend [RA643]; rotes, aufgetriebenes Gesicht [RA99]. [GS] „Lebhafte Phantasie [UE]; krankhaft erhöhte Geistestätigkeit [SK304]." „Nervös und reizbar; sehr schreckhaft [SK303]." „Zucken und Zittern von Kopf, Armen und Händen; hin und wieder Zuckungen von Beugemuskeln [GS]; selbst Konvulsionen." „Schlaflosigkeit [RA530] *(Cimicifuga, Coffea)*, mit höchst empfindlichem Gehör; in der Ferne schlagende Uhren und krähende Hähne halten sie wach." [GS] Dies sind die sekundären oder Nachwirkungen von Opium. Die Natur hat einen Stoß erhalten, wie ein Pendel, das dadurch deutlich nach einer Seite aus seiner normalen, senkrechten Position ausschlägt. Nun, wie es das Gravitationsgesetz mit dem Pendel macht, so zieht auch die Natur in dem Bestreben, den Schaden wieder gutzumachen, mit solcher Kraft am Pendel der Lebenskraft, dass dieses nicht bloß an seinen Ausgangspunkt zurückkehrt, sondern geradewegs ins andere Extrem ausschlägt. Dann schwingt es, sich selbst überlassen, ständig weiter hin und her, bis schließlich der normale Ruhezustand erreicht ist und das Gesetz der Natur wieder unangefochten herrscht. Hier muss daran erinnert werden, dass die zuerst auftretenden Symptome stets *Arzneiwirkungen* sind, während die späteren aus Bemühungen der Natur gegen die Arznei resultieren. Von daher gehören eine solche Erregung, Reizbarkeit und Krampfneigung niemals zur homöopathischen Wirkung von Opium als Arzneimittel, sofern diesem Zustand nicht Schläfrigkeit,

Sopor, Unempfindlichkeit etc. vorausgegangen sind. Ohne diese „schläfrige" Vorgeschichte kann Opium kein homöopathisches Heilmittel sein, denn es fehlt dann an der notwendigen weitgehenden Ähnlichkeit. Auf der anderen Seite ist eben diese Vorgeschichte aber auch der Grund, warum der Homöopath seinem schlaflosen Patienten mit Opium in geringer Dosis zu einem natürlichen Schlaf verhelfen kann, während der Allopath mit seiner großen Dosis den Patienten in eine Art Betäubung (nicht Schlaf) hineinzwängt. Das eine ist heilsam, das andere verderblich.

Nux moschata

Muskatnuss

Tiefster Sopor, aller Bewegung und Empfindung beraubt. [HE497] *Unbezwinglicher Schlaf.* [HE484] Schläfrigkeit bei fast allen Beschwerden. [UE] *Extreme Trockenheit* der Zunge [HE287], des Mundes [HE289], der Lippen [HE281] und des Halses [HE287], dabei aber kein Durst [HE289].
Modalitäten: < durch nasskaltes Wetter [UE], Durchnässung [GS] oder Waschen, nach dem Essen [HE334] (u. a. Bauchauftreibung [HE320]); > im Zimmer oder bei trockenem Wetter.
Veränderliche Stimmung [HE180]; bald weinerlich [HE178], bald ernsthaft, bald zum Lachen geneigt [HE179].

☙ ❧

Auch wenn sie in unseren Küchen wegen ihres charakteristischen Geschmacks häufig in Gebrauch ist, ist die Muskatnuss dennoch ein starkes Gift und deshalb ein wertvolles Heilmittel. Geist und Sinne werden stark von ihr in Mitleidenschaft gezogen, wie die folgenden typischen Symptome zeigen: „Sopor und Empfindungslosigkeit; unbezwinglicher Schlaf." [GS] Und: „Vergehen der Gedanken beim Reden, Lesen, Schreiben." [Z2,140] Und: „Schwäche oder Verlust des Gedächtnisses."[GS;HE199f] Und: „Launenhafte Stimmung, zwischen tiefster Traurigkeit und größter Ausgelassenheit schwankend; mal ernst, mal fröhlich."[GS] Und: „Geistesabwesenheit[SK252], kann nicht denken[MM49]; muss sich erst eine Weile besinnen, bevor er einfachste Fragen beantworten kann[HE192]." In den Prüfungen gibt es viele weitere Symptome, die die Wirkung von Nux moschata auf das Gehirn demonstrieren. Während Schläfrigkeit und Benommenheit des Mittels der von *Opium* praktisch gleicht, ist doch die Wirkung auf das Gehirn eine völlig andere: Bei *Opium* scheint diese Wirkung durch die Vollheit der zerebralen Blutgefäße und den dadurch gestiegenen Hirndruck bedingt zu sein, bei Nux moschata hingegen besteht sie offenbar in einer Betäubung der Nervensubstanz selbst. Es ist interessant, *Opium*, Nux moschata und *Antimonium tartaricum* miteinander zu vergleichen und dabei auf die ihnen gemeinsame Schläfrigkeit zu achten. *Opium* und *Antimonium tartaricum* sind oft Mittel bei Lungenentzündung, doch die Begleitsymptome sind sehr verschieden. *Opium* und Nux moschata kommen gelegentlich bei Typhus in Betracht, doch trotz des beiden gemeinsamen Symptoms des betäubten Schlafs ist die Wahl keineswegs schwierig. Alle drei Arzneien haben bei Darmerkrankungen von Kindern dieses Symptom gemein, doch auch hier fällt die Wahl zwischen ihnen nicht schwer.

Ein weiteres sehr charakteristisches Symptom von Nux moschata ist die *extreme Trockenheit des Mundes*. Der Mund ist so trocken, dass die Zunge am Gaumen kleben bleibt, und doch besteht kein Durst dabei.[HE289] *Zunge, Lippen und Hals sind ebenfalls trocken.* Natürlich haben auch andere Mittel diese Trockenheit ohne Durst, wie z. B. *Apis, Pulsatilla* und *Lachesis*, aber bei Nux moschata ist das Merkmal am stärksten ausgeprägt. Ferner wird der Nux-moschata-Patient sehr von Blähungsbeschwerden[HE358] geplagt; der Unterleib ist stark aufgetrieben, besonders nach Mahlzeiten. Es gibt zwei Arzneimittel, die Schmerz und Unbehagen im Magen *direkt* nach dem Essen haben[SK255], sogar während der Patient noch am Tisch sitzt[GS], und das sind Nux moschata und *Kalium bichromicum*. Bei *Nux vomica* und *Anacardium* entstehen die Schmerzen ein oder zwei Stunden nach dem Essen. Bei Nux moschata scheint sich alles, was der Patient isst, in Blähungen zu verwandeln[GS] *(Kalium carbonicum, Jodum)*; Magen und Darm werden davon so aufgetrieben, dass auf alle Organe des Brust- und Bauchraums enormer Druck ausgeübt wird.

Durchfälle[UE] sind ebenfalls typisch für das Mittel. Es ist besonders wirksam bei Cholera infantum, wenn die oben erwähnten Symptome des Sensoriums vorhanden sind. Ich hatte einst einen schweren Fall von typhösem Fieber mit Bewusstlosigkeit in Behandlung. Wegen der Bewusstlosigkeit, den gelb-wässrigen Durchfällen, der starken Auftreibung des Bauches und den lauten Darmgeräuschen dachte ich, dies wäre gewiss ein Fall für *Phosphoricum acidum*, doch es half nicht. Schließlich entdeckte ich die außerordentliche Trockenheit des Mundes, die mir bis dahin entgangen war. Dies vervollständigte das Bild von Nux moschata. Unter der Wirkung der 200. Potenz erholte sich der Patient rasch bis zur völligen Genesung. Wir müssen also auf der Hut sein, wenn das scheinbar angezeigte Mittel nicht hilft, denn es kann durchaus sein, dass es nicht, wie ich im *Opium*-Kapitel schrieb, *Sulfur, Opium, Laurocerasus* oder *Psorinum* ist, das in solchen Fällen gegeben werden muss. Trotz allen Anscheins haben wir eben *nicht* das homöopathisch passende Mittel gefunden, und es kann, wie in diesem Fall, irgendein Symptom auftauchen, das eine völlig andere Verschreibung notwendig macht.

Lassen Sie uns nun noch einmal genauer die oben genannten Geistes- und Sinnessymptome durchnehmen, und zwar im Vergleich mit anderen Mitteln. Zu dem Vergleich, den wir zwischen Nux moschata, *Antimonium tartaricum* und *Opium* angestellt haben, möchte ich noch *Apis mellifica* hinzugesellen, welches ebenfalls soporösen Schlaf hat; jedoch wird dieser wiederholt durch *gellende Schreie* unterbrochen, besonders bei Gehirnaffektionen, welche meist von Sopor begleitet werden. Keines der anderen Mittel hat diese *Cris encéphaliques* in einem solchem Maße. „Vergehen der Gedanken beim Reden, Lesen, Schreiben" mag sein Simile auch in *Camphora, Cannabis indica* oder *Lachesis* finden, „Gedächtnismangel" in vielen Mitteln, hauptsächlich aber in *Anacardium, Lycopodium, Bryonia, Sulfur* und *Natrium muriaticum*. Die „launenhafte, veränderliche Gemütsstimmung" zeigt sich besonders bei *Aconitum, Ignatia, Crocus* und *Plati-*

num. „Geistesabwesenheit": *Anacardium, Kreosotum, Lachesis, Natrium muriaticum* und *Mercurius*. Ich stelle fest, dass diejenigen Mittel, die den Gemüts- und anderen Symptomen von Nux moschata am häufigsten ähneln, oft auch zu den so genannten hysterischen Mitteln zählen. Und warum auch nicht? Schließlich ist Nux moschata eines unserer wichtigsten Arzneimittel bei diesem hydraköpfigen Leiden. Wenn wir all die Symptome zusammennehmen, denen wir uns gewidmet haben, und ihnen dieses eine hinzufügen: „Neigung zu Ohnmachten"[UE], wo finden wir dann ein vollständigeres Bild der durchschnittlichen Hysterikerin? Ich will hier nicht noch mehr Platz für Nux moschata beanspruchen, wohl aber jedem gewissenhaften Studenten und Praktiker, der es noch nicht richtig kennt, ein sorgfältiges Studium dieses gewiss wertvollen Mittels anempfehlen. Dass es in der Praxis noch nicht den Anklang gefunden hat, den es verdient, hängt meines Erachtens zweifellos mit der Tatsache zusammen, dass es so oft in Speisen verwendet wird und viele daher meinen, an ihm könne als Heilmittel nicht viel dran sein.

Baryta carbonica

Bariumcarbonat; kohlensaure Schwererde

Allgemeine Körper-, Nerven- und Geistesschwäche. [SK131(CK)] Ein Mittel besonders für den ersten und letzten Lebensabschnitt. Kinder gedeihen nicht, sind atrophisch [SK131], fast schwachsinnig [GS]. Alte Leute mit chronischer Schwäche und unsicherem Gang [GS] sowie kindischem, gedankenlosem Benehmen [KE1,85]. Mangel an Gedächtnis. [CK27] Wiederholte Entzündung, Geschwulst und Eiterung der Mandeln, von jeglicher Kälteeinwirkung [CK279;GS]; später chronische Hypertrophie der Tonsillen [AZ54,70].

Drüsen und Lymphknoten schwellen an, mit Infiltration, Induration [SK131] und *Hypertrophie*, bisweilen auch Suppuration: Parotiden

und Unterkieferdrüsen [SK134]; okzipitale [CK562], zervikale [GS], mesenteriale [ST2,132] und inguinale Lymphknoten.
Stinkender Fußschweiß [CK]; Zehen und Sohlen werden wund [GS]; Halsentzündung nach unterdrücktem Fußschweiß [AZ34,151].
Große Empfindlichkeit gegen Kälte. [CK712]

Dies ist eines der führenden so genannten antiskrofulösen Mittel. Bitte schauen Sie im Kapitel über *Sulfur* nach, was ich dort über dieses Thema (Skrofulose) gesagt habe. Wie bei *Calcarea* sind auch bei Baryta carbonica einige seiner Hauptindikationen in der Konstitution des Patienten begründet. *Beschwerden von unterentwickelten, „zwergenhaften" Kindern, die nicht recht wachsen und gedeihen wollen* [GS]; *das gestörte Wachstum bezieht sich nicht nur auf den Körper, sondern auch auf den Geist – körperliche und geistige Schwäche. Die Schwäche des Geistes kann bis zum Schwachsinn oder gar bis zur Idiotie* [GS] *ausarten. Es besteht eine Neigung zu Drüsengeschwülsten. Mit seiner geistigen und körperlichen Schwäche eignet sich Baryta carbonica andererseits in gleichem Maße für das Alter: Hinfälligkeit, wankender, unsicherer Gang und kindisches, gedankenloses Benehmen sind typische Zeichen des Mittels.* Es ist besonders geeignet bei Schlaganfall alter Leute [KE1,85] bzw. bei Neigung dazu. Beim Gedächtnismangel solcher Patienten steht es auf einer Stufe mit *Anacardium*. Wir sehen also, dass Baryta carbonica, wenn all dies richtig ist, ein wertvolles Mittel für den Anfang und das Ende des Lebens ist. *Infantiler oder seniler Marasmus* [GS] fällt ebenso in seinen Wirkungskreis. Bei Marasmus der Kinder stehen auch noch andere Mittel zur Auswahl, wie etwa *Silicea, Abrotanum, Natrium muriaticum, Sulfur, Calcarea* und *Jodum*. Bei all diesen Mitteln finden wir Abmagerung des Körpers mit Ausnahme des Abdomens, welches stark vergrößert ist. Auch kann bei jedem von Ihnen das Kind regelrechten Heißhunger haben und genügend essen, aber trotzdem immer weiter abnehmen. *Es besteht eine unzureichende Assimilation.* In folgenden Punkten hat Baryta carbonica außerdem große Ähnlichkeit mit *Silicea: Stinkender Fußschweiß. Der*

Kopf ist im Vergleich zum übrigen Körper unverhältnismäßig groß. Beide leiden unter Wechsel zu feuchtem Wetter, und beide sind empfindlich gegen Kälte am Kopf. Aber *Silicea* zeigt einen wichtigen diagnostischen Unterschied: *starkes Schwitzen am Kopf* (vergleichbar dem von *Calcarea*), was bei Baryta fehlt. *Silicea* wiederum hat nicht die geistige Schwäche, die für Baryta so charakteristisch ist; vielmehr ist das *Silicea*-Kind eigensinnig und widerborstig.

Die Ähnlichkeiten mit den übrigen Mitteln – andere Ähnlichkeiten als die oben schon genannten – sind so zahlreich, dass wir hier auf weitere Vergleiche verzichten wollen. Lassen Sie uns stattdessen auf weitere Charakteristika von Baryta eingehen.

Neben seiner starken Wirkung auf die Drüsen und den lymphatischen Apparat im Allgemeinen scheint Baryta eine besonders starke Affinität zum Rachen zu haben, *namentlich zu den Tonsillen, die schon von der geringsten Kälteeinwirkung sich entzünden, vergrößern und zu eitern anfangen.* Daher ist es eines unserer wertvollsten Heilmittel bei chronischer Mandelentzündung geworden. Oft reicht Baryta auch allein aus, um eine akute Angina zu kupieren, und mit der gelegentlichen Gabe einer Hochpotenz in großen Abständen kann die Neigung dazu überwunden werden. *(Psorinum.)* Doch wie *Lachesis, Lycopodium, Phytolacca* und andere Mittel muss es entsprechend dem Gesamtbild der Symptome verordnet werden. Tatsächlich ist Baryta ebenso fähig, die konstitutionelle Disposition zu Mandelentzündungen zu beseitigen, wie es akute Zustände zu beheben vermag. Sie werden hin und wieder in den Journalen Berichte über Fälle von *chronischem Husten bei Kindern mit vergrößerten Tonsillen* [GS] finden, die durch dieses Mittel geheilt wurden. Dabei hängt die Heilung des Hustens offensichtlich mit der Macht von Baryta über jenen Zustand zusammen, der zur Vergrößerung der Mandeln geführt hat; denn abgesehen von diesen Fällen habe ich Baryta carbonica nie als großes Hustenmittel erlebt. Bei akuter oder chronischer Tonsillitis, die als Folge von *unterdrücktem Fußschweiß* entstanden zu sein scheint, würden wir sofort an Baryta carbonica denken, auch wenn *Silicea* mehr Beschwerden als Folge einer solchen Unterdrückung hat als jedes andere Mittel; doch *Silicea* hat bei weitem nicht die gleiche Affinität zur Rachenregion wie Baryta.

Ich will das Thema Baryta hiermit abschließen, denn auch wenn es ein höchst wertvolles Mittel ist, ist sein Wirkungskreis doch recht beschränkt. Manche Arzneien dieser Art entschädigen uns für die geringe Indikationsbreite mit einer umso größeren Zuverlässigkeit innerhalb ihres Bereichs, und Baryta carbonica gehört zweifellos dazu.

Jodum

Jod

Immer hungrig [CK196]; isst ständig oder möchte ständig essen [CK203f], magert aber trotzdem ab [CK671]; > während des Essens.

Hypertrophie sämtlicher Drüsen [GS] mit Ausnahme der weiblichen Brüste, die verkümmern [CK481ff]; während der Körper „dahinschwindet", werden Drüsen und Lymphknoten immer größer.

Von ängstlichem Gemüt [CK11ff]; Beklommenheit [CK7]; muss sich unaufhörlich bewegen [CK17], irgendetwas tun, sich beeilen; Impuls zu töten [KE6,14]; etc. *(Arsenicum.)*

Warmblütig trotz Abmagerung; braucht zum Bewegen, Denken oder Arbeiten einen kühlen Ort.

Pulsieren allenthalben [CK594]: in der Magengegend [CK246], im Rücken, sogar in Armen, Fingern und Zehen. *(Belladonna.)*

Passt besonders bei Personen mit dunklen Haaren und schwarzen Augen [AZ74,78]; mit dunklem Teint und von skrofulösem Habitus.

Modalitäten: < bei leerem Magen [CK204f], in warmer Luft oder in einem warmen Raum [GS]; > beim Essen, bei Bewegung und in kalter Luft [GS].

Große Schwäche [GS] und Atemlosigkeit beim Treppensteigen [SK530].

Harter Kropf [CK508] bei Dunkelhaarigen; auch Knoten in den Mammae [GS].

Gefühl, als würde das Herz zusammengequetscht [CK477] oder wie von einer eisernen Hand gepackt [GS]. *(Sulfur.)*

Diphtherie [GS]: bei skrofulösen Kindern; das Kind greift sich beim Husten an den Hals [GS]; Gesicht blass und kalt, besonders bei sehr dicken Kindern [KN;GS].

☙ ❧

Jodum gehört ebenfalls zu den so genannten antiskrofulösen Mitteln. Hier einige charakteristische Indikationen:

1. „Skrofulöse Diathese; schlechter, kachektischer Allgemeinzustand, mit großer Hinfälligkeit [CK659] und starker Abmagerung [CK666]." [GS]
2. „Es besteht ein außergewöhnliches und unerkläriches Schwächegefühl mit Kurzatmigkeit beim Treppensteigen."
3. „Heißhunger [CK203]; isst häufig und viel, verliert aber trotzdem ständig an Gewicht [GS]."
4. „Fühlt sich besser nach dem Essen und während des Essens." [GS]
5. „Schwinden der Brüste [CK484] mit Hyperästhesie derselben [GS]."
6. „Starke Uterusblutungen [CK373ff]; Gebärmutterkrebs [CK364]."
7. „Langwierige Leukorrhoe, am stärksten während der Regel, wundmachend und Löcher in die Wäsche fressend [CK386]."
8. „Schwellung der Drüsen, besonders der Mesenteriallymphknoten und der Schilddrüse."
9. „Diphtherie, mit pfeifender, sägender Atmung und trockenem, bellendem Husten, besonders bei Kindern mit dunklen Augen und dunklem Haar; das Kind greift beim Husten an den Hals." [GS]
10. „Allgemeine Verschlimmerung in einem warmen Raum."

Dies ist gewissermaßen das Konzentrat der Jodum-Pathologie. *Der nur durch ständiges Essen zu lindernde Hunger bei fortschreitender Abmagerung des Patienten ist das allerwichtigste dieser Symptome.* Dabei betrifft die Besserung durch Essen nicht nur das Hungergefühl, sondern seine Leiden insgesamt; *nur während des Essens [und kurz danach] geht es ihm gut* bzw. während des Essens fühlt er sich stets am wohlsten. Egal ob es sich um Lungen-, Mesenteriallymphknoten-

oder Miliartuberkulose handelt, dieses Symptom schließt, wenn es deutlich ausgeprägt ist, praktisch alle anderen Mittel aus und hat bereits zu vielen bemerkenswerten Heilungen geführt. Ich habe viele Fälle von Kropf mit Jodum CM geheilt (wenn es indiziert war), indem ich an vier aufeinanderfolgenden Abenden jeweils ein Pulver davon einnehmen ließ, und zwar bei abnehmendem Mond, in der Zeit kurz nach Vollmond. Nur in einem Fall ist es mir nicht gelungen, das Fortschreiten des Kropfes zu verhindern bzw. diesen zu heilen. Manche werden darüber vielleicht die Nase rümpfen, aber sicher nicht die *Geheilten*. Lokale Anwendungen des Mittels bei Drüsenvergrößerungen sind töricht und gefährlich.

Bromum

Brom

Ein Element, das von Hering geprüft und zu einem Symptomenverzeichnis arrangiert wurde. Es hat sich als wichtiges Heilmittel bei Kehlkopfaffektionen erwiesen, des Weiteren bei skrofulösen[KE4,398] und tuberkulösen Drüsenerkrankungen. Man weiß, dass es am besten wirkt bei Menschen mit *blauen Augen, blonden Haaren*[AZ74,78], *blonden Augenbrauen und heller, zarter Haut*[GS]; *bei blonden, rotwangigen, skrofulösen Mädchen*[AZ53,172]. Sie werden sich erinnern, wie gegensätzlich die Konstitution von *Jodum*, das ebenfalls eines unserer wichtigsten antiskrofulösen Mittel darstellt, in dieser Hinsicht ist. Bei Drüsenerkrankungen wird an drei Mittel nicht so oft gedacht, wie es vielleicht sein sollte, und das sind *Carbo animalis, Conium* und Bromum; bei allen dreien sind die *Drüsen steinhart angeschwollen*[AZ53,172] *und haben eine Neigung zu kanzeröser Entartung*. Bei Bromum sind die Schmerzen nicht charakteristisch, doch bei *Conium* und *Carbo animalis* sind sie lanzinierend, schneidend oder brennend, mehr wie Krebsschmerzen.

Bei Diphtherie, wo Bromum manch Wunderbares geleistet hat, bilden sich die Pseudomembranen zuerst in den Bronchien, in der Luftröhre oder im Kehlkopf und breiten sich von dort nach oben aus[GS], genau umgekehrt wie bei *Lycopodium*, wo die Membranbildung oft in der Nase beginnt und sich dann nach unten ausdehnt.

Kehlkopfdiphtherie mit viel Schleimrasseln im Kehlkopf beim Atmen und Husten[GS], wie bei *Hepar sulfuris*, aber kein Auswurf; Erstickungsgefahr durch zu große Schleimansammlung im Kehlkopf[GS] (in den Bronchien: *Antimonium tartaricum*).

Gefühl von Spinnweben im Gesicht.[GA1,97] *(Baryta carbonica, Borax, Graphites.)*

Fächerartige Bewegung der Nasenflügel.[GS] *(Antimonium tartaricum, Lycopodium.)*

Hypertrophie des Herzens[GA1,354] durch zu viel körperliche Ertüchtigung. *(Causticum.)*

Dysmenorrhoe[GA1,257] mit Abgang von Schleimhautfetzen[GY5]. *(Lac caninum.)*

Cina

Artemisia cina; Knospen des Zitwerbeifuß (sog. „Wurmsamen")

Das Kind ist höchst verdrießlich[GS] und garstig, es tritt und schlägt[GS]; will beständig gewiegt, geschaukelt oder getragen werden[GS], zu anderen Zeiten darf man es nicht anfassen[RA294] und nicht einmal ansehen; begehrt viele Dinge[RA299], verschmäht sie aber, wenn man sie ihm anbietet[RA300].

Häufiges Bohren in der Nase.[RA55]

Blasses Gesicht, mit krankem Aussehen um die Augen[RA46]; oder weiß und bläulich um den Mund[RA53].

Häufiges Schlucken, als würde etwas in den Hals hochsteigen.

Abwechselnder Heißhunger[SK324] und Appetitmangel[AZ94,203].

Urin wird beim Stehen trübe[RA101] oder milchig.[GS]

Häufige, plötzliche Anfälle von sehr hohem Fieber, mit glühender Röte und Hitze des Gesichts, aber Blässe um Mund und Nase;

manchmal auch im Wechsel mit blasser Gesichtsfarbe [SK323] und blauen Rändern um die Augen [RA286].

☙ ❧

Cina ist ein wirklich einzigartiges Mittel, das außer dem Homöopathen niemand anzuwenden versteht. Die Vertreter der alten Schule, verärgert über unsere Erfolge damit [bei der Austreibung von Würmern], aber nicht willens, zu unseren kleinen Dosen überzugehen, haben viel mit seinem Alkaloid [Santonin] herumgepfuscht und dabei mehr Schaden angerichtet als Gutes bewirkt. Zuletzt sind sie darauf verfallen, über die Vorstellung zu spötteln, Kinder könnten überhaupt von Würmern befallen sein. Ich habe von mehreren Vorkommnissen dieser Art erfahren, und in der Gegend, wo ich praktiziere, ist diese Meinung mittlerweile so verbreitet, dass die Leute mich häufig fragen: „Herr Doktor, glauben Sie an Würmer? Die anderen Ärzte tun es nämlich nicht! Nun habe ich aber mehrere Würmer im Stuhl meines Kindes gefunden und wollte Sie fragen, ob Sie was dagegen tun können." Es ist für uns Homöopathen auf jeden Fall von großem Vorteil, *diese kleinen Patienten zu heilen*, ob wir nun an Würmer glauben oder nicht. Zwar ist Cina nicht immer das passende Mittel bei Wurmbefall, wohl aber das vielleicht am häufigsten angezeigte Mittel bei von Würmern befallenen Kindern bzw. bei Beschwerden, die von Spulwürmern herrühren. Etwas anderes habe ich zu meiner vollen Genugtuung nachweisen können, und zwar dass Cina in diesen Fällen in der C 200 oder noch höheren Potenzen wirksamer ist als das Alkaloid oder Tiefpotenzen. Ich sage dies, um jene, die den Glauben an das Mittel verloren haben, zu ermuntern, es einmal hochpotenziert zu versuchen, gemäß den wohlbekannten Indikationen, wie sie in unserer Materia medica niedergelegt sind. So vielen „entgeht das Gute, das sie gewinnen könnten, aus Scheu vor dem Versuch".

Lassen Sie uns einen Blick auf einige der Leitsymptome von Cina werfen. Das Wurm-Kind ist nachts gewöhnlich sehr unruhig [RA256] und *„schreit im Schlaf gellend auf"*, sodass man schon an *Apis* denkt, doch dann treten andere Symptome auf, die *Apis* wieder ausschließen. *Das Kind ist verdrießlich und garstig* wie *Chamomilla; es tritt und schlägt nach dem Kindermädchen, möchte umhergetragen (Chamomilla) oder geschaukelt werden, oder es möchte nicht einmal angesehen oder berührt werden (Antimonium crudum); es hat ständig irgendwelche Wünsche, und wenn man sie ihm erfüllt, weist es das eben noch Begehrte wieder zurück (Bryonia* und *Staphisagria).* Oder auch, ungleich *Chamomilla,* es weint jämmerlich, wenn jemand versucht, es hochzunehmen und umherzutragen. Ist das nicht ein vollkommenes Bild des Gemütszustandes eines Wurmkindes? Wenn diese Symptome bei einem Kind erscheinen, können wir manchmal zwischen Cina und *Chamomilla* hin und her schwanken, doch gewöhnlich wird genaues Beobachten eine Entscheidung ermöglichen. Wenn Sie z. B. das Kind beobachten oder sich beim Kindermädchen erkundigen, werden Sie herausfinden, dass *das Kind abwechselnd ein glühend rotes und heißes Gesicht mit leuchtender Röte beider Wangen hat und dann wieder ein blasses, kränkliches Gesicht mit dunklen Rändern um die Augen; das Gesicht kann aber auch rot sein und mit großer Blässe der Partie um Mund und Nase.* Das ist Cina! Wenn das Gesicht dagegen häufig auf der einen Seite rot und heiß und auf der anderen blass und kalt ist, heißt das Mittel *Chamomilla.* Ferner erfahren wir vom Kindermädchen oder beobachten es selbst, dass das Kind fast ständig *in der Nase bohrt oder an ihr zupft*[GS], dass es *im Schlaf mit den Zähnen knirscht*[UE], zusammenfährt oder zuckt, dass es *häufig Schluckbewegungen macht*[GS], als ob etwas in den Hals hochsteigen würde, bis hin zu *Würgen und Husten* aus diesem Grund. Eine solche Symptomenkombination findet sich bei keinem anderen Mittel als *Cina. Chamomilla* wie Cina haben profusen und blassen Harn, doch nur bei Cina wird dieser schon bald nach dem Lassen *milchig* trübe. Cina hat *abwechselnd Heißhunger und Appetitlosigkeit.* Es ist eines unserer wichtigsten Mittel bei Keuchhusten[KH], bei Zuckungen, besonders in den Gliedmaßen[RA242f], bei Zittern am ganzen Körper[RA245] und sogar bei epileptischen Konvulsionen[RA244]. Doch bei all diesen Beschwerden fand ich es am wirksamsten, wenn die vorerwähnten *Wurmsymptome* zugegen waren.

Ich hatte einmal zur selben Zeit und in einer Familie fünf Typhusfälle zu behandeln, und sie alle waren schwer krank. Die Diagnose stand eindeutig fest. Ich sage dies so ausdrücklich, weil manche Kollegen meinen, ein Kind unter sechs Jahren könne nicht an Bauchtyphus erkranken. Das jüngste Kind der Familie war fünf Jahre alt und war als letztes von der Krankheit befallen worden. Sie nahm denselben Verlauf wie bei den anderen Familienmitgliedern – mit ihrem regelmäßigen, geringfügigen Auf und Ab der Körpertemperatur, der Auftreibung des Abdomens, dem Durchfall und mit anderen für die Krankheit typischen Symptomen. Da sich dies in den ersten Jahren meiner Praxis ereignete und Cina in unseren Lehrbüchern nicht als mögliches Mittel bei Typhus genannt wurde, wählte ich, so gut ich konnte, aus den üblichen Typhusmitteln aus. Ich wusste ganz sicher, dass das Mädchen Cina-Symptome hatte, vermischt mit den oben bereits erwähnten Leitsymptomen, und als der Fall keine raschen Fortschritte machte, entschloss ich mich, es mit ein paar Gaben Cina zu versuchen. Zu meiner Überraschung ging es meiner kleinen Patientin bei meinem nächsten Besuch in jeder Hinsicht besser, und die Besserung kam weiter voran, bis zur völligen Genesung. Ich habe am Anfang meiner homöopathischen Praxis mehrere solcher Lektionen lernen müssen, bis ich endgültig begriffen hatte, dass zum Zwecke des Verschreibens der *Name* der Krankheit nicht viel zählt. Seit ich diese Frage für mich geklärt hatte, habe ich häufig Gelegenheit gehabt, meinen jungen Kollegen bei Schwierigkeiten ebendieser Art weiterzuhelfen, und sie sind ebenso erstaunt gewesen, wie ich es war.

Dulcamara

Solanum dulcamara; Bittersüß

Beschwerden von Erkältung[SK411], wenn die Luft plötzlich von trocken und warm zu *nass* und *kalt* wechselt.

Zunge und Kinnlade [UE] werden gelähmt, wenn der Patient kaltfeuchter Witterung ausgesetzt ist [CK108] oder sich in kaltem Wasser verkühlt hat. [HC2,165]

Steifheit des Nackens [CK275], Rückenschmerzen und Lähmung des Kreuzes [SK417] nach Erkältung. [HC2,189]

Bauchweh, als wenn Durchfall entstehen wollte [CK175]; Bauchweh wie von *Erkältung* [CK172].

Wässriger, gelber Durchfall, mit reißendem, schneidendem Leibschmerz vor jeder Ausleerung, besonders nach Erkältung [AZ6,35]; oder Ruhr nach Erkältung.

Die meisten katarrhalischen Beschwerden, die durch Exposition gegenüber feuchtkalter Witterung entstanden sind. [GS]

Anasarka nach Unterdrückung von Schweiß durch nasse Kälte. [KE4,345]

Lähmungen und andere Beschwerden durch unterdrückte Ausschläge und heftige Einwirkung von Kälte und Nässe. [ST2,342]

Modalitäten: < durch nasskaltes Wetter nach warmen, trockenen Tagen, abends [CK348], nachts und in der Ruhe [SK412]; > beim Aufstehen vom Sitzen [CK250], durch Bewegung [SK412], Wärme allgemein und trockenes Wetter.

Drüsen und Lymphknoten schwellen an und hypertrophieren durch wiederholte heftige Einwirkung von feuchtkalter Luft; auch akute und chronische Tonsillitis aus diesem Grund.

≈ ≈

Wie bei so vielen Mitteln findet sich auch bei Dulcamara das Hauptcharakteristikum unter seinen Modalitäten. „Beschwerden, die durch *Wetterwechsel von warm nach kalt* hervorgerufen oder verschlimmert werden." Natürlich können alle möglichen entzündlichen und rheumatischen Erkrankungen von einer solchen Ursache herrühren, und so ist Dulcamara auch bei sehr vielen Leiden dieser Art angezeigt. Zum Beispiel: *Nach einer Erkältung wird der Nacken steif, der Rücken schmerzhaft und das Kreuz* [72] *lahm.* Oder: *Halsentzün-*

---

72 Statt *loins* schreibt Nash irrtümlich „limbs". In seiner eigenen, später erstellten Symptomenübersicht am Anfang des Kapitels zitiert er das Symptom hingegen korrekt.

dung und Tonsillitis durch Erkältung[Z4,51]*, mit Steifheit der Zunge und des Unterkiefers.* Oder sogar: *Lähmung der Zunge bei feuchtkalter Witterung; Lähmung des Unterkiefers beim Kaltwerden*[SK414]. Wir erkennen hier eine Ähnlichkeit mit *Baryta carbonica*, und in der Tat ergänzen sich die beiden Arzneien sehr gut. Wenn bei einer Halsentzündung jedoch die erwähnte Steifheit und Lahmheit anzutreffen ist, ist Dulcamara das vorzuziehende Mittel. Diese Halsentzündung nach Erkältung kann weiter nach unten wandern und Bronchien und Lungen befallen; Husten und blutiger Auswurf[SK416] sind die Folge. Dies tritt in dieser Weise besonders bei Kindern und alten Leuten auf[GS], und dabei kommt es gewöhnlich zu starker Sekretion von Schleim in den Bronchien, der nur schwer herauszubringen ist und eine Lähmung des Vagus befürchten lässt[GS]. Auch hierin ähnelt Dulcamara *Baryta carbonica*, desgleichen in seiner Neigung zu solchen Erkältungen. Asthma humidum mit lockerem Husten, Schleimrasseln und kopiösem Auswurf[GS] ist ein weiteres typisches Leiden, und die Wahl kann hier zwischen Dulcamara und *Natrium sulfuricum* bestehen, welches ebenfalls ein wichtiges Mittel bei *nasskaltem Wetter* ist. Bauchschmerzen mit Durchfall infolge Kälteexposition werden von Dulcamara häufig rasch gelindert, besonders wenn sie bei heißem Wetter auftreten, wo die Tage oder Nächte plötzlich sehr frisch werden können; auch Dysenterie mit dieser Ätiologie. Lassen Sie mich wiederholen, dass Dulcamara ein großartiges Mittel bei *Rückenbeschwerden* als Folge von Erkältung ist. Ich habe all diese Erkrankungen besonders erwähnt, weil bei ihnen nach Gabe der Arznei eine ganz außerordentliche Besserung erfolgt ist. Eigentlich bräuchten wir an dieser Stelle noch längst nicht Schluss zu machen, denn Harnblase, Haut und jeder andere Körperteil können ebenso von der wohltätigen Wirkung des Mittels profitieren – wenn seine charakteristische Modalität vorhanden ist. Für Beschwerden durch *feuchte Kälte* ist Dulcamara das, was *Aconitum* für Beschwerden durch *trockene Kälte* ist.

Rhododendron

Rhododendron crysanthum (aureum); Goldgelbe Alpenrose

Wo wir gerade bei den *Wettermitteln* sind, müssen wir uns natürlich auch mit Rhododendron beschäftigen. Wie bei *Dulcamara* ist sein wichtigstes Charakteristikum eine Modalität: „Verschlimmerung bei regnerischem, stürmischem Wetter" [„bei eintretender rauher Witterung"[GA2,471]]; allerdings hat Rhododendron diese Verschlimmerung besonders *vor* dem Sturm, namentlich *bei herannahendem Gewitter*[SK440]; nach dem Sturm fühlt sich der Patient wieder besser. Die Verschlimmerung vor dem Gewitter scheint in keiner Weise mit etwaiger Kälte oder Feuchtigkeit zusammenzuhängen, sondern zumindest teilweise durch die veränderte Elektrizität in der Atmosphäre bedingt zu sein. Dies ist wie bei *Phosphorus, Natrium carbonicum* und *Silicea*.

Rhododendron ähnelt *Rhus toxicodendron* hinsichtlich seiner Verschlimmerung in der Ruhe[UE] und der Besserung bei Bewegung[HC2,247]. Dagegen unterscheiden sich die Schmerzen von Rhododendron, die bei feuchtem Wetter schlimmer werden, in dem Punkt von den Schmerzen von *Rhus*, dass sie tiefer zu sitzen scheinen und in den Knochen und der Knochenhaut verspürt werden[GA2,460], z. B. in den Zähnen, den Unterarmknochen oder in der Tibia. Sie sind jedoch keineswegs auf Knochen und Knochenhaut beschränkt, sondern können auch Muskeln und Bänder befallen, sodass es manchmal durchaus schwierig sein kann, sich zwischen den beiden Mitteln zu entscheiden.

Mit *Dulcamara, Natrium sulfuricum*, Rhododendron, *Rhus toxicodendron* und *Nux moschata* steht uns somit eine ganze Reihe von ausgesprochenen „Schlechtwettermitteln" zur Verfügung. (*Calcarea phosphorica*: < durch nasse Kälte, insbesondere durch schmelzenden Schnee.)

Rhododendron scheint eine spezielle Affinität zu den Hoden zu haben. Sie sind geschwollen[GA2,256], mit Quetschungsschmerz[GA2,257] und heftigem Ziehen, das sich mitunter bis in den Unterleib und die Oberschenkel erstrecken kann[GA2,259]; bei Berührung schmerzhafte

Empfindlichkeit derselben [GA2,258]. Die Arzneien, die Rhododendron in dieser Hinsicht am meisten ähneln, sind *Aurum metallicum, Clematis erecta, Pulsatilla, Argentum metallicum* und *Spongia*. Wenn das Leiden syphilitischen Ursprungs ist, würden wir *Aurum* den Vorzug geben, besonders wenn der Fall mit Quecksilberpräparaten von der alten Schule misshandelt worden ist. Wenn es von unterdrückter Gonorrhoe herrührt, *Clematis* oder *Pulsatilla*; wenn es rheumatischen Ursprungs ist, Rhododendron. Natürlich muss hier aber zur Bestimmung des passenden Mittels der gesamte Fall in Rechnung gezogen werden.

Ruta graveolens

Gartenraute

Dieses Mittel, das bereits hinsichtlich seiner besonderen Wirkung auf die Knochenhaut erwähnt wurde [73] und das vor allem bei Verletzung der Knochenhaut [SK468] und deren Folgen angezeigt ist, hat wie *Arnica* ein „*Zerschlagenheits-* und Lahmheitsgefühl am ganzen Körper wie nach einem Sturz, besonders in den Gliedern und Gelenken" [HH336]; und ebenso wie bei *Arnica* „schmerzen im Liegen alle Theile, worauf er liegt, wie zerschlagen, selbst im Bette" [RA(218)]. Wie bei *Rhus* wechselt der Ruta-Patient häufig seine Lage [RA(221)].

Die Schmerzen und die Lahmheit von Ruta scheinen eine besondere Vorliebe für die *Handgelenke* zu haben. [SK473] Hier muss auch an *Eupatorium perfoliatum* gedacht werden. Diese Schmerzen in den Handgelenken verschlimmern sich wie bei *Rhus toxicodendron* bei nasskaltem Wetter [SK473] und bessern sich bei Bewegung [74].

---

73 Im Kapitel über *Sulfuricum acidum*.
74 Diese Modalität findet sich weder in den Quellen noch im Repertorium. Hahnemann schreibt stattdessen in Sperrdruck: „Die Knochen der Handgelenke und des Handrückens schmerzen wie zerschlagen, in Ruhe und Bewegung." [RA(177)] Allerdings gibt es bei Jahr und Bönninghausen die allgemein auf *Gliederschmerzen* bezogene Modalität < *in der Ruhe,* > *bei Bewegung*.

Es gibt kein Mittel, das bei *Überanstrengung der Augen* durch zu viel Lernen, Nähen etc. häufiger hilfreich ist als Ruta. [RA(38)] *Die Augen sind müde, schmerzhaft* [RA(39)] *und angegriffen* [SK470], oder sie fühlen sich heiß an [RA(40)], wie Feuerbälle [GS]. Zwei andere Mittel müssen bei Überanstrengung der Augen ebenfalls erwogen werden, nämlich *Natrium muriaticum* und *Senega*. Ein gutes Verständnis dieser drei Mittel kann viele Fälle von Schwachsichtigkeit oder Akkommodationsschwäche vor einem missbräuchlichen Brilleneinsatz bewahren.

Ruta ist ferner eines unserer wichtigsten Mittel bei **Mastdarmvorfall** [RA(110)]. *Ignatia* steht ihm hier am nächsten. Beide haben dabei Verschlimmerung beim Bücken [RA(110)], beim Heben sowie bei jedem Stuhlgang [UE]. Auch an *Muriaticum acidum* und *Podophyllum* sollte dabei gedacht werden; bei ersterem ist das prolabierte Organ höchst *schmerzhaft und gegen leiseste Berührung empfindlich*, selbst der Bettwäsche, auf der er liegt, und das Rektum tritt sogar beim Harnen heraus *(Aloe)*. Der Prolaps von *Podophyllum* geht fast immer mit dem charakteristischen Durchfall einher, kann aber auch z. B. Folge der Anstrengung beim Heben sein, und dann kann auch der Uterus hervortreten. All diese Indikationen machen Ruta zu einer überaus wertvollen Arznei.

Ledum palustre

Sumpfporst

Rheumatismus beginnt in den Füßen und wandert dann aufwärts [GS] (*Kalmia* entgegengesetzt).

Die Gelenkschwellungen sind blass, manchmal ödematös [SK22], und die Schmerzen verschlimmern sich nachts [RA(146)] in der Bettwärme [RA(149)]; Entblößen (Abdecken) und kaltes Wasser lindern [GS].

Ekchymosen [GS] und Petechien [RA158]; „blaues Auge" durch Schlag oder Prellung – besser als *Arnica*.

Rheumatische und gichtige Affektionen [SK16]; an den Gelenken bilden sich schmerzhafte, harte Knoten und Tophi [CK145].

Beschwerden von Personen, die ständig frösteln und frieren. [GS] Mangel an natürlicher Lebenswärme. [UE] Körperteile objektiv kalt, werden aber subjektiv nicht als kalt empfunden. [GS;RA169]

Stichwunden, hervorgerufen durch scharfe, spitze Gegenstände, z. B. Nägel, Rattenbisse etc. [GS], aber auch Insektenstiche, besonders durch Stechmücken.

☙ ❧

Ledum ist ein höchst wertvolles Mittel bei Gelenkrheumatismus. Dieses Leiden ist von der Schulmedizin, wie sie selbst zugibt, nur sehr schwer zu heilen. Nur selten wird einmal ein Fall der akut-entzündlichen Form vollständig von ihr geheilt. Die große Mehrzahl ihrer Fälle geht von der akuten in die chronische Form über, und das Leiden bleibt lebenslang bestehen. Ihre Patienten werden oft stark verunstaltet, oder es bleiben unheilbare Herzklappenfehler zurück. Dies ist unter homöopathischer Behandlung nicht der Fall. Im Gegenteil, die homöopathisch behandelten Patienten werden in der Regel *geheilt*, und nur ganz selten bleibt bei ihnen eine Herzstörung zurück, selbst wenn die Krankheit am Herzen angefangen hat, wie es gelegentlich geschieht. Öfter freilich beginnt sie im Rücken, in den Extremitäten oder in den Gelenken, und wenn sie dann allopathisch mit lokalen Maßnahmen behandelt wird, wird sie zum Herzen *vertrieben*, wo lokale Anwendungen nicht mehr möglich sind. Dort bleibt das Übel bestehen, bis Exsudationen auftreten und sich harte Ablagerungen auf den Herzklappen bilden.

Jeder homöopathische Arzt, der sich einer solchen Behandlung mit solchen Folgen schuldig macht, sollte seine Praxis und seine Zulassung verlieren.

Ich sage das nicht ohne Grund, denn ich habe dreißig Jahre lang in einem ausgesprochen „rheumatischen" Landstrich gelebt und praktiziert und weiß daher, wovon ich spreche. Wenn wir Homöopathen des Ostens jene des Westens wegen ihrer Chinin-Behandlung der

Malaria in materiellen Dosen verurteilen, müssen wir bedenken, dass wir nicht in solchen miasmatischen Gegenden leben und daher keine Autorität sind. Wir können nur entgegnen, dass wir viele Ärzte kennen, die dort leben und trotzdem ihre Patienten ohne Missbrauch von Chinin heilen. Aber von meinem Urteil über Rheumatismus kann ich so nicht abgebracht werden. Rheumatismus ist eine Krankheit mit vielen Symptomen und Modalitäten, die uns aus einer langen Reihe von Mitteln zur Wahl *des einen, für den konkreten Fall geeigneten Mittels* führen können. Es besteht ein so großer Unterschied in den Therapieergebnissen, je nachdem, ob das Mittel gemäß den symptomatischen Indikationen oder bloß aufgrund der pathologischen Gegebenheiten verabreicht wird, dass man nicht lange zu experimentieren braucht, um überzeugt zu werden. In der Tat spielt der pathologische Zustand bei diesem Leiden im Hinblick auf die Arzneiwahl keine große Rolle – sehr wohl aber Empfindungen und Modalitäten.

Der Ledum-Rheumatismus beginnt in den Füßen und wandert dann nach oben. Bei *Kalmia* finden wir genau die entgegengesetzte Richtung. Ledum kann sowohl bei der akuten wie bei der chronischen Form des Leidens angezeigt sein. In der akuten Form sind die Gelenke geschwollen und heiß [SK17], aber nicht gerötet. Die Gelenkschwellungen sind blass und die Schmerzen *schlimmer nachts*, besonders *in der Bettwärme*; der Patient möchte die betroffenen Gliedmaßen nicht zugedeckt haben. Dies ist wie bei *Mercurius*, doch bestehen bei *Mercurius* profuse *Schweiße ohne Erleichterung*, und besonders würden wir die typischen Mund- und Zungensymptome erwarten. Ich habe von Ledum in den ihm entsprechenden Fällen großartige Erfolge gesehen.

In der chronischen Form der Krankheit ist die Arznei gleichermaßen wirksam. Auch hier sind die Gelenke geschwollen und schmerzhaft, vor allem in der Bettwärme, und an bzw. in den Gelenken bilden sich schmerzhafte, harte Knoten und Tophi, zuerst an den Füßen, dann an den Händen. Das Periost der Phalangen schmerzt auf Druck. Die Knöchel sind geschwollen [RA124] und die Fußsohlen so schmerzhaft und empfindlich, dass der Kranke kaum mit ihnen auftreten kann [RA128].

Diese schmerzhaft empfindlichen Fußsohlen finden wir auch bei *Antimonium crudum*, *Lycopodium* und *Silicea*, und mit jedem dieser Mittel habe ich sie schon kuriert, sofern auch die übrigen Symptome übereinstimmten. ==Bei diesen rheumatischen Beschwerden friert der Ledum-Patient ungewöhnlich stark. Es „mangelt ihm an Lebenswärme",== auch hierin wieder *Silicea* gleichend; doch obwohl der *Silicea*-Patient – ähnlich Ledum – an chronischem Rheumatismus der Füße, Knöchel und Fußsohlen leidet, der sich nachts ebenfalls verschlimmert, vermehrt die Wärme des Bettes *nicht* die Schmerzen, ganz im Gegenteil möchte der Patient warm zugedeckt sein. Bei Ledum ist die Linderung durch Kälte so ausgeprägt, dass der Patient manchmal nur Erleichterung bekommt, wenn er seine Füße in Eiswasser badet.[GS] In allen Fällen von Rheumatismus der Füße tut man gut daran, an Ledum zu denken und *sich gründlich mit der Arznei zu befassen.*

Wir dürfen dieses Kapitel nicht beenden, ohne auf die Heilkräfte von Ledum bei Verletzungen hingewiesen zu haben. Wir haben die Neigung, bei Prellungen und ihren Folgen zuerst an *Arnica* zu denken und angesichts seines wohlverdienten Rufs zu vergessen, dass mitunter andere Mittel genauso nützlich sind. Manchmal ist Ledum aufgerufen, ein Werk zu vollenden, das von *Arnica* gut begonnen wurde, aber nicht zu Ende geführt werden konnte, selbst wenn es am Anfang tatsächlich das beste Mittel *war*; denn Ledum beseitigt Blutunterlaufungen und die daraus resultierenden Verfärbungen oft rascher und vollständiger, als *Arnica* es vermag. Gegen blaue Flecke und Hämatome durch Schläge, Stöße oder Kontusionen gibt es kein besseres Mittel als Ledum.

Dann haben wir noch *Sulfuricum acidum*, das bei Blutergüssen derselben Genese sehr nützlich ist, besonders wenn sie bei kachektischen, geschwächten Konstitutionen mit Neigung zu Purpura oder Blutzersetzung auftreten. Dieser pathologische Zustand geht dann gewohnlich mit den charakteristischen Symptomen der Arznei einher. Häufig begegnen wir Ekchymosen in die Konjunktiva oder Sklera, für die *Nux vomica* fast spezifisch ist, doch beim „blauen Auge" durch einen Faustschlag kommt kein Mittel Ledum in der

C 200 gleich. Ledum ist auch ein gutes Mittel bei Stichwunden, z. B. wenn man sich einen Nagel in den Fuß tritt oder mit der Ahle in die Hand sticht etc. Auch bei Stichen von Insekten, besonders Mücken, ist Ledum hilfreich, doch muss auch dies differenziert betrachtet werden. Es ist nämlich ein Unterschied, welche Art von Gewebe durch solche Stichwunden verletzt wird. Wenn es z. B. ein Nerv ist, wäre *Hypericum* das Mittel der Wahl; ist es die Knochenhaut, *Ruta*; ist es Knochengewebe, *Calcarea phosphorica* oder *Symphytum*, um die Heilung zu fördern. In Bezug auf das, was wir von Ledum bei Augenverletzungen gesagt haben, dürfen wir nicht vergessen zu erwähnen, dass möglicherweise *Symphytum* angewendet werden muss, wenn durch den Fausthieb der Augapfel selbst große Schmerzen bereitet. Bei all diesen Affektionen halte ich die 200. Potenz für besser als die niedrigen Zubereitungen.

Bismutum

Bismutum subnitricum; basisches Wismutnitrat

Diarrhoe [WI1,416]: Durchfälle *wässrig* [R3,22], *kopiös*, schmerzlos und übel oder aashaft riechend [WI1,417].

Erbrechen ungeheurer Mengen [AZ45,287] und *großer Durst* [RA(24)]; *Wasser wird erbrochen, sobald es den Magen erreicht* [GS], Speisen werden etwas länger im Magen behalten.

Unruhe [RA(93)], Angst [WI1,416], große Erschöpfung [RA(83)]; blasses Gesicht [R3,6] mit blauen Rändern um die Augen [RA(18)]; Körperoberfläche von *warmem Schweiß* bedeckt.

☙ ❧

Bismutum ist eines unserer bedeutendsten Mittel bei Cholera infantum [GS] – bei der echten Form dieser Krankheit, mit plötzlichem Beginn und rasantem Verlauf. Solche Fälle sterben binnen einer

Nacht oder sogar weniger Stunden, wenn sie nicht durch Bismutum, *Veratrum album, Kreosotum* oder ein anderes Mittel mit ähnlich rascher Wirkung gerettet werden. Bei Bismutum sind die Durchfälle *wässrig, kopiös*, schmerzlos und höchst übel riechend, oft auch aashaft stinkend. Es werden ungeheure Mengen erbrochen, und der *intensive Durst* geht einher mit Erbrechen des soeben getrunkenen Wassers; es wird herausbefördert, **sobald es die Magenwand berührt**. *Nur Wasser* wird auf diese Weise erbrochen; Speisen behält der Organismus etwas länger bei sich (bei *Arsenicum* werden sowohl Wasser als auch Speisen sofort erbrochen). Die Prostration von Bismutum ist mit derjenigen von *Arsenicum* und *Veratrum* vergleichbar, doch ist bei unserem Mittel die Körperoberfläche warm und oft auch von warmem Schweiß bedeckt. Das Gesicht ist leichenblass, mit dunklen Rändern um die Augen. Dies ist ein perfektes Bild von Bismutum und so typisch, dass man es kaum mit einem anderen Mittel verwechseln kann.

Bismutum ist außerdem ein Heilmittel bei rein nervösen Gastralgien.[GS] Der Schmerz ist von drückendem Charakter[RA(26)] und breitet sich manchmal bis zum Rücken hin aus[GS], bis in die Gegend zwischen den Schulterblättern; manchmal besteht zusätzlich oder abwechselnd auch Brennen in der Magengegend[WI1,419] *(Arsenicum)*. Darüber hinaus ist die Arznei oft bei Magenkrebs [Pyloruskarzinom] dienlich, wenn hin und wieder ungeheure Speisemengen erbrochen werden, die tagelang im Magen gelegen zu haben scheinen.[AZ45,286f] In solchen Fällen bestehen starke brennende Schmerzen im Magen.[AZ45,285] Bismutum hat große Unruhe und Angst, ähnlich *Arsenicum*; der Patient bewegt sich ständig umher, setzt sich oder legt sich, hält es aber nie lange an einem Ort aus.[RA(93)] Bei der neuralgischen Form der Magenschmerzen haben mir die niedrigeren Verreibungen der Arznei die besten Dienste geleistet, während ich bei Cholera infantum niemals niedrigere Potenzen als die C 200 wähle und damit sehr gute Erfahrungen gemacht habe.

„Einsamkeit ist ihm unerträglich"[RA(97)]; das Kind wünscht Gesellschaft und hält deshalb die Hand der Mutter fest[GS] *(Stramonium)*.

Kreosotum

Buchenholzteerdestillat

Cholera infantum [GS]; beständiges Erbrechen [GS]; aashaft stinkende Stühle [HY4,11].

Hämorrhagische Diathese; selbst leichte Verletzungen bluten ungewöhnlich stark [AZ59,203]. *(Phosphorus.)*

Scharfe, übel riechende, zu Jauche sich zersetzende Sekretionen der Schleimhäute, bisweilen Ulzerationen erzeugend; blutende, bösartige Geschwüre. [GS]

Zahnfleisch dunkelrot oder blau und sehr schmerzhaft; die Zähne fangen an zu faulen, sobald sie durchgebrochen sind [GS].

Plötzlicher, heftiger Harndrang [GA2,208]; **Bettnässen im ersten Schlaf, wenn die Kinder nur schwer aus diesem zu ermuntern sind** [AZ34,252].

☙ ❧

Diese seltsame Substanz scheint hauptsächlich auf die Schleimhäute zu wirken: „Reichliche und stinkende Secretionen der Schleimhäute und Geschwüre nebst gesunkenem Energiezustande sind fast stets ein guter Fingerzeig auf Kreosot." [HY23,138] Dies trifft besonders für die weiblichen Genitalorgane zu. Fluor faulig riechend [GA2,262], scharf und fressend [GA2,260], die Wäsche gelblich färbend [GA2,255]. Die Teile, mit denen das Sekret in Berührung kommt, jucken und brennen, durch Kratzen oder Reiben nicht gelindert, sondern Entzündung verursachend. [GA2,215] Kreosotum hat eine ausgeprägte **Neigung zu Blutungen**, welche oft sehr hartnäckig sind. Diese Blutungen können z. B. bei Ausflussbeschwerden vorkommen [GA2,266]; sie treten intermittierend auf – versiegen zeitweise fast ganz, um dann aber doch immer wieder zu exazerbieren. [GY12f] Dies ist oft auch bei den Lochien nach einer Geburt der Fall [GY17], wobei wir zumeist zwischen Kreosotum, *Rhus toxicodendron* und *Sulfur* zu wählen haben; die übrigen Symptome müssen dann entscheiden. Geschwürsbildung kann bei Uteruskarzinom entstehen, und hier ist Kreosotum oft von großem

Wert. [AZ58,202] Ich habe keinen Zweifel, dass viele zu Krebs entartete Fälle durch den rechtzeitigen Gebrauch dieses Mittels hätten verhindert werden können. In manchen dieser Fälle besteht tief im Becken ein heftiges Brennen wie von glühenden Kohlen, mit Abgang stinkenden Blutes in großen Stücken. [KE2,354] Ich sehe, dass Guernsey Kreosotum bei Brustkrebs empfiehlt [*Obstetrics* …, S. 235], wo er sagt, dass die ganze Mamma verhärtet ist, bläulichrot verfärbt und von kleinen, schorfigen Höckern übersät [aus denen Blut hervorsickert, wenn die Schorfe abgekratzt werden]. Ich habe Kreosotum nie bei diesem Leiden eingesetzt, wohl aber zu meiner vollen Zufriedenheit bei fressenden Leukorrhoen und Ulzerationen. Ich benutze hier gewöhnlich die C 200 und aus Reinlichkeitsgründen zusätzlich noch lokale Spülungen mit lauwarmem Wasser.

Es gibt wohl kein Mittel, das eine so starke Wirkung auf das Zahnfleisch hat (nicht einmal *Mercurius*) wie Kreosotum. Die Arznei wird bei schmerzhafter Zahnung viel zu selten angewandt.[AZ41,63] Das Zahnfleisch ist dabei *sehr schmerzhaft*, angeschwollen [AZ41,63], dunkelrot oder blau, und die *Zähne verfaulen, kurz nachdem sie herausgekommen sind*. Ein Kind, das im Mund lauter faule Zähne hat, mit schwammigem [KE1,463], schmerzendem Zahnfleisch, hat in Kreosotum seinen besten Freund. Solche Kinder erkranken häufig an Cholera infantum, und diese nimmt gewöhnlich einen schweren Verlauf, mit fast unaufhörlichem Erbrechen und aashaft stinkenden Durchfällen. Vergessen Sie darum niemals Kreosotum bei Cholera infantum, wenn diese entweder durch schmerzhafte Zahnung ausgelöst oder damit verbunden zu sein scheint. In solchen Fällen habe ich mit Kreosotum (in der C 200) einige meiner schönsten Erfolge überhaupt erzielt.

Kreosotum ist auch eines unserer wichtigsten Mittel bei anderen Formen des Erbrechens, etwa beim Schwangerschaftserbrechen [GS] oder bei jenem hartnäckigen Magenleiden, das als Gastromalazie [KE1,605] bekannt ist. Ich kenne in dieser Beziehung keine charakteristische Indikation für die Arznei; sollte ich aber, ob zur Gänze oder teilweise, die zuvor erwähnten Beschwerden vorfinden, seien es die fressende Leukorrhoe, die Blutungen oder überhaupt die allgemeine Blutungsneigung – *kleine Wunden bluten stark* (wie bei *Lachesis* und *Phosphorus*) –, so hätte ich großes Vertrauen in Kreosotum.

Kreosotum hat starke Charakteristika in Bezug auf das Wasserlassen: Erstens, es besteht häufiger Abgang von reichlichem, hellem Urin. GA2,206f

Zweitens, der *Harndrang* tritt so plötzlich und heftig ein *(Petroselinum)*, dass die Patientin oft nicht schnell genug [aus dem Bett] zur Toilette gelangen kann. GA2,208

Drittens, es kommt zu Bettnässen im ersten Schlaf, der *sehr tief* ist, sodass das Kind kaum daraus zu erwecken ist. *(Sepia.)*

Viertens, die Patientin kann oft nur im Liegen urinieren.[75] (*Zincum metallicum*: nur im Sitzen, wenn sie sich zurücklehnt.)

Um zu rekapitulieren: *Schlechte Zähne und schlechtes Zahnfleisch*, von Beginn an; *übel riechende, wundmachende Absonderungen*; *große Schwäche* und *allgemeine Blutungsneigung* – all dies sollte stets an Kreosotum denken lassen.

Lac caninum

Hundemilch

Entzündungen wandern von einer Seite zur anderen, hin und her (Rheumatismus, Halsentzündungen etc.). (GS)

Halsentzündungen beginnen und enden häufig mit der Menstruation (GS), desgleichen Wundheitsschmerz in den Brüsten.

Mastitis: Brüste höchst schmerzhaft und empfindlich; Patientin verträgt nicht die geringste Erschütterung des Bettes; muss diese beim Gehen, Treppensteigen oder Treppabgehen mit den Händen stützen. (GS)

დ ღ

---

75 „Trotz größter Hinfälligkeit verharrt die Kranke ... halb sitzend in einem Lehnsessel, weil in der ... Rückenlage im Bett *incontinentia urinae* eintritt, welche allein durch nahezu aufrechte Stellung des Rumpfes sofort sistiert wird." (G. v. Keller, *Kreosotum*, S. 154.)

Es gab eine Zeit, da wollte ich diese Substanz auf keinen Fall in meiner Arzneisammlung haben, denn ich hielt es für schändlich, unserem Berufsstand so etwas wie Hundemilch als Homöopathikum zumuten zu wollen. Nachdem aber die Beweise zu dessen Gunsten immer zahlreicher geworden waren und in Befolgung der Regel, die ich mir am Anfang meines Berufslebens zu eigen gemacht hatte, nämlich „alles zu prüfen und an dem festzuhalten, was sich als gut erwies", beschloss ich, Lac caninum einmal selbst zu erproben, und mein erster Versuch galt einem Fall von entzündlichem Gelenkrheumatismus, der meinen größten Bemühungen, Erleichterung zu verschaffen, zwei Wochen lang widerstanden hatte. Die Schmerzen wanderten von einem Gelenk zum anderen, aber *Pulsatilla* war ein Fehlschlag. Nach einer Weile bemerkte ich, dass die Schmerzen nicht einfach nur wanderten, sondern dabei auch regelmäßig die Seite wechselten; den einen Tag betrafen sie das rechte Knie, den nächsten oder übernächsten das linke, dann wieder das rechte, und so fort. Lac caninum heilte den Fall unverzüglich.

Nur wenig später hatte ich einen schweren Scharlachfall zu behandeln. Der Hals war fast zugeschwollen, und vor Gliederschmerzen war der Patient so unruhig – er wälzte sich unablässig im Bett hin und her –, dass ich dachte, hier müsste gewiss *Rhus toxicodendron* das passende Mittel sein. Aber *Rhus* half ganz und gar nicht. Dann entdeckte ich, dass die Halsentzündung und ebenso die Gliederschmerzen ständig die Seite wechselten. Dies brachte mich auf Lac caninum, das zu einer raschen Besserung führte. In beiden Fällen benutzte ich die CM-Potenz.

Zwei Fälle von Tonsillitis in einem Hause, bei verschiedenen Familien. Ich wurde zur Behandlung des einen Falles gerufen und ein ausgezeichneter allopathischer Arzt zu der des anderen. Natürlich wurde sehr genau beobachtet, welche Patientin am schnellsten genesen würde und besonders ob ein Fall ohne Eiterung davonkommen würde. Beide waren sehr schlimme Fälle und hatten sich innerhalb von 48 Stunden rapide verschlechtert. In meinem Fall hatte die Schwellung auf einer Seite begonnen; am nächsten Tag war sie, sogar noch stärker, auf der anderen Seite. Daher erklärte ich den Angehörigen, dass wegen der Besserung der ersten Seite meiner Meinung nach morgen wohl auch die andere Seite besser sein würde. Aber leider war am nächsten Tag Nummer eins wieder schlimmer. Die Patientin konnte nicht schlucken, Speisen wie auch Getränke kamen durch die Nase wieder heraus. Nur mit großer Mühe und viel Würgen konnte sie einen Teelöffel Medizin herunterbekommen. Ich zögerte nicht länger und verabreichte ihr gegen Mittag Lac caninum in der CM, und als ich sie am Abend wieder besuchte, nahm sie Austernsuppe zu sich und konnte klar und deutlich sprechen, während sie noch am Morgen kein Wort herausgebracht hatte. Bis auf eine gewisse Schwäche war meine Patientin am folgenden Tag wieder wohlauf. Der andere Fall ging in Eiterung über, und die Patientin hatte insgesamt länger als eine Woche damit zu tun. So wurde ein weiterer Sieg für die Homöopathie davongetragen, und ich habe dieses Charakteristikum von mehrfach die Seite wechselnden Beschwerden immer wieder bestätigt gefunden, sodass ich es heute als ebenso verlässlich ansehen kann wie die Leitsymptome von anderen Mitteln.

Als die Heilkraft dieses Mittels für mich unzweifelhaft feststand, beschloss ich, es einer Prüfung zu unterziehen. Ich brachte drei Angestellte eines Kurzwarenladens dazu, alle zwei Stunden ein paar Streukügelchen der C 200 (Boericke & Tafel) einzunehmen. Sie waren allerdings erst bereit mitzumachen, als ich ihnen erklärt hatte, was sie da nehmen sollten, und einer von ihnen, ein belesener junger Mann, bemerkte lachend, dass, wenn Romulus und Remus nicht an Wolfsmilch gestorben seien, das Mittel sie wohl auch nicht umbringen werde. Das Ergebnis war, dass meine Probanden binnen drei Tagen Halsentzündungen entwickelt hatten, und besagter junger Mann hatte auf beiden Mandeln einen klar umrissenen, daumennagelgroßen Belag. Der andere junge Mann hatte es mit der Angst zu tun bekommen und wollte die Prüfung nicht weiter fortsetzen, und bei der jungen Frau folgte auf die Halsentzündung ein starker Husten mit Brustschmerzen für mehr als eine Woche.

Ich habe Lac caninum auch bei Mastitis sehr nützlich gefunden, wobei die Hauptindikation die große Schmerzhaftigkeit und Empfindlichkeit der Brüste ist, welche nicht die geringste Erschütterung des Bettes und auch kein Auftreten auf dem Boden tolerieren. Auch wenn während der Menstruation Brüste und Rachen wund werden, ist zumeist Lac caninum das Mittel der Wahl, zumal wenn die Blutung stoßweise[GS] und nicht kontinuierlich erfolgt.

Kalium sulfuricum

Kaliumsulfat

Gelbe[AT45] oder grünliche Absonderungen der Schleimhäute[GS]; lockerer Husten mit Schleimrasseln.
Rheumatische Gelenkschmerzen, die von Gelenk zu Gelenk wandern.[GS]
Modalitäten: < in einem warmen Raum und gegen Abend; > in freier, kühler Luft.[AT24]
Das „chronische Mittel" von *Pulsatilla*.

᎒   ᎒

Als ich über die Kalisalze schrieb, habe ich dieses bewusst ausgelassen. Es gibt keine Prüfung von Kalium sulfuricum, die den Namen verdienen würde, jedoch hat, wie bei manchen anderen Mitteln unserer Materia medica, die klinische Anwendung nach den Theorien Schüßlers einige wertvolle Hinweise auf seinen homöopathischen Gebrauch ergeben. Das Mittel ähnelt *Pulsatilla* in einer ganzen Reihe von Symptomen, und da es ein tiefer wirkendes Mittel ist, dient es bisweilen als Ergänzung dieser Arznei. Lassen Sie uns aber zunächst die Ähnlichkeiten festhalten:
1. Gelbe oder grünliche Absonderungen der Schleimhäute.
2. Abendliche Verschlimmerung von Fiebersymptomen.
3. Allgemeine Besserung im Freien.

4. Rheumatische Schmerzen in Gelenken oder anderen Körperteilen, *wandernd* oder sich verlagernd.
5. Verschlimmerung in einem geheizten Raum.
6. Lockerer Husten mit *Schleimrasseln*.

All diese Symptome sind *Pulsatilla* sehr ähnlich, und ich habe sie häufig bestätigt gefunden, in Fällen von akutem, besonders aber chronischem Schleimhautkatarrh oder auch in Fällen, wo *Pulsatilla* zuvor versagt hatte.

Ich habe einmal mit Kalium sulfuricum Gelenkrheumatismus von der oben beschriebenen Art *hervorgerufen* und damit die Echtheit dieses Symptoms bewiesen, wenngleich es bis zu der Zeit nur klinisch bekannt war. Ich benutze das Mittel stets in der 30. Potenz, und ich glaube, dass jedes durch eine so hohe Potenz wie die C 30 geheilte Symptom im Einklang mit unserem Ähnlichkeitsgesetz gefunden werden wird, wenn später einmal eine gründliche Prüfung der Arznei vorgenommen wird.

Anacardium orientale

Semecarpus anacardium; Malakkanuss

Schmerzen im Magen, wenn dieser leer ist, > durch Essen.

Häufiger vergeblicher Stuhldrang[SK70] durch ungenügende Aktivität[CK290] oder eine Art Lähmung des Mastdarms, mit Gefühl, als befände sich ein *Pfropfen*[(CK291)] oder Klumpen im After; mit dem Bemühen zum Stuhlgang verschwindet der Drang[CK290].

Größte Gedächtnisschwäche.[CK28]

Unwiderstehliches Verlangen, zu fluchen[UE], zu lästern[TG115] oder wüst zu schimpfen.[GS]

„Zustand, als habe er zwei Willen, von denen der eine rückgängig macht, wozu ihn der andere treibt. Gefühl, als sey der Geist ohne Zusammenhang mit dem Körper."[CK]

Schmerz und Empfindung wie von einem stumpfen Pflock in verschiedenen Körperteilen. (SK64)

„Beim Spazierengehen, im Stehen, Aengstlichkeit, als wenn Jemand hinter ihm käme; Alles um ihn her kam ihm verdächtig vor." CK5

Schwäche aller Sinne. GS

Anacardium orientale ist ein sehr wertvolles Mittel, das man aber meines Erachtens in unserer Schule oft nicht genügend zu schätzen weiß. So müsste es z. B. häufiger bei jener hydraköpfigen Beschwerde namens Dyspepsie zum Einsatz kommen, für die man so unterschiedslos *Nux vomica* verwendet. Beide sind hervorragende Arzneien, und man braucht eigentlich nur den entscheidenden Unterschied zu kennen, um leicht zwischen ihnen wählen zu können: Anacardium hat Magenschmerzen, die *nur* dann auftreten, wenn der Magen leer ist, und sie werden *durch Essen gebessert*; *Nux vomica* hingegen verspürt erst dann Linderung, wenn der Verdauungsprozess vorüber ist. Die Schmerzen von *Nux vomica* sind die ersten zwei oder drei Stunden nach den Mahlzeiten am schlimmsten; sie halten aber nur so lange an, bis die Verdauung beendet ist, und dann kommt Erleichterung, während dies bei Anacardium genau die Zeit ist, wo das *Leiden* am größten ist. Ich habe viele Fälle (einige von ihnen schon von ziemlich langer Dauer), auf die diese Beschreibung passt, mit Anacardium geheilt, und in meiner Praxis gibt es von ihnen fast ebenso viele, wie es *Nux-vomica*-Fälle gibt. Ich habe bei ihnen die C 200 wirksamer gefunden als die niedrigen Potenzen. Die Potenzwahl hat hier wie auch in anderen Fällen und bei allen Arzneien mehr mit dem Heilerfolg zu tun, als sich manche das vorstellen.

Fall: Im Herbst des Jahres 1899 wurde ich zu einer 35-jährigen verheirateten Frau und Mutter von drei Kindern gerufen.

Sie war sehr abgemagert und hatte ein gelbliches, kachektisches Gesicht. Ein paar Jahre zuvor hatte ich sie wegen eines Anfalls von Erbrechen behandelt, bei dem kaffeesatzähnliche Massen herauskamen.

Es war ihr damals nach einer Gabe *Arsenicum* 40 M besser gegangen, sie hatte aber bis zuletzt mehr oder weniger Beschwerden mit ihrer Verdauung. Auch jetzt litt sie wieder unter einer Brechattacke, die aber hartnäckiger war als früher und weder *Arsenicum* noch anderen Arzneien weichen wollte.

Nach einer Weile stellte sich heraus, dass *die Schmerzen* (die sehr heftig waren) *und das Erbrechen immer dann auftraten, wenn der Magen leer war*. Die Patientin musste nachts ein- oder zweimal etwas essen, um Linderung zu bekommen. Die erbrochenen Massen waren stets schwarz oder braun und sahen wie Kaffeesatz aus. Ihre Schwester war an Brustkrebs operiert worden, und deswegen war sie verständlicherweise sehr beunruhigt und fürchtete, Magenkrebs zu haben. Anacardium brachte sofortige Erleichterung, und sie hat seither keine derartigen Beschwerden mehr gehabt. Ob die Heilung wirklich vollständig gewesen ist, bleibt abzuwarten, doch es steht außer Frage, dass ihr das Mittel sehr gut getan hat.

Sowohl Anacardium als auch *Nux vomica* haben häufigen vergeblichen Stuhldrang; bei *Nux vomica* ist dieser, wie Carroll Dunham beobachtet hat, das Ergebnis einer irregulären Peristaltik, während er bei Anacardium aus einer ungenügenden Aktivität oder einem lähmungsartigen Zustand des Rektums resultiert, wie er bei *Nux vomica* nicht vorkommt. Mit anderen Worten, *Nux vomica* hat zwar Stuhldrang, aber mit ungeordneter [zum Teil rückläufiger (Kent)] und oft auch übermäßiger Darmtätigkeit; Anacardium hat Stuhldrang, jedoch ohne ausreichende Peristaltik, um den Stuhl auszutreiben. Außerdem hat Anacardium das Gefühl eines zu entfernenden Klumpens oder Pfropfens im After, das der *Nux-vomica*-Patient nicht kennt.

Anacardium ist ferner eines unserer führenden Mittel bei *schwachem Gedächtnis*, besonders bei gebrechlichen alten Menschen. Natürlich würde die Indikation für das Mittel untermauert, wenn zudem die charakteristischen Magen- oder Darmsymptome vorhanden wären oder wenn der Patient in früheren Jahren darunter gelitten hätte, entweder als Begleiterscheinung oder als auslösende Ursache dieser geistigen Schwäche.

Es gibt viele Mittel mit **Gedächtnisschwäche** als Leitsymptom, aber keines hat es in stärkerem Maß als dieses. Selbstverständlich muss immer der *ganze Fall* in Betracht gezogen werden. Anacardium hat zwei weitere, besonders charakteristische Gemüts- bzw. Geistessymptome. Erstens: *„Unwiderstehliches Verlangen, zu fluchen,* zu lästern oder wüst zu schimpfen." So seltsam dieses Symptom auch erscheinen mag, ist es doch nicht seltsamer als jenes viel bestätigte *Stramonium*-Symptom „Patient möchte fortwährend *beten*". Einige der bemerkenswertesten und überzeugendsten Heilungen sind gerade auf solche Symptome hin gelungen. Das zweite Symptom ist: *„Zustand, als habe er zwei Willen"*, von denen jeder ihn zu entgegengesetzten Dingen zu treiben sucht; oder der eine Wille befiehlt ihm, etwas Bestimmtes zu tun, und der andere untersagt es ihm. Solche Symptome findet man oft bei der Demenz, und sie sind wertvolle Hinweise auf das heilende Mittel. (Siehe meinen unter *Platinum* beschriebenen Fall.)

Dann hat Anacardium noch zwei andere eigentümliche Symptome: das Gefühl wie von einem *Reifen* oder Band [CK75] um Körperteile [GS] sowie das stumpfe Druckgefühl wie von einem Pfropfen oder *Pflock* weiter im Inneren des Körpers. Letzteres findet sich etwa im Bereich des Kopfes [CK69], der Brust [CK362], des Abdomens [CK263] oder des Rektums [CK291]; das Reifengefühl kann u. a. bei spinalen Erkrankungen auftreten – und Anacardium ist das heilende Mittel. Wie Anacardium das Pflockgefühl, so haben auch andere Arzneien eine *Empfindung* als charakteristisches Allgemeinsymptom, *Aesculus* beispielsweise ein Vollheitsgefühl, wie von Blut überfüllt, oder *Cactus* ein Zusammenschnürungsgefühl in den verschiedensten Körperteilen.

Anacardium wird eine gute antidotarische Wirkung bei *Rhus*-Vergiftungen zugeschrieben; ich habe es dabei noch nie angewendet.

Alumina

Aluminiumoxyd; Tonerde

Untätigkeit des Mastdarms; selbst weicher Stuhl kann nur durch große Anstrengung der Bauchmuskeln ausgeleert werden. [CK573]

Anämie bei Frauen, die Appetit haben auf Stärke, Kreide, Lumpen, Holzkohle, Gewürznelken und ähnliche unverdauliche Dinge [GS]; Kartoffeln werden nicht vertragen [CK424]; reichliche Leukorrhoe [CK714].

Große Schwere und Mattigkeit der Beine, sodass er sich setzen muss [CK924ff]; Taubheit der Fersen [CK974].

„Rückenschmerz, als wenn ein heißes Eisen durch die untersten Wirbel gestoßen würde." [CK831]

∽ ∾

Das Hauptcharakteristikum dieses Mittels, das uns zu seiner Anwendung führen kann, ist seine eigentümliche Stuhlverstopfung. *„Untätigkeit des Mastdarms; selbst weicher Stuhl bedarf zu seiner Entleerung einer großen Anstrengung."*

Wie bei *Bryonia* besteht keinerlei Stuhldrang, und die Verstopfung scheint von einer Trockenheit der Schleimdrüsen im Mastdarm [GS] herzurühren. Das Mittel passt insgesamt sehr gut zu hageren, dürren Menschen. [GS] Zwischen Alumina und *Bryonia*, die einander gut ergänzen [GS], gibt es noch weitere Ähnlichkeiten. Beide sind vortreffliche Arzneien bei Obstipation von Kindern, ein Leiden, das wegen seiner Hartnäckigkeit oft nur schwer zu therapieren ist. *Anacardium*, *Sepia*, *Silicea* und *Veratrum album* sind ihnen bei dieser mangelnden Austreibungskraft des Rektums am nächsten.

Alumina ist eines unserer Heilmittel bei chlorotischen Zuständen. [GS] Die Patientin ist blass [CK270], matt und müde, muss sich oft hinsetzen, um sich auszuruhen [CK1059]. Die Menses sind spärlich [CK692], kommen verzögert [CK695] und sind dann von sehr heller Farbe [CK693]; nach der Regel ist die Patientin körperlich und geistig völlig erschlafft [CK707] (*Carbo animalis* und *Cocculus*) [KN] und noch blasser als sonst. Außerdem besteht ein *so starker Ausfluss, dass dieser bis zu den Füßen herunterrinnt* CK712, *wenn sie keine Binde trägt. (Syphilinum.)* Er ist so reichlich, wie eigentlich die Regel sein sollte. Diese anämischen Frauen entwickeln häufig einen seltsamen *Appetit auf Stärke, Kreide, Lumpen, Holzkohle, Gewürznelken und andere unverdauliche Dinge.* In solchen Fällen ist Alumina ein großartiges Mittel. Die bleichsüchtige *Natrium-muriaticum*-Patientin kann kein Brot essen, weil sie einen Widerwillen dagegen hat. Die Alumina-Patientin *kann keine Kartoffeln essen*, weil sie sie nicht verträgt, sie bekommt Beschwerden davon. Die *Pulsatilla*-Patientin kann nichts *Fettes* essen, keine Tortenstücke, kein Gebäck etc. Alumina ähnelt *Pulsatilla* bei den Symptomen des beiden eigenen chronischen Schnupfens GS, und beide sind sehr zu Tränen geneigt CK10f, aber die Konstitutionen sind verschieden: Alumina ist hager und dürr, *Pulsatilla* eher phlegmatisch. Bei den Stuhl- und Rektumsymptomen vergaß ich zu erwähnen, dass Alumina eines unserer wichtigsten Mittel bei typhösen Darmblutungen ist GS; das Blut kommt in *großen, festen Klumpen, die wie Leberstückchen aussehen*. Alumina ist auch ein sehr hilfreiches Mittel bei chronischen Halsentzündungen GS, etwa bei der so genannten Dysphonia clericorum, mit Heiserkeit CK739, Rauheit im Hals CK742, Wundheitsgefühl und Trockenheit des Halses CK349. Die Trockenheit ruft eine ständige Neigung zum Räuspern CK736+374 hervor, und es dauert lange, bis der Patient dadurch etwas dicken, zähen Schleim herausbringt CK383. Diese Halsbeschwerden werden vorübergehend durch *warmes Essen und Trinken* gelindert. CK376 Das Mittel, das Alumina bei den zum Räuspern nötigenden Halsbeschwerden am nächsten kommt, ist *Argentum nitricum*, jedoch zeichnet sich dieses zusätzlich durch *warzenähnliche Wucherungen und Granulationen im Rachen* aus. Beide Arzneien neigen zu einem Splittergefühl im Hals CK360, wie auch *Hepar sulfuris, Dolichos* und *Nitricum acidum*. Alumina hat außerdem ein Zusammenschnürungsgefühl im Hals CK356 und in der Speiseröhre, die den Schluckakt schmerzhaft werden lassen CK351ff.

Alumina wird bei folgenden Symptomen empfohlen, die oft bei lokomotorischer Ataxie (Tabes dorsalis GS) vorkommen: „*Große Schwere in den Untergliedern, daß er sie kaum fortziehen kann; im Gehen torkelt er und muß sich niedersetzen; Abends."* [CK925] „Unfähigkeit zu gehen, außer mit offenen Augen und am Tage." „Taubheit der Ferse beim Auftreten." [CK974] *„Ungemein matt und müde; er muß sich durchaus setzen."* [CK1059] „Rückenschmerz, als wenn ein heißes Eisen durch die untersten Wirbel gestoßen würde." Ich bringe diese Symptome nur als Zitat, da ich sie selbst nie verifizieren konnte.

Im Folgenden ein paar ergänzende Bemerkungen zu

Alumen

Aluminiumkaliumsulfat; Alaun

Ebenfalls bisweilen bei typhösen Darmblutungen angezeigt. Es ist hierbei ein ausgezeichnetes Mittel, und die Stühle bestehen hauptsächlich aus großen Mengen schwarzer Blutklumpen [in der dritten Typhuswoche, mit Zeichen größter Erschöpfung]. [MM335] Darüber hinaus ist es bei und nach Halsentzündungen indiziert, wenn die Uvula stark erschlafft wie an einem Faden herunterhängt. [MM143ff]

Sticta pulmonaria

Lungenflechte

Gefühl von Vollheit, Druck und Schwere an der Nasenwurzel und in der Stirn [NR1,592f], > durch Schleimabsonderung aus der Nase.
Die Sekrete trocknen rasch in der Nase aus und bilden schwer abzulösende Borken. [NR1,593]
Ständiges Bedürfnis, die Nase zu schnäuzen, doch wegen der großen Trockenheit ohne Erfolg. [GS]

Trockener Husten, besonders abends und nachts, sodass er weder liegen noch schlafen kann^{GS} und aufrecht sitzen muss. Husten nach Masern.^{GS} *(Coffea.)*

✥   ✥

Dieses Mittel hat sich, obwohl es nie irgendwo vollständig geprüft worden ist, als überaus nützlich erwiesen. Bei akutem Schnupfen ist es zu einem unserer wichtigsten Heilmittel geworden.
Sein charakteristisches Symptom ist dabei ein *dumpfer, schwerer Druck in Stirn und Nasenwurzel*. Wir finden dies zumeist am Anfang einer Erkältung; wenn die Nase dann richtig zu laufen beginnt, hört der Schmerz auf oder wird zumindest deutlich weniger.
Es ist auch bei jener Form von Nasenkatarrh von großem Wert, wo nach Versiegen der Absonderungen ebendieser Schmerz in der Stirn und den Stirnhöhlen besteht. In diesen Fällen trocknen die Nasensekrete schnell aus und sind dann nur noch schwer zu entfernen; gleichzeitig reizen sie aber so die Schleimhaut, dass der Kranke ständig das Bedürfnis hat, die Nase zu schnäuzen, jedoch nur mit geringem Erfolg. Die Sekrete werden so hart und trocken, dass sie borkige Konkremente bilden. Diese Beschaffenheit ist nicht weit von den harten Pfropfen von *Kalium bichromicum* entfernt, wo es nicht selten am Ende zur Ulzeration und Zerstörung der Nasenscheidewand kommt. Ich habe mit Sticta viele Fälle von chronischem Schnupfen geheilt, die teilweise schon seit Jahren bestanden hatten.
Sie werden sich erinnern, dass *Kalium bichromicum* ebenfalls heftige Stirnkopfschmerzen im Bereich der Nasenwurzel hat, besonders als Folge von unterdrücktem Schnupfen, sodass alle übrigen Symptome mit herangezogen werden müssen, um zwischen den beiden Mitteln wählen zu können. Die anderen Arzneien, die Sticta beim akuten Schnupfen ähneln, sind *Aconitum, Ammonium carbonicum, Camphora, Nux vomica* und *Sambucus*, und bei der chronischen Form sind es *Ammonium carbonicum* und *Lycopodium*.
Es gibt bei Sticta nie den wässrigen Schnupfen oder Fließschnupfen, welcher in der Regel *Euphrasia, Mercurius, Arsenicum* oder *Kalium jodatum* erfordert. Auch habe ich es nie bei der dicken, blanden Art

von Absonderung wirksam gesehen, die meist nach *Pulsatilla, Sepia* oder *Kalium sulfuricum* verlangt. Sticta ist auch eines unserer Hustenmittel, und eine der besten Indikationen für seinen Gebrauch, besonders bei akutem Husten, ist der oben beschriebene Schnupfen, der ihn begleitet. Der Sticta-Husten wird nachts und im Liegen schlimmer, was den Kranken am Einschlafen hindert – obwohl ich nicht glaube, dass die Schlaflosigkeit ganz auf das Konto des Hustens geht; es spielt wohl auch eine gewisse Nervosität eine Rolle, die Sticta ebenfalls eigen ist [GS].

Sticta ist eines unserer Hauptmittel bei dem hartnäckigen Reizhusten, der die Masern zu begleiten pflegt oder ihnen folgt, und gleiches gilt für die Schlaflosigkeit, die eine Begleiterscheinung des Hustens ist. In dieser Hinsicht ist Sticta mit *Coffea cruda* vergleichbar, das beim Masernhusten seit jeher ein führendes Mittel war. Der Husten von Sticta ist zuerst trocken, kann aber später locker werden [NR1,593]; daher wird es oft beim unaufhörlichen, erschöpfenden und quälenden Husten Schwindsüchtiger nützlich gefunden [NR1,593]. Bei Heuschnupfen [GS] ist es das passende Mittel, wenn sich das Leiden auf den Kopf und die Stirnhöhlen konzentriert; die Nase ist vollständig *verstopft*, auch wenn der Patient ständig niesen muss [GS].

Ich habe Sticta als rasch heilendes Mittel bei akutem Rheumatismus des Kniegelenks erfahren. [GS;AZ102,119] Die Entzündung kommt urplötzlich, und wenn sie nicht umgehend durch Sticta beseitigt wird, geht sie ins Exsudationsstadium über und wird chronisch. In einem Fall waren die Schmerzen so heftig, dass der Patient, wenngleich ein kräftiger, resoluter Mann, vor Schmerzen fast rasend wurde. Sticta brachte ihm Erleichterung und heilte ihn vollständig, sodass er innerhalb einer Wochen wieder seinem Beruf als Fuhrmann nachgehen konnte. Sticta verdient eine gründliche Prüfung. Es gibt ein nervöses Symptom, das mehrfach bestätigt worden ist, nämlich „Beine fühlen sich an, als schwebten sie in der Luft" [GS(EN18)], oder *die Patientin selbst* fühlt sich leicht wie Luft, als würde sie schweben [GS] und nicht mehr auf dem Bett ruhen. (Vgl. *Asarum* und *Valeriana*.) Solche Empfindungen findet man oft bei hysterischen Zuständen, und sie werden meist als sehr lästig oder auch beunruhigend empfunden.

Rumex crispus

Krauser Ampfer

Heftiger, unaufhörlicher, trockener Husten, < vom geringsten Einatmen kühler Luft [AA179]; muss den Mund mit einem Tuch bedecken, um die Luft anzuwärmen, dann geht es besser. [GS]
Braun-wässriger Durchfall, < morgens. [AA115]
Starkes Jucken der Haut beim abendlichen Auskleiden. [GS]

~~ ~~

Es gibt drei Lokalisationen, wo dieses Mittel eine ganz besondere Wirkung entfaltet: Atmungsorgane, Därme und Haut. „Heftiger, unablässiger Husten, trocken und erschöpfend, mit nur wenig oder gar keinem Auswurf, verschlimmert durch Druck auf die Halsgrube, Sprechen, tiefes Einatmen und besonders durch das *Einatmen kühler Luft*, ferner abends und nachts." [SC421] (Dunham.) Es gibt wohl kein Mittel, bei dem die Empfindlichkeit der Schleimhäute von Kehlkopf und Luftröhre so ausgeprägt ist wie bei Rumex. Der Patient muss im Bett sogar den Kopf zudecken, um die Schleimhäute vor dem Kontakt mit der kühlen Zimmerluft zu bewahren, welche sonst sofort Husten erregt. [SC421] Auch eine Reihe anderer Mittel, etwa *Phosphorus* oder *Spongia*, haben Husten durch Einatmen kalter Luft, aber keines in dem Maße wie Rumex. Husten durch Wechsel von warmer in kalte Luft oder auch umgekehrt. [GS] *Bryonia* und *Natrium carbonicum* haben nur Husten, wenn man von draußen kommend einen warmen Raum betritt. [76] Der Kitzel, der den Husten auslöst, kann in der Halsgrube (Fossa suprasternalis) [SC421] oder auch tiefer, hinter dem gesamten Brustbein lokalisiert sein, wo oft auch noch ein Gefühl der Rauheit und Wundheit hinzukommt. [GS] *(Causticum.)* Ich habe Rumex auch wirksam gesehen bei Husten, der mit *Stichen durch die linke Lunge* [GS],

---

[76] Nash schreibt (was keinen Sinn ergibt): „*Bryonia* and *Natrium carbonicum* have the opposite."

direkt unterhalb der linken Brustwarze, einhergeht. (Natrium sulfuricum.)

Der Durchfall von Rumex gleicht dem von *Natrium sulfuricum*, *Sulfur* und *Podophyllum* darin, dass er vornehmlich morgens in Erscheinung tritt, doch handelt es sich um einen *braunen* Durchfall, und er wird zudem häufig von Husten begleitet, bzw. er ist eine Begleiterscheinung des Hustens [GS].

Auf der Haut heilt Rumex Ausschläge, die dadurch charakterisiert sind, dass sie heftig anfangen zu jucken, *wenn man sich abends auskleidet, um ins Bett zu gehen*. Diese Ausschläge können vesikulärer Art sein, wie bei manchen Prurigoarten [GS] oder der Gerstenkrätze [GS],[77] oder sie sehen wie eine einfache Urtikaria [GS] aus. Juckreiz beim Auskleiden findet sich auch bei *Natrium sulfuricum* und *Oleander*, doch beim Natriumsalz tritt das Jucken meist im Zusammenhang mit Gelbsucht oder Malariasymptomen auf. Wenn wir es mit heftigem Juckreiz am ganzen Körper zu tun haben, der durch Wärme verschlimmert wird, besonders durch *Bettwärme*, würden wir vor allem an *Mercurius solubilis* oder *Mercurius jodatus flavus* denken.

---

[77] Acarodermatitis urticaroides, ein durch Milben im Getreidestaub verursachter Hautausschlag (engl. *prairie itch* oder *grain itch*).

Arum triphyllum

Dreiblättriger Aronstab, Zehrwurzel

Rohe, rote, blutige Schleimhäute der Lippen, der Nase, der Mundhöhle; der Patient zupft ständig an ihnen oder bohrt darin, obwohl sie so wund und schmerzhaft sind.

Heiserkeit [EN152]; Stimmlage ständig wechselnd bei Beanspruchung, von hoch nach tief und umgekehrt. (GS)

Absonderungen im Allgemeinen sehr scharf und wundmachend, ausnahmsweise auch einmal mild.

Dies ist ein einzigartiges Mittel. Ich kenne kein anderes Mittel, das so weit abseits von den übrigen steht, und seine eigentümlichen und charakteristischen Symptome erfahren in den verschiedensten Krankheiten eine so außerordentliche Bestätigung, dass dies selbst die größten Skeptiker von der Wahrheit des *Similia similibus curentur* überzeugen müsste.

In Herings *Guiding Symptoms* werden uns diese Symptome am besten dargeboten; hier zwei der wichtigsten von ihnen im Zitat: *„Erscheinen von rohen, blutigen Stellen an den Lippen, in der Mundhöhle, in der Nase etc., mit starkem Jucken." „Kinder zupfen oft an den wunden Stellen oder bohren in ihnen herum, obwohl dies große Schmerzen bereitet, sodass sie aufschreien; dennoch lassen sie nicht von ihrem Tun ab." (Helleborus niger.)* Ein anderes Symptom kommt bei Hering nicht so deutlich heraus, nämlich die Tatsache, dass die Schleimhautbereiche **hochrot** sind und wie rohes Rindfleisch aussehen. Beachten Sie auch, dass bei Hering diese Symptome von Mund, Zunge und Nase hauptsächlich in Verbindung mit *Scharlach* erwähnt werden. Ich möchte ergänzen, dass sie ebenso auch bei Bauch- und Flecktyphus anzutreffen sind. Wann immer sich bei einer beliebigen Krankheit diese hochroten, rohen Areale im Bereich von Mund, Nase und Lippen, an denen der Patient zupft und bohrt, dauerhaft manifestieren, geben Sie Arum triphyllum.

Eine weitere wichtige Verwendung findet die Arznei bei Affektionen des Kehlkopfes und der Bronchien. Heiserkeit, Stimmlosigkeit [GS] oder Unsicherheit der Stimme [AZ82,151]; die Stimme schlägt plötzlich um, wenn der Patient versucht, singend oder sprechend einen hohen Ton hervorzubringen. Derartige Beschwerden kommen nicht selten bei Predigern, Rednern oder Opernsängern vor. [AZ82,151] Heiserkeit durch Singen findet sich auch unter *Argentum nitricum, Arnica, Selenium, Phosphorus* und *Causticum*.

Arnica montana

Bergwohlverleih

Wundheits- und Zerschlagenheitsschmerz am ganzen Körper [UE]; das Bett scheint zu hart zu sein [SK90].

Hitze des Kopfes oder des Gesichts, bei ansonsten kühlem Körper. [RA19;UE]

Ekchymosen [GS], Blutunterlaufungen [UE], z. B. infolge von Quetschungen [SK90].

Kann aus seinem Sopor erweckt werden und eine Frage richtig beantworten, um gleich darauf aber in den soporösen Zustand zurückzufallen [GS] (bei Fiebern).

Fauleiergeschmack im Mund [RA173]; Aufstoßen wie nach faulen Eiern [RA182]; Stühle und Blähungen, die wie faule Eier riechen [RA255].

Seit kurzem oder langem bestehende Beschwerden infolge von mechanischen Verletzungen [SK90], insbesondere Prellungen, Schlägen, Stößen etc.

Hämorrhagien infolge von mechanischen Verletzungen.

Dies ist das führende Mittel bei **Quetschungen** und **Prellungen** sowie den Folgen davon, und die Symptome „*Mattigkeit, Müdigkeit, Zerschlagenheit …*"[RA523] und „Zerschlagenheitsschmerz am ganzen Körper"[EN796], wie man sie in den Prüfungen findet, liefern den Grund dafür und erklären die vielen Heilungen, die sowohl bei akuten wie auch bei chronischen Beschwerden mit Arnica erzielt wurden, selbst in hohen und höchsten Potenzen. Seine Wirksamkeit bei Verletzungsfolgen ist ein weiterer Beweis für die Gültigkeit unseres Heilgesetzes. Eines der besten Charakteristika ist das „*Gefühl, als sei jede Lage zu hart*" (Pyrogenium); der Kranke muss ständig seine Lage im Bett verändern, um Erleichterung zu bekommen. Der Grund dafür ist das *allgemeine Wundheits- und Zerschlagenheitsgefühl.*

Baptisia hat: „Gefühl, als läge er auf einem Brett; ändert häufig seine Lage, weil ihm das Bett so hart vorkommt, daß er sich wie wund und zerschlagen fühlt."

Phytolacca hat: „Wundheitsschmerz von Kopf bis Fuß, besonders in den Muskeln, verbunden mit Steifigkeit; kann sich kaum bewegen, ohne zu stöhnen."

Rhus toxicodendron hat: „*Wundheitsschmerz in jedem Muskel, der bei körperlicher Betätigung vergeht; fühlt sich aber beim ersten Bewegen steif und wund.*"

Ruta graveolens hat: „Zerschlagenheitsschmerz aller Teile, auf denen er liegt."

Dies sind fünf Arzneien, die einander sehr ähnlich zu sein scheinen. Und es könnten noch andere hinzugefügt werden, z. B. *Staphisagria* mit folgendem Symptom: „*Alle Glieder tun wie zerschlagen weh*, und als wenn keine Kräfte darin wären." Oder z. B.

China: „*Es tut ihm alles weh*, die Gelenke, die Knochen und die Knochenhaut, wie wenn er sich verhoben hätte und wie ein Ziehen und Reißen, besonders im Rückgrat, im Kreuz, in den Knien und in den Oberschenkeln."

Nun, aus therapeutischer Sicht würde es wenig nützen, wenn wir nur so viel von diesen Mitteln wüssten; und es wäre auch sinnlos, sie alle zusammengemischt zu verschreiben, genauso wie es keinen Sinn hätte, ohne hinreichenden Grund nur ein Mittel davon zu verordnen und alle anderen auszuschließen. Glücklicherweise gibt es immer eine Möglichkeit, die Wahl zwischen ihnen zu treffen, auch wenn es nicht immer leicht ist. Nehmen wir z.B. Arnica und *Baptisia*. Beide haben das *Gefühl von Wundheit und Zerschlagenheit*. Beide haben das Gefühl von dem *zu harten Bett*. Beide haben *Sopor*, aus dem sie zwar erweckt werden können, in den sie aber gleich wieder zurückfallen. Beide haben einen dunklen Streifen die Mitte der Zunge hinunter. Beide haben ein *dunkelrotes Gesicht* [Arnica: mahagonirot[GS]]. Und all diese ähnlichen Symptome entwickeln sich oft im Verlauf eines typhösen Fiebers. Wie sollen wir nun zwischen ihnen unterscheiden? *Sehen wir weiter*. Wenn sich der Patient zusätzlich zu diesen Symptomen „im Bett hin und her wälzt, mal hierhin und mal dorthin greift und in seinem Delirium jammert, dass er *sich nicht zusammenfinden* könne", dann ist *Baptisia* das Mittel der Wahl; oder wenn Stuhl, Urin und Schweiß *äußerst übel riechend* sind, ist es *Baptisia*. Wenn hingegen Stuhl und Urin unwillkürlich abgehen[AZ67,20] und blaue Flecke unter der Haut erscheinen[SK90], dann heißt das Heilmittel Arnica. Dies sind nur einige der charakteristischen Unterschiede; es gibt noch andere, und wir müssen Ausschau nach ihnen halten. Es ist nicht schwerer, zwischen diesen beiden Mitteln zu wählen, als zuweilen zwischen *Hyoscyamus* und *Opium* bei derselben Krankheit. Hier ist vielleicht die Gelegenheit, wo der alte Arzt einmal seine jungen Kollegen ermahnen kann, wie es Paulus einst gegenüber Timotheus tat: „Befleißige dich, vor Gott dich zu erzeigen als einen rechtschaffenen und unsträflichen Arbeiter, der da recht austeilt das Wort der Wahrheit." [78] Solch genaues Verschreiben ist selbstredend *die* Arbeit, die *wir* zu leisten haben, und sie ist zudem **erfolgreich**.

Wenn ich zu einem Fall gerufen würde, der sehr ausgeprägt das Zerschlagenheitsgefühl in Verbindung mit einem diphtherischen Rachen darböte, so würde ich nicht Arnica geben, weil es keine Rachenbeschwerden dieser Art hat; aber *Phytolacca* hat sie – und auch noch ein weiteres Arnica-Symptom, nämlich „Hitze und Röte von Kopf und Gesicht, bei Kälte des übrigen Körpers". Mir sind viele

---

78 2. Timotheus 2, 15 (in der Übersetzung durch Luther).

Diphtheriefälle dieser Art begegnet, und *Phytolacca* heilte sie, wenn es frühzeitig verabreicht wurde, ohne die Hilfe irgendeiner anderen Arznei.

Wenn ich jedoch einen Patienten mit allgemeinem Wundheits- und Zerschlagenheitsgefühl zu behandeln hätte, der in diesen Zustand gebracht worden wäre durch Nasswerden während des Schwitzens, durch Liegen auf feuchtem Grund, durch Schlafen in feuchtem Bettzeug oder durch Muskelüberanstrengung, so wäre *Rhus toxicodendron* das passende Mittel.

Wenn bei einer wirklichen Verletzung die Quetschung im Bereich der Knochenhaut oder des Knochens stattgefunden hätte, würde ich mir mehr von *Ruta* versprechen. *Ruta* scheint auch bei einer speziellen muskulären Überanstrengung besser als *Rhus toxicodendron* zu wirken, nämlich bei Überbeanspruchung der Ziliarmuskeln. Ich habe häufig Näherinnen und Studenten von daher rührenden Augenschmerzen durch *Ruta* befreit und sie mitunter auch in die Lage versetzt, die ihnen von Optikern verordneten Brillen wegzulassen. Bei geschwächter Akkommodationskraft ist es sehr viel besser, auf *Ruta* zurückzugreifen, als diese Schwäche durch künstliche Linsen kompensieren zu wollen. Wo das beeinträchtigte Sehvermögen allerdings rein optischer Natur ist, ist eine arzneiliche Therapie natürlich nicht möglich.

So könnten wir fortfahren, die unterscheidenden Symptome all der verschiedenen Mittel mit einem gemeinsamen ähnlichen Symptom aufzuzeigen, wenn wir genügend Zeit und Raum hätten. Aber das wäre nicht unbedingt der beste Weg, denn jeder Arzt sollte es sich zur Gewohnheit machen, dies selbst zu tun.

Ergänzend zu all dem, was über die große Bedeutung des *Wundheits- und Zerschlagenheitsgefühls* bei Arnica gesagt worden ist, sollte man auch stets bei solchen akuten oder chronischen Beschwerden an das Mittel denken, die durch ein körperliches *Trauma bedingt* sind. Dazu gehören: Kommotionen [SK92], besonders Sopor durch Gehirnerschütterung [KE6,48]; Schädelfrakturen mit Hirnkompression [GS]; lange bestehende Kopfschmerzen; Meningitis [KE6,48]; Apoplexie; Augenentzündung mit Sugillationen [KE5,103]; Netzhautblutungen, wo Arnica die

Resorption der Blutkoagel befördert[GS]; Schwerhörigkeit[GS] oder Taubheit; Epistaxis[GS]; frisch gefüllte Zähne; Beschwerden nach Schlag auf den Magen oder andere Eingeweide[GS]. Ich heilte einmal einen Mann, der seit mehreren Jahren an einer Verdauungsstörung litt, wie er und sein Arzt das Leiden bezeichneten. Er hatte bereits seinen Beruf aufgeben müssen, weil er nicht genug essen konnte, um bei Kräften zu bleiben. Sein Arzt hatte ihm erklärt, dass er nie wieder gesund werden würde, und so hatte er auch schon selber alle Hoffnung aufgegeben. Der Zustand war hervorgerufen worden durch den Hufschlag eines Pferdes in die Magengegend. Ein paar Gaben Arnica C 200 heilten ihn in kurzer Zeit, sodass er bald auch wieder seinem alten Beruf nachgehen konnte.

Ich will das Kapitel Arnica mit einigen Charakteristika beenden, die authentisch sind und die mir von unschätzbarem Wert gewesen sind.

Sopor, mit unwillkürlichem Stuhl- und Harnabgang. [GS;SK91]

Furcht, von auf ihn Zukommenden angestoßen oder auch nur berührt zu werden. [HC1,57;GS]

Fauliger Mundgeruch. [AZ67,20;RA315]

Nach faulen Eiern riechende Blähungen oder Eruktationen.

Wundheitsgefühl, wie zerschlagen, in der Gebärmuttergegend, sodass sie nicht aufrecht gehen kann. [HC2,151]

„Angegriffenheit und Verletzung der Theile nach schwerer Niederkunft"[SK95]; Vorbeugemittel gegen postpartale Blutungen[GS] und Pyämien[NZ6,53].

Kinder jammern und weinen vor Hustenanfällen[KH], als fürchteten sie sich vor den damit einhergehenden Schmerzen. [GS]

Versinkt während einer Antwort, bevor er sie beenden kann, in tiefen Schlaf. (Typhus.)[GS]

Hitze des Kopfes oder des Gesichts, bei ansonsten kühlem Körper.

Viele kleine Furunkel[SK90], einer nach dem anderen erscheinend; äußerst schmerzhaft. [GS]

Verhütet Eiterbildung und Sepsis[NZ6,53] und beschleunigt die Resorption des Eiters.

Obwohl Arnica ein altes Heilmittel ist, wird es in der Allgemeinmedizin nicht so oft verwendet, wie es eigentlich sein sollte.

Hamamelis virginica

Virginische Zaubernuss

Venöse Blutungen[GS] (sehr dunkles und geronnenes Blut); Venen gestaut, dilatiert und *schmerzhaft empfindlich* bei Berührung.

Hamamelis virginica ist ein weiteres Mittel, dem das Symptom *Wundheits- und Zerschlagenheitsschmerz*[GS] in hohem Maße eigen ist, das ich aber im *Arnica*-Kapitel nicht erwähnt habe. Dieser Wundheitsschmerz findet sich gelegentlich bei Rheumatismus[GS], und Hamamelis hat in solchen Fällen oft noch zur Heilung geführt, nachdem *Arnica* versagt hatte. Einer der Hauptunterschiede zwischen diesen beiden Arzneien ist, dass Arnica mehr auf die Kapillaren wirkt, mit Erschlaffung derselben und dadurch begünstigten Blutungen ins Gewebe, während Hamamelis mehr die Venen in Mitleidenschaft zieht, die gestaut, erweitert und **schmerzhaft empfindlich** sind. Ein Autor hält Hamamelis für das *„Aconitum der Venen"*.

Aus der klinischen Anwendung wissen wir genug über das Mittel, um es bei fast allen Krampfaderleiden[GS;AZ56,95] sehr hoch einzuschätzen. *(Fluoricum acidum.)* Es ist hierbei ein machtvoller Rivale von *Pulsatilla*, doch außer der schmerzhaften Empfindlichkeit der Varizen[GS] kennen wir keine wahlanzeigenden Symptome für das Mittel.

Hamamelis hat in den Prüfungen schwere Blutungen hervorgerufen[AZ50,78], und sein Gebrauch am Krankenbett hat ergeben, dass diese Blutungen in der Regel passiver und venöser Natur sind[AZ50,78] und von sehr dunkler, koagulierter Beschaffenheit. An seiner Heilkraft bei derartigen Hämorrhagien bestehen keine Zweifel, ob sie nun die Nase[EN165] betreffen, den Darm[GS], den Uterus[EN388f], die Lungen[EN399] oder die Harnblase[GS]. Ich habe es hier überall mit sehr zufriedenstellender Wirkung eingesetzt. Hamamelis ist kein starkes Gift und kann deshalb auch niedrig potenziert ohne nachteilige Folgen eingesetzt werden. Eine der wichtigsten Indikationen des Mittels ist ferner

Entzündung der Hoden [GS] und Hodenvenen, worauf die Prüfungen bereits deutlich hindeuten. [EN368ff] Bei Blutungen aus dem After, sei es aufgrund von Hämorrhoiden [AZ56,95] oder von Typhus [GS], ist Hamamelis, wenn das Blut das oben beschriebene Aussehen hat, ein hervorragendes Mittel.

Wie *Arnica* und *Calendula* scheint auch Hamamelis oft als äußerliche Anwendung gute Wirkungen entfaltet zu haben. Ich bin im Allgemeinen nicht dafür, Arzneien in dieser Weise einzusetzen, es sei denn, es handelt sich um äußere Verletzungen, die *nichts mit Krankheiten zu tun* haben.

Colocynthis

Citrullus colocynthis; Koloquinte

Mag nicht reden [CK1], antworten [CK3] oder Freunde treffen [HC1,119]; äußerst ungeduldig [CK4]; nimmt alles übel [CK3]; Beschwerden von Entrüstung und Erbitterung, besonders Koliken [CK].

Entsetzliche, krampfartige Bauchschmerzen; Besserung nur durch *Zusammenkrümmen* und Pressen von etwas Hartem gegen den Bauch. [CK103]

Ruhrartige Durchfälle, oft mit den typischen heftigen Kolikschmerzen [SK355]; jedes Mal erneuert durch das geringste Essen oder Trinken [HC1,10].

Häufiger Harndrang, bei wenig Abgang [ÖZ1,1,79]; Urin von unausstehlichem Geruch, wird beim Stehen bald dick, gallertartig und klebrig. [CK161]

Krampfschmerz den Ischiasnerv entlang, von der Hüfte die Hinterseite des Oberschenkels hinab [(GS)]; > durch harten Druck und durch Wärme [ZÖ1,43]; < in der Ruhe, welche den Patienten zur Verzweiflung treibt.

Bei allen Schmerzzuständen besteht eine Neigung zu Crampi.

Modalitäten: < abends und nachts [GS], nach dem Essen [GS], durch Wut und Ärger [CK]; > durch Kaffee [CK134], *Zusammenkrümmen und starken Druck*.

☙ ❧

Kein Mittel erzeugt heftigere Koliken als dieses, und kein Mittel heilt sie schneller.
Dr. T. L. Brown sagte einmal ungefähr folgendes zu mir: Wenn ich der Heilkraft kleiner Dosen skeptisch gegenüberstehen würde, so würde mich Colocynthis überzeugen, denn ich habe in vielen Fällen heftigster Koliken umgehende Linderung damit erreicht, bei Kindern wie auch bei Erwachsenen und sogar bei Pferden. – Natürlich kann jeder wahre Homöopath das nur unterstreichen.
Die krampfartigen Bauchschmerzen von Colocynthis sind entsetzlich und nur zu ertragen, wenn man sich *zusammenkrümmt* und *etwas Hartes gegen den Bauch presst*. Der Patient beugt sich über die Stuhllehne, den Tisch oder den Bettpfosten, um Erleichterung zu bekommen. Diese Koliken sind neuralgischen Charakters und gehen oft mit Erbrechen und Durchfall einher, was eher auf die großen Schmerzen als auf irgendwelche speziellen Magen-Darm-Störungen zurückzuführen ist. Die Krampfschmerzen im Bauch entwickeln sich oft im Zusammenhang mit einer Ruhr. Meiner Erfahrung nach treten sie in der Regel nicht im ersten Stadium der Krankheit auf, sondern später, wenn die Krankheit nicht durch Mittel wie *Aconitum, Mercurius* oder *Nux vomica* unter Kontrolle gebracht werden konnte, sondern sich nach oben in den Dünndarm ausgebreitet hat. Die Schmerzen von Colocynthis sind typischerweise von *tonisch-krampfartigem* Charakter. [CK] Das Mittel, das Colocynthis bei Koliken am nächsten kommt, ist *Magnesia phosphorica*, besonders bei Koliken von Kindern. Beide haben Krampfschmerzen, aber die Schmerzen von *Magnesia phosphorica* werden wie die von *Arsenicum* am meisten durch heiße Anwendungen gelindert. Colocynthis und *Magnesia phosphorica* sind auch bei neuralgischen Beschwerden anderenorts wirksam, z. B. bei Ischias [ZÖ1,43] oder Prosopalgie [GS] und selbst bei neuralgiformen Menst-

rualkoliken, wenngleich bei letzteren *Magnesia phosphorica* an der Spitze steht. Denken Sie auch hier an die Modalitäten, denn von der Individualisierung hängt die Wahl zwischen den beiden Arzneien ab. *Chamomilla* und Colocynthis gleichen einander darin, dass beide Koliken und neuralgische Beschwerden durch Wutausbrüche[79] bekommen können. *Chamomilla* schlägt bei Bauchschmerzen von Kindern an, wenn der Leib von Blähungen aufgetrieben ist; das *Chamomilla*-Kind wirft sich vor Schmerzen hin und her, krümmt sich aber nicht wie Colocynthis zusammen. Oft sind natürlich noch andere Symptome vorhanden, die bei der Mittelwahl dienlich sind. Wenn beide Arzneien versagten, habe ich oft noch mit *Magnesia phosphorica* Erfolg gehabt. *Staphisagria* ist ein Mittel für Kinder mit ähnlicher Kolikneigung wie Colocynthis und *Chamomilla*. Bei diesen Kindern werden die Zähne frühzeitig schwarz und verfaulen. Auch werden die *Staphisagria*-Kinder häufig von Lidentzündungen geplagt. In einem solchen Fall besteht eine chronische Neigung zu Bauchschmerzen, und *Staphisagria* ist hier manchmal das einzig hilfreiche Mittel. *Veratrum album* hat ebenfalls Koliken, die den Patienten nötigen, sich zusammenzukrümmen, wie bei Colocynthis; doch der Patient wandert hier auch oft umher, um sich Linderung zu verschaffen, oder er ist völlig erschöpft und neigt zu kalten Schweißen, besonders auf der *Stirn*. *Bovista* hat Leibschneiden, das durch Zusammenkrümmen gebessert wird und sich nach dem Essen verliert. *Dioscorea* ist ein wichtiges Mittel bei *Blähungskoliken*. Die Schmerzen beginnen genau in der Nabelgegend und strahlen von dort ins ganze Abdomen und sogar bis in die Extremitäten aus (*Plumbum*, mit Einziehung der Bauchdecke); ungleich Colocynthis werden die Schmerzen aber durch Zusammenkrümmen verschlimmert und durch Ausstrecken des Körpers gebessert. Auch *Stannum* ist ein Kolikmittel, und hier erfährt das Kind nur dann Linderung, wenn es mit dem

---

[79] Genau genommen lauten die entsprechenden (klinischen) Symptome von Colocynthis bei Hahnemann: „Heftige Koliken, besonders nach Aergerniss" und „Beschwerden ... von Indignation und Erbitterung, oder innerer, nagender Kränkung über unwürdige Behandlung seiner selbst oder anderer, sein Mitleid erregender Personen."*(CK)*

Bauch über der Schulter der Mutter umhergetragen wird. Ich heilte einmal einen solchen Fall – bei einem schwächlichen Kind, das schon lange unter diesen Krampfschmerzen litt. Die üblichen Mittel hatten bei ihm eklatant versagt. Einer der hartnäckigsten Fälle, die ich je gesehen hatte und bei dem das Kind über Wochen fast ununterbrochen Tag und Nacht schrie, konnte schließlich durch *Jalapa* kuriert werden. In diesem Fall bestand die ganze Zeit über Diarrhoe. Sowohl die Koliken wie auch die Durchfälle hörten nach Gabe des Mittels sehr schnell auf.

Ich bin auf diese Indikationen für Kolikmittel im Zusammenhang mit Colocynthis ausführlicher eingegangen, weil es manchmal nicht leicht ist, das homöopathische Mittel zu finden, und deshalb die Versuchung groß, besonders für jüngere Ärzte, auf schmerzstillende und beruhigende Sirupe u. Ä. zurückzugreifen. Ich habe dies niemals nötig, und ich heile meine Fälle. Natürlich gibt es noch viele andere Arzneien bei Koliken, und sie alle haben ihre eigenen und besonderen Leitsymptome.

Colocynthis heilt nicht nur neuralgische Affektionen im Bereich des Abdomens, sondern hat sich auch bei Gesichtsneuralgien und Ischiasbeschwerden als erfolgreich erwiesen. Die Schmerzen sind auch hier, wie in der Bauchregion, von ausgesprochen krampfhaftem Charakter. Auch hier macht *Magnesia phosphorica* oftmals Colocynthis den Platz streitig, da es typischerweise dieselbe Art von Schmerzen hat. Die Linderung durch Wärme ist, auch wenn sie bei beiden Mitteln vorkommt, am ausgeprägtesten bei *Magnesia phosphorica*. Bei Ischias breitet sich der Colocynthis-Schmerz von der Hüfte über die Hinterseite des Oberschenkels bis in die Kniekehle aus (> durch Liegen auf der schmerzhaften Seite: *Bryonia*). Bei *Phytolacca* ziehen die Schmerzen die *Außenseite* des Oberschenkels entlang. Diese beiden Arzneien sind, im Verein mit *Gnaphalium*, die führenden Mittel bei der Behandlung dieses äußerst quälenden Leidens. Natürlich müssen häufig auch andere Mittel gegeben werden, und die Indikationen für sie finden sich nicht selten ganz außerhalb des lokalen Übels, wie dies bei vielen anderen Krankheiten auch der Fall ist. Einer der schlimmsten Ischiasfälle, die ich jemals zu Gesicht bekam, wurde durch *Arsenicum album* aufgrund der beiden folgenden Indikationen geheilt: Verschlimmerung gegen Mitternacht, besonders von 1 bis 3 Uhr, sowie brennende Schmerzen; und die einzige, wenn auch nur zeitweilige Linderung der Anfälle wurde mit heißen, trockenen Salzsäckchen erzielt, die auf die schmerzenden Stellen gelegt wurden. Es handelte sich bei diesem Fall um eine Schwester von Charles Saunders, dem berühmten New Yorker Schulbuchautor, der selber durch einen allopathisch behandelten Ischias zum Krüppel geworden war. Diese Dame hatte bereits sechs Wochen lang unbeschreibliche Qualen durchgemacht, um dann rasch und dauerhaft von einer Einzeldosis *Arsenicum album* 8 M (Jenichen) geheilt zu werden. Einmal mehr sehen wir an diesem Fall, dass man auf keine Arznei und auch keine spezielle Arzneigruppe allein vertrauen darf, sondern nur auf die eine, wirklich *indizierte* Arznei.

Hiermit haben wir die wichtigsten Nutzanwendungen von Colocynthis abgehandelt.

Petroleum

Steinöl

Ekzeme auf der Kopfhaut und im Nacken [CK], hinter den Ohren [CK162], an Skrotum [UE], Anus und Perineum [SK322], an Händen, Unterschenkeln und Füßen [GS]; Hände aufgesprungen [CK571], voll blutiger Schrunden [CK]; all dies < *im Winter* [CK], > im Sommer.

„Oeftere durchfällige Stühle des Tages, nach vorgängigen Leibschmerzen." [UE]

Hinterkopfschmerzen [CK51+69] oder Schwere des Hinterhauptes, wie Blei [CK43]; bisweilen mit Übelkeit [CK74] und Erbrechen [GS]; < durch Bewegung [CK85], etwa Fahren auf einem Schiff oder in einem Wagen [CK678].

☙ ❧

Eines unserer wichtigsten Antipsorika. Die Hautausschläge, die Petroleum hervorruft und heilt, haben von ihrem Erscheinungsbild her große Ähnlichkeit mit denen von *Graphites*. Sie treten in verschiedenen Regionen des Körpers auf, etwa am Kopf, hinter den Ohren, am Skrotum, an der Vulva, an Händen und Füßen, an den Unterschenkeln etc.

Es gibt ein sehr ausgeprägtes und charakteristisches Symptom, das aus einer langen Reihe von Mitteln mit ähnlichen Ausschlägen zu Petroleum führt, und das ist die Verschlimmerung des Ausschlags während des Winters *(Aloe, Alumina, Psorinum)*. Bei keinem anderen Mittel tritt diese Modalität so deutlich hervor. Die Hände springen *im Winter* auf, bekommen blutige Risse und werden *ekzematös*, um dann *im Sommer wieder völlig abzuheilen.* Ich habe einen Fall von Unterschenkelekzem, das seit 20 Jahren bestand und stets im Winter schlimmer wurde, mit einer einzigen Gabe der C 200 geheilt. In gleicher Weise habe ich von Rhagaden überzogene Hände mit Erfolg behandelt. Ich hatte einmal einen überaus hartnäckigen Fall von chronischer Diarrhoe; als dann aber herauskam, dass der Patient stets im Winter Ekzeme an den Händen hatte, konnte er rasch durch Petroleum C 200 von seinen ganzen Leiden befreit werden. Frostbeulen [AZ13,290] *(Agaricus)*, die nässen und bei kaltem Wetter viel jucken und brennen [GS], werden ebenso durch das Mittel geheilt. Petroleum hat auch ein Symptom, das für *Hepar sulfuris* besonders typisch ist, nämlich „Kleinste Kratzer oder Hautabschürfungen fangen an zu eitern" [CK663]. Sie werden sich erinnern, dass *Hepar* ebenfalls durch kaltes Wetter bzw. kalte Luft verschlimmert wird. Petroleum hat Schmerzen im *Hinterkopf, der so schwer wie Blei empfunden wird*; auch hat es Schwindel, der vom Patienten im Hinterkopf lokalisiert wird [CK38].

Petroleum ist zudem eines unserer wichtigsten Mittel bei Seekrankheit [CK]. Hierin ähnelt es *Cocculus*. Ein weiteres, merkwürdiges Symptom ist, ähnlich wie bei *Causticum*, Knacken [CK] und Knarren [CK684] der Gelenke. Beide Mittel haben ihren Wert bei chronischem Rheumatismus, besonders wo dieses Symptom zugegen ist. Wie *Chelidonium* und *Anacardium* hat Petroleum Magenschmerzen, die *durch*

Essen gebessert werden [CK318]. Wertvoll ist es auch bei Durchfall und Dysenterie mit *Verschlimmerung am Tage*. Petroleum verdient es, mit den führenden Antipsorika, wie *Sulfur, Graphites, Causticum* und *Lycopodium*, in eine Gruppe gestellt zu werden.

Hydrastis canadensis

Kanadische Gelbwurz

Schmerzhaftes [EN209] *Schwäche- und Leeregefühl* [EN203] im Magen, der manchmal sogar äußerlich eingefallen erscheint [GS].

Beschwerden der Schleimhäute, die ein *zähes, fadenziehendes Sekret* absondern: Magen, Bronchien [NR2,329], Uterus [NR2,328] etc.

Chronische Stuhlverstopfung, die sich durch Abwesenheit irgendwelcher anderen Symptome auszeichnet. [NR2,325]

ᚼ ᚽ

Dieses Mittel ist bei den Eklektikern berühmter als bei uns. Sie schätzen es vor allem wegen seiner, wie sie es nennen, *tonischen* Eigenschaften und seiner spezifischen Wirkung bei der Heilung von Schleimhautgeschwüren. Wir haben Hydrastis in solchen Fällen ebenfalls nützlich gefunden, verfügen jedoch über deutlich schärfer umrissene Indikationen für seine Anwendung. So halten wir es beispielsweise bei Magenbeschwerden, wo die Eklektiker seine Heilkräfte den „tonischen" Eigenschaften zuschreiben, nur dann für besonders wertvoll, wenn folgendes Symptom vorhanden ist: „Dumpf drückender Magenschmerz, der ein ausgesprochenes *Flauheits-, Schwäche- und Leeregefühl* in der Magengegend erzeugt." [GS] Das Epigastrium ist manchmal sogar objektiv eingefallen. Es gibt zwei Arzneien, die dieses Leeregefühl fast ebenso stark haben, nämlich *Sepia* und *Ignatia*; *Sepia* hat es allerdings zumeist im Zusammenhang mit

Uterusaffektionen, während es bei *Ignatia* rein nervösen Ursprungs ist.

Hydrastis ist ein ausgezeichnetes Mittel bei hartnäckiger Stuhlverstopfung. E. M. Hale lehrte, dass es hier als Urtinktur oder in den niedrigsten Dilutionen eingenommen werden sollte.[NR2,325] Ich habe es hingegen am wirksamsten in der C 200 (Boericke & Tafel) gesehen. Ich heilte damit einst einen Fall von Obstipation, der schon jahrelang bestanden hatte und bei dem kein Abführmittel mehr half, sodass die Patientin nur leben konnte (ihre eigenen Worte), wenn sie zusätzlich zu jeder Mahlzeit einen Löffel voll Leinsamen zu sich nahm. Ich habe Hydrastis auch mit Erfolg bei Obstipation von Kleinkindern eingesetzt, und am hilfreichsten ist es, wenn außer der Verstopfung alle anderen Symptome durch *Abwesenheit* glänzen.

Schließlich ist Hydrastis bei Affektionen der Schleimhäute angezeigt, die mit Sekretion eines *zähen, fadenziehenden* Schleims einhergehen. Dies ist wie bei *Kalium bichromicum*, doch die übrigen Symptome beider Mittel sind einander nicht sehr ähnlich. Chronische Bronchitis bei alten, gebrechlichen Menschen[NR2,329] wird manchmal durch Hydrastis bedeutend gelindert; desgleichen Leukorrhoe, wenn sie durch die beschriebene fadenziehende Beschaffenheit charakterisiert ist.

Camphora

Kampfer

Große Kälte der Körperoberfläche[RA90], mit plötzlicher und völliger Erschöpfung der Lebenskraft; Kollaps.

Trotz objektiver Kälte des Körpers mag der Patient nicht zugedeckt sein; stößt alle Bedeckungen von sich.[GS]

Schmerzen verschwinden, wenn er genau auf sie achtet.[RA(175)]

Übergroße Empfindlichkeit gegen kalte Luft.[RA86]

Das große Charakteristikum, um das sich die ganze Wirkung von Camphora zu drehen scheint, ist: *Große Kälte der Körperoberfläche, mit plötzlicher und völliger Erschöpfung der Lebenskraft.* Es verwundert nicht, dass Hahnemann Camphora an die Spitze seiner drei Choleramittel (Camphora, *Cuprum* und *Veratrum album*) stellte. Wenn wir denselben Zustand in einem Wort zusammenfassen müssten, so wäre es *Kollaps*. Kein Mittel kommt Camphora näher als das letzte aus dieser Trias, *Veratrum album*; allerdings hat Camphora den Kollaps in Verbindung mit schmerzhaftem oder auch gar keinem Stuhl, während er bei *Veratrum* Folge profuser Ausleerungen des Magens und Darms zu sein scheint. Beide haben große äußere Kälte, doch *Veratrum* hat zudem viel *kalten Schweiß* auf dem hippokratischen Gesicht, besonders auf der *Stirn*. *Cuprum* steht an der Spitze, wenn schmerzhafte *Krämpfe* im Magen und in den Extremitäten die hervorstechendsten Symptome sind. Diese Mittel sind jeweils angezeigt, wenn ihre charakteristischen Symptome in Erscheinung treten, nicht nur bei Cholera, sondern bei jeder anderen Krankheit. Es gibt eine Eigentümlichkeit bei der Kälte von Camphora, nämlich dass *der Patient nicht zugedeckt sein will, unabhängig von der objektiven Kälte seines Körpers*. Die Kälte bzw. der Kollaps von *Secale* ist genauso, und selbst bei Altersgangrän erweist sich *Secale* als großartige Arznei, wenn ebendiese Indikation vorhanden ist. Der bemerkenswerte Erfolg von Dr. Rubini aus Neapel bei der Behandlung von 592 Cholerafällen mit Camphora bestätigte Hahnemanns Voraussage aufs Glänzendste.

Kollaps mit kalter Haut und Abneigung gegen Wärme kann auch bei nicht herauskommenden oder zurückgetretenen Exanthemen [GS] vorkommen, im späteren Stadium der so genannten Cholera infantum [GS], bei Pneumonie [GS] oder Bronchiolitis, im Gefolge von starker Kälteexposition oder als Ausdruck eines traumatischen Schocks [GS]. Gleichgültig, wodurch dieser Zustand verursacht worden ist, Camphora ist das erste Mittel, an das wir hier denken müssen, und die zu verabreichende Dosis schwankt dabei zwischen Urtinktur und höchsten Potenzen, je nach Empfindlichkeit und Vitalität des Patienten.

Thuja occidentalis

Lebensbaum

Hahnemanns Hauptantisykotikum.
Fast unbegrenztes Wuchern pathologischer Gewächse: Kondylome; Polypen; Warzen und sonstige sykotische Exkreszenzen; etc. (GS)
Üble Folgen von Pockenimpfung GS; „seitdem nie mehr gesund gewesen".
Besonders geeignet zur Behandlung von Beschwerden infolge unterdrückter Gonorrhoe GS.
Urethritis bei sykotischen Patienten, denen *Cannabis sativa* nicht hilft; Harnstrahl geteilt GS, Schneiden in der Harnröhre nach dem Wasserlassen; dicker Ausfluss.
Schweiß nur an unbedeckten Körperstellen. GS
Modalitäten: < in kalter, feuchter Luft (hydrogenoide Konstitution), nach Pockenimpfung, durch Teetrinken SK690 und Ausstrecken der Gliedmaßen; > durch Anziehen der Gliedmaßen.

Hahnemann identifizierte drei Miasmen (wie er sie nannte), die die Behandlung sämtlicher Krankheiten komplizieren können. Es waren dies die Syphilis, die Psora und die Sykosis.
Sulfur war sein Hauptantipsorikum, *Mercurius* sein Antisyphilitikum und Thuja sein Antisykotikum.
Was immer man gegen seine diesbezüglichen Theorien sagen mag, sicher ist, dass diese drei Mittel bestimmte *Zustände* des Körpers korrigieren können, die die heilende Wirkung anderer, scheinbar gut indizierter Arzneien zu blockieren scheinen.
Thuja z. B. behebt oder verändert vorhandene Krankheitszustände in einer Weise, dass danach andere Mittel das Leiden endgültig ausheilen können, wozu sie vor der Thuja-Gabe nicht in der Lage waren.
Viele verschiedenartige Krankheiten fallen unter diese Kategorie.
Wann immer in einem Fall Warzen, Kondylome, Feigwarzen etc.

gefunden werden, die als Folge einer Gonorrhoe entstanden sind, namentlich einer *unterdrückten Gonorrhoe*, denken wir an Thuja. So hatte beispielsweise ein Fall von Bettnässen vielen scheinbar angezeigten Arzneien widerstanden, bis man schließlich entdeckte, dass die Hände voller Warzen waren, und nun heilten ein paar Tropfen Thuja das gesamte Übel. Natürlich ist die Heilkraft von Thuja nicht auf die Sykosis beschränkt; es kann auch wie andere Mittel dann heilen, wenn es in einem Fall ohne irgendwelche sykotischen Elemente einfach nur durch die Symptome indiziert ist. Gleichwohl zeigt sich seine wichtigste Heilkraft in jenen Fällen, wo dieses Miasma unverkennbar zugegen ist. Es ist schon erstaunlich, wie die verschiedensten Krankheitsformen durch das Miasma der Sykosis so modifiziert werden, dass sie schließlich alle einer antisykotischen Behandlung bedürfen.

Wie *Sulfur* nicht das einzige Antipsorikum ist und *Mercurius* nicht das einzige Antisyphilitikum, so ist auch Thuja nicht das einzige Antisykotikum; denn mitunter werden auch *Nitricum acidum, Staphisagria, Sabina, Cinnabaris* oder andere Mittel benötigt, entweder vor oder nach Thuja oder auch wenn Thuja überhaupt nicht in Betracht kommt. Doch insgesamt gesehen steht Thuja wohl, wie Hahnemann lehrte, an der Spitze aller Antisykotika. Thuja, *Agaricus* und *Lycopodium* sind als übermäßig geprüfte Mittel bezeichnet worden. Doch wenn wir uns den großen Kreis von Krankheiten vergegenwärtigen, die durch das ihnen innewohnende sykotische Element kompliziert werden, so sind wir uns der angeblichen „Über-Prüfung" von Thuja nicht so sicher, denn es könnte nicht für ein so breites Spektrum von Beschwerden von Nutzen sein, wenn es nicht auch in der Lage wäre, ein ebenso breites Spektrum von Symptomen in seiner Pathogenese hervorzurufen. Gleiches gilt für *Sulfur* und *Mercurius*.

Thuja hat einige höchst eigentümliche Geistes- und Gemütssymptome, die klinische Bestätigung gefunden haben: „Fixe Ideen[TH74]: eine fremde Person würde neben ihm sitzen[TH77]; Geist und Körper seien voneinander getrennt[TH78]; der Körper und besonders die *Gliedmaßen seien aus Glas* und darum sehr zerbrechlich; von einem lebenden Tier im Bauch[TH79]; redet davon, er stünde unter dem Einfluß einer höheren Macht."^GS „Wahnsinnige Frauen wollen sich nicht anrühren lassen; niemand darf sich ihnen auch nur nähern."^GS Neben diesen kuriosen psychischen Symptomen finden wir:

Kopfschmerzen sykotischen Ursprungs, mit den verschiedensten Symptomen; weiße, abschilfernde Kopfschuppen^GS; Haare werden trocken und glanzlos, fallen aus^TH83; Haare dünn, sehr langsam wachsend, gespalten^GS.

An den Augenlidern Gersten-^TH161 oder Hagelkörner, Lidknorpelgeschwülste oder Kondylome^GS.

Mittelohrentzündung mit eitriger Absonderung^GS; Gehörgangspolypen^GS.

Aus der Nase kommt viel dicker, grüner Schleim^TH248, wie bei Pulsatilla, oder es bilden sich immer wieder hartnäckige, schmerzhafte Grindschorfe^KE1,399; Warzen auf der Nase^GS, Ausschläge an oder hinter den Nasenflügeln^ÖZ2,2,436.

Das Gesicht hat ein fettig-glänzendes Aussehen. **Verfall der Zähne von den Wurzeln her, während die Krone gesund erscheint.**^GS;AZ57,78

Ranula unter der Zunge^SK695;AJ7,54; variköse Venen überall im Mund und Rachen^GS.

Hörbares Kollern^RA112 und Knurren^RA(136), „Quarren und Muckern"^TH456 im Bauch; Empfindung, als würde ein Tier darin schreien, zugleich ein Grabbeln daselbst, wie von etwas sich bewegendem Lebendigen^TH79; Unterleib dick^RA107 und aufgetrieben^RA106, tritt stellenweise hervor, als würde die Bauchdecke von einem Kindesarm herausgetrieben^GS(RA113).

Langjährige Stuhlverstopfung, mit einzelnen kopiösen und sehr harten Stühlen^GS; Stuhlgang schwarz^TH495, verhärtet, in kugelartigen Stücken^TH505; Stuhl schlüpft wieder zurück, nachdem er schon teilweise ausgetrieben worden war (Sanicula, Silicea).

„Ausserordentlicher Durchfall, mit vielem Luftgepoltere strömt hellgelbes Wasser heraus, als wäre aus einem vollen Fasse der Spund herausgesprungen"^TH472; chronischer Durchfall seit Pockenimpfung^GS.

Schmerzhafte Rhagaden am Anus^AZ95,5; Anus von Feigwarzen umgeben^GS;TH524.

Ovarialaffektionen.^GY10ff

Asthma, mit dem Gefühl, als sei in der linken Brust etwas angewachsen. AZ83,137(RA205)

Finger- und Zehennägel spröde, deformiert oder verkrüppelt, bröckelig, zu weich GS(TH893f) *(vgl. Antimonium crudum, Graphites und Silicea)* [80].

Warzen ÖZ2,2,447, Feigwarzen RA, blutende, schwammartige Gewächse GS, Naevi GS, Epitheliome GS *und viele andere Hautaffektionen bei sykotischen Personen.*

Vergessen Sie nicht, alle hartnäckigen, therapieresistenten Fälle, seien sie akut oder chronisch, auf die drei Miasmen hin zu untersuchen!

Staphisagria

Samen von Delphinium staphisagria

Mürrische RA278, garstige, dürre, dickbäuchige SK602 Kinder mit Neigung zu Bauchschmerzen, besonders nach jedem Essen und Trinken RA123.

Ungeheurer Hunger, auch wenn der Magen voll ist. RA106

Gerstenkörner KE1,242, Knoten SK599 oder Hagelkörner AZ94,100 an den Lidern, eines nach dem anderen entstehend, manchmal geschwürig werdend. HC2,214

Brennen in der Harnröhre, *außer beim Harnen.* RA143f

Sehr empfindlich gegen geringste seelische Eindrücke; die kleinste Geste oder ein harmloses Wort wird gleich als Beleidigung empfunden. KN

Üble Folgen von geschlechtlichen Ausschweifungen oder Onanie TG164; die Gedanken kreisen ständig um sexuelle Dinge GS.

Frühzeitiges Verfaulen der Zähne bei Kindern; Zähne sind nicht sauber zu halten. (RA65)

---

[80] Nash hat diesen Mittelvergleich versehentlich hinter den „analen Feigwarzen" eingefügt.

Gefühl, als hinge der Magen [RA105] oder der Bauch [SK602] schlaff herunter. Großes Verlangen, Tabak zu rauchen. [SK601]

ೞ ✑

„Großer Ärger und Unwillen über Dinge, die man selbst oder die andere getan haben; grämt sich über die Folgen; beständige Sorge um die Zukunft." [HC2,214]

„Sie wirft Alles, was sie in die Hände bekommt, mit Unwillen von sich, sie schiebt die Dinge fort und weg von sich." [GY3]

„Kinder sind schlecht gelaunt, schreien oder weinen nach bestimmten Sachen, und wenn sie sie bekommen haben, werfen sie sie bockig wieder weg, besonders in der Frühe." [HC1,10]

„Aeusserst empfindlich gegen geistige und leibliche Eindrücke." [GY1]

„Sie fühlt jeden, auch den geringsten Umstand in ihrem Gemüthe besonders lebhaft und scharf, das geringste unrechte Wort beleidigt sie sehr, thut ihr weh." [GY2]

„Hypochondrie [RA273], Gleichgültigkeit [RA273] und Gedächtnisschwäche [RA(10)], verursacht durch unverdiente Beschimpfungen, durch sexuelle Ausschweifungen oder durch beständiges Schwelgen in sexuellen Phantasien." [GS]

„Beschwerden durch Entrüstung und Ärger oder durch zurückgehaltene Mißfallensbekundung; Schlaflosigkeit dadurch." [GS]

Ich führe all diese Symptome an, um dem Leser den Wert von Staphisagria als Gemütsmittel vor Augen zu führen. Häufig wird von Homöopathen, besonders bei Kindern, *Chamomilla* verschrieben, wenn eigentlich Staphisagria das bessere Mittel wäre, und in gleicher Weise wird manchmal *Nux vomica* fälschlich Erwachsenen verordnet.

Manchmal wird *Phosphoricum acidum* gegen nachteilige Folgen von Onanie angewandt, wo Staphisagria passender wäre. Sie werden auch feststellen, dass diese Arznei nicht selten bei den *Folgen* von Zorn und Ärger angezeigt ist – und nicht *Chamomilla* oder *Colocynthis*. *Chamomilla, Nux vomica, Cina, Colocynthis* und Staphisagria sind sehr nahe beieinander bei *mürrischen, übellaunigen, reizbaren* Patien-

ten, und es wird nur wenige Fälle geben, wo nicht das eine oder andere von ihnen passen wird. Mit *Phosphoricum acidum, Natrium muriaticum, Anacardium* und *Aurum* gehört Staphisagria zugleich aber auch in eine Gruppe, die für apathisch-gleichgültige oder hypochondrische Personen geeignet ist.

Staphisagria hat eine „Scheinhunger-Empfindung im Magen"[RA105], *als ob dieser schlaff herunterhinge*, doch ohne wirklichen Appetit. *Ipecacuanha* und *Tabacum* haben das gleiche Gefühl. Es wird manchmal auch als Schwäche- oder Flauheitsgefühl im Magen beschrieben. Das gleiche Schwächegefühl kann im Unterleib auftreten, als wenn dieser „wegfallen"[UE] sollte, und der Patient hat dann das Bedürfnis, den Bauch von unten mit den Händen zu stützen.

Bauchschmerzen, die man auch als *„habituelles Leibschneiden"*[RA122ff] bezeichnen könnte, bei *garstigen, dürren, aber dickbäuchigen Kindern*, besonders wenn diese viel unter ihren Zähnen zu leiden haben; die *Zähne werden schnell schwarz*[RA65], *das Zahnfleisch schwammig*[GS] und bei Berührung *schmerzhaft empfindlich*[RA62].

Wenn wir zum Vorangegangenen noch ruhrartige Beschwerden[ST1,201] hinzufügen, sehen wir, dass Staphisagria seine Wirkung am gesamten Darmtrakt entfaltet. Staphisagria gehört zu den Mitteln, die als Charakteristikum eine ausgesprochene Verschlimmerung der Bauch- und Stuhlgangsbeschwerden *durch jegliches Essen und Trinken* erfahren.[GS]

Staphisagria hat ein höchst eigenartiges Symptom, das in den Prüfungen auftaucht und das ich wiederholt bestätigt gefunden habe, nämlich „Brennen in der Harnröhre, *außer* beim Harnen"; während des Wasserlassens hört das Brennen auf. Wir haben zahlreiche Mittel für Brennen vor, während und nach dem Harnen, aber Staphisagria ist das einzige, das dieses Brennen die ganze Zeit über hat, nur *nicht beim* Harnen. Zusätzlich zu seiner Bedeutung als Mittel bei Onaniefolgen ist Staphisagria auch eines unserer wichtigsten Heilmittel bei den Prostataleiden alter Männer, einhergehend mit häufigem Wasserlassen und nachfolgendem Harntröpfeln.[GS] Ein sehr häufiges und beschwerliches Symptom, das sowohl bei Männern wie bei Frauen im Zusammenhang mit Affektionen der Geschlechtsorgane gefunden wird, sind *Kreuzschmerzen*, die sich dadurch auszeichnen, dass sie *stets nachts im Bett und früh morgens vor dem Aufstehen* auftreten[RA201]. Hier hat Staphisagria schon oft gute Dienste geleistet.

Staphisagria hat sich auch als Hautmittel einen Namen gemacht. Es vermag hier sowohl trockene wie auch nässende Ausschläge zu heilen. Bei den Ekzemen sickert unter den Schorfen eine gelbliche, fressende Flüssigkeit hervor, und auf allen gesunden Hautstellen, die von dieser Flüssigkeit berührt werden, entstehen neue Bläschen und später neue Schorfe.[AR1,3,170f] Diese Ekzeme jucken im Allgemeinen heftig, und eine Besonderheit dabei ist, dass das Jucken, wenn es an einer Stelle durch Kratzen gelindert worden ist, augenblicklich an einer anderen Stelle wiederkehrt.[GS] Das Ekzem erscheint bei Staphisagria häufig auf dem Kopf[RA20] sowie über und hinter den Ohren[RA19], doch die ausgeprägteste Wirkung des Mittels auf die Haut betrifft die Augenlider. Hering drückt es so aus: „*Gerstenkörner, Knoten oder Hagelkörner, eines nach dem anderen, manchmal geschwürig werdend.*"[GS] Es gibt nur ein Mittel, das bei chronischer Lidrandentzündung[SK599] mit Staphisagria zu vergleichen ist, und das ist *Graphites* (vgl. auch *Borax*). Von Staphisagria sind bemerkenswerte Heilungen von verdrießlichen[RA(433)], schwächlichen und kränklichen Kindern überliefert, die unter den erwähnten Zahn- und Augenlidaffektionen zu leiden hatten. Dabei wurden nicht nur die lokalen Beschwerden kuriert, sondern auch in jeder Hinsicht die *Patienten* selbst.

Ich denke noch an zwei andere Indikationen von Staphisagria, die ich hier erwähnen möchte. Die eine bezieht sich auf seinen Nutzen bei Kondylomen[KE2,168], Feigwarzen[SK603] oder blumenkohlartigen Wucherungen. Mit der 200. Potenz dieser Arznei beseitigte ich bei einer Frau ein Gewächs am Perineum, das 2,5 cm lang war und genau wie ein kleiner Blumenkohl aussah. Es verschwand unter der Wirkung von Staphisagria außerordentlich schnell und kam nie wieder.

Die andere Indikation von Staphisagria sind *Schnittwunden*.[SK595] Hier ist es das beste Mittel, wenn es sich um einen glatten Schnitt handelt, wie z. B. nach einem chirurgischen Eingriff. Staphisagria ist für solche Wunden, was *Calendula* für Risswunden ist, *Arnica, Hamamelis,*

Ledum und *Sulfuricum acidum* für Prellungen, Hämatome, Ekchymosen usw., *Rhus toxicodendron*, *Calcarea* und *Nux vomica* für Verrenkungen und Zerrungen, *Calcarea phosphorica* und *Symphytum* für Frakturen.

Colchicum autumnale

Herbstzeitlose

Speisegerüche erregen Übelkeit, bis hin zu Ohnmachtsanwandlungen. GA1,43f

Herbstruhren SK349, wenn die Tage warm und die Nächte kalt sind; blutig-schleimige Stühle mit Schleimhautfetzen GA1,163;SK349.

Gelenkschwellungen, die von einem Gelenk zum anderen wandern GS; sie sind oft *hydropisch* und zeigen Dellen nach Fingerdruck; < durch jedes Wetterextrem, sowohl Nässe und Kälte als auch Trockenheit und Wärme (Kent).

☙ ❧

Dieses Mittel hat eines der verlässlichsten Charakteristika der ganzen Materia medica, das von keinem mir bekannten pathologischen Standpunkt aus zufrieden stellend zu erklären ist. Ich erwähne dies hier, weil offenbar bei manchen Kollegen das Bedürfnis besteht, all ihre Verschreibungen auf pathologische Indikationen zu gründen. Dagegen ist auch nichts einzuwenden, wenn sie es denn können und damit wirklich zur Heilung ihrer Patienten beitragen. Andererseits beanspruche ich volle Anerkennung für den Wert jener subjektiven Empfindungssymptome und Modalitäten, die man eben nicht erklären kann. Ja, ich bin mir sogar ziemlich sicher, dass man sich bei der Heilung unserer Patienten häufiger auf die gut bestätigten subjektiven Symptome verlassen kann als auf all die pathologischen Zustände, die wir kennen. Doch nun zu besagtem Charakteristikum

von Colchicum: *„Der Geruch von Speisen greift bis zur Übelkeit an oder bringt ihn der Ohnmacht nahe."*[GA1,43f] Ein Fall aus meiner eigenen Praxis soll Ihnen den Wert dieses Symptoms veranschaulichen; er war zugleich meine erste Erfahrung mit einer so hohen Potenz wie der C 200. Die Patientin, eine 75 Jahre alte Dame, wurde plötzlich von Übelkeit im Magen und massivem Bluterbrechen heimgesucht; es folgten blutige Stühle, die zunächst profus waren und dann weniger wurden und nur noch aus blutigem Schleim bestanden. Außerdem litt sie unter heftigem Tenesmus und Bauchschmerzen. *Aconitum, Mercurius, Nux vomica, Ipecacuanha, Hamamelis* und *Sulfur*, all dies wurde von mir versucht, so gut ich die Mittel zu jener Zeit zu wählen verstand. Es stellte sich aber keinerlei Erleichterung ein, und nach zwölf Tagen war meine Patientin so weit heruntergekommen, dass es mir schien, als ginge es mit ihr bald zu Ende. Sie war so schwach geworden, dass sie nicht einmal mehr ihren Kopf aus dem Kissen erheben konnte. Zuletzt hatte sie 65 Durchfallstühle innerhalb von 24 Stunden, die sie direkt auf spezielle Tücher im Bett entleerte. Die Schmerzen, die Zahl der Stuhlgänge und auch alle übrigen Symptome verschlimmerten sich von Sonnenuntergang bis Sonnenaufgang (ein weiteres Charakteristikum von Colchicum).
Während dieses ganzen Leidens war der Patientin durch die zu ihr vorgedrungenen Kochgerüche so schwach und übel geworden, dass sämtliche Türen zwischen ihrem Schlafzimmer und der Küche, die zwei große Räume entfernt lag, ständig geschlossen sein mussten. Ich war damals mit der Materia medica noch nicht so gut vertraut wie heute und wusste daher, obwohl ich das Symptom nicht übersehen hatte, von keinem Mittel, das gerade dieses besaß. Aber ich hatte die Arzneimittellehre von Lippe in meiner Kutsche dabei, holte das Buch herein und setzte mich zu ihr ans Bett – entschlossen, dieses eigentümliche und hartnäckige Symptom zu finden, koste es, was es wolle. Ich begann bei *Aconitum* und schaute mir bei jedem Mittel die Magen- und Appetitbeschwerden an; und da stand es, klar und deutlich, unter Colchicum – meiner Erinnerung nach das erste Mal, dass ich es je bemerkt hatte. Dann suchte ich in meinem Arzneikasten nach dem Mittel. Nicht vorhanden, und ich war vier Meilen von mei-

ner Praxis entfernt. Ich hatte aber ein Kästchen mit 200er Potenzen von Dunham unter meinem Wagensitz, das seit über einem Jahr dort lagerte, aber mangels Vertrauen in hohe Potenzen von mir bis dahin noch nie angerührt worden war. Da ich für den Augenblick nichts Besseres tun konnte, löste ich ein paar Kügelchen Colchicum C 200 in einem halben Glas kalten Wassers auf und ordnete an, nach jedem neuerlichen Stuhlgang einen Teelöffel davon zu verabreichen. Auf meinem Heimweg hielt ich mein Pferd zwei- oder dreimal an und wollte schon umkehren, um der armen, leidenden Frau irgendeine andere Arznei zu geben. Ich fühlte mich schuldig, andererseits sagte ich mir: Dies ist Lippes Materia medica, und das sind Carroll Dunhams Potenzen, und hier ist eine klare Indikation für das Mittel, und auch die anderen Symptome kontraindizieren es nicht. So fuhr ich also nach Hause. Doch am nächsten Morgen machte ich mich früh wieder auf den Weg, um zu versuchen, meine Unbesonnenheit von gestern wieder gutzumachen (falls die Patientin nicht schon gestorben war). Stellen Sie sich meine Überraschung vor, als ich ins Krankenzimmer trat und meine Patientin langsam den Kopf auf dem Kissen zu mir drehte und lächelnd „Guten Morgen, Herr Doktor" sagte. Mehrere Morgen war ich immer mit einem Stöhnen begrüßt worden. Mir wurde ganz schwach, und mit der Bemerkung „Sie fühlen sich besser!" sank ich auf den neben dem Bett stehenden Stuhl. „Oh ja, Herr Doktor." „Wie viel von der letzten Medizin haben Sie denn genommen?" „Zwei Löffel." „Was?" „Zwei Löffel; ich hatte nur noch zweimal Stuhlgang, seitdem Sie gegangen waren." „Haben Sie gar keine Schmerzen mehr?" „Die Schmerzen waren wie weggeblasen", und dabei schnippte sie mit den Fingern. „Bis auf die Schwäche fühle ich mich gut." Sie nahm keine Arznei mehr ein, erholte sich rasch und war noch fünf Jahre bei gutem Allgemeinbefinden, bis sie schließlich im Alter von 80 Jahren starb. Ich habe diese Überraschung von damals nie vergessen. Gegen meinen Willen war ich eines Besseren belehrt worden, konnte es aber immer noch nicht so recht glauben. Ich begann daher, mit der C 200 ernsthaft zu experimentieren. Seither habe ich viele Fälle von Herbstruhr auf dieselbe Indikation hin mit Colchicum in derselben Potenz geheilt. Heilen konnte ich auch

einen schweren Fall von Blinddarmentzündung (die jetzt Appendizitis genannt wird und neuerdings mit Vorliebe operiert wird, mit mehr Todesfällen, als man sie vor Populärwerden der Operation jemals gehabt hat), und zwar wieder auf das Symptom des überempfindlichen Geruchssinns hin, der in diesem Fall besonders ausgeprägt war. Ein schlimmer Fall von Bright'scher Krankheit wurde ebenfalls mit dem Mittel geheilt; desgleichen Rheumatismus, Gicht und wassersüchtige Zustände [GA] – wenn dieses Symptom vorhanden war. Ich habe meine Erfahrungen mit Colchicum deshalb so ausführlich dargestellt, um drei Dinge zu beweisen:
1. Dass wir uns nicht von Vorurteilen beeinflussen lassen sollten.
2. Dass subjektive Symptome höchst wertvoll sind.
3. Dass die 200. Potenzen wirken und *heilen.*

Selbstverständlich gibt es noch andere wertvolle Symptome außer diesem einen, dem wir hier so viel Bedeutung beigemessen haben. Zum Beispiel hat Colchicum zwei Symptome, die einander entgegengesetzt sind, nämlich *heftiges Brennen* [GA1,120] und *Eiseskälte* [GA1,124] im Magen; auch im Bauchbereich gibt es oft diese entgegengesetzten Temperaturempfindungen [SK349].

Colchicum ist manchmal bei Herbstruhr angezeigt, wobei die weißen oder blutigen Schleimabsonderungen mit *„Gedärm-Abschabsel"* [GA1,163] vermischt erscheinen, verbunden mit heftigem Tenesmus. [SK349] *Cantharis* hat diese wie mit Schleimhautfetzen durchsetzten Stühle in gleichem Maße wie Colchicum, doch bei *Cantharis* erfassen Schmerz und Tenesmus gleichzeitig auch die unteren Harnorgane. *Colocynthis* hat ebenfalls solche Stühle, doch die zum Zusammenkrümmen zwingenden kolikartigen Schmerzen unterscheiden es von den beiden anderen Mitteln.

Colchicum zeichnet sich durch eine starke, meteoristische Auftreibung des Unterleibs aus. [GA1,140f] Es ist in der 200. Potenz ein gutes Mittel gegen die Blähsucht von Kühen, die zu viel frischen Klee gefressen haben. Bei Verdauungsstörungen, die mit Brennen oder Kältegefühl im Magen sowie viel Luftansammlung im Magen oder Bauch oder beidem einhergehen, ist Colchicum ein exzellentes Mittel, das nicht selten *Carbo vegetabilis, China* oder *Lycopodium* vorzuziehen ist.

Colchicum wird in den Lehrbüchern immer als wirksam bei umherziehendem und gichtigem Gelenkrheumatismus dargestellt, und ich habe es oft versucht, aber nie auch nur annähernd mit dem gleichen Erfolg wie mit unseren anderen Rheumamitteln. Ich bin hierbei von dem Mittel sehr enttäuscht worden. Vielleicht habe ich es nicht tief genug verwendet. Es wird ferner empfohlen bei großer Muskelschwäche [GA1,310] oder schnellem Sinken der Kräfte [GA1,309]; mir fehlt es hier aber an persönlicher Erfahrung. Sollte ich jedoch bei irgendeinem von diesen oder anderen Leiden sein Hauptcharakteristikum, die extreme Geruchsempfindlichkeit, antreffen, würde ich es mit Sicherheit geben und zuversichtlich gute Ergebnisse erwarten.

Crocus sativus

Echter Safran

Anfallsweises Zusammenziehen und Zucken einzelner Muskeln oder Muskelgruppen. [GS(GA1,58ff)]

Blutungen aus verschiedenen Teilen, mit Erguss zähen, schwarzen Blutes [SK372]; Blut klumpig; zu langen schwarzen Fäden ausziehbar, aus der blutenden Körperöffnung heraushängend. [GS]

Sehr veränderliche Stimmung: mal lacht und singt sie [GA1,306], hüpft herum und möchte jeden küssen [GS], dann schreit sie, wird wütend [GA1,309f], beschimpft jeden etc.

Gefühl, als würde etwas Lebendiges im Magen, Bauch [GA1,136], Uterus oder Brust [GA1,176] hüpfen oder sich bewegen.

༄ ༅

Dieses Mittel hat in der homöopathischen Therapie drei verschiedene Anwendungsbereiche.

1. Bei Blutungen aus verschiedenen Organen. Das Blut ist dabei *schwarz oder dunkel, zäh bis geronnen, und es hängt in langen*

schwarzen Fäden aus der blutenden Körperöffnung heraus. Gleich ob aus der Nase [GA1,159], der Gebärmutter [SK376], der Lunge [GS] oder dem Magen, wenn das Blut von dieser Beschaffenheit ist, muss Crocus gegeben werden. (Bei *Mercurius solubilis* hängt das Blut wie ein Eiszapfen aus der Nase.)

2. Bei hysterischen Zuständen [SK372] mit großer Veränderlichkeit der Gemütsverfassung.
Die Patientin ist abwechselnd heiter oder traurig. [GA1,307] Im ersteren Fall singt sie, tanzt [GS], hüpft, lacht und pfeift [GS], ist liebevoll und möchte am liebsten jeden umarmen [GA1,309] und küssen. Im letzteren neigt sie zum Weinen und Schreien, bekommt schnell Wutanfälle und beschimpft ihre Angehörigen, was sie aber im nächsten Augenblick wieder reut etc.
Crocus ähnelt in diesen wechselhaften Gemütszuständen *Aconitum, Ignatia* und *Nux moschata*, doch findet sich bei Crocus noch ein weiteres eigentümliches und hartnäckiges Symptom, nämlich *Gefühl von etwas Hüpfendem oder sich Bewegendem im Magen, im Unterleib, im Uterus oder in der Brust*. Oft ist die Bewegungsempfindung im Bauch so deutlich, dass die Patientin sie für die Bewegung eines Fötus hält und sich in anderen Umständen wähnt. Versprechen Sie also bei diesem Symptom nicht zu bereitwillig ein Baby, sondern verabreichen Sie, wenn zudem die oben beschriebenen Gemütssymptome vorhanden sind, eine Dosis Crocus und warten die weitere Entwicklung ab.

3. Crocus ist eines unserer Mittel bei chronischen Erkrankungen. Dazu gehört eine besondere Neigung zu *Zuckungen einzelner Muskeln oder Muskelgruppen (Ignatia* und *Zincum), vor allem der Augenlider* [GA1,60]. Solche Zuckungen kommen bei hysterischen Personen sehr häufig vor, und es gibt viele Arzneien dagegen, sodass man natürlich nicht auf die Zuckungen allein hin verordnen kann. Es gibt jedoch Mittel, die bei Hysterie und auch anderen nervösen Leiden geeignet sind, bei denen Zuckungen eine große Rolle spielen, und Crocus ist eines von ihnen.

Borax

Natriumtetraborat

Ängstliches Gefühl bei Abwärtsbewegung [CK4+5]; wenn man das Kind niederlegt, erschrickt es [HC1,9] und fährt ängstlich zusammen oder schreit; auch sehr empfindlich und schreckhaft gegenüber Geräuschen [CK7ff].
Stomatitis aphthosa, mit grünlichen Durchfällen Tag und Nacht [AZ37,92] und großer Hitze im Mund [CK125].
Pleuritische Stiche in der rechten vorderen Brustregion. [GS] Husten mit Auswurf von *ekligem Schimmelgeschmack*. [CK324;AZ61,149] [81]

☙ ❧

Obwohl Borax ein altes Heilmittel ist, weiß man es allgemein nicht genügend zu schätzen. Seine Wirkung auf das Nervensystem ist sehr ausgeprägt, was sich in erster Linie in der Schreckhaftigkeit und übergroßen Empfindlichkeit gegenüber *Geräuschen* manifestiert, und sei es nur dem Rascheln einer Zeitung, Räuspern oder Niesen [CK9], einem Schreien von irgendwo [CK8] oder einem weit entfernten Schuss [CK7]. Gelegentlich wird bei diesem Zusammenfahren durch Geräusche *Belladonna* verabreicht, wo eigentlich Borax sehr viel angemessener wäre. Es gibt noch ein weiteres, zudem höchst merkwürdiges nervöses Symptom, nämlich *Furcht zu fallen* bzw. *Angst bei Abwärtsbewegung*. Das Kind schreit ängstlich auf und klammert sich an die Mutter, wenn diese versucht, es ins Bett zu legen. Gleiches passiert, wenn es eine Treppe hinuntergetragen wird – es schreit und hält sich krampfhaft an der Mutter fest, solange die Abwärtsbewegung andauert. Auch bei Erwachsenen zeigt sich diese Furcht: Sie

---

[81] Nash spricht von „üblem, kräuterartigem (herby) Geschmack." Hier liegt m. E. eine Verwechslung mit dem im Englischen nicht unähnlich klingenden „mouldy" (schimmelig) vor. Zumindest ist *Schimmelgeschmack des Auswurfes* ein bedeutendes und klinisch bestätigtes Symptom von Borax, während „kräuterartiger Geschmack" in keiner der üblichen Quellen zu finden und auch in der Kombination mit „übel" nicht gerade nahe liegend ist.

können nicht im Schaukelstuhl schaukeln, nicht reiten, sich nicht auf Wellen treiben lassen, nicht mit dem Schlitten einen Hang hinunterfahren[CK4] – wegen dieser enormen Angst bei oder vor Abwärtsbewegung. Es gibt meines Wissens nur ein Mittel, das dieses Symptom ähnlich ausgeprägt hat, und das ist *Gelsemium*[82] (auch *Sanicula*).

Ein Baby schläft friedlich in seiner Wiege. Plötzlich wacht es schreiend auf und hält sich an den seitlichen Gitterstäben fest, ohne dass dafür irgendein Grund erkennbar wäre; oder es fährt plötzlich aus dem Schlaf hoch und klammert sich wie zutiefst erschrocken an seiner Mutter fest. In solchen Fällen könnten wir an *Apis, Belladonna, Cina, Stramonium* etc. denken, doch dürfen wir unsere Verordnung natürlich nicht nur auf dieses eine Symptom stützen. Schauen wir uns darum als nächstes den Mund des Kleinen an, und wenn wir dann die Mundhöhle entzündet und *von Aphthen*[CK150] *überzogen* vorfinden sollten, würde dies sehr stark für Borax sprechen. Seit „Urzeiten" ist Borax bei diesem Leiden allgemein in Gebrauch gewesen, selbst als Hausmittel, und von den Ärzten wurde es ohne Sinn und Verstand immer wieder verschrieben, bis sich die Homöopathen des Mittels annahmen und ihm seinen genauen Platz in der Materia medica zuwiesen. Heutzutage haben wir bei Aphthen zwischen ihm, *Mercurius, Hydrastis, Sulfur, Sulfuricum acidum* und noch einigen anderen Arzneien zu wählen.

Es ist nicht nötig, hier die verschiedenen in Betracht kommenden Mittel voneinander abzugrenzen, doch so viel sei gesagt, dass die aphthöse Stomatitis in jedem Krankheitsfall immer nur *ein Symptom* darstellt. Die übrigen sind außerhalb der lokalen Affektion zu suchen und haben auf die letztendliche Entscheidung für ein Mittel häufig sehr viel größeren Einfluss. So sind z. B. die schon erwähnten nervösen Symptome starke Hinweise auf Borax. Und die Wirkung des Mittels ist nicht nur auf die Schleimhäute des Mundes beträchtlich, son-

---

[82] Nash ergänzt hier, dass das Symptom seiner Erinnerung nach bei *Gelsemium* nur bei Wechselfieber aufgetreten sei. Das ist nicht richtig, wie die *Guiding Symptoms* zeigen. Vgl. auch z. B. das *Gelsemium*-Kapitel in Margaret L. Tylers *Homöopathische Arzneimittelbilder*, wo ein entsprechender Fall geschildert wird.

dern auch auf alle anderen. *Die Augenwimpern sind von einem trockenen, klebrigen Exsudat überzogen und haften in der Frühe aneinander* [GS]; *oder die Wimpern kehren sich nach innen* und entzünden die Bindehaut [CK77]. Eitriger Ausfluss aus den Ohren. [CK96f] Ich heilte mit Borax einmal eine Otorrhoe, die schon seit 14 Jahren bestand.

In der Nase bilden sich viele trockene Krusten, die sich nach Entfernung immer wieder neu erzeugen. [CK111] *Grünliche Durchfälle Tag und Nacht, bei aphthöser Stomatitis.* Säuglinge mit entzündeter Harnröhre fangen schon vor dem Harnen an zu schreien und zu weinen. [CK271] Wenn diesen Schreianfällen vor dem Harnen Ablagerung von Harngrieß in der Windel oder dem Geschirr folgen sollte, wäre an *Lycopodium* oder *Sarsaparilla* zu denken.

Auch die Schleimhäute der Atemwege werden von Borax in Mitleidenschaft gezogen. Der Patient leidet unter Husten und Auswurf von *ekelhaftem Schimmelgeschmack.* [Siehe Fußnote Seite 428.] Rippenfellentzündungen [GS] überwiegend in der rechten vorderen Brustregion.

Borax hat außerdem weißen, *eiweißartigen* [CK305] oder *wie gekochte Stärke* [GS] aussehenden Vaginalausfluss, der kopiös ist und das Gefühl vermittelt, als flösse warmes Wasser herab [CK305]. All dies zusammen zeigt uns die massive Wirkung von Borax auf die Schleimhäute. Wie bei *Chamomilla, Hepar sulfuris* und *Silicea* heilt auch bei Borax die Haut sehr schlecht; selbst kleine Verletzungen fangen schnell an zu schwären und zu eitern. [CK408]

Eupatorium perfoliatum

Wasserhanf

Schmerzhaftigkeit der Augäpfel [EN7]; Schnupfen, mit Wehtun aller Knochen [GS]; große Prostration bei Grippe. [KN]

Heftige, tief sitzende Gliederschmerzen, wie in den *Knochen*, mit Wundheits- und Zerschlagenheitsgefühl am ganzen Körper, namentlich im Kreuz [EN67], in den Armen [EN70] und Handgelenken [EN72] sowie in den Unterschenkeln.

Galleerbrechen zwischen Frost und Hitze. [GS] Frost beginnt zwischen 7 und 9 Uhr morgens. [MM284f]

Heiserkeit am frühen Morgen, mit Wundheitsschmerz in der Brust beim Husten; muss beim Husten die Brust festhalten. [GS]

☙ ❧

Als ich über *Arnica* schrieb, verglich ich dort mehrere Mittel mit Zerschlagenheitsschmerz. Auch dieses Mittel hätte dort erwähnt werden können, hat es doch ein *„Zerschlagenheitsgefühl am ganzen Körper, wie zerbrochen".* (*Arnica, Bellis perennis, Pyrogenium.*) Das Zerschlagenheitsgefühl von Eupatorium perfoliatum beinhaltet *heftige und tief sitzende Gliederschmerzen*, wie in den *Knochen.*

Lassen Sie mich zur Illustration einige der Symptome zitieren: *„Heftige Schmerzen in den Gliedern und im Rücken, als ob die Knochen gebrochen wären."*[GS] *„Schmerzen in den Knochen der Extremitäten, dabei das Fleisch wie wund."*[EN67] *„Wundheitsschmerz in den Knochen."*[EN68] *„Wundheitsgefühl und Wehtun der Ober- und Unterarme."*[EN71] *„Schmerzhaftes Wundheitsgefühl in beiden Handgelenken, wie gebrochen oder verrenkt."*[EN72] *„Wundheitsgefühl und Wehtun der Beine."*[EN76] *„Steifheit und allgemeine Schmerzhaftigkeit der unteren Extremitäten beim Aufstehen und zu Beginn des Gehens."*[EN75] *„Die Waden fühlen sich wie zerschlagen an."*[EN79] *„Dumpfe Gliederschmerzen, wie in den Knochen, mit Stöhnen."* Diese Symptome sind alle charakteristisch und können bei Influenza vorkommen, bei biliösem oder intermittierendem Fieber, bei Bronchitis, besonders im Alter, und bei vielen anderen Krankheiten. Sie haben Eupatorium im Volksmund den Namen „Knochenheil" („bone-set") eingetragen, weil es – wegen der heftigen Schmerzen bei einer Wechselfieberepidemie, als ob die Knochen gebrochen wären – dasjenige Mittel war, das die Heilung herbeiführte oder „die Knochen wieder heil machte". Die Epidemie wurde auch *„knochenbrechendes Fieber"* genannt. Natürlich wurde diese Heilkraft des Mittels damals durch Zufall entdeckt, doch umfangreiche Prüfungen und Verifikationen haben die Homöopathizität solcher Heilungen hinreichend bewiesen, wie es auch mit *Apis* bei wassersüchtigen Zuständen gewesen ist. Wenn Eupatorium perfoliatum keine anderen heilenden Eigenschaften als die bei Wechselfieber hätte, wäre es dennoch für die Homöopathie von unschätzbarem Wert. Es heilt eine bestimmte Art von Intermittens, bei dem das große Antiperiodikum (Chinin) der alten Schule nichts oder nur wenig ausrichten kann. Drei Charakteristika ragen heraus, um uns die Fälle, in denen es geeignet ist, anzuzeigen:

1. Der Zeitpunkt des Frostbeginns – 7 bis 9 Uhr früh.
2. Heftige Knochenschmerzen vor dem Frost. [GS]
3. Galleerbrechen zwischen Frost und Hitze.

Es gibt natürlich noch andere Symptome, die bei einem Eupatorium-Wechselfieber auftreten können, doch diese drei sind zuverlässige Wegweiser, und viele verbürgte Heilungen untermauern ihre Richtigkeit.

Eupatorium perfoliatum ist auch bei Erkrankungen der Atemwege von großem Nutzen. Bei den Grippeepidemien der letzten Jahre hat es sich in meinen Händen als sehr hilfreich erwiesen, wobei die „Knochenschmerzen am ganzen Körper" das Leitsymptom waren.

Es hat außerdem *Heiserkeit am Morgen*, wie *Causticum*, doch während *Causticum* dabei mehr *Brennen* und Rauheit im Halse hat, geht die Heiserkeit von Eupatorium perfoliatum eher mit *Wundheitsgefühl in der Brust* einher; [83] beim Husten muss der Eupatorium-Patient die Brust mit den Händen stützen, so sehr tut diese dabei weh *(Bryonia, Drosera, Kreosotum, Natrium sulfuricum, Sepia)*. Beide Mittel haben Knochenschmerzen, besonders bei Grippe, Eupatorium perfoliatum jedoch sehr viel ausgeprägter. Wenn keine der beiden Arzneien die

---

83 Nash fügt an dieser Stelle (in der 2. bis 4. Auflage) einen unpassenden Vergleich mit den Brustschmerzen von *Ranunculus bulbosus* ein, indem er schreibt: „*Ranunculus bulbosus* has pain in [?] the chest when walking, turning, from touch, or weather changing." Unpassend ist, dass es sich nicht um Beschwerden im Zusammenhang mit Heiserkeit handelt; vielmehr sind es, wie ein Blick in die *Guiding Symptoms* zeigt (Bd. 9, S. 8), Schmerzen und Modalitäten einer *Pleurodynie*, die sich im Wesentlichen auf die *Brustwand* beziehen. Affektionen des Kehlkopfes, der Luftröhre oder der Bronchien sind von diesem Mittel, zumindest in den *Guiding Symptoms*, nicht überliefert.

Heiserkeit ganz zu heilen vermag, wird häufig *Sulfur* die Wirkung komplementieren.

Alles in allem muss an Eupatorium perfoliatum bei *vielen Krankheiten* gedacht werden, wenn die hier erwähnten charakteristischen Symptome zugegen sind. Besonders passt das Mittel auch bei Krankheiten alter Leute sowie bei durch Trunksucht heruntergekommenen Personen.[GS] Von allen Mitteln weist *Bryonia* die meisten Parallelen mit Eupatorium perfoliatum auf; die beiden können dadurch unterschieden werden, dass *Bryonia* reichliche Schweiße hat und sich bei Schmerzen ruhig verhält, während Eupatorium eher wenig schwitzt und durch Schmerzen unruhig wird.

Eupatorium purpureum

Roter Wasserhanf

Nach den von Frau H. H. Dresser durchgeführten Prüfungen[84] müsste dies ein gutes Mittel bei Harnwegsbeschwerden sein. Und Dr. Hughes sagt: „Eupatorium purpureum ist mein bevorzugtes Mittel bei der Reizblase von Frauen geworden."[MP477] Ich habe es in solchen Fällen noch nicht ausprobiert; doch habe ich mit ihm einige schöne Erfolge bei intermittierendem Fieber erzielt, wenn der *Frost im Kreuz anfing und sich von dort gleichzeitig*[GS] *nach oben und unten ausbreitete*[MM242] – ein eindeutiges Keynote für das Mittel. Wie bei *Eupatorium perfoliatum* sind auch hier Knochenschmerzen[GS] vorhanden. Eine Dame, die sieben Jahre in der Nähe eines Sumpfgebiets gelebt hatte, hatte während dieser Zeit niemals irgendwelche Malaria-Symptome, doch nachdem sie von dort fortgezogen war, entwickelten sich Fieberanfälle, die durch die übliche Chinin-Behandlung

---

84 Nash schreibt die Prüfungen irrtümlich auch ihrem Ehemann, Dr. B. L. Dresser zu, der jedoch „nur" eine Reihe von klinischen Symptomen beigesteuert hat. Die ausführlichste Symptomenübersicht findet sich in Herings Monographie, enthalten in dessen *Materia medica* von 1873.

nicht endgültig zu besiegen waren. Das Chinin konnte die Anfälle allenfalls auf kurze Zeit unterdrücken, anschließend kehrten sie umso heftiger zurück. Aufgrund der oben genannten Indikationen erhielt sie Eupatorium purpureum C 200 und wurde rasch und dauerhaft geheilt.

Capsicum scheint dieser Arznei zu ähneln, sowohl hinsichtlich der im Rücken beginnenden Frostanfälle als auch des Reizzustands der Harnblase. Der Frost von *Capsicum* beginnt allerdings genau zwischen den Schulterblättern, während er bei Eupatorium purpureum in der unteren Rückenpartie seinen Anfang nimmt.

Capsicum hat heftigen Frost mit allgemeiner Kälte des Körpers; Eupatorium purpureum hat heftiges Schütteln mit vergleichsweise geringer Kälte des Körpers[GS]. Eupatorium purpureum, *Eupatorium perfoliatum* und auch *Capsicum* haben Knochenschmerzen vor dem Frost, am meisten aber *Eupatorium perfoliatum*.

Capsicum

Capsicum annuum; Spanischer oder Roter Pfeffer

Brennende Schmerzen, vor allem der Schleimhäute, oder *Beißen* wie von rotem Pfeffer auf den betroffenen Stellen.

Husten mit Schmerzen in entfernten Körperteilen[AA159], wie Kopf[RA153], Blase[RA139], Knie[RA158], Beine[RA200] etc.

Schauder und Frostschütteln *nach jedem Trinken*[RA242]; Frost beginnt zwischen den Schulterblättern[GS] und breitet sich von dort über den ganzen Körper aus.

☙ ❧

Capsicum ist [außer bei Wechselfiebern[UE]] auch bei Ruhr[ST1,201], in späteren Stadien der Gonorrhoe[KE2,79] und bei Halsbeschwerden[GS] von Nutzen, wenn in den Schleimhäuten der betroffenen Teile heftiges

Brennen besteht. Kurz, es ist ein Mittel, an das bei allen Schleimhautaffektionen, gleich welcher Lokalisation, zu denken ist, die mit **Brennen** einhergehen. Das charakteristische Brennen ist nicht wie das von *Arsenicum*, sondern es wird typischerweise so beschrieben, *als würde* **Roter Pfeffer** *auf die Stelle gestreut*[GS]; auch wird es nicht durch Wärme gemildert, wie das bei *Arsenicum* der Fall ist.

Capsicum hat beim Husten Kopfweh, als ob die Hirnschale zerspringen wollte.[RA153] Ich heilte einen schlimmen Fall dieser Art, der schon jahrelang bestanden hatte. Der Patient schrie bei jedem Hustenstoß auf und hielt den Kopf mit beiden Händen fest. Der Zustand verschlimmerte sich schließlich so, dass er im Bett liegen musste, weil der Schmerz im Sitzen unerträglich wurde. Capsicum heilte ihn umgehend. Andere Mittel mit ähnlichen Verschlimmerungen sind *Bryonia, Natrium muriaticum, Squilla* und *Sulfur*.

Capsicum hat beim Husten aber auch Schmerzen in entfernteren Körperteilen, wie z. B. in der Blase, den Beinen oder den Knien.

Schauder und Frostschütteln *nach jedem Trinken*.

Frost beginnt *zwischen den Schulterblättern*, breitet sich von dort aus.

Reaktionsmangel[GS], besonders bei fettleibigen Personen.

Spongia tosta

Euspongia officinalis; Röstschwamm

Kruppartiger Husten[MM231]; klingt wie eine Säge, die durch ein Brett getrieben wird; < beim Erwachen aus dem Schlaf.

Erwacht nach Mitternacht mit Erstickungsgefühl, begleitet von heftigem, lautem Husten, großer Unruhe, Aufregung, Angst und schwerem Atmen.[AY223]

Husten < durch Sprechen[KH], Lautlesen, Singen[KH], Schlucken und Tiefliegen mit dem Kopf[KH].

૪ ૭

Dies ist ein Mittel mit eher schmalem Wirkungsspektrum, soweit bis jetzt bekannt; doch innerhalb seines „Arbeitsgebietes" ist es von so großem Nutzen, dass wir es nicht entbehren könnten. Als erstes müssen wir seine Wirkung auf die Atemwege betrachten. Es greift zunächst den Kehlkopf an, anschließend die Luftröhre, die Bronchien und sogar die Lungenalveolen. Neben *Aconitum* ist Spongia das Mittel, das bei Krupp am häufigsten angezeigt ist. Der Husten ist trocken und zischend, oder *er klingt wie eine Säge, die durch ein Kiefernbrett getrieben wird*, jeder Hustenstoß einem Stoß der Säge entsprechend.[MM665] Krupp entsteht oft, wenn man trockenen, kalten Winden ausgesetzt gewesen ist. Er setzt gewöhnlich abends ein, mit hohem Fieber, Aufregung und Angst. Bei dieser Ursache und diesen Symptomen ist *Aconitum* das erste Mittel, und in der 30. oder 200. Potenz heilt es die große Mehrzahl der Fälle ohne Zuhilfenahme irgendeiner anderen Arznei. Wenn es aber nach ein paar Gaben oder nach einiger Zeit keine Linderung bringt, wenn der Fall sich weiter verschlechtert und die Husten- und Erstickungsanfälle immer häufiger auftreten und *den Patienten aus dem Schlaf reißen*, dann ist Spongia gewöhnlich das nächste Mittel.

Ich lebe in einer Gegend, wo das Klima das Entstehen von Krupp-Erkrankungen stark begünstigt. Daher kann ich nach 30-jährigem Experimentieren zuerst mit tiefen, später mit höheren Potenzen versichern, dass die C 200 dieser Arznei bei Krupp deutlich besser wirkt als die niedrigeren Potenzen. Ich verabreiche oft eines dieser beiden Mittel (*Aconitum* oder Spongia), je nach den Indikationen, alle 15 Minuten in Wasserauflösung, bis Besserung eintritt, und dann verlängere ich die Abstände zwischen den Gaben entsprechend dem weiteren Fortschritt. Wenn der Krupphusten lockerer geworden ist, seinen kruppösen Klang aber noch nicht ganz verloren hat, tritt *Hepar sulfuris* auf den Plan, besonders wenn der Husten eher nach Mitternacht oder in den Morgenstunden schlimmer wird. Wenn der Husten zu Rezidiven neigt oder jeden Abend wieder etwas kruppähnlicher wird, wird oft *Phosphorus* die endgültige Heilung herbeiführen. Bei der Laryngitis oder Bronchitis der Erwachsenen ist Spongia ebenso nützlich wie beim Krupp der Kinder. Es besteht *große*

Heiserkeit ᴿᴬ⁸⁵ *mit etwas Wundheit und Brennen in der Kehle* ᴳˢ, *und der Husten verschlimmert sich beim Sprechen, Lautlesen, Singen oder Schlucken.* Ich finde Spongia oft besonders nützlich, nachdem *Belladonna* jene Halsentzündung gebessert hat, die häufig Kehlkopf- oder Bronchialbeschwerden vorangeht und die gewöhnlich durch eine Erkältung ausgelöst wird, wie man sie hier in unseren nördlichen Breiten so leicht bekommt.

Bei chronischen Leiden der Atmungsorgane, die am Ende zu Schwindsucht führen können, wetteifert Spongia mit *Phosphorus, Sanguinaria* und *Sulfur.* Es bestehen Wundheit ᴿᴬ⁸⁸, Brennen ᴿᴬ⁹⁰, Rohheit und Schwere in der Brust ᴳˢ; der Husten verschlimmert sich abends ˢᴷ⁵⁷⁷, in kalter Luft ᴷᴴ, durch Sprechen, Singen und Bewegung ᴷᴴ; nach Essen und Trinken lässt der Husten nach ᴿᴬ⁹⁰, besonders nach warmen Getränken ᴹᴹ⁶⁵². Ich will hier nicht versuchen, all die Symptome aufzuführen, die seinen Gebrauch bei Atemwegserkrankungen nahe legen, sondern gehe stattdessen direkt zu seiner bemerkenswerten Wirkung auf das *Herz* über. Niemals habe ich mit einem Mittel bei Klappenaffektionen bessere Erfolge erzielt als mit Spongia. *„Erwacht aus dem Schlaf mit Erstickungsgefühl, begleitet von heftigem, lautem Husten, großer Unruhe, Aufregung, Angst und schwerem Atem"* ist ein Leitsymptom des Mittels, dem man bei Erkrankungen der Herzklappen ᴳˢ häufig begegnet. Kein Mittel, auch *Lachesis* nicht, kann hier bessere Dienste leisten. Nicht nur werden diese Erstickungsanfälle gelindert oder beseitigt, es sind auch teils seit Jahren vorhandene Klappengeräusche unter der Wirkung von Spongia *verschwunden.* ***Kann nicht mit dem Kopf tief liegen*** ᴴᶜ²,²¹¹ **ist charakteristisch, ebenso der Umstand, dass der Patient** ***in den Anfall hineinschläft (Lachesis).***

Der trockene, chronische Reflexhusten bei organischen Herzleiden wird durch Spongia häufiger und nachhaltiger gelindert als etwa durch *Naja.* Spongia ist außerdem ein bedeutendes Mittel bei Kropf ᴿᴬ, besonders wenn dieser nachts oder nach Schlaf Erstickungsanfälle herbeiführt ᴴᶜ³,¹⁰⁸.

Chimaphila umbellata

Doldenblütiges Wintergrün

Ich habe mit dieser Arznei einige wertvolle Erfahrungen bei Blasenentzündungen [GS] gemacht; und zwar hat Chimaphila eine Reihe von Heilungen bewirkt, wenn *große Mengen zähen Schleims im Harn* [GS] vorhanden waren. In solchen Fällen kann Strangurie [GS] bestehen oder auch nicht. Es gibt ein Symptom, auf das ich Ihre Aufmerksamkeit lenken möchte, weil es andeutet, dass Chimaphila bei Prostataleiden großen Nutzen entfalten könnte. Es findet sich meines Wissens nur noch bei einem einzigen anderen Mittel, nämlich bei *Cannabis indica*. Diese Prostataleiden sind eine ernste Sache, und alles, was zu ihrer erfolgreichen Behandlung beitragen kann, ist hoch willkommen. Und dies ist das Symptom: „Beim Sitzen Geschwulstgefühl im Perineum (oder nahe dem After), als ob ein Ball dagegendrücken würde." [GS] Wir finden bei Prostataleiden oft große Mengen von Schleim im Urin, und wenn ich dies mit besagtem Ballgefühl kombiniert anträfe, würde ich von Chimaphila einigen Nutzen erwarten. Derzeit ist mir kein anderes Anwendungsgebiet des Mittels bekannt. Weil wir es hier mit einem „Harnmittel" zu tun haben, möchte ich noch auf ein anderes, vergleichsweise neues, aber auch sehr gutes Mittel für diesen Bereich aufmerksam machen.

Equisetum hiemale

Winterschachtelhalm

Häufiger Harndrang, mit Vollheitsschmerz in der Blase, der aber nach dem Urinieren nicht nachlässt;[85] Harnmenge zeitweise normal, bisweilen auch reichlich. [GS]

Equisetum ist manchmal in Fällen erfolgreich, die durch *Cantharis* nicht zu beeinflussen sind. Es besteht ebenso großer Harndrang[EN128] wie bei *Cantharis*, und die Blase schmerzt, als wäre sie von Harn überfüllt; sie muss entleert werden, um die Schmerzen und den Druck zu mindern, doch das Harnen reicht nicht aus und muss bald wiederholt werden[GS]. Beim Wasserlassen *brennt* es in der Harnröhre[EN117]; es werden aber größere Harnmengen ausgeschieden als bei *Cantharis*, wo *typischerweise* immer wieder kleinste Mengen abgehen, oft nur wenige Tropfen auf einmal. Der Urin von Equisetum lässt zuweilen, wie der von *Chimaphila*, schon nach kurzem Stehen große Schleimmengen im Geschirr erkennen.[EN131f] Die Arznei ist außerdem bei nächtlichem Bettnässen von großem Wert.[GS] Sowohl *Chimaphila* als auch Equisetum bedürfen weiterer Prüfungen, um ihre charakteristischen Merkmale herausarbeiten zu können. Ein weiteres Equisetum-Symptom ist mitunter „heftiger Schmerz am Ende des Harnens"[GS]. (Vgl. *Berberis, Natrium muriaticum, Sarsaparilla, Thuja.*)

---

85 Nash schreibt etwas unklar: „„… with pain in bladder as if too full, which must be relieved."

Lapis albus

Kalziumfluorosilikat; „Weißer Stein"

Diesen Namen gab von Grauvogl einer bestimmten Gneisart, die er in den Mineralquellen von Gastein fand. Unter der Gasteiner Bevölkerung, die das dortige Wasser trinkt, finden sich gehäuft Kropfleiden und Kretinismus. Von Grauvogl stellte Versuche mit Lapis albus an und fand heraus, dass das Mittel Brennen und Stechen in der Kardia, im Pylorus und auch im Uterus sowie den Brüsten verursachte.[GS]
In der Praxis war es nach seinen Beobachtungen bei skrofulösen Leiden[GS] überaus erfolgreich, jedoch schädlich in den Fällen, die früher einmal an Malaria gelitten hatten. Er behandelte damit fünf Fälle von Uteruskarzinom[GS], die von Allopathen diagnostiziert und für unheilbar erklärt worden waren, und heilte sie allesamt.
Ich selbst betreue zurzeit eine Patientin, zu der ich vor einem Jahr gerufen worden war. Sie litt an einem sehr großen Uterusmyom. Unter verschiedenen Mitteln ging es ihr zunehmend schlechter; ständig traten profuse Blutungen auf, die befürchten ließen, dass sie eines Tages verbluten werde. Die Geschwulst, die den ganzen Corpus uteri involvierte, lag quer in der Beckenhöhle, der obere Teil in der linken sakroiliakalen Grube und der Muttermund natürlich genau auf der gegenüberliegenden Seite, und zwar so hoch gelegen, dass es unmöglich war, mit dem Spekulum auch nur etwas davon zu Gesicht zu bekommen. Nachdem die Blutungen über Monate auf diese Weise weitergegangen waren, wurden die Absonderungen schwarz und entsetzlich übel riechend, und der Muttermund fühlte sich mit dem Finger ausgesprochen rau an. Schließlich begann die Patientin über heftig brennende Schmerzen in allen erkrankten Teilen zu klagen. Da *Arsenicum album* nichts bei ihr bewirkte, setzte ich sie als letzten Versuch auf Lapis albus, denn ich hatte nicht die Hoffnung, dass sie noch länger als zwei Wochen am Leben bleiben würde. Unter der Wirkung dieser Arznei fing ihr Zustand sofort an, sich zu verbessern, und aus einem halbtoten Wrack, das sich ohne Hilfe nicht mehr im Bett umdrehen konnte, einem abgemagerten Gerippe, weiß wie ein

Gespenst, ist eine stetig aufblühende Frau geworden, die sich jetzt auch schon wieder um ihren eigenen Haushalt kümmern kann. Sämtliche Absonderungen sind zum Stillstand gekommen, außer ihren natürlichen Menses zu den regulären Zeiten. Der Tumor wird kleiner, und es hat den Anschein, als ob sie wieder ganz gesund werden könnte. Sie nimmt einmal pro Woche eine Dosis Lapis albus C 30.

Medorrhinum

Gonorrhoe-Nosode

Die Nosode des Tripper-Erregers ist zweifellos ein großes Heilmittel. Jeder Kenner der Gonorrhoe weiß um die schwere Form von Rheumatismus, die so oft Folge der Einbringung dieses Erregers in den Organismus ist. Ich habe von der Anwendung dieses Mittels bei chronischem Rheumatismus einige außergewöhnliche Erfolge gesehen. Eine Dame mittleren Alters war seit langer Zeit nicht mehr in der Lage, die nur wenige Schritte von ihrem Haus entfernte Kirche zu besuchen, da sich das Übel bei ihr auf die Füße, die Knöchel und die Fußsohlen konzentrierte. Die Fußgelenke waren so schmerzhaft und steif und die Sohlen so empfindlich, dass sie nicht mehr gehen konnte. *Antimonium crudum*, mit dem ich mehrere schlimme Fälle mit ähnlichen Symptomen geheilt hatte, blieb bei ihr völlig wirkungslos, während eine Einzelgabe Medorrhinum CM sich als so segensreich erwies, dass sie wieder gehen konnte, wohin sie wollte. Im *Organon* (dem Journal), Band 3, berichtet Dr. J. A. Biegler aus Rochester, New York, von der bemerkenswerten Heilung eines chronischen Rheumatismus bei einem 60-jährigen Mann. In der Vorgeschichte war keine Gonorrhoe aufgetreten, und auch ich habe in den Fällen, denen ich mit Medorrhinum helfen konnte, niemals eine solche gefunden. In Band 1 derselben Zeitschrift berichtet Dr. Skinner aus Liverpool in England von der erfolgreichen Behandlung einer langjährigen Wirbelsäulenkaries mittels einer Hochpotenz *Syphili-*

num. Ich selbst hatte für einen sehr ähnlichen Fall bereits ein Jahr lang erfolglos verschrieben, als ich den Bericht über jenen Patienten las. Auch mein Patient hatte, wie der von Skinner, heftige Schmerzen in der Wirbelsäule *während der Nacht*. Jeder, der sich mit syphilitischen Beschwerden, namentlich der Knochen, auskennt, weiß von diesen (manchmal entsetzlichen) nächtlichen Knochenschmerzen. Drei Gaben von Swans *Syphilinum* CM heilten diesen Fall in der bemerkenswert kurzen Zeit von vierzig Tagen. Ich konnte in der Anamnese keine sicheren Hinweise auf eine Syphilis finden. So stellt sich die Frage: Ist Swans Nosodentheorie richtig, oder heilen Krankheitsprodukte homöopathisch nur solche Fälle, die ihnen zwar ähnlich sind, aber keine entsprechende Vorgeschichte aufweisen? Das müssen andere beantworten, ich bin dazu bis heute nicht in der Lage.

Seit ich dies [in der 1. Auflage] niederschrieb, habe ich mit den so genannten Nosoden weiter experimentiert und sowohl mit Medorrhinum als auch mit *Syphilinum* schöne Erfolge in hartnäckigen Fällen von chronischem Rheumatismus erzielt. Der charakteristischste Unterschied zwischen den beiden Mitteln ist, dass bei Medorrhinum die Schmerzen *tagsüber* schlimmer sind, bei *Syphilinum* aber *nachts*. Es besteht kein Zweifel, dass diesen beiden Krankheitsgiften große Heilkräfte innewohnen, und sie sollten nicht verworfen werden, nur weil sie die Produkte einer Krankheit sind.
Auch von den anderen Nosoden habe ich in den vergangenen zwei Jahren einige bemerkenswerte Wirkungen gesehen.

Tuberculinum

Tuberkulose-Nosode

Getriebensein, rastloses Verlangen nach Ortswechsel [Cosmopolitan GSK]; nie zufrieden, längere Zeit an ein und demselben Ort zu bleiben; möchte ständig reisen.

Wandernde Schmerzen in Gliedern und Gelenken; Steifheit zu Beginn der Bewegung; Beschwerden < im Stehen, > durch fortgesetzte Bewegung. GSK

Verlangen nach freier Luft GSK; möchte Türen und Fenster weit geöffnet haben oder bei starkem Wind fahren oder reiten.

Erkältet sich immer wieder durch die geringste Kälteexposition KN; noch bevor er die eine Erkältung los ist, fängt schon die nächste an.

Abmagerung; nimmt trotz reichlichen Essens kontinuierlich ab KN; so hungrig, dass er nachts aufstehen muss, um zu essen.

Schmerz durch die linke obere Lunge zum Rücken. Tuberkulöse Veränderungen beginnen gewöhnlich in der linken Lungenspitze GSK.

Personen mit tuberkulöser Vorgeschichte in der Familie.

Ständig wechselnde Symptome; ein Organ nach dem anderen wird befallen; die Beschwerden kommen ebenso plötzlich, wie sie verschwinden. KN

☙ ❧

Ein Fall von verspäteter Menarche bei einem jungen Mädchen, das stark vergrößerte Tonsillen hatte und schon bei geringer körperlicher Anstrengung rasch müde, schwach und blass wurde und außer Atem geriet. Unter der Wirkung von *Pulsatilla* erschienen die Menses zweimal, jedoch in Abständen von mehreren Monaten und schließlich gar nicht mehr. Nachdem auch noch mehrere andere Mittel keinerlei Nutzen gebracht hatten, erhielt sie eine Dosis Tuberculinum M. Umgehend erschien die Menstruation auf leichte und natürliche Weise, und auch in anderer Hinsicht kam es zu deutlichen Verbesserungen. Bei offenbar guter Gesundheit geht sie heute wieder zur

Schule. Ich vergaß zu erwähnen, dass ihre ältere Schwester ein paar Jahre zuvor an Schwindsucht gestorben war.

Ein anderer Fall: Während eines Aufenthalts bei meiner Tochter in Athens, Pennsylvania, suchte ich einen der dort ansässigen homöopathischen Ärzte auf, dem ich vorher noch nie begegnet war. Er hatte die *Leitsymptome*[86] gelesen, und nachdem wir eine Weile über Bücher gesprochen hatten, fragte er mich, ob ich mir nicht einmal einen seltsamen Fall anschauen könnte. Es sei zwar kein Geld dabei zu verdienen, doch der Fall sei von den Allopathen, die ihn aufgegeben hätten, in seine Hände gelangt. Selbstverständlich war ich gern dazu bereit. Er brachte mich zu einem sieben Monate alten Baby, mit einem Kopf, größer als der eines Mannes, mit herausgetriebenen und nach oben gedrehten Augen, die nur geringfügig seitwärts bewegt werden konnten, sowie einem schwachsinnigen Gesichtsausdruck. Die Fontanellen waren nicht zu tasten wegen des hydrozephalen Zustands, der den ganzen Schädel wie beschrieben auseinander trieb.

Ich hatte nicht den Eindruck, dass das Kind irgendetwas wahrnahm, außer dass sein (fast beständiges) jämmerliches Stöhnen zuzunehmen schien, wenn man zu ihm sprach oder es bewegte.

Nachfragen zur familiären Vorgeschichte ergaben, dass mehrere Schwestern der Mutter an Tuberkulose gestorben waren. Die Mutter war, glaube ich, die einzige, die aus der Familie übrig geblieben war. Im Einvernehmen mit dem Doktor verabreichte ich ein Pulver Tuberculinum 1M und riet, das Mittel ungestört wirken zu lassen. Dies war am Ostermontag.

Am 24. Mai 1900 erhielt ich folgenden Brief:

„Lieber Dr. Nash,

Sie werden sich zweifellos an den Hydrozephalus-Fall erinnern, den Sie bei Ihrem Aufenthalt in Athens mit mir angesehen und dem Sie Tuberculinum gegeben hatten. Nun, von jenem Tag an nahm der Kopf nicht weiter an Größe zu und hat sogar (obwohl das Kind seither keinerlei Mittel mehr bekommen hat) angefan-

---

[86] Gemeint ist die 1. Auflage von Nashs Werk, die noch kein *Tuberculinum*-Kapitel enthielt.

gen, *allmählich kleiner zu werden*. Die Eltern messen den Kopfumfang jeden Sonntag an derselben Stelle, und letzten Sonntag war er mehr als einen Zentimeter kleiner als eine Woche zuvor. Wären Sie so freundlich, mir noch etwas von der Hochpotenz Tuberculinum zu schicken, damit ich es in Abständen bei Bedarf weiter verabreichen kann […]."

Ich erhielt seitdem noch einen Brief, der von einer weiteren Besserung berichtete. Ich kann in einem solchen Fall schwerlich eine *Heilung* erwarten, dennoch erscheinen die Wirkungen des Mittels bisher höchst beachtlich.

Vor über einem Jahr wurde eine Lungenkranke aus Seneca Falls, N.Y., zu mir gebracht, die vier Jahre in allopathischer Behandlung gewesen war und jeden Sommer in Saranac hoch in den Adirondacks zugebracht hatte, in einem von dem New Yorker Lungenspezialisten Dr. Loomis gegründeten Sanatorium. In all der Zeit war es ihr kontinuierlich schlechter gegangen, bis ich ihren Fall übernahm. Unter der Wirkung von zwei Gaben *Sulfur* CM, gefolgt von Tuberculinum CM, hat sich ihr Befinden inzwischen so gebessert, dass man kaum jemanden von ihrem früheren Leidenszustand überzeugen könnte.

Der Tuberkuloseherd befand sich in der linken Lungenspitze, wo sich eine deutliche Kaverne gebildet hatte, die, soweit ich das feststellen kann, jetzt ausgeheilt ist, wenngleich noch eine leichte Dämpfung des Atemgeräuschs zurückgeblieben ist.

Ein Ergebnis der Wirkung dieser Mittel war das Wiedererscheinen von Granulomen an den Augenlidern, die früher einmal mit lokalen Applikationen geheilt (?) worden waren. Ich bin sicher, dass viele unheilbare chronische Krankheiten in derartigem Herumpfuschen an lokalen Manifestationen der *Psora* ihren Ursprung haben.

Noch ein weiterer Fall: L. D. G., ein 60-jähriger Mann, von dessen Brüdern und Schwestern mehrere an Schwindsucht gestorben waren, litt seit 25 Jahren an gelegentlichen Hustenanfällen mit Brechreiz. Dann war er an einer Harnröhrenstriktur operiert worden, und ein paar Wochen später wurde er von malariaähnlichen Schüttelfrösten heimgesucht. Es war während des Winters, und Wechselfieberfälle sind hier zu keiner Jahreszeit häufig anzutreffen, es sei denn, sie sind importiert. Er hatte mehrere dieser Frostanfälle täglich, bis sich ein deutlicher *Rhus-toxicodendron*-Zustand entwickelte, dem eine Gabe dieses Mittels ein Ende bereitete. Dann folgten jedoch häufige und heftige Schmerzattacken vom Rücken aus durch den ganzen Bauch, besonders das Hypogastrium. Nachdem ich diese Unterleibsschmerzen homöopathisch einigermaßen in den Griff bekommen hatte, tauchten plötzlich neuralgiforme Schmerzen in den verschiedensten Körperregionen auf, erst an einem Ort, dann an einem anderen. Und als diese schließlich nachzulassen schienen, fing der Patient wieder, mehr als zuvor, zu husten an, und so drehte sich die ganze Geschichte über Monate im Kreis.

Ich zog daraufhin Dr. Sheldon aus Syracuse zur Konsultation hinzu, einen Mann von großer Erfahrung. Nach sorgfältiger Untersuchung entschied er, im Hinblick auf die Familienanamnese und weil sich die Bauchdecken seltsam teigig anfühlten (wie er sich ausdrückte), dass der Fall tuberkulöser Natur sei, und empfahl für den Augenblick *Veratrum album*, einerseits weil der Kranke so geschwächt und abgemagert sei, andererseits wegen der Kälte, besonders der Gliedmaßen. Das Mittel wurde gegeben, blieb aber praktisch ohne Wirkung; alles nahm weiter seinen gewohnten Gang, bis mich Sheldons Aussage über die „*tuberkulöse* Natur" seines Leidens dazu veranlasste, dem Patienten eines Abends eine Dosis Tuberculinum auf die Zunge zu geben. Der Effekt war, dass er in jener Nacht wie unter dem Einfluss eines Narkotikums schlief und jedes Symptom gemildert wurde. In den folgenden Wochen besserte sich sein Zustand in jeder Hinsicht, bis er wieder imstande war, jeden Tag draußen einen langen Spaziergang zu machen. Eines Tages zog er sich bei sehr kalter Witterung eine Erkältung zu, sodass er wieder des Bett hüten musste. Nach ein paar Gaben *Aconitum* gegen die Folgen der Verkühlung erhielt er erneut Tuberculinum, mit dem gleichen Ergebnis wie früher, und nach kurzer Zeit hatte sich sein Zustand so weit gebessert, dass er nach langer Zeit wieder einmal alte Freunde in Troy, N. Y., besuchen konnte.

Wieweit die Genesung letztlich gehen wird, ist noch offen, aber die mehrmaligen Wirkungen der Arznei in einem so ernsten Fall waren so offensichtlich, dass ich sie dem Leser nicht vorenthalten wollte.

Wenn Sie H. C. Allens *Keynotes ... of the Leading Remedies*, S. 297, aufschlagen, finden Sie dort: „*Ständig wechselnde Symptome*; Beschwerden befallen ein Organ nach dem anderen – Lungen, Gehirn, Nieren, Leber, Magen, Nervensystem – und kommen ebenso plötzlich, wie sie verschwinden."

Genau das schien bei diesem Patienten der Fall gewesen zu sein!

Schließlich habe ich von Tuberculinum sowohl bei beginnender wie auch bei fortgeschrittener Schwindsucht deutlichen Nutzen gesehen. Bei letzterem habe ich das Mittel stets in hohen Potenzen gegeben und es lange Zeit ohne Wiederholung wirken lassen. Angesichts dessen, was Dr. Burnett geschrieben hat, wie auch meiner eigenen begrenzten Erfahrungen der letzten Zeit bin ich davon überzeugt, dass Tuberculinum bei der Behandlung chronischer Krankheiten auf eine Stufe mit *Psorinum* zu stellen sein wird.

Lassen Sie mich heute, am 17. Dezember 1900, hinzufügen, dass der Fall von L. D. G. sich weiter gebessert hat. Es geht ihm jetzt so gut wie in den letzten zehn Jahren vor dem aktuellen Leiden, außerdem hat er an Gewicht zugenommen.

Ein anderer Fall: Maude Porter, 27 Jahre alt, unverheiratet; sanguinisch-nervöses Temperament; kleinwüchsig, aber kräftig, wenn es ihr gut geht; blaue Augen, braunes Haar.

Leidet seit elf Jahren an gelegentlichen, schlimmen epileptischen Anfällen. In den letzten zwei Jahren sind die Anfälle weniger geworden, seit sie regelmäßig ein Medikament nimmt, das ihr ein Spezialist aus New York zugeschickt hat. Ihre Mutter ist kürzlich an Tuberkulose gestorben. Maude hatte sie gepflegt und war im letzten Monat der Krankheit ständig um sie gewesen.

Nach dem Tod ihrer Mutter am 28. Mai 1900 kam sie mit folgenden Symptomen zu mir:
- Kann nichts essen.
- Sehr schlechter Mundgeschmack, < morgens.
- Geruch von kochenden Speisen verursacht Übelkeit.
- Starker Husten, besonders nachts.

- Wundheitsschmerz in der Mitte der Brust, hinter dem Brustbein, < beim Husten, Treppensteigen oder Bergaufgehen.
- 22 Pfund Gewichtsverlust seit dem 1. Mai.
- Rückenschmerzen, wenn ermüdet.
- Friert und fröstelt, < morgens und abends.
- Fühlt sich sehr schwach, bei jedem Gehen schnell ermüdet.
- Ausbleiben der letzten Menses.
- Sehr niedergeschlagen und weinerlich.
- Hustet seit der Grippe im Dezember.
- Durchfall die letzten 4 Wochen.
- Puls ständig zwischen 100 und 120.
- Nachtschweiße.
- Aufgrund dieser Angaben verschrieb ich *Pulsatilla* C 200 und später 10 M, ohne erkennbare Wendung zum Besseren.

Nach dem Fehlschlag mit *Pulsatilla* verordnete ich der Patientin Tuberculinum 1 M, das in den nächsten vier Monaten etwa alle zwei Wochen wiederholt wurde, abgesehen von ein oder zwei Zwischengaben *Bacillinum* C 200. Unter dieser Behandlung erholte sie sich vollständig, sodass sie wieder ihrer gewohnten Hausarbeit nachgehen konnte und heute, am 17. Dezember 1900, wieder so gesund aussieht wir früher.

Ich glaube, dass sie ohne dieses Mittel rasch an Schwindsucht zugrunde gegangen wäre. Was meinen Sie, werter Leser?

Pyrogenium

Extrakt aus verfaultem Rindfleisch

Erkrankungen, die in Vergiftungen durch Ptomaine oder Faulschlammgas [NO423] ihren Ursprung haben. [KN]

Das *Bett scheint zu hart*; aufgelegene Körperteile fühlen sich wund und wie zerschlagen an; … muss sich ständig bewegen, um dieses Wundheitsgefühl zu lindern. [KN]

Zunge: groß, schlaff; rein und *glatt, wie lackiert; feuerrot* [NO423]; trocken, rissig, mit schwieriger Artikulation. [KN]

Erbrechen: fortwährend; bräunlich; kaffeesatzähnlich; stinkend, kotig. [NO409]

Durchfall: entsetzlich stinkend [NO423]; braun oder schwarz; schmerzlos und unwillkürlich abgehend. [KN]

Spürt deutlich das Vorhandensein seines Herzens, mit Gefühl, als sei es vergrößert [NO419]; es fühlt sich müde an [NO419]; ständiges Pulsieren und schmerzloses Klopfen in den Ohren [NO419] mit Schnurren und Schwirren in der Herzgegend, am Schlafen hindernd [NO424].

~ ~

Ich habe dieses Mittel noch nicht selbst eingesetzt, doch muss es (laut Allens *Keynotes*) bei ernstesten und lebensbedrohlichen Zuständen von großem Wert sein. Über ein Mittel, das bei Blutvergiftungen, etwa Puerperal- oder Wundsepsis, wie auch bei Krankheiten infolge Ptomain- oder Kanalgasvergiftungen von einer solchen Autorität so sehr empfohlen wird, darf nicht leichtfertig hinweggegangen werden. Lassen Sie mich zitieren: „**Das Bett scheint zu hart** *(Arnica); aufgelegene Körperteile fühlen sich wund und wie zerschlagen an (Baptisia); rasch entstehender Dekubitus (Carbolicum acidum)."* „*Große Unruhe; muß sich ständig bewegen, um das Wundheitsgefühl der Teile zu lindern (Arnica, Eupatorium perfoliatum)."* „Zunge: groß, schlaff; **rein und glatt, wie lackiert; feuerrot**; trocken, rissig, mit schwieriger Artikulation." „Durchfall: entsetzlich stinkend *(Psorinum);* braun oder schwarz *(Leptandra);* schmerzlos und unwillkürlich abgehend; bei Windabgang unberechenbar mit entweichend *(Aloe, Oleander)."*

Haben Sie schon einmal eine solche Ansammlung von Symptomen bei Bauchtyphus angetroffen? Ich sehr wohl, und wenn wir bedenken, dass Bauchtyphus ursächlich oft auf defekte Abwasserrohre, Kanalisationsausdünstungen etc. zurückzuführen ist, müsste Pyrogenium, wenn diese Symptome zuverlässig sind, von unschätzbarem Wert sein. Die anderen von Allen aufgeführten Symptome sind nicht minder wertvoll – ihre Richtigkeit unterstellt –, und wenn sie nicht richtig sind, so ist es, je eher sie sich als falsch erweisen, umso besser. Was das Vorurteil gegen den Gebrauch solcher Mittel anbelangt, sollten wir so ehrlich sein wie James B. Bell, als er von *Psorinum* sagte: „Ob seine Herkunft pures Gold ist oder purer Dreck, unsere Dankbarkeit für seine hervorragenden Dienste gebietet es, daß wir nicht danach fragen noch uns darum bekümmern." Wie zu erwarten, ist *Anthracinum* diesem Mittel ähnlicher als jedem anderen. In allen Fällen, die septischem Fieber oder Blutvergiftung gleichen, sollte man zunächst an *Arsenicum, Anthracinum* und Pyrogenium denken. Bei ersteren beiden treten besonders die entsetzlich **brennenden Schmerzen** hervor.

Chenopodium

Chenopodium anthelminticum *(Wurmtreibender Gänsefuß)* und
Aphis chenopodii glauci *(Röhrenlaus, auf Chenopodium glaucum lebend)*

Zu meinem Arzneischatz gehört die 30. Potenz von Aphis chenopodii glauci[87], mit der ich einmal einen Fall von *Schmerzen unter dem linken Schulterblatt*[GS] geheilt habe. Das Leiden bestand bereits seit mehreren Jahren, und die Schmerzen wurden bisweilen sehr heftig. Auch in anderen Fällen hat mir das Mittel gute Dienste geleistet. Ich denke stets an Aphis, wenn ich es mit einem solchen Schmerz zu tun habe, und an *Chelidonium*, wenn der Schmerz unter dem *rechten* Schulterblatt lokalisiert ist.

Nach Dr. Jacob Jeanes heilt Chenopodium anthelminticum einen Schmerz unterhalb des *rechten* Schulterblatts[EN3], ähnlich dem von *Chelidonium*. Bei beiden Mitteln scheint der Schmerz von einer

---

[87] Nash schreibt „Chenopodium glauci", und bei Jahr (*Symptomencodex*) ist von „Chenopodium glaucum" die Rede. Gemeint ist aber in beiden Fällen nicht die Pflanze, sondern die auf dieser Pflanze lebende **Läuseart** Aphis chenopodii glauci; nur von dieser existiert eine Prüfung, die 1835 im *Archiv* (Bd. 15) von Dr. Meyer veröffentlicht wurde.

Leberstörung herzurühren. Da ich in solchen Fällen stets gut mit *Chelidonium* ausgekommen bin, habe ich das andere Mittel nie eingesetzt. *Chelidonium* ist gut geprüft, und wenn Chenopodium anthelminticum ebenso vollständig geprüft wäre, könnten wir leichter zwischen ihnen unterscheiden. Mit den beiden Chenopodium-Arzneien und *Chelidonium* haben wir eine wichtige Trias bei infraskapulären Schmerzen zur Verfügung, die es verdient hätte, besser verstanden zu werden. Solche Einzelsymptome sind natürlich nur kleine Fingerzeige auf das passende Mittel, sind aber manchmal die einzigen, die wir haben. Wenn dann später nach einer vollständigen Prüfung die fragliche Arznei ganz erschlossen ist, sehen wir oft, dass diese Einzelsymptome durchaus verlässlich waren, auch wenn wir anfangs ihre pathologische Bedeutung nicht zu erkennen vermochten. Ich glaube, ich würde solchen Fingerzeigen ebenso häufig folgen, wie ich bereit wäre, Spekulationen und Theorien nachzugehen.

Als Beispiele seien hier einige solcher Einzelsymptome genannt, die sich in der Praxis vielfach bewährt haben:

Schmerzen unterhalb der Brüste im Klimakterium:
   Cimicifuga.

Ziehender Schmerz von der Brustwarze zum Rücken beim Stillen:
   Croton tiglium. (Silicea.)

Schmerz in der oberen linken Brust, bis zum linken Schulterblatt hin:
   Myrtus communis, Pix liquida, Theridion und *Sulfur.*

Schmerz durch die untere rechte Brust:
   Chelidonium, Mercurius vivus und *Kalium carbonicum.*

Schmerz durch die obere rechte Brust:
   Calcarea carbonica und *Arsenicum album.*

Schmerz durch die untere linke Brust:
   Natrium sulfuricum.

Wir könnten dieser Liste noch viele weitere Symptome hinzufügen, die alle gleichermaßen wertvoll sind.

Ammonium carbonicum

Ammoniumcarbonat; Hirschhornsalz

Nasenbluten morgens beim Waschen des Gesichts. ^{CK}
Schwache, anämische, schlaffe Frauen; Erschöpfung mit Reaktionsmangel ^{GS}; können nicht ohne ihr Riechfläschchen auskommen ^{KN}.
Neigung zu gangränöser Degeneration der Drüsen (besonders der Parotiden), namentlich bei Scharlach.

Nach Guernsey scheint dieses Mittel besonders nützlich zu sein bei Frauen von zarter Konstitution, die leicht in Ohnmacht fallen und sich deshalb die meiste Zeit mit dem Geruch irgendwelcher Riechsalze umgeben. Sie neigen zu großer Mattigkeit ^{CK692} und Reaktionsmangel und haben gewöhnlich eine lymphatische Konstitution. Solche Patientinnen verlangt es nach Stimulanzien, besonders nach solchen, die die Riechnerven reizen, wie z. B. Salmiakgeist, Kampferspiritus, Moschus, Alkohol etc. Beim Ausbruch einer derart plötzlich zum Zusammenbruch führenden Krankheit wie der Zerebrospinalmeningitis hat sich Ammonium carbonicum als überaus hilfreich erwiesen, um die Reaktion anzuregen und so die Patientin in einen Zustand zu versetzen, der die Wahl eines nächsten Mittels möglich macht. Dieses Mittel wird dann angezeigt durch die Symptome, die aus dem Kampf der wiedererweckten Lebenskraft mit der (so genannten) Krankheit resultieren.

Ein Leiden, das Ammonium carbonicum zu heilen vermag, ist der akute oder chronische Stockschnupfen ^{CK447}. Besonders nachts ist die Nase so verstopft, dass die Kranke nur mühsam bei offenem Mund Atem holen kann. ^{CK443f} *Sambucus, Lycopodium, Nux vomica* und *Sticta pulmonaria* sind in dieser Beziehung mit der Arznei vergleichbar.

Ein anderes häufig verifiziertes Nasensymptom ist *Nasenbluten beim Waschen des Gesichts. (Kalium carbonicum.)* Ich weiß nicht, wie dies zustande kommt, aber es passiert, und Ammonium carbonicum ist dabei ein mögliches Heilmittel.

Die einzige Erkrankung, bei der ich das Mittel noch von großem Nutzen gefunden habe, ist Scharlach [KE4,23]. Der Körper ist dabei hochrot [CK657], fast bläulichrot, aber das Zentrum der Pathologie scheint der Hals zu sein, wo sich die ganze Gewalt der Krankheit in bösartiger Heftigkeit austobt [„gangränöse Angina" [AR20,2,173]]. Das Exanthem hingegen ist nur schwach entwickelt oder scheint wieder zu verschwinden, aus schierem Unvermögen der geschwächten Lebenskraft, dieses an der Oberfläche zu halten. (*Zincum* hat Konvulsionen aus demselben Grund.) Erysipelas geschwächter alter Leute [GS] gehört ebenfalls hierher. Zerebrale Symptome, die einem durch Trunkenheit hervorgerufenen Benommensein gleichen, sind in beiden Fällen vorhanden. Der ganze Organismus scheint von der toxischen Wirkung des Krankheitsgiftes überwältigt zu sein. (Vgl. auch *Ailanthus*.) Ammonium carbonicum wird uns manchmal in solchen Fällen weiterhelfen.

Ammonium muriaticum

Ammoniumchlorid; Salmiak

Ein Symptom, das sich als wertvolles Leitsymptom für die Verordnung von Ammonium muriaticum erwiesen hat, ist: *„Gefühl von Eiseskälte im Rücken und zwischen den Schulterblättern."* [CK258;GS] Es tritt gewöhnlich bei Lungenerkrankungen auf [GS], sei es bei Husten oder bei Schmerzen in der Brust ohne Husten. Ich fand es als Leitsymptom ebenso verlässlich, wie es das Brennen zwischen den Schulterblättern bei *Lycopodium* oder *Phosphorus* ist.

Ammonium muriaticum ist auch ein Mittel bei Stuhlverstopfung, wobei der *Stuhl trocken, hart und bröckelig* [CK172] ist und nur *sehr schwer abgeht*. [GS] Mitunter ist der Kot von Schleim überzogen [GS], etwa wie bei *Causticum*, nur dass der Stuhl dort zusätzlich ein fettig glänzendes Aussehen hat. Eine weitere Ähnlichkeit zwischen diesen beiden Mitteln besteht in der Art, wie sie Muskeln, Sehnen und Bänder affizieren. Ammonium muriaticum hat Schmerzen mit einem spannenden *Gefühl*, als seien Muskeln und Sehnen zusammengezogen oder zu kurz [GS], während *Causticum* noch einen Schritt weiter geht und *tatsächlich* Kontrakturen dieser Teile hat, was zur so genannten Arthritis deformans führen kann. *(Cimex, Natrium muriaticum.)*

Zwei wichtige Mittel mit überwiegender oder ausschließlicher Regelblutung *in der Nacht* sind Ammonium muriaticum und *Bovista*; [88] natürlich müssen hier die übrigen Symptome die Wahl zwischen ihnen entscheiden. (*Bei Kreosotum fließt die Regel nur im Liegen* und sistiert im Sitzen und beim Gehen, während es bei *Lilium tigrinum* umgekehrt ist: *die Regel fließt nur beim Umherbewegen*, sie hört auf, sobald die Patientin aufhört zu gehen; *bei Magnesium carbonicum fließt sie ganz überwiegend nachts bzw. im Schlaf* [89].)

Ammonium muriaticum ist manchmal auch bei Ischiasbeschwerden hilfreich. Hierbei tritt wieder das Gefühl der Sehnenkontraktion auf, und die Patientin erfährt eine Verschlimmerung dieser Beschwerden im Sitzen, leichte Linderung beim Gehen und völlige Besserung im Liegen.

Das Mittel hat außerdem „Geschwürschmerz in den Fersen" [CK323]. Bei Schmerzen in den Fersen vergleiche man außerdem *Phytolacca, Cyclamen, Manganum, Ledum* und *Causticum*. Ich heilte einmal einen sehr schlimmen und langwierigen Fall mit *Valeriana*.

---

88 Nash schreibt: „There are two remedies that have menses, or flow of blood from the uterus, *at night*." Da diese Aussage nicht ganz richtig ist, habe ich den Satz bei der Übersetzung entsprechend umformuliert. Nach Kents Repertorium gibt es 6 Mittel, bei denen die Menses *nur* in der Nacht fließen – Ammonium muriaticum gehört nicht dazu – und 11 Mittel, bei denen die Menses *mehr* in der Nacht fließen. Versteht man „flow of blood from the uterus" als *Metrorrhagie*, dann gibt es überhaupt kein Mittel mit einer tageszeitlichen Bevorzugung (abgesehen von *Magnesium muriaticum*, das hier eine nächtliche Verschlimmerung hat).

89 Laut Nash fließt die Regel bei *Mag-c.* „nur nachts oder im Liegen und hört beim Gehen auf". Das ist so nicht richtig; vgl. die entsprechende Fußnote im *Mag-c.*-Kapitel.

Aethusa cynapium

Hundspetersilie

Aethusa ist eines unserer Hauptmittel bei Milcherbrechen der Säuglinge [AZ36,179;AN4,105]. [90] Die Milch wird gleich nach dem Trinken mit einer großen Anstrengung wieder herausbefördert, wonach das Kleine sehr schlaff und schläfrig wird [AZ36,179]; oder die Milch kommt, falls sie länger im Magen bleibt, schließlich in *sauren, geronnenen Brocken hoch* [AZ54,107], *die so groß sind, dass es fast unmöglich erscheint, dass das Kind sie ausgebrochen haben könnte*. Wenn dieses Magenleiden nicht geheilt wird, geht der Fall in Cholera infantum über, mit grünlichen, wässrig-schleimigen Durchfällen [AZ54,107], Koliken [AZ72,56] und Konvulsionen [AN4,194]. Die epileptischen Krämpfe dieser Arznei sind insofern eigentümlich, als dabei die Augäpfel *nach unten gedreht* [AN4,191] sind anstatt nach oben oder zur Seite. Wenn der Fall weiter ungünstig voranschreitet, sieht das Gesicht bald eingefallen aus [ES657], und es entsteht die *Linea nasalis*, eine deutliche Falte von den Außenrändern der Nasenflügel zu den Mundwinkeln [AN4,84], die eine perlweiße Verfärbung der Oberlippe begrenzt. Dieses letztere Symptom ist für Aethusa charakteristischer als für irgendein anderes Mittel.

Aethusa hat [bei Fieber [GS]] völliges Fehlen von Durst. *Angst- und Schwächegefühl* [AZ72,56] sind, wie bei *Arsenicum*, sehr ausgeprägt, daher ist es [bei Fieberhitze] die Durstlosigkeit, die für Aethusa und gegen *Arsenicum* spricht.

Erbrechen großer (saurer) Klumpen geronnener Milch findet sich auch bei *Calcarea carbonica*, doch bei dieser Arznei zeigen sich gleichzeitig saure Stühle und starkes Schwitzen des Kopfes; zudem zeichnen sich die Fälle gemeinhin durch offene Fontanellen und natürlich durch die typische *Calcarea*-Konstitution aus.

---

90 „Diese Fälle kommen ebenso bei Kindern vor, welche Muttermilch trinken, als bei solchen, welche mit Kuhmilch aus der Flasche genährt werden; die letzteren Fälle sind jedoch die häufigeren."(*AZ36,179*)

Es gibt ein weiteres, höchst eigentümliches Aethusa-Symptom, das meines Wissens bisher zweimal durch das Mittel geheilt wurde: „Bildete sich ein, sie sähe Ratten (oder Mäuse) durch das Zimmer laufen." [AJ5,460] In beiden Fällen trat das Symptom bei abgearbeiteten, nervösen Frauen auf, und es war überaus hartnäckig und lästig. Aethusa heilte nicht nur diese Störung, sondern besserte auch den allgemeinen Gesundheitszustand. Ich benutze die Arznei stets in der 200. Potenz.

Jalapa

Exogonium purga; Jalapenknolle

„*Kinder sind tagsüber ruhig und ‚brav', nachts aber äußerst ‚schwierig', mit Schreien, Weinen und großer Unruhe*" [GS;HB863] (häufig bestätigt). Ich hatte einmal einen Fall von Enterokolitis, der mehr als acht Wochen lang all meinen Heilbemühungen widerstanden hatte. Es ging dem Knaben immer schlechter, bis er schließlich fast bis zum Skelett abgemagert war. Statt allerdings nur nachts zu schreien, schrie der Junge (nach Aussage der Mutter) Tag und Nacht, praktisch unablässig, ganz sicher jedenfalls immer dann, wenn ich ihn sah. Mit dem Schreien gingen ständige Verdrehungen des Körpers einher, das Kind bog sich abwechselnd nach vorn, nach hinten und zur Seite. Ich weiß nicht mehr, wie viele Mittel ich in dieser Zeit probiert hatte, aber schließlich versuchte ich es auch einmal mit Jalapa C 12, das ich mir aus der Urtinktur, bezogen von einem gewöhnlichen Drugstore, selbst potenziert hatte. Das Kind schlief umgehend ein, und nach diesem Schlaf, welcher tief und lang war, kam es zu einer raschen und vollständigen Genesung. Die einzige Indikation, die ich für das Mittel hatte, war die Tatsache, dass es auch Bauchschmerzen und Durchfälle [HB862f] erzeugte.

Rheum

Rheum palmatum (officinale); Medizinalrhabarber

Dieses Mittel, wie *Jalapa* von der alten Schule reichlich [als Abführmittel] missbraucht, ist von großem Wert, wenn es in homöopathischer Weise eingesetzt wird. Die Hauptindikation von Rheum sind *sauer riechende Stühle*[RA93]. Diese können braun und mit Schleim vermischt sein[RA99] oder dünn bis breiartig[RA93f]. Oft kommt es *vor dem Stuhlgang* zu heftigen, kolikartigen *Bauchschmerzen*[RA89+91] und danach zu Tenesmus ani[RA94]. Äußerst nützlich ist Rheum bei mit Koliken verbundenen Durchfällen von [Säuglingen und zahnenden] Kindern.[SK439;GS] Ein anderes, sehr charakteristisches Symptom: „Nicht nur die Stühle, auch *das ganze Kind riecht sauer*, wie sehr es auch gewaschen oder gebadet wird[GS]." Bei Koliken und Diarrhoe während der Zahnung wird man bisweilen zwischen Rheum und *Magnesia carbonica* zu wählen haben.

Collinsonia canadensis

Grießwurzel

Collinsonia ist noch nicht gründlich geprüft worden, doch reicht das, was wir bis heute darüber wissen, neben unserer klinischen Erfahrung allemal aus, um es als ein Mittel von großem Wert zu erkennen. Als Heilmittel bei Hämorrhoiden oder Mastdarmbeschwerden kann es mit *Aesculus hippocastanum* verglichen werden, denn beide haben ein *Gefühl, als ob das Rektum mit kleinen Holzstückchen angefüllt wäre*[GS]. Aus diesem einen Symptom könnten wir allerdings nicht erkennen, welches Mittel zu verschreiben wäre, darum lassen Sie uns einige Unterschiede festhalten:

Aesculus hat außerdem ein ausgeprägtes *Vollheitsgefühl* im Rektum,
   Collinsonia nicht.

Aesculus-Hämorrhoiden bluten in der Regel nicht, die von Collinsonia häufig anhaltend [GS].

Aesculus hat Wundheitsgefühl und *starke, dumpfe Schmerzen im Rücken*, was von Collinsonia bis jetzt nicht bekannt ist.

Aesculus hat mal Verstopfung, mal nicht; Collinsonia ist stark obstipiert und leidet deswegen unter Bauchschmerzen [GS].

Dieser Vergleich zeigt zur Genüge, dass die Wahl zwischen den beiden Arzneien im Allgemeinen nicht schwierig ist.

Mit Collinsonia befreite ich einmal eine Patientin von seit Jahren immer wieder auftretenden heftigsten Bauchschmerzen, die allen Bemühungen der Schulmedizin getrotzt hatten. Ich entschied mich für das Mittel aufgrund der hartnäckigen Obstipation, der starken Flatulenz [GS] und der Hämorrhoiden, die gleichzeitig vorhanden waren.

Auch heilte ich mit dem Mittel einen der hartnäckigsten Fälle von chronischer Stuhlverstopfung, die mir je begegnet sind. In den beiden Jahren zuvor hatte der Patient im Schnitt nur alle zwei Wochen eine Stuhlentleerung gehabt, und auch diese nur unter Zuhilfenahme stärkster Abführmittel, wonach er regelmäßig zwei oder drei Tage halbkrank im Bett verbringen musste. Collinsonia heilte ihn binnen eines Monats vollkommen; danach hatte er täglich normalen Stuhlgang, und die Beschwerden sind seitdem in all den Jahren nicht wiedergekehrt.

Corallium rubrum

Rote Koralle

Corallium rubrum ist bei einigen Formen heftigen Krampfhustens von Nutzen, wie er namentlich beim Keuchhusten auftritt. [GS] Typisch für das Mittel sind u. a. fortgesetzte, kurze, isolierte, bellende Hustenstöße, die so regelmäßig wiederkehren, dass sie mit den *im Minutentakt abgefeuerten Salutschüssen* verglichen worden sind. [MP442] Dies geht den ganzen Tag so, doch zum Abend hin steigert sich der Husten oft zu längeren, pertussisähnlichen Krampfanfällen. Insgesamt sind die nächtlichen Hustenanfälle bei Corallium meist besonders heftig. [GS]

Corallium rubrum ist für mich eines der besten Mittel bei retronasalem Katarrh, wo *ständig Schleim von den Choanen in den Rachen tropft.* [GA1,24] *(Natrium carbonicum.)* Ich kenne kein anderes Mittel, das sich hierbei in der Mehrzahl der Fälle als so wirksam erweist, und gewöhnlich verschreibe ich es, sofern keine gewichtigen Indikationen für eine andere Arznei vorliegen. Nur selten bleibt eine positive Nachricht über seine diesbezügliche Wirkung aus.

Corallium ist auch beim *Schanker* von einigem Wert. [KE2,117] Das Geschwür ist dabei rot (korallenrot), flach [GA1,57] und extrem berührungsempfindlich, manchmal blutend [AZ97,38], manchmal schmerzhaft [GS]. Weicher Schanker, der von der alten Schule kauterisiert wird, kann von Corallium rasch und sicher geheilt werden.

Coccus cacti

Cochenille-Laus; Mexikanische Schildlaus

Dies ist ein weiteres Arzneimittel aus dem Tierreich, das bei Keuchhusten oft heilsam gefunden wird. [HV1,199] Bei Coccus cacti kommen die Verschlimmerungen gewöhnlich in der zweiten Nachthälfte oder am frühen Morgen [AZ55,97], wenn das Kind erwacht. Die Hustenanfälle sind zwar keineswegs auf diese Zeit beschränkt, aber die schlimmsten treten ebendann auf. Die Anfälle enden mit dem Auswurf[91] einer großen Menge eiweißartigen, *zähen Schleims,* der in langen Fäden aus dem Mund hängt, oft unter Brechwürgen der genossenen Speisen. [AZ55,97] Für einen solchen Husten ist Coccus cacti ein exzellentes Mittel.

---

91 Nicht mit „Erbrechen" von zähem Schleim, wie Nash schreibt.

Clematis erecta

Aufrechte Waldrebe

Clematis ist ein gutes Mittel bei Gonorrhoe, wenn wegen langsamen[Z02,400] oder stockenden[CK69] Harnflusses Hinweise auf eine Harnröhrenstriktur[CK] bestehen, und es wird diese häufig verhüten, wenn es frühzeitig (in hoher Potenz) gegeben wird. So viele Schmerzen und Leiden sind durch diese Strikturen, zu deren Linderung oft auch noch Operationen nötig werden, verursacht worden, dass alles nur Erdenkliche getan werden sollte, um solche Verengungen zu verhindern. Wenn auch nicht für alle, so doch für fast alle Strikturen ist die Methode der Kauterisation oder die in Mode gekommene Lokalbehandlung des Trippers verantwortlich. Dass solche Praktiken weder wissenschaftlich noch auch nur im entferntesten Sinne heilend sind, dessen bin ich sicher, und auf der anderen Seite weiß ich, dass eine konstitutionelle Behandlung allein ausreicht, um auch die schlimmsten Fälle zu heilen (nicht bloß zu unterdrücken), und das in der kürzest möglichen Zeit.

Eine weitere Anwendung von Clematis ist die Heilung von Hodenentzündungen und verhärteten Hodengeschwülsten, wie sie aus schlecht behandeltem oder unterdrücktem Tripper resultieren[CK]; das Mittel kommt aber auch in Betracht, wenn sich die Entzündung ohne eine solche Unterdrückung auf den oder die Hoden ausgedehnt hat, was allerdings nur selten vorkommt. Der Hoden schwillt dann stark an und wird, wenn er nicht umgehend richtig behandelt wird, steinhart. Ich habe solche Fälle sehr schnell mit Clematis geheilt. *Pulsatilla* ist zweifellos das Mittel, das bei Orchitis durch unterdrückten Tripper am häufigsten angezeigt ist, doch wenn es nach Minderung der Schmerzen und Wiederherstellung des Ausflusses nicht in der Lage ist, auch die Geschwulst oder die Induration zu reduzieren, wird sich Clematis dieses Rests annehmen. Es hat mich in dieser Beziehung nie enttäuscht.

Clematis hat ein Symptom mit *Coffea* gemeinsam, nämlich „Zahnschmerzen > durch Spülen des Mundes mit kaltem Wasser"[AZ78,47].

Copaiva

Balsamum copaivae aus Copaifera officinalis

Dieses Arzneimittel wirkt stark auf die Schleimhäute. Es ist wie viele andere Mittel von der alten Schule so missbraucht worden, dass es in Verruf geraten ist, und selbst in unserer Schule besteht unter solchen Umständen die Neigung, seine Heilkräfte zu unterschätzen oder deren Erforschung zu vernachlässigen, statt sie, wie es unsere Aufgabe wäre, voranzutreiben. Dabei ist Copaiva ein ausgezeichnetes Mittel bei chronischem Bronchialkatarrh [GS], der mit reichlichem, grünlichgrauem, eitrigem Schleimauswurf [SK369] einhergeht. (*Stannum, Lycopodium, Sulfur, Phosphorus* etc.)

Zu den noch nicht gut erforschten Auswurfmitteln gehören:

Copaiva: reichlicher, grünlichgrauer, eitriger Schleimauswurf von ekelhaftem Geruch. [SK369]

Illicium anisatum: eitriger Auswurf, mit Schmerz am dritten Rippenknorpel (Übergang zur Rippe), überwiegend rechts, gelegentlich auch links.

Pix liquida: eitriger Auswurf, mit Schmerz am dritten linken Rippenknorpel (Übergang zur Rippe).

Myosotis: kopiöser Auswurf, Abmagerung, Nachtschweiße.

Balsamum peruvianum: katarrhalische Schwindsucht, reichlicher, eitriger Auswurf.

Yerba santa: Schleimansammlung mit asthmatischem Atmen.

Ich erwähne diese Mittel, um auf sie aufmerksam zu machen, damit Sie in Fällen, wo Sie unter den besser geprüften Arzneimitteln nicht das passende finden können, gegebenenfalls auf sie versuchsweise zurückgreifen können. Auch die ganzen alten Mittel haben einmal klein angefangen.

Copaiva ist ein wertvolles Mittel bei Gonorrhoe, die mit erheblicher Reizung der Harnröhre und des Blasenhalses verbunden ist. [GS] Es kann hierbei zu Beginn angezeigt sein, wenn das Sekret dünn oder milchig ist, aber auch später, besonders wenn sich die Krankheit auf die Blase ausgebreitet hat, mit Absonderung großer Mengen zähen Schleims oder von Blut und Schleim im Urin. Auch wenn es auf die Harnwege nicht so heftig einwirkt wie *Cantharis*, steht es dieser Arznei doch sehr nahe.

Cubeba

Piper cubeba; Kubebenpfeffer

Auch Cubeba, das durch seine empirische Anwendung in der alten Schule ebenfalls in Misskredit geraten ist, gebührt ein wichtiger Platz in der Tripperbehandlung, und zwar wenn unter den üblichen Mitteln das erste oder entzündliche Stadium abgeklungen ist und noch ein Brennen in der Harnröhre beim Wasserlassen [92] zurückbleibt und der Ausfluss weiterhin dick und gelb oder eitrig ist.[GS;KE2,82f] Auch wenn hier häufig *Mercurius* oder *Pulsatilla* angezeigt ist, finden wir doch nicht selten Cubeba als heilendes Mittel. Ich selbst habe in solchen Fällen einige schöne Heilungen mit Cubeba erzielt. Bei *Pulsatilla* ist das Sekret, wenngleich ebenso dick und gelb oder grün, gewöhnlich deutlich blander, wie dies auch bei den übrigen Schleimhäuten der Fall ist. *Mercurius* hat ein ähnliches Sekret, aber sämtliche Symptome *verschlimmern sich in der Nacht*. Sobald der Ausfluss dünn wird (wie beim postgonorrhoischen Katarrh), ist in der Regel keines dieser Mittel mehr geeignet.

Lassen Sie uns an dieser Stelle den Blick auf ein anderes Mittel werfen, das im Zusammenhang mit der Tripperbehandlung nicht unerwähnt bleiben darf:

---

92 Nash schreibt versehentlich „after urination".

Petroselinum

Petroselinum sativum; Petersilie

Petroselinum hat eine sehr charakteristische Indikation für seine Anwendung: „Häufiger [PM1,48], heftiger [A3,303] und **plötzlicher** [GS] Harndrang." Diesen plötzlichen Harndrang findet man zumeist in chronischen Tripperfällen (besonders beim Nachtripper), nachdem sich die Entzündung nach hinten zum Blasenhals ausgebreitet hat.

Kinder, die Petroselinum benötigen, werden manchmal von so plötzlichem, schmerzhaftem und heftigem Harndrang gepackt, dass sie hin und her trippeln müssen [GS] und dabei verzweifelt versuchen, den Harn zu halten, bis sie ihre Kleider aufgeknüpft haben. Dies ist vergleichbar mit dem plötzlichen Stuhldrang von *Aloe*.

Ein weiteres, höchst unangenehmes Symptom von Petroselinum ist starkes **Jucken** und Kribbeln in der Harnröhre [AZ37,55]; der Patient wird fast verrückt davon und verspürt den Drang, irgendein Stäbchen oder Ähnliches in die Harnröhre zu schieben und die juckende Stelle damit zu *kratzen* [GS]. „Mehr Kriebeln als Brennen beim Harnen, vom Mittelfleisch durch die ganze Harnröhre." [GA4,7]

Allium cepa

Cepa; Küchenzwiebel

Schnupfen mit häufigem Niesen [AA170]; das Nasensekret reichlich und scharf brennend, Nasenlöcher [AA164] und Oberlippe wund machend [AA162]; Tränen ebenfalls reichlich, aber mild [AA170]. (*Euphrasia*: umgekehrt.)

Die Erkältung breitet sich nach unten auf die Bronchien aus, mit starker Schleimabsonderung, Husten und vielen Rasselgeräuschen (*Chelidonium*).

Modalitäten: < abends[AA734f] und in der warmen Stube[AA725]; > im Freien[AA724] (auch der Schnupfen[AA728]).

Jeder, der einmal beim Kochen rohe Zwiebeln geschnitten hat, kennt die Wirkung auf Augen und Nase: Die Schleimhäute werden so gereizt, dass heftiges Niesen und Tränenfluss einsetzen. Demnach müsste sich Allium cepa, wenn das homöopathische Heilgesetz richtig ist, als gutes Heilmittel bei Schnupfen erweisen, und so ist es auch. Doch wie jedes andere Mittel heilt es nur die ihm eigene, charakteristische Form des Leidens.

Allium cepa hat häufiges oder ständiges[GS] *Niesen mit profusem, scharfem Nasenausfluss, der an Nase und Oberlippe Brennen und Wundheit verursacht; schlimmer am Abend und in der warmen Stube, besser an der frischen Luft.* Es hat außerdem starken Tränenfluss beim Schnupfen, mit Brennen[GS] und Beißen[AA90] der Augen; aber die Tränen als solche sind mild, d. h., sie machen die Augen anschließend nicht wund. Der Schnupfen kann mit Kopfschmerzen einhergehen oder auch nicht; wenn sie vorhanden sind, verschlimmern sie sich, wie der Schnupfen, am Abend und in warmen Räumen, und sie bessern sich im Freien.[AA163] Ich habe Allium cepa als besonders nützlich bei Kindern erlebt, wenn sich der starke Schnupfen bzw. die Erkältung nach unten auf die Bronchien ausdehnt und dort eine ähnlich starke Schleimsekretion in Gang setzt, verbunden mit viel Husten und Schleimrasseln. Bevor Cepa homöopathisch in Gebrauch kam, pflegten wir *Euphrasia* zu verabreichen, wenn starker Schnupfen und Tränenfluss bestanden. Der Unterschied zwischen den beiden Mitteln ist jedoch, dass bei Cepa das Nasensekret scharf und die Tränen mild sind, während bei *Euphrasia* das genaue Gegenteil der Fall ist. Die Wirkung von Cepa scheint sich in erster Linie auf die Nase zu konzentrieren, die von *Euphrasia* dagegen auf die Augen. Auf diese Weise müssen wir zwischen allen Arzneien differenzieren lernen.

Euphrasia

Euphrasia officinalis; Augentrost

Bei der Wirkung dieser Arznei stehen die Augen deutlich im Mittelpunkt. Wenn man sich die Symptome ansieht, wie sie in Herings *Guiding Symptoms* niedergelegt sind, könnte man glauben, dass Euphrasia fast alle nur denkbaren Augenaffektionen zu heilen vermag, akute oder chronische Konjunktivitis, Iritis, Keratoiritis, Flecke oder Bläschen auf der Hornhaut [SK428], Pannus (Augenfell [SK428]) etc., und tatsächlich tut es das auch – wenn es durch die Symptome indiziert ist.

Bei Erkältungen mit Husten und heftigem Fließschnupfen heilt Euphrasia bisweilen, doch muss hier die Wahl zwischen ihm und *Arsenicum, Allium cepa* und *Mercurius* getroffen werden. (Siehe den Vergleich mit *Allium cepa.*)

Bei *Masern* mit tränenden Augen und laufender Nase ist Euphrasia nicht selten das beste Mittel. [KE4,95f] Ich erinnere mich an einen Bericht von Dr. C. W. Boyce aus Auburn, N. Y., in welchem er große Erfolge mit Euphrasia bei einer Masernepidemie in seiner Stadt vermeldete. All seine Fälle heilte er mit diesem einen Mittel. So ging auch ich bei der nächsten Epidemie in meiner Nachbarschaft mit Euphrasia gegen das Übel vor, und mein Scheitern war ebenso deutlich, wie es sein Erfolg war. Euphrasia war *nicht* das Heilmittel für *meine* Epidemie. Ich war klug genug, nicht lange blindlings diesen Weg weiterzugehen, und suchte nach „meinem" Simillimum, was mir dann auch gelang. Seien Sie, junger Kollege, auf der Hut vor dem Mittel, das für *alle Fälle* einer bestimmten Krankheit empfohlen wird, oder Sie werden früher oder später unsanft auf den harten Boden der Tatsachen zurückgeworfen!

Ein sehr hervorstechendes Charakteristikum dieser Arznei bei Augenbeschwerden ist die *Neigung zur Ansammlung von zähem Schleim* auf der Hornhaut, was blendet und zu häufigem Schließen und Zusammendrücken der Augenlider nötigt. [ZÖ2,509] Alle Fälle jedweder Art, die mit Lichtscheu [SK428] und Tränenfluss [RA9] einhergehen, gleich ob mit oder ohne Schnupfen, sollten Euphrasia nahe legen, zumindest aber an das Mittel denken lassen. Bei den Augenleiden von Euphrasia sind häufig die Lider in Mitleidenschaft gezogen. Natürlich gibt es das auch bei anderen Mitteln, etwa bei *Arsenicum, Apis, Rhus toxicodendron* etc. Schauen Sie diesbezüglich bitte in den Arzneimittellehren nach. Noch ein weiteres Symptom: Husten (mal trocken, meist aber locker) *verschlimmert sich stark während des Tages*, während er nachts kaum stört oder gar nicht vorhanden ist.[RA20f] Dies ist bedeutsam, hat doch die Mehrzahl der Hustenfälle Verschlimmerung in der Nacht.

Phytolacca

Phytolacca decandra; Kermesbeere

Tonsillen rot, geschwollen, mit weißen Flecken auf den Mandeln, die manchmal zusammenwachsen und Membranen bilden; Schmerzen schießen von dort bis in die Ohren; dumpfer Wundheits- und Zerschlagenheitsschmerz in Kopf, Rücken und Gliedmaßen, < durch Bewegung, hat aber trotz der Schmerzen das Gefühl, sich bewegen zu müssen.

Unwiderstehliche Neigung, die Zähne zusammenzubeißen bzw. das Zahnfleisch fest zusammenzupressen. (Zahnungsbeschwerden.)[MM251]

Brüste steinhart, geschwollen, heiß und schmerzhaft.[GS] Wunde, rissige Brustwarzen, mit heftigen Schmerzen beim Stillen des Kindes, die von der Brustwarze in den ganzen Körper ausstrahlen.[MM658]

☙ ❧

Phytolacca ist eines unserer wertvollsten Mittel bei Halsentzündungen, und die Indikationen sind ganz klar. Der Hals ist allgemein entzündet; die Tonsillen schwellen an und verfärben sich tiefrot; später

erscheinen auf ihnen weiße Flecke, die sich (wenn dem Prozess nicht Einhalt geboten wird) bald ausbreiten, zusammenwachsen und diphtherisch aussehende Beläge bilden. *Heftige Schmerzen schießen häufig von den Mandeln in ein oder beide Ohren.* Dies sind die lokalen Halssymptome, und konstitutionell können folgende Zeichen auftreten:
Heftige Kopf- und Rückenschmerzen, mit dumpfem Wundheits- und Zerschlagenheitsschmerz am ganzen Körper [GS], das den Kranken immer wieder aufstöhnen lässt [GS]; wie bei *Rhus toxicodendron* hat er das Gefühl, *sich bewegen zu müssen*, auch wenn dies all seine Schmerzen und sein Wundheitsgefühl verschlimmert. Darüber hinaus ist der Patient außerordentlich erschöpft; vom Aufrechtsitzen wird ihm schwindlig, und er fällt fast in Ohnmacht, wie *Bryonia*. Es besteht hohes Fieber, und der Puls ist stark beschleunigt [MM378]; die Hitze zeigt sich aber, wie bei *Arnica*, hauptsächlich im Kopf und im Gesicht, während Rumpf und Gliedmaßen kalt sind [GS]. Wenn diese Symptome vorhanden sind, spielt es keine Rolle, ob die Krankheit Tonsillitis, Diphtherie oder Scharlach heißt. Reiche Erfahrung an meiner eigenen Person sowie Beobachtungen an meinen Patienten haben mir gezeigt, dass Phytolacca eine Arznei von unschätzbarem Wert ist. Es ist auch nicht notwendig, das Mittel in Dosen von zwanzig Tropfen der Urtinktur einzunehmen oder zusätzlich, wie manche empfehlen, damit zu gurgeln, vielmehr wird es, wie die anderen homöopathischen Mittel auch, in potenzierter Form sehr viel besser wirken. Ich habe mit Phytolacca einige schöne Erfolge bei chronisch hyperplastischer Pharyngitis gesehen, besonders wenn bei Rednern, Predigern etc. die Stimme durch Überanstrengung versagt hatte und viel *Brennen* im Hals vorhanden war, als ob dort etwas Heißes steckte. [GS] Bei dieser Art von Halsentzündung habe ich die besten Erfahrungen mit hohen Potenzen von Phytolacca gemacht.
Ich möchte Ihre Aufmerksamkeit nun auf ein Symptom lenken, das für mich von großem Wert gewesen ist: „Unwiderstehliche Neigung, die Zähne zusammenzubeißen bzw. das Zahnfleisch fest zusammenzupressen." Auf diese Indikation hin habe ich häufig Beschwerden der verschiedensten Art gelindert, die im Zusammenhang mit der

Zahnungsperiode auftraten. Ich hatte einmal einen kleinen Patienten, der von New York City aufs Land geschickt worden war. Der Knabe hatte lange an Cholera infantum (Enterokolitis) gelitten, und seine Ärzte hatten gesagt, er müsse unbedingt aus der Stadt heraus, sonst würde er sterben. Aber auch die Landluft und die Umstellung der Ernährung brachten keine Besserung. Der kleine Kerl war stark abgemagert und hatte häufige durchfällige Stühle von dunkelbrauner Farbe, die von gleichfarbigem Schleim durchsetzt waren. Nachdem ich schon mehrere Mittel erfolglos versucht hatte, fiel mir auf, dass der Kleine gern die Kiefer aufeinander presste oder auf alles biss, was er in den Mund bekommen konnte. Seine Muter erzählte mir dann, dass dies während der ganzen Krankheit so gewesen sei. Phytolacca führte sofort zu einer Linderung der Beschwerden, gefolgt von rascher Genesung. Ich habe dieses Symptom seither wiederholt bestätigt gefunden.

Phytolacca ist ferner eines unserer Hauptmittel bei Mastitis.[MM652ff] Die Brüste sind dabei sehr hart, stark geschwollen, heiß und schmerzhaft. Jedes Mal wenn das Kind zum Stillen angelegt wird, *strahlen Schmerzen von der Brustwarze in den ganzen Körper aus.* Dabei bestehen Fieber und starke Kopf- und Rückenschmerzen, und ohne Behandlung geht der Fall sehr leicht in Eiterung über. Wir müssen uns in solchen Fällen oft zwischen Phytolacca und *Bryonia* entscheiden, und die beiden Mittel ergänzen einander auch sehr gut. Fast jeder Fall von Anschwellung der Brüste und Milchfieber, das im Wochenbett beim ersten „Einschießen" der Milch auftritt, kann mit dem einen oder anderen dieser beiden Mittel rasch gebessert werden. Auch wenn der Fall bereits in Eiterung übergegangen ist, mit klaffenden, empfindlichen, ulzerierten Fistelöffnungen, aus denen wässriger oder fötider Eiter fließt, ist Phytolacca oft noch angezeigt und vermag mehr zu leisten als *Hepar sulfuris* oder *Silicea*. Aber manchmal wird die Wahl auch zwischen anderen Mitteln zu treffen sein, wie z. B.:

Croton tiglium: Der Schmerz schießt von der Brustwarze bis in das Schulterblatt oder den Rücken, wenn das Kind saugt. (Rücken- oder Uterusschmerzen beim Stillen: ***Silicea, Pulsatilla.***)

Phellandrium: Jedes Mal *nach* dem Trinken des Kindes unerträgliche Schmerzen in der rechten Brust in der Richtung der Milchgefäße.[AZ23,254]

Lac caninum: Die Brüste sind stark mit Milch angefüllt und so **empfindlich**, dass schon deren eigenes Gewicht die Patientin schmerzt; *sie stützt diese mit den Händen* und vermeidet die *geringste Erschütterung*.

Natürlich dürfen wir in diesem Zusammenhang auch *Aconitum, Apis* und *Belladonna* nicht vergessen; für deren Anwendung gibt es ebenso klare Indikationen wie bei jedem der oben genannten Mittel. (Vgl. auch *Castor equi.*)

Ich habe viele verdächtige Knoten oder Tumoren in den Brüsten, von denen manche schon jahrelang bestanden hatten, durch eine Dosis Phytolacca CM pro Monat – *bei abnehmendem Mond* verabreicht – beseitigt. Was hat der Mond damit zu tun? Ich weiß es nicht. Kropf heile ich auf dieselbe Weise (allerdings nicht mit Phytolacca). Ich wurde auf diese Art des Verschreibens durch eine Anregung Jahrs gebracht. Ich *weiß*, dass manche Krankheiten ihre Verschlimmerungen in bestimmten Mondphasen haben, und genauso weiß ich, dass manche Arzneien in diesen Zeiten besser wirken.

Vergessen Sie nicht, dass der Wundheits- und Zerschlagenheitsschmerz von Phytolacca, von dem schon im *Arnica*-Kapitel die Rede war, manchmal auch sehr ausgeprägt bei Ischiasbeschwerden zugegen ist, wo Phytolacca eines unserer erfolgreichen Mittel ist. Das charakteristische Symptom, das bei diesem schmerzhaften Leiden für Phytolacca spricht, ist, dass der *Schmerz an der Außenseite des Beins herunterfährt*.[GS] Ischias gehört zu den Leiden, bei denen die Homöopathie einige ihrer herausragendsten Siege über die analgetische Therapie der alten Schule errungen hat. Periostaler Rheumatismus mit Verschlimmerung der Schmerzen besonders bei feuchtem Wetter[MM1026] findet mitunter in Phytolacca sein Heilmittel. In seiner Wirkung auf Periost, Drüsen, Lymphknoten, Knochen und Haut scheint das Mittel *Kalium jodatum* zu ähneln, und entweder benötigt man in einem Fall – natürlich entsprechend den Indikationen – beide Mittel, wobei sie einander ergänzen, oder man muss sich für eines von ihnen entscheiden. H. C. Allen sagt: „Phytolacca nimmt eine Position in der Mitte zwischen *Bryonia* und *Rhus toxicodendron* ein, und es wird oftmals helfen, wenn jene, obwohl sie angezeigt schienen, versagt haben."[KN] Es ist eine merkwürdige Tatsache, dass fast jeder mineralische Arzneistoff einen ihm stark ähnelnden Verwandten aus dem Pflanzenreich hat: *Phytolacca* und *Kalium jodatum*; *Aloe* und *Sulfur*; *Allium cepa* und *Phosphorus*; *Chamomilla* und *Magnesia carbonica*; *China* und *Ferrum*; *Belladonna* und *Calcarea carbonica*; *Ipecacuanha* und *Cuprum*; *Bryonia* und *Alumina*; *Mezereum* und *Mercurius*; *Pulsatilla* und *Kalium sulfuricum*. Dies ist schon früher von Hering erwähnt worden.

Glonoinum

Nitroglycerin

Plötzlicher lokaler Blutandrang, besonders zum Kopf und zur Brust[AA124]; berstender Kopfschmerz, der vom Nacken hochsteigt[AA291], mit heftigem Klopfen und einem Ausdehnungsgefühl, als wollte der Kopf zerspringen[AA81ff]; verträgt nicht die geringste Erschütterung[GS].

Verträgt keinerlei Kopfbedeckung, besonders nicht den Druck eines Hutes.[AA375;GS]

Verträgt weder Sonnenstrahlung noch sonstige Hitze auf dem Kopf.[GS] Sonnenstich[AA] und Folgen davon.[GS]

Glonoinum ist, an allererster Stelle, eines unserer großen „Kopfmittel". Es hat heftigste Kopfschmerzen, verbunden mit starkem Klopfen, Vollheitsgefühl im Kopf[AA105] und Einschnürungsgefühl an den Halsgefäßen[(AA697)]. Es gibt so viele Symptome, die diesen Kongestionszustand begleiten, dass ich hier unmöglich auf alle eingehen kann. Zu Beginn meiner Praxis hatte ich immer ein kleines Fläschchen mit der 1. Dilution von Glonoinum in meinem Koffer dabei – speziell für diejenigen, die meinten, über den jungen Doktor und seine Zuckerpillen spötteln zu müssen. Und so manchen Zweifler habe ich innerhalb fünf oder zehn Minuten davon überzeugen können, dass auch kleinste Dosen süßer Arznei große Macht besitzen können, indem ich ihnen einen Tropfen dieser Lösung auf die Zunge gab; denn nur selten misslang es, damit den typischen klopfenden Kopfschmerz in dieser Zeit auszulösen. Eine Dame, die nicht zugeben mochte, dass das Mittel bei ihr wirken könnte, stand auf, um das Zimmer zu verlassen, wurde ohnmächtig und wäre auf den Boden geschlagen, wenn ich sie nicht aufgefangen hätte. Nie hat jemand nach einer solchen Demonstration noch nach einem weiteren Beweis für die Macht homöopathischer Arzneien verlangt.

Dieser klopfende Kopfschmerz, *der vom Nacken hochzusteigen scheint*, ist höchst charakteristisch, und das Klopfen ist dabei nicht nur eine bloße Empfindung, sondern auch an den Karotiden sichtbar. Die Blutgefäße sind zum Bersten voll, und wenn ihre Wände nicht gesund wären, bestünde die Gefahr eines Schlaganfalls. Kein Mittel reicht in der Erzeugung plötzlicher und heftiger Kopfkongestion an Glonoinum heran, und keines vermag diese schneller zu heilen, wenn es durch die Symptome indiziert ist. Die Arzneien, die Glonoinum in ihrer Wirkung auf den Kopf am nächsten stehen, sind meines Erachtens *Belladonna* und *Melilotus*. *Belladonna* und Glonoinum haben beide die Vollheit, den Schmerz und das Klopfen im Kopf; aber bei Glonoinum sind diese noch heftiger und plötzlicher in ihrem Beginn und hören andererseits beim Nachlassen noch schneller auf. Glonoinum passt ferner besser für das erste oder kongestive Stadium entzündlicher Gehirnkrankheiten, während *Belladonna* weiter reicht und auch dann noch das geeignete Mittel sein kann, wenn sich die Entzündung voll entwickelt hat. *Belladonna* hat Besserung [des Klopfens [RP224]] durch Rückwärtsbiegen des Kopfes, Glonoinum Verschlimmerung [AA700]. *Belladonna* erfährt eine Verschlimmerung, wenn der Kopf entblößt ist, und bekommt Beschwerden nach dem Haareschneiden; Glonoinum *muss den Kopf entblößt haben*, verträgt keine Kopfbedeckung, besonders keinen Hut, und möchte am liebsten die Haare kurzgeschnitten haben.[93] *Belladonna* geht es *schlechter im Liegen*, selbst wenn der Patient sich ruhig verhält; Glonoinum, obwohl manchmal *schlimmer direkt nach dem Niederlegen*[GS], geht es gewöhnlich *beim ruhigen Liegen besser*[AA347;GS]. Ein *sehr* charakteristisches Glonoinum-Symptom ist, dass der Patient den Kopf überaus vorsichtig trägt, weil die **geringste Erschütterung** oder das Schütteln des Kopfes[AA325] den Kopfschmerz enorm verschlimmert. Eine weitere Eigentümlichkeit ist, dass es dem Patienten so erscheint, als wäre nicht nur ein Klopfen im Kopf, sondern auch ein „wogend sich bewegender dumpfer Schmerz"[AA94], als würde sich das Gehirn synchron mit dem Puls *wellenförmig im Schädel bewegen*[AA92ff]. Die Herztätigkeit ist bei Glonoinum noch mehr exzitiert, als sie es bei *Belladonna* ohnehin schon ist. Glonoinum hat ein Gefühl von Blutandrang nach dem Herzen[AA632] oder der Brust[AA611].

Melilotus hat ebenfalls starke Kopfkongestion, mit Schmerz und Vollheitsgefühl. Da es nicht so gründlich geprüft ist wie *Belladonna* und Glonoinum, können wir ihm keinen so genauen Platz zuweisen, aber es gibt ein sehr prominentes Symptom, das einen stets an *Melilotus* denken lassen sollte, nämlich „glühende Röte des Gesichts". Meines Wissens gibt es kein Mittel, das dies ausgeprägter hat. Glonoinum und *Belladonna* können beide ein hochrotes Gesicht haben, andererseits sind sie aber, sofern nur andere kongestive Symptome vorhanden sind, durch ein blasses Gesicht nicht kontraindiziert – wohl aber *Melilotus*. Außerdem werden die Kopfbeschwerden bei *Melilotus* oft durch profuses Nasenbluten gebessert – ein weiteres herausragendes Symptom dieser Arznei. Ich heilte einen schlimmen Fall von „Typhus cerebralis" mit *Melilotus*, desgleichen einen langwierigen Fall von Geisteskrankheit, wobei ich mich von diesen beiden Symptomen leiten ließ.

„Verläuft sich in ihm eigentlich wohlbekannten Straßen; alles kommt ihm fremd vor."[AA8] Dies ist ein Glonoinum-Symptom, das

---

[93] Gleichwohl kann Glonoinum bei „Folgen des Haarabschneidens"*(AA)* angezeigt sein, vermutlich wegen der dann möglichen stärkeren Sonneneinwirkung.

mehrfach verifiziert worden ist. Die lokalen Kongestionen von Glonoinum können bei sehr verschiedenartigen Krankheiten auftreten; so werden z. B. klimakterische Blutwallungen häufig am stärksten im Kopfbereich empfunden[GS]. Glonoinum heilt solche Fälle. Das Mittel ist ferner von Nutzen bei Konvulsionen im Wochenbett[GS]; und ein anderes Symptom, das in diesen Fällen oft vorhanden ist, ist die Empfindung, als würde sich das Gehirn durch die Blutfülle ausdehnen.[AA81] Seien Sie nun auf der Hut vor Krampferscheinungen und verabreichen Sie Glonoinum, besonders wenn sich außerdem Eiweiß im Urin befindet[GY1]. Blutandrang zum Kopf bei ausbleibenden oder verspäteten Menses[GS;AA587] findet sein Heilmittel zuweilen ebenfalls in Glonoinum, ebenso diverse pathologische Zustände des Herzens – aber die *Symptome* müssen vorhanden sein.

Bei Sonnenstich ist Glonoinum wahrscheinlich häufiger angezeigt als jedes andere Mittel, desgleichen bei den Spätfolgen davon. Es kommt aber auch oft bei üblen Folgen von sonstiger *Strahlungshitze* in Betracht, etwa wenn Kinder nachts erkranken, nachdem sie lange vor einem offenen Kamin gesessen haben oder davor eingeschlafen sind.[GS]

Aufenthalt in warmen Räumen kann Kopfschmerzen, Bettwärme kann Gesichtsschmerzen verschlimmern.[GS]

„Brennende Hitze zwischen den Schulterblättern"[AA708;GS] ist ein weiteres Symptom dieser Arznei, wie bei *Lycopodium* und *Phosphorus*. *Ammonium muriaticum* und *Lachnanthes* haben das Gegenteil.

An dieser Stelle möchte ich auf ein Mittel zu sprechen kommen, das in Bezug auf Hitzewallungen und Blutandrang zum Kopf und Gesicht mit Glonoinum zu vergleichen ist, und das ist *Amylenum nitrosum*.

Amylenum nitrosum

Amylnitrit

Amylenum nitrosum hat einen beachtlichen Ruf, epileptischen Anfällen Einhalt gebieten und unter *Betäubungsmitteln* stehende Patienten ins Bewusstsein zurückholen zu können. Das Mittel wird in diesen Fällen über den Geruchssinn verabfolgt. Es gibt verschiedene Spekulationen, wie es das bewerkstelligt, doch die Hauptsache ist schließlich, dass es so wirkt.

Wir wissen, dass Amylenum nitrosum stürmische Herztätigkeit [EN89] erzeugt und heilt, die in ihrem Erscheinungsbild jener von *Glonoinum* sehr ähnlich ist. Ich habe mit der Arznei eine langwierige und hartnäckige Neigung zu starkem *Erröten* des Gesichts [GS] geheilt, das bei der geringsten seelischen oder körperlichen Erregung auftrat. Es handelte sich um eine junge, verheiratete Frau, die schon seit langer Zeit sehr darunter gelitten hatte, aber vom Klimakterium noch weit entfernt war. Die Heilung hält bis heute an, und die Patientin ist dafür umso dankbarer, als sie, wie sie sich ausdrückte, geglaubt hatte, das ständige Erröten sei bei ihr angeboren und Arzneien könnten ihr dabei sowieso nicht helfen. Menschen, die praktisch nie erröten, werden Amylenum nitrosum nicht nötig haben. Dies ist die ganze Erfahrung, die ich mit dem Mittel gemacht habe, und ich benutze es stets in der C 30.

Melilotus

Melilotus officinalis (+ alba); Gelber und weißer Steinklee

Melilotus ist ein Heilmittel von unzweifelhaft großem Wert. Die beste Darstellung der Arznei stammt von Dr. H. C. Allen (*Transactions of the International Hahnemann Association*, Jg. 1887, S. 104), obwohl sich auch in den *Guiding Symptoms* (Hering) eine sehr gute findet. Dr. Bowen sagte über die von ihm erstmals durchgeführte Prüfung: „Alle Prüfer, außer mir selbst, hatten fürchterliche Kopfschmerzen und starke Blutungen." [DI]

Der Blutandrang zum Kopf ist genauso groß wie bei *Belladonna* und *Glonoinum*, und das charakteristischste Symptom dieser Kongestion ist: *Glühende Röte des Gesichts, mit Klopfen der Karotiden, gewöhnlich > durch profuses Nasenbluten.* [GS] Vor mehreren Jahren heilte ich einen schweren Fall von religiöser Melancholie [GS] mit der 6. Potenz. Diese Dame hatte Jahre zuvor schon einmal einen ähnlichen Anfall gehabt, den ich mit *Stramonium* heilen konnte, nachdem sie von zwei Allopathen aufgegeben worden war, die erklärt hatten, sie müsste wohl in eine Anstalt eingewiesen werden. Sie war zu jener Zeit *sehr geschwätzig* gewesen.

Dieses Mal schlug *Stramonium* fehl, aber auf die Indikation der *intensiven Gesichtsröte* hin verabreichte ich ihr Melilotus, und es folgte eine rasche und bleibende Heilung. Die primäre Ursache dieser Anfälle war *Überhitzung in der Sonne* gewesen.

Noch ein weiterer Fall soll die Wirkung dieses wirklich großartigen Mittels illustrieren:

Bei einer jungen Dame traten im Verlauf eines Abdominaltyphus häufige Anfälle starken Nasenblutens auf. Eine Attacke folgte der nächsten, manchmal zwei oder drei in 24 Stunden, bis ich mir wegen des großen Blutverlustes allmählich Sorgen machte.

Die Patientin litt seit ihrer Kindheit unter häufigem Nasenbluten, und zwar seit sie im Nasengang durch einen Knopf verletzt worden war, den sie dort hineingedrückt hatte. Ein Arzt wollte ihn zwar nach vielen Mühen nach hinten in den Hals gestoßen haben, doch in Wirklichkeit war der Knopf noch über Monate im Nasengang verblieben, bis er dann anlässlich einer heftigen Niesattacke nach draußen geschleudert wurde. Zwei Jahre zuvor hatte ich das Mädchen durch eine schwere Diphtherie gebracht, die auch damals schon mit starkem Nasenbluten einherging; es trat in der Nacht auf, und das Blut hing in Klumpen wie Eiszapfen von der Nase herunter. *Mercurius solubilis* C 30 stoppte die Blutung umgehend.

Bei der gegenwärtigen Epistaxis war das Blut auch etwas geronnen, aber nicht so ausgeprägt, und *Mercurius* half diesmal überhaupt nicht. Jedem Anfall gingen die *intensivste Röte und Hitze des Gesichts* und die am heftigsten klopfenden Karotiden voraus, die ich je gesehen hatte. Das Nasenbluten folgte unweigerlich binnen weniger Stunden auf diesen offensichtlichen Blutandrang zum Kopf und Gesicht. Auch *Belladonna* half nicht. Ebenso wenig *Erigeron*, das (bei Hering) „Kopfkongestion, Gesichtsröte und Nasenbluten bei Fieber" hat.

Melilotus C 30 besserte nicht nur prompt diese Anfälle von Kopfkongestion und Nasenbluten, auch die Typhuserkrankung ging anschließend in großen Schritten und ohne weitere Zwischenfälle ihrer völligen Genesung entgegen.[94]

Dr. F. A. Waddell berichtet von einer Pneumonie mit starker Kongestion beider Lungen, bei der auch das typische *rote Gesicht und das Nasenbluten* zugegen waren. Der Fall wurde durch Melilotus geheilt.[GS]

Dr. Bowen, dem das Verdienst gebührt, Melilotus in die Homöopathie eingeführt zu haben, schildert viele Fälle von Kopfschmerzen, Koliken, Magenkrämpfen und von Krämpfen im Kindesalter[GS], die durch diese Arznei Linderung und Heilung fanden. Es scheint mir, dass Melilotus neben *Belladonna* und *Glonoinum* gestellt und niemals bei der Differentialdiagnose von Mitteln mit heftigsten Kopfsymptomen vergessen werden sollte.

Kalium bromatum

Kaliumbromid

Aus homöopathischer Sicht weiß ich nicht viel über dieses Mittel zu sagen. Es erlangte zuerst einen Ruf in der Schulmedizin wegen seiner Schlaf erzeugenden Eigenschaften und seiner Macht über epileptische Anfälle. Wie üblich wurde das Mittel wegen dieser Dinge

---

94 Dieser Epistaxis-Fall Nashs hat auch Eingang in die *Guiding Symptoms* gefunden.

zunächst eifrig propagiert und beworben, bis man herausfand, dass es in den großen Dosen, die man benötigte, um den gewünschten Effekt zu erzielen, alles andere als ungefährlich war.

Man entdeckte, dass Bromkali Schlaf erzeugte, nicht durch vermehrte Blutzufuhr in das Gehirn bis hin zur Betäubung, wie bei *Opium*, sondern durch Verringerung der Blutmenge, was den Verhältnissen beim natürlichen Schlaf schon eher entsprach. „Heureka", so hieß es dann. Doch leider Gottes, zu starke und lang anhaltende *Anämie* führte zu Mangelernährung des Hirngewebes, und als Folge davon kam es zu Depression und Melancholie, zu Wahnsinn, Gedächtnisverlust und sonstigen Geistesstörungen[GS] sowie zu Anzeichen von Gehirnerweichung – bis Hammond, Hauptbefürworter des Mittels, zugab, dass es mehr Menschen in die Irrenanstalt beförderte als irgendein anderes Mittel.

Nun, in welchen Fällen können wir denn die Arznei gefahrlos einsetzen? In Krankheitsfällen mit Symptomen, die den Wirkungen von Kalium bromatum ähneln, wie wir es mit jeder anderen homöopathischen Arznei auch tun. Ich kenne das Mittel nicht gut genug, um hier charakteristische Indikationen zu seinem homöopathischen Gebrauch mitteilen zu können. Es gibt allerdings ein Symptom, das ich als „Guiding Symptom" für wertvoll erachten würde, nämlich „Hände und Finger unentwegt beschäftigt"[GS]. Der Patient muss sie fortwährend in Bewegung halten oder mit ihnen spielen; selbst bei Schlaflosigkeit kann er nur dadurch zur Ruhe kommen, dass er ständig seine Finger über der Bettdecke bewegt. Oder er spielt mit seiner Uhrkette oder dem Knauf seines Spazierstocks – mit was auch immer, Hauptsache, er kann seine übergroße Nervosität irgendwo abreagieren. *Zincum* hat „zappelige Füße", *Phosphorus* eine allgemeine Unruhe und Zappeligkeit. Der *Phosphorus*-Patient kann unmöglich stillsitzen, muss ständig seine Stellung verändern, und er tut dies nicht (wie der *Rhus-toxicodendron*-Patient), weil Bewegung irgendwelche Schmerzen lindern würde, sondern einfach nur, weil er *nervös* ist.

Es wäre schön, wenn die homöopathischen Anwendungsmöglichkeiten von Kalium bromatum insgesamt besser verstanden würden.

Moschus, Castoreum, Asa foetida, Valeriana, Ambra grisea

Drüsensekret des männl. Moschushirsches
Bibergeil (Drüsensekret des Bibers)
Stinkasant (Gummiharz der Ferula assa-foetida)
Valeriana officinalis; Baldrian
Grauer Amber (wachsartige Darmausscheidung des Pottwals)

Hier haben wir es mit fünf so genannten Hysteriemitteln zu tun. Sie alle haben viele nervöse Symptome, die gewisse Ähnlichkeiten aufweisen. Ich will hier aber von jedem Mittel nur ein paar Charakteristika herausstellen und das eingehende Studium dieser Arzneien dem interessierten Leser anempfehlen.

Moschus:

„Hysterische Brustkrämpfe; nervöses, erstickendes Zusammenschnüren [RA78], besonders beim Kaltwerden des Körpers [SK156]." [GS]

„Herzklopfen (bei Hysterie), mit Atemnot, großer Abgeschlagenheit [JH190], Nervosität und Ohnmachtsanwandlungen [JH195f]; sagt: ‚Ich werde sterben, ich weiß, diesmal ist's mein Tod' [JH216]." [GS]

Nervöse Überreiztheit. [SK156]

Übertriebenes Lachen.

„Sehr heftiges Zanken …, bis der Mund ganz trocken, die Lippen blau, die Augen starr, das Gesicht leichenblaß ist und sie so zur Erde fiel." [JH219]

Castoreum:

„Große Erschöpfung; Schmerzen > durch Druck; Menstrualkolik mit Blässe und kaltem Schweiß." [DI]

Asa foetida:

Enorme Ansammlung von Blähungen, die großenteils nach oben drängen. [(GS)]

Gefühl von Aufsteigen eines Balls oder Körpers aus dem Magen in die Speiseröhre und sogar bis in den Hals hinein. [MT355]

Starke Beschwerden, besonders hysterischer Art, durch Unterdrückung von Absonderungen. Absonderungen fötide.
Große Berührungsempfindlichkeit von Geschwürsrändern in Periostnähe. [KE4,425]

„Magen-Darm-Trakt voller Luft; Flatulenz mit viel Aufstoßen, *alle Luft geht nach oben ab,* keine nach unten[GS]. Gefühl zu platzen vom Aufwärtsdruck; umgekehrte Peristaltik[MT371]." „Besonders nützlich, wenn nervöse Symptome nach Unterdrückung von vaginalem Ausfluß oder anderer habitueller Absonderungen auftreten."[GS] Alle Absonderungen übel riechend, einschließlich des Eiters aus Geschwüren. [KE4,425] Äußerste Empfindlichkeit von mit Knochenfraß einhergehenden Geschwüren, auch noch im größeren Umkreis; leiseste Berührung der Geschwürsränder bereitet unerträglichen Schmerz. [KE4,425] *(Hepar sulfuris.)*

Valeriana:
Allgemeine nervöse Erregbarkeit; das ganze Nervensystem ist überreizt[GA]. Kann sich nicht ruhig verhalten. „Ziehen, wie flüchtige Rucke, an vielen Stellen, bald hier, bald da."[GA3,193] Krampfschmerzen in verschiedenen Körperteilen. [GS] *Fühlt sich so leicht, als würde sie in der Luft schweben.* [GS] (*Sticta pulmonaria*: als würden die Beine in der Luft schweben.) Überempfindlichkeit aller Sinne. [UE] Gefühl, als hinge vom Rachen ein Faden in die Speiseröhre herab. [GA3,69(GY2)] Mit dieser Arznei heilte ich einst einen heftigen Ischias bei einer Schwangeren, und zwar aufgrund des Symptoms „Schmerz < im Stehen"[KE5,908], wenn der Fuß auf dem Boden ruhte. Sie konnte dagegen relativ bequem stehen, wenn sie den Fuß der betroffenen Seite auf einen Hocker stellte, und auch liegen konnte sie problemlos. [GS]

Ambra grisea:
„Schrecklicher Krampfhusten, mit vielem Aufstoßen und Heiserkeit."[RA269]

„Zwischen der Zeit des Monatlichen Blutabgang nach jeder geringen Veranlassung, z. B. nach einem sehr harten Stuhle oder nach einem Spaziergange etwas länger als gewöhnlich." [GY5]

Sehr nervöse Frauen; können weder Stuhl noch Harn lassen, wenn andere Menschen mit im Raum zugegen sind. [RA185]

 ⁂

Intermenstruelle Blutungen; jede kleine Anstrengung oder Pressen beim Stuhlgang kann diese auslösen. Nervöser Husten, gefolgt von Luftaufstoßen. Ambra eignet sich besonders für nervöse Beschwerden alter Leute sowie für hagere Menschen, die nervlich angegriffen sind. [GS]

Diese fünf Arzneien sollten zusammen studiert werden.

Cannabis indica

Indischer Hanf, Haschisch

Eine Dame mit Wassersucht infolge einer Herzklappenerkrankung war nach Besserung der Anschwellung plötzlich nicht mehr in der Lage, mit anderen ein Gespräch zu führen. Wenn sie eine Frage beantwortete, konnte sie den Satz zwar wohl beginnen, aber nicht beenden, weil sie nicht mehr wusste, was sie sagen wollte. [EN261] Auch wenn sie sich noch so sehr bemühte und sogar zu weinen anfing, sie konnte den Satz einfach nicht zu Ende bringen. Wohl aber konnte sie ihre Zustimmung zu erkennen geben, wenn jemand anderes den Satz für sie beendete. Dieser Zustand hielt mehrere Tage an, bis sie Cannabis indica erhielt; danach war ihre Fähigkeit, sich auszudrücken, rasch wiederhergestellt. Dies ist die einzige nennenswerte Erfahrung, die ich mit diesem Mittel gemacht habe.

Agaricus

Agaricus muscarius; Fliegenpilz

Ohren[CK168], Gesicht[CK193], Nase und andere Hautareale[SK15] rot, brennend und juckend, wie nach Erfrierung.
Zucken der Augenlider[CK130] (ganz besonders), von Gesichtsmuskeln[GS] oder einzelnen Muskeln der Gliedmaßen, bis hin zu stärkeren Zuckungen und krampfhaften Bewegungen beim Veitstanz, die nachts aufhören[KE4,494f].
Wirbelsäule schmerzhaft und berührungsempfindlich[GS]; Schmerzen strahlen bis in die Beine aus.

~ ~

Agaricus hat einige sehr charakteristische Hautsymptome. *„Jucken, Brennen und Röte der Zehen, der Füße, Hände oder im Gesicht, an Ohren, Nase oder Wangen, mit Kribbeln, wie nach Erfrierungen."*[GY9] Dies ist ein höchst wertvolles Symptom und kann in den verschiedensten Krankheiten zur Wahl dieser Arznei führen. Ich habe Agaricus viele Jahre mit sehr zufrieden stellenden Ergebnissen bei *Frostbeulen* eingesetzt. Ich verabreiche es stets innerlich in der C 200. Es ist auch ein überaus wichtiges Mittel bei *Zuckungen*, von den einfachen Muskelzuckungen im *Gesicht*, vornehmlich an den *Augenlidern*, und im Bereich der *Extremitäten, bis hin zu schweren Choreafällen*. Bei letzteren hören die Zuckungen in der Nacht auf. Auch bei Spinalirritation ist Agaricus mit Erfolg zur Anwendung gekommen. Die Symptome, die es hier indizieren, kann man am besten in Allens *Encyclopedia* nachlesen. Ohne Frage ist Agaricus im Übermaß geprüft worden, und als Folge davon sind viele der aufgezeichneten Symptome unbestätigt und somit nicht verlässlich. Das Beste, was man daher im Augenblick tun kann, ist, die Fülle der Symptome zu sichten und zu ordnen, so gut es geht, und sich beim Verordnen hauptsächlich an das zu halten, was sich bereits als gut und richtig erwiesen hat.

Lithium carbonicum

Lithiumkarbonat

Chronischer Rheumatismus in Verbindung mit Herzklappenaffektionen sollte Ihre Aufmerksamkeit auf dieses Mittel lenken, denn es hat in solchen Fällen gute Dienste geleistet. Symptome: *„Rheumatischer Wundheitsschmerz in der Herzgegend."*[HV14,88] *„Sehr heftiger Schmerz in der Herzgegend, als sie sich morgens nach dem Aufstehen vorwärts über das Bett legte."*[HV14,72] *„Heftige Schmerzen in der Herzgegend vor und bei dem Monatlichen."*[HV14,64] *„Beim Aufstehen zum Harnen Drücken am Herzen, was erst nach Harnlassen vergeht."*[HV14,62] *„Bei Klappenfehlern oft, besonders nach Gemütsbewegungen kränkender Art, wozu sie sehr geneigt ist, ein Herzzittern und Flattern, peinlich schmerzend im Herzen und bis zwischen die Schultern …"*[HV14,88] All dies sind wertvolle Hinweise auf Lithium carbonicum. Wenn dann noch die rheumatischen Symptome hinzukommen, mit Schwellung, Röte und großer Empfindlichkeit vornehmlich der kleinen Gelenke, sprechen die Indikationen ziemlich deutlich für seine Anwendung.

Oft findet sich bei diesem Mittel ein dicker *Bodensatz im Urin*, bestehend aus *Schleim*[HV14,86], Harnsäure[GS] oder Eiter. In solchen Fällen habe ich mit Lithium carbonicum sehr gute Erfolge erzielt.

Sambucus nigra

Schwarzer Holunder, Flieder

Ein Hauptmittel für ständig *schniefende* Kleinkinder. Dieser Schnupfen ist von der trockenen Art – ein Stockschnupfen, der die Nase weitgehend oder völlig verstopft, sodass das Kind durch den Mund atmen muss.[A4,29f] Sambucus ist außerdem eines unserer Hauptmittel beim Millar'schen Asthma [= Laryngitis spasmodica].[KE3,97ff] Die Anfälle kommen dabei plötzlich in der Nacht; *das Kind wird blau*, *ringt nach Atem* und scheint fast zu ersticken; dann versinkt es allmählich in einen Schlummer, bis es vom nächsten Anfall geweckt wird, usw.[RA6] Ich heilte einmal ein schweres chronisches Asthma bei einer alten Dame, die unter ähnlichen Erstickungsanfällen litt, mit der 200. Potenz dieser Arznei. Die Linderung ging einher mit starkem Harnfluss, der einen großen Teil ihrer Ödeme in Unterschenkeln und Abdomen ausschwemmte. Seither geht es ihr in jeder Beziehung besser, und mittlerweile ist sie eine *sehr* alte Dame. Ein sehr merkwürdiges Charakteristikum von Sambucus, das Sie nie vergessen sollten, ist: *Trockene Hitze im Schlaf und starker Schweiß beim Wachen.*[GS(RA19)] Kein anderes Mittel hat das, und es ist viele Male bestätigt worden. *Conium* hat „Schweiß bloß beim Anfang des Schlafs, sobald er die Augen schließt". *Thuja* hat Schweiße an unbedeckten Körperteilen (*Belladonna* an bedeckten), und *Pulsatilla* hat halbseitige Schweiße. Überhaupt finden wir viele unserer besten Charakteristika unter den so genannten Fiebersymptomen, die sich auf Frost, Hitze und Schweiß beziehen, und da wir in den meisten Krankheiten den einen oder anderen Zustand oder auch alle drei Zustände anzutreffen pflegen, ist es nützlich, gute Kenntnisse auf diesem Gebiet zu haben. Auf der Suche nach dem Simillimum wird uns dieses Wissen nicht selten viel Zeit sparen.

Squilla

Squilla maritima; Meerzwiebel

Squilla ist von Nutzen bei Husten, der mit Niesen und Tränen der Augen[AZ88,47] sowie mit Fortspritzen des Harns[SK582] einhergeht. Es können dabei auch pleuritische Stiche in der Brust auftreten[RA(128)], mit oder ohne Pleuraerguss.[SK583] Der Husten ist gewöhnlich locker und rasselnd, verbunden mit viel schleimigem Auswurf[RA(126)], und der lockere Husten des Morgens greift den Patienten sehr viel mehr an als der trockene Husten am Abend[AZ82,207].

Verbascum thapsus

Kleinblütige Königskerze

Affektion der Schleimhaut des Kehlkopfes, mit krampfhaft rauem, trockenem und trompetenartig scharf oder tief und hohl klingendem Husten, besonders zur Nachtzeit plötzlich beginnend, namentlich bei jüngeren Kindern. [Z1,87]

Ich habe viele Fälle dieser Art mit Verbascum geheilt und das Mittel stets tiefpotenziert gegeben. Für andere Leiden habe ich es nie eingesetzt.

Senega

Polygala senega; Klapperschlangenwurzel

Husten mit viel Ansammlung von Schleim, der die ganze Brust auszufüllen scheint, mit Rasseln und Pfeifen [SK514] sowie Kurzatmigkeit [GA3,266]. Senega ist besonders bei alten Leuten von Wert, kommt aber in jedem Alter in Betracht. Auch mit diesem Mittel habe ich viele entsprechende Fälle geheilt und benutze es immer tief; mit hohen Potenzen hatte ich keinen Erfolg. + Augen

Beispiele: Vor mehreren Jahren wurde ich zu einem alten Asthmatiker gerufen, der gerade einen schrecklichen Anfall durchmachte. Nach Tagen großen Leidens, das durch die gewöhnlichen Mittel nicht im mindesten gelindert werden konnte, gab ich ihm Senega, drei oder vier Tropfen Tinktur in einem halben Glas Wasser, zweistündlich einen Teelöffel zu nehmen bis zum Eintritt der Besserung. Ich versprach ihm, gegen Abend wiederzukommen. Stellen Sie sich meine Überraschung vor, als er mir bei meinem Besuch lächelnd und mit einer Verbeugung die Tür öffnete – vollkommen frei von Husten und aller Atemnot. In diesem Zustand verblieb er noch eine lange Zeit danach.

Im September 1900 wurde ich zu einer 50-jährigen Dame gerufen, die in der gleichen Weise litt. Sie hatte die Atembeschwerden schon seit über einem Monat, bisweilen ziemlich heftig, doch der jetzige Anfall war von allen der schlimmste. Die Atemnot war sehr groß; sie musste, gegen das Kopfteil gelehnt, aufrecht im Bett sitzen; Giemen und Rasselgeräusche auf der Brust, die mit Schleim angefüllt war, den sie nicht herausbringen konnte; Gesicht und Hände bläulich verfärbt durch den Sauerstoffmangel. *Ipecacuanha*, *Arsenicum* und *Antimonium tartaricum* blieben ohne Wirkung. Am darauf folgenden Abend gab ich sieben Tropfen Senega-Tinktur in ein halbes Glas Wasser, mit der Maßgabe, davon bis zur Besserung stündlich einen Teelöffel zu nehmen, danach seltener. Am nächsten Vormittag rief sie, sobald sie mich sah; „Oh, Herr Doktor, Sie können sich gar nicht vorstellen, wie ich geschlafen habe. Eine halbe Stunde nach der ersten Einnahme bin ich fest eingeschlafen, und ich hatte eine wunderbare Nacht."

Ich teile diese beiden Fälle mit, um dem Leser den Wert von Senega besser einzuprägen. Ich habe das Mittel viele Jahre eingesetzt bei hartnäckigem Husten mit Atemnot und schwieriger Expektoration des Schleims, der die Bronchien zu verstopfen scheint.

Myrtus communis

Echte Myrte

Hartnäckiger Husten, meist trocken, mit scharf stechendem oder schneidendem *Schmerz in der linken oberen Brust, bis zum* (oder unter das) *Schulterblatt reichend*.[AZ54,112] Dies ist ein Juwel und hat mir mehr als einmal geholfen, eine beginnende Tuberkulose zu heilen. *Sulfur*, *Pix liquida*, *Anisum stellatum*, *Arum triphyllum* und *Theridion* haben ein ähnliches Symptom, aber Myrtus communis steht hier klar an der Spitze, es sei denn, es besteht eine ausgesprochene psorische Belastung; dann kämen eher *Pix liquida* oder *Sulfur* zum Zuge.

Drosera rotundifolia

Sonnentau

Drosera hat einen tief klingenden, heiseren [GS], bellenden [SK410] oder *trompetenähnlichen Husten*, etwa in der Art von *Verbascum*; doch hat Drosera mehr Kehlkopfbeschwerden – die Stimme ist so heiser, dass der Kranke nur mit Anstrengung in einem *tiefen Basston* sprechen kann [RA(87)]. Drosera gehört außerdem zu unseren führenden Arzneien bei Keuchhusten [KH] sowie bei Krampfhusten Erwachsener [HY22,534]. Der Husten wird begleitet von *starker Brustbeklemmung* [RA(87)] sowie von *schmerzhaftem Zusammenziehen der Bauchmuskeln*, was den Patienten zum Aufdrücken mit den Händen nötigt [KH;GS]. Der Husten verschlimmert sich nach Mitternacht. [GY]

Gambogia (Gummi Gutti)

Gummiharz des Gummiguttbaums

Gambogia ist ein höchst wertvolles Mittel bei Diarrhoe, auch wenn es nicht so häufig verwendet wird, wie es meines Erachtens nötig wäre. Es ähnelt *Croton tiglium* in der Plötzlichkeit des Stuhldrangs [GS] und in dem gewaltigen, schwallartigen Abgang des Stuhls [GS;HB805]. Des Weiteren ähnelt es *Croton* in der bisweilen gelb-wässrigen Beschaffenheit [GS] des Durchfalls, doch der *Croton*-Durchfall wird durch das geringste Essen oder Trinken verstärkt, was bei Gambogia nicht der Fall ist. Außerdem hat Gambogia alle Arten von Stuhlgang, von den gelb-wässrigen Durchfällen bis hin zu fast geformten, festeren Stühlen, und in jedem dieser Fälle wird der Stuhl in einer einzigen, etwas längeren Anstrengung entleert. [GS] Nach dem Stuhlgang besteht dann ein Gefühl großer Erleichterung, als wenn ein reizender Stoff entfernt worden wäre. [GS] Wie bei *Arsenicum, Iris versicolor* und *Capsicum* kann der After nach dem Stuhlgang noch längere Zeit brennen [HB804f]. Das Mittel kann nicht nur bei akuten, sondern auch bei chronischen Formen von Diarrhoe heilsam sein. [GS;KE5,416f] Häufiges „Knurren und Kollern im Bauche" [HB804].

Gratiola officinalis

Gottesgnadenkraut

Auch Gratiola hat die gelb-wässrigen Durchfälle [R2,383], die gewaltsam in einem Schwall herausspritzen. [GS] Es ist manchmal bei den Sommerdurchfällen der Kinder (Cholera nostras) von Nutzen, besonders wenn sie zu viel (kaltes) Wasser getrunken haben [GS], was ja häufig vorkommt. Gratiola ähnelt in mancher Hinsicht *Aloe*, hat aber nicht die Neigung zu Hämorrhoiden.

Oleander

Nerium oleander; Rosenlorbeer

Oleander ist eines unserer Hauptmittel bei chronischen Durchfällen mit Abgang unverdauter Speisen, und die beste Indikation für das Mittel ist *unwillkürlicher Stuhl beim Abgang von Blähungen*. [RA189] Der geringste Windabgang geht stets mit kleinen Stuhlmengen einher, sodass die Wäsche immer gefährdet ist, beschmutzt zu werden. [GS] Ich heilte mit der 200. Potenz einen solchen Fall, bei dem das Problem schon seit drei Jahren bestand. Es handelte sich um mein eigenes Kind. Ich hatte schon viele Mittel versucht (es war noch am Anfang meiner Praxis) und schon fast alle Hoffnung aufgegeben, dass sie jemals gesund werden würde. Nach Einnahme des Oleanders aber war sie geheilt, nicht nur von ihrer Diarrhoe, sondern auch insgesamt. Sie entwickelte sich zu einem robusten, kräftigen Mädchen und zeigte nie wieder Anzeichen für eine Rückkehr der Beschwerden.

Convallaria majalis

Maiglöckchen

Ich glaube, das Maiglöckchen wird einmal eines unserer besonders wertvollen Arzneimittel werden. Es sollte unbedingt einer Prüfung nach Hahnemann'scher Art unterzogen werden.

Ich habe Convallaria zu meiner großen Zufriedenheit bei Frauen eingesetzt, die über starken *Wundheitsschmerz in der Gebärmuttergegend in Verbindung mit Herzklopfen* klagten. Auch hat es mir bei kardial bedingten Ödemen [ÄZ107,85] gute Dienste geleistet, namentlich bei Frauen, die zugleich das oben genannte Wundheitsgefühl in der Uterusgegend hatten.

Ich besserte mit der Arznei einst einen schweren Fall von Wassersucht infolge eines Herzleidens, wo der Pleuraerguss so zugenommen hatte, dass die Patientin im Liegen nicht mehr atmen konnte, und wo außerdem viel blutiger Auswurf auftrat. Ich benutzte in diesem Fall die 30. Potenz, wenngleich viel niedrigere Zubereitungen von Convallaria häufig sehr überzeugende Ergebnisse gezeitigt hatten. Die Wasseransammlungen verschwanden zur Gänze, und die Patientin konnte wieder auf den Beinen sein und sich ihres Lebens freuen, auch wenn das organische Herzleiden selbst nicht behoben wurde.

Bovista

Lycoperdon bovista; Riesenbovist

Bovista ist mir nur bei einer einzigen Beschwerde von Nutzen gewesen, aber dabei ist es unschätzbar – Menorrhagie [R3,390f]. *Die Regel fließt nachts im Bett stärker*, manchmal auch *ausschließlich nachts* [R3,385]. Ich kenne kein verlässlicheres Symptom. Es hat in vielen Fällen zur Besserung oder Heilung sowohl akuter wie chronischer Beschwerden geführt.

Bovista hat mitunter auch *intermenstruelle Blutungen*[R3,387], wie *Ambra grisea*, doch letzteres hat mehr nervöse oder hysterische Symptome.

Ustilago maydis

Maisbrand

Auch dies ist ein Mittel, das bei Menorrhagie oder Metrorrhagie von Nutzen sein kann[GS], und ich meine beobachtet zu haben, dass es am besten für jene Fälle passt, wo der Blutfluss von eher passiver Natur ist. *(Thlaspi bursa pastoris.)* Gleichzeitig bestehen gewöhnlich mehr oder weniger Schmerzen und Reizung in einem Ovar oder in beiden Ovarien.[GS] In all diesen Fällen ist Ustilago besonders während des Klimakteriums angezeigt.[GS] Ich habe einige schlimme Fälle mit der Arznei geheilt und verwende sowohl Ustilago als auch *Bovista* in der 200. Potenz.

Carduus marianus

Mariendistel

Carduus marianus ist ein so genanntes Lebermittel, und ich habe davon auch gute Erfolge bei Leberleiden gesehen, obwohl ich keine *speziellen* Indikationen für seine Anwendung kenne. Ich weiß von Fällen habitueller Gallensteinkoliken[AZ97,178], die durch diese Arznei kupiert wurden und wo auch die weitere Steinbildung verhindert wurde.

Einer dieser Fälle war eine Patientin, der von dem alten Dr. Pulte aus Cincinnati Carduus marianus verschrieben worden war. Ihre Tochter hatte das Leiden geerbt, und als ich sie zusammen mit einem anderen, ebenfalls konsultierten Arzt das erste Mal sah, hatte sie gerade wieder eine ihrer schrecklichen Gallenkoliken. Sie konnte nicht liegen und saß stattdessen nun schon zwei ganze Tage vornübergebeugt in ihrem Sessel, und während dieser Zeit schied sie etwa zweihundert Gallensteine aus. Diese sehr harten und von Größe und Form her an Bucheckern erinnernden Steine wurden durch Auswaschen der Fäzes gefunden. Ein Dutzend von ihnen bewahre ich jetzt in einem Fläschchen in meiner Praxis auf. Wie ihrer Mutter, so hat auch ihr Carduus sehr gut getan; allerdings nimmt sie schon seit Jahren zusätzlich Olivenöl ein, da sie meint, dass es die Steine auflöst oder ihre Entstehung verhindert.

Wenn andere Mittel bei Schmerzen in der Lebergegend, mit Schwindel, schlechtem Mundgeschmack, Ikterus und den üblichen „biliösen" Symptomen, keine Wirkung zeigten und auch für sonstige Arzneien keine besonderen Indikationen vorlagen, habe ich wiederholt auf Carduus marianus zurückgegriffen, und das mehrere Male mit gutem Erfolg. Aber ich kann, wie ich schon sagte, keine speziellen Indikationen für das Mittel angeben.

Besser kann ich es für das nächste Mittel:

Ptelea trifoliata

Lederbaum, Hopfenstrauch

Ein weiteres „Lebermittel" – mit einem sehr charakteristischen Symptom: Dumpfer Schmerz und Schweregefühl in der Lebergegend, stark *verschlimmert durch Liegen auf der linken Seite*, wodurch ein *zerrender Schmerz* an der Leber entsteht.[EN484;GS] (Vgl. *Bryonia, das ebenfalls die Verschlimmerung beim Liegen auf der linken Seite sowie das zerrende Gefühl hat.* Bryonia geht es ja überhaupt besser durch Liegen auf der *schmerzhaften Seite*.) *Magnesia muriatica* hat, wenn Sie sich erinnern, ebenfalls all die Symptome, die als „biliös" bezeichnet werden, aber wie *Mercurius* wird es verschlimmert durch Liegen auf der *rechten* Seite. Allerdings ist *Mercurius* eher zu Durchfällen geneigt, während *Magnesia muriatica* in der Regel stark verstopft ist. Ptelea kann entweder Stuhlverstopfung oder Durchfall haben, oder Verstopfung und Durchfall wechseln einander ab[GS], wie bei *Nux vomica*. Ich habe einmal ein übles Leberleiden mit Ptelea geheilt, nachdem Ödeme an Füßen und Unterschenkeln aufgetreten waren. Die Patientin hatte genau dieses Symptom, dass sie nicht bequem auf der linken Seite liegen konnte. Sie litt unter zunehmender Atembeklemmung, und ich rechnete eigentlich nicht mehr mit einer wesentlichen Besserung. Ich nahm in diesem Fall die 30. Potenz. Das Leiden verschwand sehr schnell und kehrte niemals zurück. Ich habe diesen Fall immer als besonders glänzenden Heilerfolg angesehen.

Teucrium marum verum

Marum verum; Katzenkraut

Ich habe dieses Mittel als eines der besten bei Befall mit Askariden[AZ1,48] schätzen gelernt. Ich habe damit viele Betroffene geheilt, die, wie sie sagten, schon *„alles versucht"* hatten, doch ohne Erfolg. Ich habe festgestellt, dass Menschen, die von Askariden befallen sind, oft heftiges Kribbeln[GA3,37] oder Kitzeln in der Nase haben, sodass sie diese häufig reiben müssen. (Vor allem Kinder mit Spulwürmern zeigen dieses Symptom.) Bemerkenswert ist auch, dass Teucrium eines unserer bedeutendsten Mittel bei Nasenpolypen[KE1,404] ist; es vermag sie nicht selten endgültig zu beseitigen.

Mezereum

Daphne mezereum; Seidelbast

Schmerzen im Periost der langen Röhrenknochen, besonders der Tibia. [GS(CK460)]

Gesichtsneuralgie oder Zahnschmerzen, wenn die Schmerzen durch Essen [KE1,425f] bzw. Bewegen der Kiefer [AR11,2,134] sehr verschlimmert und durch Strahlungshitze gebessert werden.

Nase: Bläschenausschlag, mit Exkoriationen und Bildung dicker Schorfe, < nachts [95]; Herpes zoster.

         ಞ ೞ

Schmerzen in den *langen Röhrenknochen*, besonders der *Tibia*, werden manchmal durch Mezereum deutlich gelindert. Ich heilte einmal eine sehr hartnäckige Gesichtsneuralgie mit diesem Mittel. Die Schmerzen wurden durch *Essen* ausgelöst oder stark verschlimmert, und die einzige Erleichterung erfuhr der Patient, wenn er die betroffene Gesichtsseite so dicht wie möglich an einen heißen Ofen hielt; heiße Tücher, ob trocken oder feucht, und auch jede andere Art von Wärmezufuhr brachte *keine* Linderung.

Herpes zoster. [GS] Hauterkrankungen etc. (Siehe Materia medica.)

---

95 Worauf sich die nächtliche Verschlimmerung bezieht, sagt Nash nicht. Wahrscheinlich ist das für die Hautausschläge von Mezereum typische *Brennen und Jucken* gemeint, bei Herpes zoster natürlich auch der *Schmerz*.

Tellurium

Tellur

Mit diesem Mittel habe ich die Freude gehabt, mehrere langjährige Fälle von Otorrhoe zu heilen, die zumeist im Anschluss an ein Scharlachfieber in der Kindheit [HC1,25] entstanden waren. Ich habe in diesen Fällen die 6. Potenz benutzt, da die hohen versagt hatten.[96]

Epiphegus virginiana [97]

Orobanche virginiana; Buchenwürger

Heilt Kopfschmerzen [CY2,549], die nach anstrengenden Arbeitstagen auftreten, infolge Übermüdung durch Arbeit oder Aufregung, und die dann oft als „Ermüdungskopfschmerzen" bezeichnet werden. Solche Fälle kommen sehr häufig vor, und die Patienten erwähnen dann schon von sich aus, dass sie ihre Kopfschmerzen immer dann bekommen, wenn sie völlig erschöpft und „ausgelaugt" sind. Eine Schwalbe macht natürlich noch keinen Sommer, und ebenso wenig liefert ein Einzelsymptom immer gleich die unfehlbare Indikation für ein bestimmtes Mittel, aber ein häufig bestätigtes Symptom ist immer ein wertvoller Führer zur Totalität der Symptome.

Epiphegus bedarf weiterer Prüfungen.

---

96 Dunham, der im *Journal of Hom. Clinics* (Bd. 1, S. 25) einen solchen Fall schildert, heilte diesen mit mehreren Gaben der C30. Auch ein weiterer Otorrhoe-Fall, von dem auf S. 74 des gleichen Bandes berichtet wird, wurde mit dieser Potenz geheilt.

97 Bis einschließlich der 3. Auflage hat Nash den Text dieses Kapitels fälschlich einem anderen Mittel, nämlich *Epigaea repens* zugeordnet. Erst in der 4. Auflage von 1913 wurde der Fehler von ihm korrigiert (nicht aber in den späteren deutschen Fassungen, die auf der 3. Auflage basieren).

Laurocerasus

Prunus laurocerasus; Kirschlorbeer

Kardial bedingte Erstickungsanfälle, < im Sitzen [HC1,119], > im Liegen [GY2]; kardialer Reizhusten [NZ17,187]; Schnappen nach Luft [GY2], Rucken von Gliedern, Muskelzuckungen [HC1,27].

Mangel an Widerstandskraft, geringe Vitalität sowie Zyanose, namentlich bei Herzaffektionen.

„Die Getränke kollern hörbar durch den Schlund und die Eingeweide." [R1,322] 98

Sehr langsamer Puls. [R1,718]

ಞ ೂ

„Mangelnde Energie der Lebenskraft und fehlende Reaktion auf gereichte Arzneien [SK1], besonders bei Brust- und Herzleiden." [GS] Und es gibt noch ein weiteres Charakteristikum von Laurocerasus bei Herzleiden: „Die Zyanose, die Dyspnoe usw. sind schlimmer im Sitzen." Nur ein Mittel hat ebenfalls diese Art von Verschlimmerung, und das ist *Psorinum*. „Mangelnde Reaktion der Nerven; gut gewählte Arzneien wirken nicht." [GS]

Capsicum: Reaktionsmangel bei Personen von schlaffer Faser.

Opium: bei Patienten, die wider Erwarten keine Schmerzen haben; Betäubung und Schläfrigkeit.

Valeriana und *Ambra*: bei nervösen Zuständen; wohlgewählte Arzneien versagen.

Carbo vegetabilis: Kollaps; Kälte der Knie, des Atems; völlige Gleichgültigkeit.

Sulfur und *Psorinum*: wo Psora den Fall kompliziert und dadurch eine Reaktion verhindert.

Jedes dieser Mittel kann bei mangelhafter Reaktion in Frage kommen – und wohl auch noch etliche andere –, aber in jedem einzelnen Fall müssen, wie es allgemein für jedes Mittel gilt, die Symptome entscheiden, **welches**.

---

98 Ursprünglich von künstlicher Blausäure beobachtet.

Lacticum acidum

Milchsäure

Lacticum acidum ist ein wichtiges Mittel bei Diabetes mellitus.[GS] Es ist besonders dann angezeigt, wenn neben dem großen Durst, dem Heißhunger[GS], den großen Harnmengen und der Glukosurie zusätzlich *rheumatische Schmerzen* in den Gelenken[GS] bestehen. Das Mittel wird zumeist in tiefen Potenzen gegeben, doch reiche Erfahrung hat mich gelehrt, dass die hohen sehr viel besser wirken und nicht so oft wiederholt zu werden brauchen.

Oxalicum acidum

Oxalsäure

Dieses Mittel hat ein sehr eigentümliches Symptom, das ich häufig bestätigt gefunden habe: Herzklopfen und Atemnot bei organischen Herzleiden, *schlimmer beim Darandenken*[AA35] – eine höchst merkwürdige Modalität, aber *echt*. Allgemein verschlimmern sich Beschwerden beim Darandenken.[AA32] *(Calcarea phosphorica, Helonias dioica.)*

Hypericum

Hypericum perforatum; Johanniskraut

Das Heilmittel schlechthin bei verletzten Nerven: von einfachen Stichverletzungen durch Nägel, Nadeln, Splitter, Rattenbisse etc., über Verletzungen reich sensibel innervierter Körperteile (namentlich Finger und Zehen) bis hin zu schweren Rückenmark- und

Gehirnerschütterungen.[GS] Es ist für diese Art von Verletzungen das, was *Arnica, Hamamelis, Ruta* etc. bei Prellungen und Quetschungen sind, *Calendula* bei Risswunden von Muskelgewebe und *Staphisagria* bei Schnittwunden.

Abies nigra [99]

Amerikanische Schwarzfichte (Harz)

Heftige Magenschmerzen nach dem Essen.[EN20]
Gefühl von einem unverdauten hartgekochten Ei im Magen.[EN23]

Manganum aceticum

Manganazetat; essigsaurer Braunstein

„Tiefer Husten, ohne Auswurf, beim Liegen aufhörend …"[CK270]

Apocynum cannabinum

Hanfartiger Hundswürger, Indianischer Hanf

Großer Durst, aber Wasser wird nicht vertragen, es verursacht Magenschmerzen oder wird gleich wieder erbrochen (Wassersucht).[AU]
Schwächegefühl im Magen.[NZ2,173]

---

[99] Die folgenden Mittel hat Nash in der 4. Auflage hinzugefügt.

Apomorphinum muriaticum

Apomorphinhydrochlorid

Schnelles und leichtes Erbrechen ohne vorherige Übelkeit. [EN]

Dioscorea villosa

Zottige Yamswurzel

Koliken beginnen in der Nabelgegend und strahlen von dort in alle Körperregionen aus, selbst in die Extremitäten. [GS]

Dolichos pruriens

Juckbohne

Fürchterliches Jucken über den ganzen Körper, ohne irgendeinen sichtbaren Ausschlag; Gelbsucht, weiße Stühle. [AZ45,92;GS]

Kalium nitricum

Kaliumnitrat; Salpeter, „Nitrum"

Große Schwierigkeiten beim Trinken wegen Kurzatmigkeit; kann nur einen kleinen Schluck auf einmal zu sich nehmen. [GS]

Lachnanthes tinctoria

Wollnarzisse

Torticollis: Steifigkeit des Halses, Kopf auf eine Seite gezogen. [GS]

Gnaphalium

Gnaphalium polycephalum; Ruhr- oder Wollkraut

Heftiger Schmerz den Ischiasnerv entlang, im Wechsel mit Taubheit. [EN56f]

Guajacum

Guajakharz vom Pockholzbaum

Husten mit Auswurf von stinkendem Eiter. [GS;CK]

Grindelia

Grindelia robusta aut squarrosa; Grindeliakraut

Beim Einschlafen setzt die Atmung aus, der Patient erwacht durch die Erstickungsnot und schnappt nach Luft; kann aus Furcht vor diesem Zustand nicht wieder einschlafen. [GS]

Lobelia inflata

Aufgeblasene Lobelie; „Indianertabak"

Übelkeit und Erbrechen mit großer Muskelerschlaffung sowie starker Salivation. [GS]

Ocimum canum

Kampferbasilikum

Heftige Schmerzen in der Nierengegend [EN1], mit viel rotem Sand im Urin [EN7]. *(Lycopodium.)*

Menyanthes

Menyanthes trifoliata; Bitterklee

„Eiskalte Hände und Füsse, bei übrigens warmem Körper." [RA(239)] (Intermittens.)

Pareira brava

Grießwurzel

Beständiger Harndrang; entsetzliche Schmerzen mit Tenesmus, kann nur auf den Knien und mit der Stirn fast den Boden berührend Harn lassen. Die Schmerzen ziehen beim Pressen in die Oberschenkel herab. [AZ113,70;GS]

Abrotanum

Artemisia abrotanum; Eberraute

Marasmus, bedingt durch Mangelernährung, wobei die Abmagerung in den unteren Extremitäten am ausgeprägtesten ist. [GS]
Durchfall im Wechsel mit Rheumatismus. [GS]

Robinia

Robinia pseudacacia; Robinie

Hyperazidität des Magens [EN34]; intensiv saures Erbrechen, das die Zähne stumpf werden lässt [EN33].

Aralia racemosa

Amerikanische Narde

Laute, pfeifende Atmung, mit Hustenanfällen, < abends oder nachts, entweder direkt nach dem Niederlegen oder (häufiger) nach kurzem Schlaf (Asthma). [DI]

Calcarea fluorica

Kalziumfluorid; Flussspat

Indurierte Schwellungen von steinerner Härte: von Lymphknoten; in Faszien oder Bändern. [GS]

Natrium phosphoricum

Natriumhydrogenphosphat

Überschuss an Säure; saures Aufstoßen; Erbrechen saurer Massen. [AT20]

Gelber, rahmartiger Belag auf dem hinteren Teil der Zunge und des Gaumens. [TT127]

Ranunculus bulbosus

Knolliger Hahnenfuß

Bläschenförmiger Ausschlag (Ekzem) an den Handtellern. [GS;AZ107,45]

Viola tricolor [100]

Stiefmütterchen

Kopfekzem (Milchschorf), mit dicken Krusten, die große Mengen einer dicken, gelben Flüssigkeit absondern, die die Haare verfilzt. [GS]
Nach Katzenurin stinkender Harn. [GA3,85]

Zingiber

Ingwer

Durchfall durch Trinken unreinen Wassers. [GS]

---

100 Nash schreibt versehentlich „Viola odorata". Auch in den Text haben sich zwei Fehler eingeschlichen: Statt „cracks" muss es *crusts* heißen und statt „wets" *mats*.

Mercurius dulcis

Kalomel

Tuben- und Mittelohrkatarrh. *(Kalium muriaticum.)*

Cyclamen

Cyclamen europaeum; Alpenveilchen

Starke Kopfschmerzen mit Flimmern vor den Augen[ZÖ2,480], wie von verschiedenfarbigen, glänzenden Nadeln[ZÖ2,468], oder mit Flecken vor den Augen[ZÖ2,473]; < morgens beim Aufstehen[ZÖ2,480] und während der Regel.

Stillingia sylvatica

Stillingie

Äußerst qualvolle Knochenschmerzen und Knochenhautaffektionen, besonders im Bereich der Tibia; syphilitische Hautausschläge, etc.[NR2,693ff]

Asarum europaeum

Haselwurz

Bemerkenswerte Überempfindlichkeit aller Nerven: leises Kratzen auf Leinwand, Seide o. Ä. ist unerträglich, selbst der Gedanke daran.[RA(216)]

Taraxacum

Taraxacum officinale; Löwenzahn

Landkartenzunge[GS]: „Die Zunge wird überzogen mit einer weißen Haut, unter Rohheits-Empfindung daran, worauf sie sich stückweise abschält und dunkelrothe, zarte, sehr empfindliche Stellen zurückläßt."[RA(74)]

Badiaga

Spongilla fluviatilis; Süßwasserschwamm

Heftige Anfälle von Krampfhusten mit Auswurf zähen Schleims, der bisweilen regelrecht aus dem Mund fliegt.[EN61]

Fluoricum acidum

Acidum hydrofluoricum; Flusssäure

Knochenkrankheiten, besonders der langen Röhrenknochen.[GS]
Schmerzhafte, kariöse Geschwüre, > durch Spülen mit kaltem Wasser, < durch Wärme. (*Silicea* umgekehrt.)[GS]

Carbolicum acidum

Karbolsäure

Bläschenausschlag über den ganzen Körper, äußerst heftig juckend; besser nach Reiben, aber Brennschmerz hinterlassend.[EN534]

Cedron

Simaruba cedron; „Klapperschlangenbohnen"

Uhrwerkartige Periodizität der Beschwerden, namentlich solcher, die in tief gelegenen Sumpflandschaften auftreten.[GS]

Ceanothus americanus

Säckelblume

Tief sitzende oder schneidende Schmerzen sowie Vollheit in der Milzgegend.[GS]

Phellandrium

Phellandrium aquaticum; Wasserfenchel

„Ein heftiger Stich durch die rechte weibliche Brust, nahe am Brustbeine bis in den Rücken zwischen die Schultern …"[R2,263]
Husten mit kopiösem, eitrigem Auswurf, zum Aufsitzen zwingend.[GS]

Raphanus

Raphanus sativus; Schwarzer Rettich

Abdomen tympanitisch aufgebläht, hart[EN197f], ohne Abgang von Winden, weder nach oben noch nach unten[HY14,437].

Verzeichnis der Quellen und Chiffren

A1,23 Annalen der homöopathischen Klinik (C. G. C. Hartlaub, C. F. Trinks), Bd. I–IV, Leipzig 1830-33
+ *Bandnummer u. Seitenzahl*

AA Amerikanische Arzneiprüfungen (C. Hering), Leipzig u. Heidelberg 1857
ohne Nummer = Angabe aus dem Vor- oder Nachspann

AA123 Amerikanische Arzneiprüfungen (C. Hering), Leipzig u. Heidelberg 1857
+ *Symptomnummer*

AH1,23 Allgemeine Zeitung für Homöopathie (J. B. Buchner, J. Nusser), Bd. I–II, Augsburg u. München 1848-50
+ *Bandnummer u. Seitenzahl*

AH1(B)23 Allgemeine Zeitung für Homöopathie (J. B. Buchner, J. Nusser), Bd. I–II, Augsburg u. München 1848-50
+ *Bandnummer (Beilage Nr. 1 o. 2) u. Seitenzahl (bzw. Symptomnummer bei Podophyllum)*

AJ5,23 The American Journal of Homoeopathic Materia Medica and Record of Medical Science (A. R. Thomas), Bd. V–IX (Bd. I–IV auch unter dem Namen „The Journal of Homoeopathic Clinics"), Philadelphia 1871-76
+ *Bandnummer u. Seitenzahl*

AN3,12 Annalen der homöopathischen Klinik (C. G. C. Hartlaub, C. F. Trinks), Bd. III–IV, Leipzig 1832-33
+ *Bandnummer u. Symptomnummer*

AR1,2,3 Archiv für die homöopathische Heilkunst (E. Stapf), Bd. I–XXIII, Leipzig 1822-48
+ *Bandnummer, Heftnummer u. Seitenzahl*

AT12 Eine Abgekürzte Therapie (W. H. Schüßler), 43. Aufl., Oldenburg u. Leipzig 1919
+ *Seitenzahl*

AY123 Analytical Repertory of the Symptoms of the Mind (C. Hering), 2. Aufl., New Delhi 1990 (Reprint Edition)
+ *Seitenzahl*

AZ1,23	Allgemeine Homöopathische Zeitung, Leipzig 1832ff + *Bandnummer u. Seitenzahl*
AZ60(MB)1	Allgemeine Homöopathische Zeitung, Leipzig 1860-72 + *Bandnummer (Monatsblatt) u. Seitenzahl*
BI13	Das Bienengift; 1. Heft aus „Homöopathische Erfahrungen" (C.W. Wolf), Berlin 1858 + *Seitenzahl*
CH123	Constantin Hering's homöopathischer Hausarzt (C. Hering), 14. Aufl., Stuttgart 1875 + *Seitenzahl*
CK	Die chronischen Krankheiten (S. Hahnemann), Bd. II–V, 2. Aufl., Dresden u. Leipzig 1835-39 *ohne Nummer = klin. Angabe aus dem Vorspann*
CK123	Die chronischen Krankheiten (S. Hahnemann), Bd. II–V, 2. Aufl., Dresden u. Leipzig 1835-39 + *Symptomnummer*
CM	Condensed Materia Medica (C. Hering), 3. Aufl., Philadelphia 1884
CY1,23	A Cyclopaedia of Drug Pathogenesy (R. Hughes, J.P. Dake), Bd. I–IV, London/New York 1886-91 + *Bandnummer u. Seitenzahl*
DI	A Dictionary of Practical Materia Medica (J.H. Clarke), Bd. I–III, London 1900-02
EH123	Edwin M. Hale's Neue Amerikanische Heilmittel (nach der 3. Aufl. bearbeitet von F.G. Oehme), Leipzig 1873 + *Seitenzahl*
EN123	The Encyclopedia of Pure Materia Medica (T.F. Allen), Bd. I–X, Philadelphia 1874-80 + *Symptomnummer*
ES321	The Encyclopedia … Supplement (T.F. Allen), in Bd. X, Philadelphia 1880 + *Seitenzahl*
GA	Gesammelte Arzneimittelprüfungen aus Stapfs „Archiv für die homöopathische Heilkunst" (1822-48), (K.-H.

	Gypser, A. Waldecker, R. Wilbrand), Bd. I-IV, Heidelberg 1991-94 *ohne Nummer = klin. Angabe aus dem Vor- oder Nachspann*
GA1,23	Gesammelte Arzneimittelprüfungen aus Stapfs „Archiv für die homöopathische Heilkunst" (1822-48), (K.-H. Gypser, A. Waldecker, R. Wilbrand), Bd. I-IV, Heidelberg 1991-94 + *Bandnummer u. Symptomnummer*
GH1,23	Die Therapie nach den Grundsätzen der Homöopathie (Bernhard Bähr), Leipzig 1862/66 + *Bandnummer u. Seitenzahl*
GS	The Guiding Symptoms of Our Materia Medica (C. Hering), Bd. I-X, Philadelphia 1879-91
GSK	The Guiding Symptoms of Our Materia Medica [Nachträge Kents in dessen persönlichem Exemplar] (C. Hering), Bd. I-X, Philadelphia 1879-91
GY	Herings Medizinische Schriften: Die Gynäkologie und Geburtshilfe – Materia medica (K.-H. Gypser), Göttingen 1989 *ohne Nummer = klin. Angabe aus dem Vor- oder Nachspann*
GY12	Herings Medizinische Schriften: Die Gynäkologie und Geburtshilfe – Materia medica (K.-H. Gypser), Göttingen 1989 + *Symptomnummer*
HA123	Der homöopathische Hausarzt in kurzen therapeutischen Diagnosen (C. v. Bönninghausen), Münster 1853 + *Seitenzahl*
HB123	Handbuch der homöopath. Arzneimittellehre (A. Noack, C. F. Trinks, C. Müller), Bd. I-II, Leipzig 1843-47 + *Seitenzahl*
HC1,23	The Journal of Homoeopathic Clinics (auch unter dem Namen „The American Journal of Homoeopathic Materia

Medica") (C. Hering, H.N. Martin), Bd. I–IV, Philadelphia 1867-70
+ *Bandnummer u. Seitenzahl*

HE123 Heraklides. Ueber Krankheitsursachen und Heilmittel, nach ihren reinen Wirkungen. Erstes Heft (C. G. Helbig), Leipzig 1833
+ *Symptomnummer*

HH123 Handbuch der Haupt-Anzeigen für die richtige Wahl der homöopathischen Heilmittel (G. H. G. Jahr), 2. Aufl., Düsseldorf 1835
+ *Seitenzahl*

HV1,23 Homöopathische Vierteljahrschrift (C. Müller), Bd. I–XVI, Leipzig 1850-65
+ *Bandnummer u. Seitenzahl*

HY1,23 Hygea, Zeitschrift für Heilkunst (L. Griesselich), Bd. I–XXIV, Carlsruhe 1834-48
+ *Bandnummer u. Seitenzahl*

JB1,23 Jahrbücher für Homoeopathie (A. Vehsemeyer), Bd. I–IV (Bd. III u. IV unter dem Titel „Medicinische Jahrbücher mit besonderer Berücksichtigung der specifischen Heilmethode"), Leipzig 1838-41
+ *Bandnummer u. Seitenzahl*

JH123 Journal für homöopathische Arzneimittellehre, Bd. I–II, Leipzig 1834-39
+ *Symptomnummer*

KE1,23 Klinische Erfahrungen in der Homöopathie (Th. J. Rückert), Bd. I–VI (Bd. V und VI: Supplementbände), Leipzig u. Prag 1854-77
+ *Bandnummer u. Seitenzahl*

KH Die homöopathische Behandlung des Keuchhustens in seinen verschiedenen Formen (C. v. Bönninghausen), Münster 1860

KI123	Die Kinderkrankheiten und ihre Behandlung nach den Principien des homoeopathischen Heilsystems (F. Hartmann), Leipzig 1852 *+ Seitenzahl*
KM	Keynotes to the Materia Medica, as taught by Henry N. Guernsey (edited by Joseph C. Guernsey), Philadelphia 1887
KN	Keynotes and Characteristics with Comparisons of some of the Leading Remedies of the Materia Medica (H. C. Allen), Philadelphia ca. 1898 (ind. Reprint der 6. Auflage, 1990)
LH123	Lehrbuch der Homöopathie (E. v. Grauvogl), Nürnberg 1866 *+ Paragraph*
LM1,23	Lectures on Materia Medica (C. Dunham), Bd. I–II, New York 1879 *+ Bandnummer u. Seitenzahl*
MA1,23	Magazin für physiologische und klinische Arzneimittellehre und Toxikologie (J. Frank), Bd. I–IV, Leipzig 1846-54 *+ Bandnummer u. Seitenzahl*
MM	Materia Medica with a Pathological Index (C. Hering), New York u. Philadelphia 1873 *ohne Nummer = klin. Angabe aus dem Vor- oder Nachspann*
MM123	Materia Medica with a Pathological Index (C. Hering), New York u. Philadelphia 1873 *+ Symptomnummer*
MP123	Manual of Pharmacodynamics (R. Hughes), 6. Aufl., London 1893 *+ Seitenzahl*
MT123	Materialien zu einer künftigen Heilmittellehre durch Versuche der Arzneyen am gesunden Menschen (J. C. G. Jörg), Leipzig 1825 *+ Seitenzahl*

NO12	The Materia Medica of the Nosodes (H.C. Allen), Philadelphia 1910 + *Seitenzahl*
NR1,23	Materia Medica and Special Therapeutics of the New Remedies (E.M. Hale), Bd. I–II, 5./4. Aufl., Philadelphia (indische Ausgabe 1991) + *Bandnummer u. Seitenzahl*
NZ1,23	Neue Zeitschrift für homöopathische Klinik (B. Hirschel), Bd. I–XVIII, Dresden 1856-73 + *Bandnummer u. Seitenzahl*
ÖZ1,2,3	Österreichische Zeitschrift für Homöopathie (A. Watzke), Bd. I–IV, Wien 1845-48 + *Bandnummer, Heftnummer u. Seitenzahl*
PM1,23	Praktische Mittheilungen der correspondirenden Gesellschaft homöopathischer Aerzte, Bd. I–III, Leipzig 1826-28 + *Bandnummer u. Seitenzahl*
R1,23	Reine Arzneimittellehre (C.G.C. Hartlaub, C.F. Trinks), Bd. I–III, Leipzig 1828-31 + *Bandnummer u. Symptomnummer*
RA	Reine Arzneimittellehre (S. Hahnemann), Bd. I–VI, 2./3. Aufl., Dresden u. Leipzig 1825-33 *ohne Nummer = klin. Angabe aus dem Vorspann*
RA123	Reine Arzneimittellehre (S. Hahnemann), Bd. I–VI, 2./3. Aufl., Dresden u. Leipzig 1825-33 + *Symptomnummer*
RP123	Repertory of the Homoeopathic Materia Medica (J.T. Kent), London 1986 (Reprint der 6. Auflage) + *Seitenzahl*
SC123	Homoeopathy the Science of Therapeutics (C. Dunham), Philadelphia 1877 + *Seitenzahl*
SK123	Ausführlicher Symptomen-Kodex der homöopath. Arzneimittellehre; Erster Theil: Uebersicht der hom. Heil-

	mittel in ihren Erstwirkungen und Heilanzeigen (G. H. G. Jahr), Bd. I–II, Leipzig 1848 + *Seitenzahl*
ST1,23	Spezielle Therapie acuter und chronischer Krankheiten (F. Hartmann), Bd. I–II, 3. Aufl., Leipzig 1847-48 + *Bandnummer u. Seitenzahl*
TG123	Allgemeine und specielle Therapie der Geisteskrankheiten und Seelenstörungen (G. H. G. Jahr), Leipzig 1855 + *Seitenzahl*
TH123	Thuja-Prüfung aus „Homöopathische Erfahrungen", 2.–5. Heft (Die Grundvergiftungen der Menschheit und ihre Befreiung davon), Seite 205ff (C. W. Wolf), Berlin 1860 + *Symptomnummer*
TL123	Therapeutischer Leitfaden für angehende Homöopathen (G. H. G. Jahr), Leipzig 1869 + *Seitenzahl*
TM123	Textbook of Materia Medica (A. v. Lippe), Philadelphia 1866 + *Symptomnummer*
TT123	The Twelve Tissue Remedies of Schüssler (W. Boericke, W. A. Dewey), 5. Aufl., Philadelphia 1914 + *Seitenzahl*
UE	Uebersicht der Eigenthümlichkeiten und Hauptwirkungen der homöopathischen Arzneien; aus „Versuch über die Verwandtschaften der hom. Arzneien" (C. v. Bönninghausen), Münster 1836
WI1,23	Die Wirkung der Arzneimittel und Gifte (K. Wibmer), Bd. I–V, München 1831-42 + *Bandnummer u. Seitenzahl*
WS123	Wirkungen des Schlangengiftes (C. Hering), Allentown u. Leipzig 1837 + *Symptomnummer*
Z1,23	Zeitschrift für homöopathische Klinik (B. Hirschel), Bd. I–V, Dessau 1851-56 + *Bandnummer u. Seitenzahl*

ZG398 Zeitschrift der k. k. Gesellschaft der Aerzte zu Wien (Arzneiprüfungen von J. Schneller et al.), Wien 1846-47
+ Seitenzahl

ZÖ1,23 Zeitschrift des Vereins der homöopath. Ärzte Österreichs, Bd. I–II, Wien 1857
+ Bandnummer u. Seitenzahl

Index der Arzneiquerverweise

– Die Hauptfundstellen sind ***fett kursiv*** gedruckt –

A

Abies nigra ***496***

Abrotanum 129, 324, 340, 342, 363, ***500***

Aceticum acidum 118, 139, 189, 254, 340

Aconitum napellus 7, 20, 41, 49, 57, ***73***, 78, 87, 91, 92, 94, 135, 152, 153, 154, 157, 158, 160, 161, 162, 187, 193, 196, 222, 227, 230, 235, 261, 264, 279, 284, 285, 353, 361, 373, 395, 405, 407, 423, 427, 436, 446, 469

Aesculus hippocastanum 9, ***177***, 226, 353, 391, 457, 458

Aethusa cynapium 65, ***455***

Agaricus 57, 137, 162, 182, 333, 411, 416, ***481***

Agnus castus 51, 53

Ailanthus glandulosa 90, 453

Aletris farinosa 220

Allium cepa 80, 82, ***463***, 465, 470

Aloe 20, 128, 178, ***328***, 331, 332, 333, 376, 411, 449, 463, 470, 487

Alumen 183, 342, ***394***

Alumina 188, 256, 287, 342, ***392***, 411, 470

Ambra grisea 478, ***480***, 489, 494

Ammonium carbonicum 52, 395, ***452***

Ammonium muriaticum 342, 350, ***453***, 473

Amylenum nitrosum 92, 473, ***474***

Anacardium orientale 6, 53, 127, 195, 340, 353, 360, 361, 362, 363, ***388***, 392, 412, 420

Angustura 299

Anisum stellatum 149, 485

Anthracinum 115, 146, 450

Antimonium crudum 2, ***24***, 29, 114, 181, 206, 232, 338, 370, 379, 418, 441

Antimonium tartaricum 46, 92, 197, 233, 234, 237, ***238***, 360, 361, 368, 485

Aphis chenopodii glauci ***450***, 451

Apis mellifica 17, 21, 43, 57, 84, 90, ***136***, 143, 174, 178, 192, 206, 271, 281, 302, 303, 321, 331, 344, 345, 360, 361, 369, 370, 429, 432, 466, 469

Apocynum cannabinum 139, ***496***

Apomorphinum muriaticum 233, ***497***

Aralia racemosa ***500***

Aranea diadema ***147***

Argentum nitricum 17, 123, 176, 209, 256, 286, ***300***, 324, 332, 333, 338, 342, 345, 393, 400

Argentum metallicum 184, 197, 375

Arnica montana 88 f., 215, 222, 235, 246, 254, 273, 280, 353, 375, 376, 379, ***400***, 405, 406, 421, 431, 449, 467, 469, 496

Arsenicum album 16, 29, 30, 31, 39, 40, 43, 55, 57, 60, 73, 75, ***78***, 87, 88, 120, 137, 139, 143, 144, 146, 154, 156, 179, 191, 193, 226, 233, 236,

283, 332, 340, 344, 352, 353, 365, 381, 390, 395, 407, 410, 435, 440, 450, 451, 455, 465, 466, 485, 486
342, 353, 361, 370, 392, 397, 409, 432, 433, 435, 467, 468, 470, 490

Arum triphyllum *399*, 485
Asa foetida 41, 300, 353, 478, *479*
Asarum europaeum 148, 396, *502*
Asterias rubens 174
Aurum 4, 118, 127, *298*, 301, 316, 353, 375, 420
Aurum muriaticum natronatum *316*, 317

B

Badiaga *503*
Balsamum peruvianum 461
Baptisia tinctoria 88, 138, 164, 246, 261, *262*, 353, 401, 402, 449
Baryta carbonica 27, 53, 72, 86, 285, 287, *362*, 368, 373
Belladonna 7, 19, 20, 49, 57, 74, 88, 90, *91*, 97, 98, 99, 102, 103, 128, 132, 133, 135, 156, 162, 176, 177, 178, 188, 210, 229, 235, 253, 261, 286, 300, 309, 337, 339, 351, 353, 365, 428, 429, 437, 469, 470, 471, 472, 475, 476, 483
Bellis perennis 431
Benzoicum acidum 252, *322*
Berberis vulgaris *318*, 320, 323, 324, 439
Bismutum *380*
Borax 51, 177, 185, 260, 304, 368, 421, *428*
Bovista 408, 454, *488*, 489
Bromum 51, *367*
Bryonia 4, 8, 9, 13, *17*, 26, 27, 58, 77, 87, 100, 110, 120, 121, 122, 124, 132, 152, 153, 154, 170, 176, 177, 182, 185, 229, 253, 332, 333, 334,

C

Cactus grandiflorus 23, 107, 209, 210, *226*, 228, 230, 353, 391
Caladium seguinum 51
Calcarea carbonica 5, 7, 44, 48, *61*, 67, 70, 156, 176, 177, 185, 199, 221, 245, 256, 283, 287, 293, 323, 331, 332, 339, 345, 353, 354, 363, 364, 422, 451, 455, 470
Calcarea fluorica *500*
Calcarea hypophosphorica *289*
Calcarea phosphorica 39, *67*, 168, 199, 246, 305, 309, 332, 333, 337, 374, 380, 422, 495
Calcarea sulfurica 71, *288*
Calendulua 406, 421, 496
Camphora 213, 268, 269, 272, 353, 361, 395, *413*
Cannabis indica 361, 438, *480*
Cannabis sativa 320, *321*, 415
Cantharis 33, 57, 90, 128, *140*, 209, 221, 278, 320, 353, 425, 439, 462
Capsicum 33, 40, 42, 57, 163, 166, 203, 209, 237, 261, 321, 353, 354, *434*, 486, 494
Carbo animalis 57, 171, 174, *256*, 367, 392
Carbo vegetabilis 14, 38, 41, *42*, 48, 49, 54, 81, *83*, 120, 124, 235, 249, 297, 304, 309, 339, 425, 494
Carbolicum acidum 449, *503*
Carduus marianus *489*
Castor equi 469
Castoreum *478*
Caulophyllum thalictroides 210, *214*, 217, 218, 350, 352

Causticum 43, 46, 48, 55, 56, 60, 77, 171, 173, 204, 206, 258, *274*, 291, 306, 340, 341, 342, 344, 345, 368, 397, 400, 411, 412, 432, 453, 454

Ceanothus americanus *504*

Cedron *504*

Chamomilla 3, 11, 26, 61, 74, 94, 113, *151*, 157, 158, 160, 161, 162, 186, 188, 210, 230, 348, 351, 353, 370, 408, 419, 430, 470

Chelidonium majus 29, 35, 177, 184, 195, 229, *314*, 332, 340, 341, 412, 450, 451, 463

Chenopodium anthelminticum *450*, 451

Chimaphila umbellata *438*, 439

China *36*, 43, 46, 47, 49, 50, 124, 140, 221, 229, 235, 247, 283, 292, 297, 304, 309, 310, 311, 331, 332, 333, 336, 337, 340, 341, 347, 353, 401, 425, 470

Chininum (sulphuricum) 40

Cicuta virosa 100, *273*

Cimex lectularius *150*, 344, 454

Cimicifuga 210, *215*, 229, 350, 352, 358, 451

Cina 39, 94, 232, 273, *368*, 419, 429

Cinnabaris 416

Cistus canadensis 64, 353

Cobaltum 9, 181

Clematis erecta 175, 375, *460*

Cocculus indicus 8, 166, 176, 177, 210, 272, 353, 392, 411

Coccus cacti 142, *149*, *459*

Coffea cruda 74, *156*, 160, 161, 162, 326, 333, 353, 358, 395, 396, 460

Colchicum autumnale 170, 205, 321, *422*

Collinsonia canadensis *457*

Colocynthis 53, 86, 152, 172, 184, 185, 348, 351, 353, *406*, 419, 425

Comocladia dentata 229

Conium maculatum 149, *172*, 367, 483

Convallaria majalis *488*

Copaiva *461*

Corallium rubrum 346, *458*

Crocus sativus 187, 217, 235, 361, *426*

Crotalus horridus 37, 41, 112, *118*, 234, 235, 254, 320, 354

Croton tiglium 311, *331*, 451, 468, 486

Cubeba *462*

Cundurango 338

Cuprum 8, 162, 171, 180, 210, 239, 268, *271*, 306, 353, 414, 470

Cyclamen 176, 177, 217, 309, 454, *502*

D

Digitalis purpurea 114, *223*, 226, 228, 232, 266

Dioscorea villosa 313, 408, *497*

Dolichos pruriens 123, 286, 305, 393, *497*

Drosera rotundifolia 191, 279, 432, *486*

Dulcamara 77, 147, 285, 333, *371*, 374

E

Elaps corallinus 235, 354

Epiphegus virginiana *493*

Equisetum hiemale 324, *439*

Erigeron canadensis *220*, 476

Eupatorium perfoliatum 24, 39, 40, 166, 237, 261, 279, 344, 353, 375, *430*, 433, 434, 449

Eupatorium purpureum 261, *433*

Euphrasia 395, 463, 464, *465*

F

Ferrum 16, 37, 40, 41, 121, 148, 154, 177, 217, 235, 269, *306*, 470

Ferrum phosphoricum 20, 135, *264*, 310, 354

Fluoricum acidum 181, 299, 301, 405, *503*

G

Gambogia (Gummi Gutti) 326, *486*

Gelsemium 27, 108, 113, 114, 115, 162, 173, 176, 177, 182, 204, 225, 248, 256, *257*, 263, 275, 277, 301, 302, 353, 429

Glonoinum 27, 92, 96, 103, 107, 114, 181, 227, 260, 309, 346, 353, *470*, 474, 475, 476

Gnaphalium 230, 409, *498*

Graphites 26, 56, 62, 63, 72, 284, *290*, 296, 297, 304, 338, 354, 368, 411, 412, 418, 421

Gratiola officinalis 176, 331, *487*

Grindelia robusta 114, 225, *498*

Guajacum 344, *498*

H

Hamamelis virginica 354, *405*, 421, 423, 496

Helleborus niger 53, *270*, 321, 399

Heloderma 64, 353

Helonias dioica 68, 207, *219*, 495

Hepar sulfuris 11, 40, 41, 52, 63, 71, 77, 86, 91, 93, 123, 130, 134, 140, 155, 160, 251, 254, *282*, 288, 297, 305, 345, 353, 368, 393, 411, 430, 436, 468, 479

Hydrastis canadensis 84, 125, 142, 164, 195, 205, *412*, 429

Hyoscyamus niger 88, 92, *97*, 102, 162, 194, 235, 246, 331, 357, 402

Hypericum 380, *495*

I

Ignatia 3, 12, 13, 23, 40, 77, 84, 152, 157, 158, *159*, 171, 178, 182, 187, 195, 205, 237, 245, 248, 250, 276, 342, 361, 376, 412, 413, 427

Illicium anisatum 461

Indigo 234

Indium metallicum 203

Ipecacuanha 39, 40, 164, *231*, 239, 327, 354, 420, 423, 470, 485

Iris versicolor 125, 128, *240*, 253, 260, 486

J

Jalapa 409, *456*, 457

Jatropha curcas 331

Jodum 132, 195, 226, 279, 324, 340, 342, 354, 361, 363, *365*, 367

K

Kalium bichromicum 2, 7, 8, 12, 35, *124*, 130, 138, 142, 204, 241, 329, 339, 360, 395, 413

Kalium bromatum 145, *476*

Kalium carbonicum 15, 19, 21, 29, *119*, 130, 139, 176, 192, 306, 334, 336, 353, 361, 451, 452

Kalium jodatum 14, 40, 41, 53, *129*, 135, 185, 203, 243, 300, 321, 354, 396, 469, 470

Kalium muriaticum 58, *135*, 502
Kalium nitricum 217, *497*
Kalium sulfuricum 14, 128, 129, *387*, 396, 470
Kalmia latifolia 12, *229*, 376, 378
Kreosotum 112, 362, 381, *382*, 432, 454

L

Lac caninum 12, 51, 128, 129, 286, 353, 368, *384*, 469
Lac defloratum 163, 260
Lachesis 5, 7, 17, 35, 41, 48, 51, 72, 88, 90, 103, *104*, 117, 118, 148, 164, 181, 194, 225, 226, 227, 235, 243, 245, 256, 260, 261, 262, 275, 286, 321, 340, 345, 346, 353, 354, 357, 360, 361, 362, 364, 384, 437
Lachnanthes tinctoria 473, *498*
Lacticum acidum *495*
Lapis albus *440*
Laurocerasus 357, 361, *494*
Ledum palustre 27, 31, 181, 227, 230, 254, *376*, 422, 454
Leptandra virginica 316, *317*, 449
Lilium tigrinum 5, 92, 96, 205, 207, *208*, 221, 226, 301, 328, 353, 454
Lithium carbonicum 299, 323, *482*
Lobelia inflata 225, 233, 238, 348, *499*
Lycopodium 7, 14, 27, 35, 38, 43, *47*, 56, 62, 63, 72, 110, 111, 116, 124, 152, 197, 198, 209, 286, 287, 291, 299, 304, 314, 315, 316, 323, 324, 340, 341, 344, 353, 354, 361, 364, 368, 379, 395, 412, 416, 425, 430, 452, 453, 461, 473, 499
Lyssinum 96, 125, 207, 260, 346

M

Magnesia carbonica 67, 254, 287, *347*, 349, 350, 457, 470
Magnesia muriatica 72, 342, *349*, 491
Magnesia phosphorica 16, 210, *351*, 407, 408, 409
Manganum aceticum 12, 128, 129, 454, *496*
Medorrhinum 27, 61, 295, 324, 354, *441*
Melilotus 92, 221, 337, 353, 471, 472, *474*
Menyanthes 107, *499*
Mercurius 4, 13, 16, 21, *28*, 80, 82, 93, 108, 120, 134, 206, 251, 252, 284, 286, 288, 295, 300, 304, 316, 321, 338, 339, 348, 350, 353, 354, 362, 378, 383, 395, 398, 407, 415, 416, 423, 427, 429, 451, 462, 465, 470, 475, 476, 491
Mercurius corrosivus *32*, 209, 320, 322
Mercurius cyanatus *34*
Mercurius dulcis 136, *502*
Mercurius jodatus flavus *35*, 51, 127, 286, 398
Mezereum 470, *492*
Millefolium *220*
Moschus *478*
Murex purpurea 92, 205, *207*, 250
Muriaticum acidum 43, 81, 83, *248*, 329, 330, 339, 376
Mygale lasiodora *147*
Myosotis 461
Myrtus communis 149, 451, *485*

N

Naja tripudians *117*, 118, 228, 299, 437

Natrium carbonicum 5, 23, 27, 103, 107, 114, 256, 260, 335, *345*, 374, 397, 459

Natrium muriaticum 4, 5, 21, 30, 39, 40, 68, 114, 128, 176, 186, 195, 227, 228, 229, 230, 237, 246, 255, 261, 276, 306, 309, 310, 324, *334*, 350, 354, 361, 362, 363, 376, 420, 435, 439, 454

Natrium phosphoricum 35, 127, *501*

Natrium sulfuricum 20, 23, 24, 77, 147, 285, 331, *332*, 373, 374, 398, 432, 451

Nitricum acidum 8, 40, 123, 165, 171, 235, *251*, 286, 305, 323, 338, 340, 342, 354, 393, 416

Nuphar luteum 333

Nux moschata 2, 7, 8, 12, 77, 88, 127, 147, 161, 187, 240, 246, *359*, 374, 427

Nux vomica *1*, 11, 13, 14, 22, 23, 33, 41, 50, 77, 100, 110, 117, 127, 152, 155, 157, 160, 161, 162, 164, 166, 176, 177, 183, 209, 221, 237, 252, 272, 277, 278, 282, 283, 299, 328, 337, 360, 379, 389, 390, 395, 407, 419, 422, 423, 452, 491

O

Ocimum canum *499*

Oleander 330, 390, 449, 487

Opium 20, 53, 75, 77, 88, 97, 98, 101, 103, 161, 240, 246, 259, 266, 326, 342, *354*, 360, 361, 402, 477, 494

Origanum majorana 207

Oxalicum acidum 68, *495*

P

Pareira brava *499*

Paris quadrifolia 14

Petroleum 177, 195, 284, 293, 340, *410*

Petroselinum 384, *463*

Phellandrium 469, *504*

Phosphoricum acidum 46, 57, 84, 88, *244*, 249, 255, 256, 276, 336, 353, 361, 419, 420

Phosphorus 14, 18, 37, 41, 53, 56, 57, 72, 84, 132, 139, 145, 176, 177, 184, *190*, 206, 228, 235, 255, 256, 353, 354, 374, 382, 384, 397, 400, 436, 437, 453, 461, 470, 473, 477

Phytolacca 51, 327, 364, 401, 402, 403, 409, 454, *466*

Picricum acidum 53, *255*, 258, 353

Pix liquida 149, 451, 461, 485

Platinum 129, 185, *186*, 207, 210, 230, 235, 311, 353, 361, 391

Plumbum 42, 287, *312*, 408

Podophyllum 20, 29, 178, 237, 316, *325*, 329, 330, 331, 333, 376, 398

Psorinum 30, 44, 56, 72, 131, 156, 163, 283, 291, 292, *293*, 354, 357, 361, 364, 411, 447, 449, 450, 494

Ptelea trifoliata 350, *490*

Pulsatilla 5, 6, 8, 9, *10*, 18, 19, 22, 23, 27, 32, 40, 41, 45, 70, 71, 72, 121, 128, 129, 148, 149, 153, 155, 176, 177, 181, 186, 195, 203, 204, 209, 210, 217, 218, 230, 231, 232, 235, 293, 302, 309, 311, 322, 324, 333, 336, 337, 339, 342, 349, 350, 352, 353, 354, 360, 375, 385, 387, 388, 393, 396, 405, 417, 443, 448, 460, 462, 468, 470, 483

Index der Arzneiquerverweise

Pyrogenium 220, 262, 320, 353, 401, 431, *448*

R

Ranunculus bulbosus 254, *501*
Raphanus *504*
Ratanhia 252, 348
Rheum 254, 348, *457*
Rhododendron 147, 333, *374*
Rhus toxicodendron 6, 9, 16, 18, 23, 27, 29, 44, 73, 75, 77, *85*, 98, 100, 138, 147, 153, 154, 181, 206, 227, 230, 237, 246, 253, 279, 280, 285, 295, 303, 319, 328, 343, 353, 374, 375, 382, 385, 401, 403, 422, 446, 466, 467, 470, 477
Robinia 253, *500*
Rumex crispus 333, *397*
Ruta graveolens 164, 250, 254, 338, 353, *375*, 380, 401, 403, 496

S

Sabadilla 96, 109, 345
Sabina 215, *217*, 416
Sambucus nigra 52, 175, 395, 452, *482*
Sanguinaria canadensis 131, 195, 229, *242*, 260, 437
Sanicula aqua 13, 51, 61, 70, 72, 189, 324, 340, 417, 429
Sarsaparilla 51, 189, 293, *323*, 342, 354, 430, 439
Secale cornutum 79, 84, *211*, 215, 217, 222, 327, 235, 236, 353, 354, 414
Selenium 51, *189*, 206, 400
Senega 376, *484*
Sepia 5, 14, 72, 84, 92, 96, 108, 131, 164, 165, 173, 184, 185, 186, 195, *199*, 207, 208, 209, 252, 258, 261, 275, 296, 322, 343, 350, 353, 384, 392, 396, 412, 432
Silicea 5, 11, 26, 53, 54, 67, *68*, 96, 148, 149, 162, 174, 176, 177, 206, 229, 255, 256, 283, 287, 325, 339, 342, 349, 350, 363, 364, 365, 374, 379, 392, 417, 418, 430, 451, 468, 504
Spigelia 176, *228*, 229, 230, 243, 253, 343
Spongia tosta 118, 196, 279, 284, 375, 397, 435
Squilla 21, 353, 435, *483*
Stannum 14, 15, 46, 84, 94, 131, *184*, 186, 188, 189, 191, 205, 247, 248, 311, 408, 461
Staphisagria 3, 9, 152, 252, 292, 304, 370, 401, 408, 416, *418*, 496
Sticta pulmonaria 126, *394*, 452, 479
Stillingia sylvatica *502*
Stramonium 29, 75, 88, 91, 92, 97, 98, *101*, 176, 268, 381, 391, 429, 475
Strychninum 2, 100
Sulfur 2, 9, 14, 21, 27, 32, 46, 48, 53, *54*, 62, 63, 64, 65, 66, 79, 84, 107, 132, 134, 137, 149, 155, 176, 177, 181, 191, 197, 198, 202, 206, 209, 213, 215, 236, 240, 243, 247, 254, 256, 276, 277, 280, 281, 282, 283, 291, 292, 295, 306, 321, 322, 329, 333, 335, 354, 357, 361, 363, 366, 382, 398, 412, 415, 416, 423, 429, 433, 435, 437, 445, 451, 461, 470, 485, 494
Sulfuricum acidum 37, 41, 94, 162, 234, 235, *253*, 353, 379, 422, 429

Symphytum officinale 68, 380, 422
Syphilinum 295, 354, 393, 441, 442

T

Tabacum 148, 170, 229, 269, 420
Tarantula cubensis 17, 93, 115, *146*, 256, 354
Tarantula hispanica *145*
Taraxacum 148, 340, *503*
Tellurium *492*
Terebinthina *320*
Teucrium marum verum *491*
Theridion *148*, 176, 451, 485
Thlaspi bursa pastoris 254, 489
Thuja occidentalis 11, 26, 32, 69, 70, 134, 148, 252, 282, 324, 331, 340, 354, *415*, 439, 483
Tilia europaea 31
Trillium pendulum *220*
Tuberculinum 15, 61, 69, 283, 284, 340, 353, *443*

U

Ustilago maydis *489*

V

Valeriana 396, 454, 478, *479*, 494
Veratrum album 11, 77, 154, 161, 162, 168, 209, *267*, 272, 287, 342, 353, 381, 392, 408, 414, 446
Veratrum viride 162, 261, *265*, 277
Verbascum thapsus *484*, 486
Veronica officinalis 316, 317
Viburnum opulus *210*, 218
Viola tricolor *501*

Y

Yerba santa 461

Z

Zincum metallicum 9, 162, *179*, 188, 192, 198, 207, 255, 272, 311, 342, 384, 427, 453, 477
Zincum sulfuricum 233
Zingiber *501*

Fallbeschreibungen:
Ideale Quelle für die Praxis

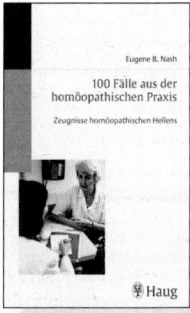

E.B. Nash
100 Fälle aus der homöopathischen Praxis
Zeugnisse homöopathischen Heilens

Aus dem Amerikanischen
übersetzt von G. J. Neumann
2002, 148 S., kt.
€ 29,95
ISBN 3-8304-7118-1

Dieses 1911 erschienene Werk schildert 100 Kasuistiken aus der homöopathischen Praxis. Hierbei handelt es sich in der Mehrzahl der Fälle aus Nashs eigenem Erfahrungsschatz, aber auch um Kasuistiken erfolgreicher Kollegen. Kurzweilig und anschaulich beschreibt er, worauf es bei den einzelnen Kasuistiken ankommt. Prägnant arbeitet er das Wesentliche der Beispiele heraus. Wie in allen seinen Büchern hat Nash auch hier einen ausgeprägten didaktischen Ansatz. Die Fallbeschreibungen sind nach den zu verordnenden Mittel sortiert. Insgesamt werden Fälle für 24 der in der täglichen Praxis am häufigsten verschriebenen Arzneimittel geschildert. Jedes Arzneimittel wird mit ca. 3–5 Fällen erläutert.

»Zusammenfassend ist mit dieser Auflage eines Klassikers ein sehr interessantes Werk erschienen, das sich positiv von anderen Fallbeschreibungen abhebt und von dem für Nash so typischen kurzweiligen Stil lebt. Das Buch ist für den Anfänger in der Homöopathie genauso geeignet wir für den Fortgeschrittenen.« [Medical Tribune 12/03]

MVS Medizinverlage Stuttgart GmbH & Co. KG
Postfach 30 05 04 · 70445 Stuttgart
Tel. 07 11 / 89 31-906 · Fax 07 11 / 89 31-901

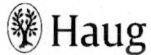

Wissen von einem
Klassiker der Homöopathie

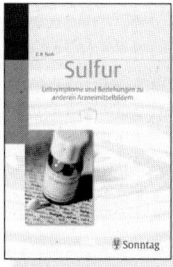

E.B. Nash
Sulfur
Leitsymptome und Beziehungen zu
anderen Arzneimittelbildern
Aus dem Englischen übersetzt von Ch. Baker.
2000, 96 S., kt.
€ 29,95 ISBN 3-87758-177-3

Die Sulfur-Studie des bekannten Homöopathen (1838–1918) sammelt und interpretiert alle bekannten und bestätigten Symptome sowie Zustände dieses Mittels und fasst sie in 40 Leitsymptomen zusammen. Im Mittelpunkt steht die Anwendung von Sulfur im Zusammenhang mit anderen homöopathischen Arzneimitteln.

E.B. Nash
Lokale Leitsymptome
Ein homöopathisches Studienbuch
Aus dem Englischen übersetzt.
2., völlig neubearbeitete Auflage 1998, 212 S., kt.
€ 22,95 ISBN 3-87758-136-6

Dieses seit Jahren beliebte Lern- und Anwenderbuch vermittelt dem Anfänger in strukturierter Form eine solide Arzneimittelkenntnis und ermöglicht dem Fortgeschrittenen eine rasche Überprüfung seines Kenntnisstandes. Es wurden 2000 Symptome verschiedener Arzneimittel nach dem Kopf-zu-Fuß-Schema zusammengestellt, wobei auf der linken Seite das Arzneimittel und rechts das Symptom steht.

Preisänderungen und Irrtum vorbehalten.

MVS Medizinverlage Stuttgart GmbH & Co. KG
Postfach 30 05 04 · 70445 Stuttgart
Tel. 07 11/89 31-906 · Fax 07 11/89 31-901

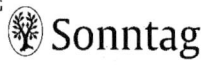